中国松材线虫病危险性评估及对策

张星耀　吕　全　冯益明　石　雷　著
梁　军　严东辉　刘振宇

科 学 出 版 社

北 京

内 容 简 介

　　松材线虫病的危险性评估是实现病害大范围内可持续控制的基础和重要依据。本书依据制约松材线虫病发生和扩散蔓延的四个基本条件即病原松材线虫、传播媒介松墨天牛、环境气候条件和寄主植物的基本特征，应用模糊综合评判、地理信息系统和地统计学等理论与方法，建立评估模型，直观定量地描述松材线虫病在我国的潜在分布范围和评价各个省、直辖市、自治区及县级行政区划的病害发生危险等级，为具体地区松材线虫病防治的策略运用和生产规划提供科学依据。

　　本书的读者对象包括科研工作人员、大专院校师生以及林业生产和森林病虫害防治部门的行政官员和管理人员。

图书在版编目(CIP)数据

中国松材线虫病危险性评估及对策/张星耀等著. —北京：科学出版社，2011
ISBN 978-7-03-032543-3

Ⅰ. ①中⋯　Ⅱ. ①张⋯　Ⅲ. ①松属–松材线虫病–病虫害防治　Ⅳ. ①S763.712.4

中国版本图书馆 CIP 数据核字(2011)第 208193 号

责任编辑：张会格　莫结胜　雷　旸/责任校对：钟　洋
责任印制：钱玉芬/封面设计：耕者设计工作室

科学出版社 出版
北京东黄城根北街 16 号
邮政编码：100717
http://www.sciencep.com

天时彩色印刷有限公司 印刷
科学出版社编务公司排版制作
科学出版社发行　各地新华书店经销
*
2011 年 11 月第　一　版　　开本：787×1092 1/16
2011 年 11 月第一次印刷　　印张：24 1/2
字数：576 000
定价：98.00 元
(如有印装质量问题，我社负责调换)

前　　言

随着全球化的进程，在世界范围内越来越频繁的人类活动，使大量生物物种进入一个全新的生态系统。在全球范围的尺度上，生物交流成为决定生物多样性变化的重要因素之一，生物入侵被纳入显著影响全球环境变化的因子之内。外来入侵物种在全球范围内普遍存在，几乎涉及各个生物分类单元和各种生态系统。入侵物种能够在基因水平、物种水平和生态系统水平上造成对环境和社会经济不可逆转的显著影响。入侵物种的控制管理不仅包括对其直接危害的预防、控制和减轻，还包括对间接造成生态服务损失的管理。

外来入侵物种是全球范围内生物多样性保护、农林业可持续发展和国际贸易的最大障碍，给入侵地生态系统和国土安全造成灾害性的损失。据统计，近年来我国林业入侵种每年严重发生与危害的面积约 150 万 hm^2，造成经济、社会和生态损失达 560 亿元，给我国生态环境、生物多样性和社会经济带来巨大损失。其中引起松材线虫病的松材线虫被列为我国第一大林业外来有害生物。松材线虫病又称松树枯萎病、松树萎蔫病、松材线虫萎蔫病，是以松材线虫为主导病原的，综合有媒介天牛传播和人为参与扩散，同时与寄主松树、伴生细菌和树栖真菌及自然非生物环境因素互作的复杂病害系统，是一种危害松树的毁灭性病害。松树感病后 2~3 个月甚至几个星期内就可能枯萎死亡，整片松林在 3~5 年内可以被摧毁。该病是国际、国内的重要检疫对象。世界范围内该病已给病害发生国造成了巨大的经济、生态和社会损失。病害自入侵我国以来造成大量松树死亡和松林景观的严重破坏，给我国的生态文明建设带来巨大损失。据不完全统计，中国有超过 5000 万株的松树死于松材线虫病，损失木材超过 500 万 m^3，年均发生面积近 6 万 hm^2，导致的直接经济损失约 25 亿元，间接损失约 250 亿元。松材线虫病的危害和扩散趋势严重威胁着我国南方甚至华北部分地区的 3000 多万公顷松林安全和黄山、庐山、泰山、张家界等风景名胜区及三峡库区等重点生态区位。给我国生态文明社会建设和经济社会发展造成了巨大损失，严重威胁到我国的国土生态安全。

外来入侵物种的预警研究是当代国际上生物学和生态学两大学科交叉领域的热点研究。有害生物的危险性评估是基于特定物种的生物生态学特性，依据未发生新区的生物、气候条件，预测未来有害生物可能适生的范围，同时按照有害生物适宜生存的程度，确定危险性等级。根据不同的危险性等级分类施策，确定并实施相应的防治策略和具体措施，以控制危害的蔓延扩散和降低各种损失。

松材线虫病作为一种发生严重的复合侵染性森林病害，对具体区域上森林的危险性评估是病害防治科学规划和策略提出的基础依据。本书在总体介绍松材线虫病及入侵生物危险性评估现状的基础上，针对病害具体的生物生态学特点，结合森林植被分布，提出全国不同省、市、自治区病害发生危险性等级，并给出有松材线虫病威胁的各个省份所有县级行政区划的风险等级及其防治评价，为具体地区有害生物防治提供直接指导。

本书的研究和出版受林业公益性行业专项"入侵生物主导的松树枯萎病害形成机理研究"(200904061)、"中国森林对气候变化的响应与林业适应对策研究"(200804001)、国家"十五"科技攻关课题"重大林木病虫害的检疫、监测和预警技术研究"(2001BA509B09)和"十一五"科技支撑课题"林业入侵物种区域减灾与持续治理技术"(2006BAD08A19)的先后资助。学科组黄任娥博士后提供了松材线虫和拟松材线虫系列图片，贾秀贞老师以及历届研究生王卫东、张海军、潘红伟、徐亮、孟贤静、吴斯亮、程燕林、理永霞、马健和张秀英等同学参与部分工作，特此致谢。

作　者

2011 年 7 月 19 日

目　　录

第一章 引　言

第一节　松材线虫病简介

松材线虫病又称松树枯萎病、松树萎蔫病、松材线虫萎蔫病，是以松材线虫为主导病原的，综合有媒介天牛传播和人为参与扩散，同时与寄主松树、伴生细菌和树栖真菌及自然非生物环境因素互作的复杂病害系统，是一种危害松树(尤其是松属植物(*Pinus* spp.))的毁灭性病害。松树感病后 2~3 个月甚至几个星期内就可能枯萎死亡，整片松林在 3~5 年可以被摧毁，是国际、国内的重要检疫对象。

松材线虫原产于北美，在北美的分布十分广泛，美国至少 36 个州报道有松材线虫分布，但松材线虫病在北美(包括美国、加拿大、墨西哥等地)只是偶有发生，并不流行，而且松材线虫只是作为病害发生的次生病原(Bergdahl, 1988; Rutherford et al., 1987; Robbins, 1982)。但是，当它被传播至日本、中国、韩国时却引发松树枯萎病害的大面积流行(杨宝君, 2003a; Mamiya, 1988)。自 1905 年在日本长崎市周围松林首次发现危害以后，一个多世纪以来，在日本境内不断扩展蔓延，几乎席卷日本全国，使无数松林被毁灭，给日本造成了巨大的经济损失(Mamiya, 2004; 1988; 1983)。我国自 1982 年在南京中山陵的黑松上首次发现该病危害以来(孙永春, 1982)，在短短的 20 年内，疫情已扩展到江苏、浙江、安徽、广东、山东、湖北、湖南、江西、贵州、四川、重庆、福建以及香港和台湾等地区的局部松林。该病害于 1999 年在葡萄牙报道后，引起欧洲各国高度紧张，欧盟委员会当即下达草案，要求各成员国开展松林的普查工作(Anonymous, 2000; Mota et al., 1999)。

症状　松树感染松材线虫后，树脂分泌开始减少；针叶开始变灰绿色，接着呈黄褐色。如果气候条件干燥、炎热，感病松树将迅速枯萎死亡(与胸径大小和树龄无关)，树脂停止分泌，枝条下垂，针叶呈红褐色、不脱落，枯死针叶能在枝条上保留 1 年或更长时间。

病原　松材线虫[*Bursaphelenchus xylophilus* (Steiner & Bubrer 1934) Nickle 1970]主要形态特征(图 1-1~图 1-3 供显微观察对比)：口针纤细、有小的基节，中食道球卵圆形；雄虫交合刺呈弓形(图 1-1, I)，尾部有端生交合伞(图 1-1, H)；雌虫阴门有阴门盖(图 1-1, G)，从寄主松树采回虫株的雌虫尾部钝圆或有一小的尾尖突(图 1-1, E)，但带尾尖突的虫株经真菌培养基培养后，尾尖突将消失。

松材线虫与栖息于松树体内的拟松材线虫(*Bursaphelenchus mucronatus*)(图 1-4~图 1-6 供显微观察对比)，在形态上十分相似，二者的区别主要表现在：①雌虫尾部形态。松材线虫雌虫尾部钝圆或有一小的尾尖突，并且这一尾尖突经真菌培养后会消失；拟松材线虫的雌虫尾部具有明显的尾尖突，经真菌培养后不会消失。②扩散型 3 龄幼虫 L$_{\text{III}}$尾部形态。松材线虫的扩散型 3 龄幼虫尾部是钝圆的(图 1-1, F)，而拟松材线虫的扩散型 3 龄幼虫尾部则具有明显的尾尖突(图 1-4, F)。③雄虫尾翼(端生交合伞)的形状。松材线虫交合伞末端呈圆弧形(图 1-1, H)，而拟松材线虫交合伞末端则平截或稍微平截(图 1-4, G)。

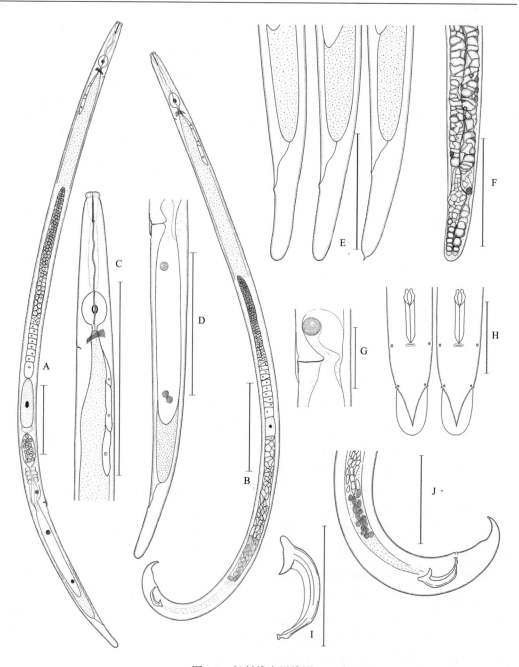

图 1-1　松材线虫墨线图

注：图中，A 为雌虫(entire view of female)；B 为雄虫(entire view of male)；C 为雌虫前部(anterior region of female)；D 为雌虫后部(posterior region of female)；E 为雌虫尾部(female tails)；F 为扩散型 3 龄幼虫尾部形态(tail of dispersal third stage larvae)；G 为 阴门(vulva)；H 为雄虫尾部腹面观(ventral view of male tails)；I 为交合刺(spicule)；J 为雄虫尾部侧面观(lateral view of male tail)（比例尺：A, B, C, D = 100 μm; E, F, J = 50 μm; G, H, I = 30 μm)

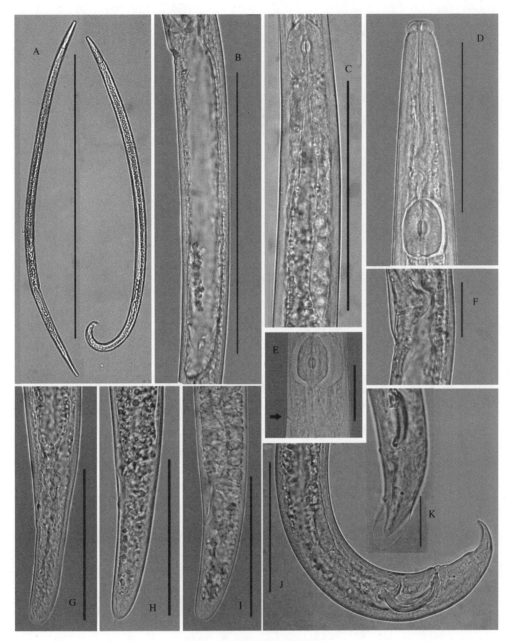

图 1-2　松材线虫光学图

注：图中，A 为虫体全身（左-雌，右-雄）(entire view of female (left) and male (right))；B 为后阴子宫囊(postuterine sac)；C 为
雄虫前部(anterior region of male)（后食道腺(pharyngeal gland lobe)）；D 为排泄孔(excretory pore)；E 为阴门(vulva)；F 为交合
伞（bursa）；G 为雄虫尾部侧面观(lateral view of male tail)；H, I 为雌虫尾部形态(variation of female tails)；J 为扩散型 3 龄幼虫
尾部形态(tail of dispersal third stage larvae)（比例尺：A = 700 μm；B = 120 μm；C = 80 μm；D, E, F = 20 μm；G, H, I, J = 50 μm）

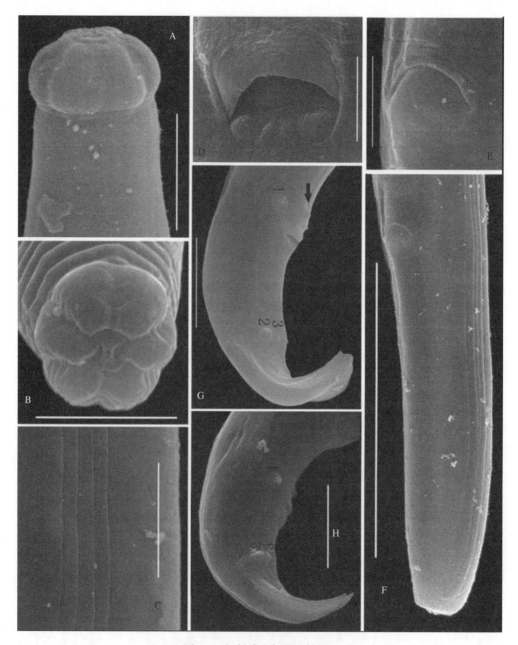

图 1-3　松材线虫扫描电镜图

注：图中，A 为头部 (head)；B 为唇区 (lip region)；C 为侧区 4 条侧线 (lateral field with four lines)；D 为阴门 (vulva)；E 为雌虫肛门 (FemMale anus)；F 为雌虫尾部 (female tails)；G，H 为雄虫尾部的乳突 (papillae on male tail)（1 为肛前乳突 (precloacal pair)；2，3 为肛后乳突 (postcloacal pairs)；箭头表示肛门处乳突 (arrow shows alcloacal papillae)）（比例尺：A, B, C ,D = 5 μm；E = 2 μm；F = 20 μm；G, H = 10 μm）

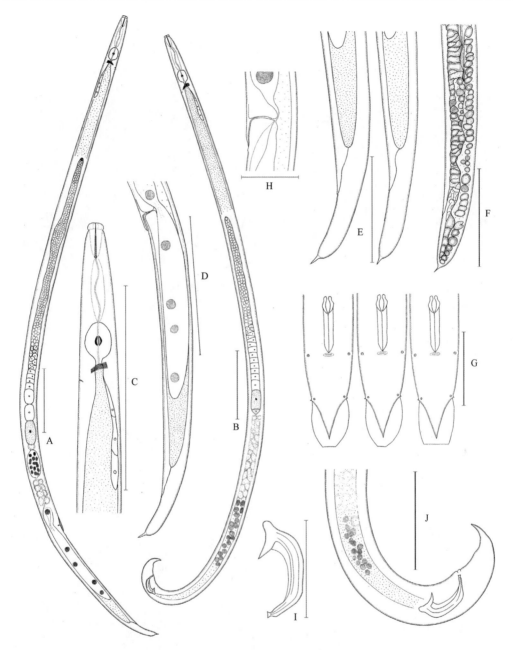

图 1-4 拟松材线虫墨线图

注：图中，A 为雌虫(entire view of female)；B 为雄虫(entire view of male)；C 为雌虫前部(anterior region of female)；D 为雌虫后部(posterior region of female)；E 为雌虫尾部(female tails)；F 为扩散型 3 龄幼虫尾部形态(tail of dispersal third stage larvae)；G 为雄虫尾部腹面观(ventral view of male tails)；H 为阴门(vulva)；I 为 交合刺(spicule)；J 为雄虫尾部侧面观(lateral view of male tail)（比例尺：A, B, C, D = 100 μm; E, F, J = 50 μm; G, H, I = 30 μm）

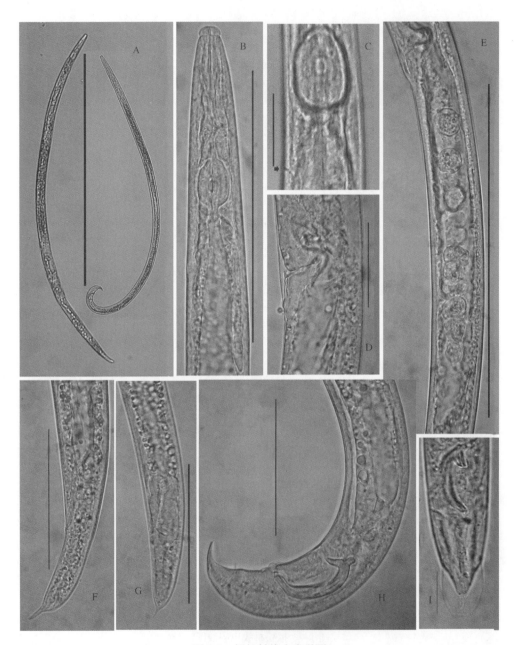

图 1-5　拟松材线虫光学图

注：图中，A 为虫体全身（左-雌，右-雄）（entire view of female（left）and male（right））；B 为雌虫前部（anterior region of female）（后食道腺 pharyngeal gland lobe）；C 为排泄孔（excretory pore）；D 为 阴门（vulva）；E 为后阴子宫囊（postuterine sac）；F 为雌虫尾部（female tails）；G 为扩散型 3 龄幼虫尾部形态（tail of dispersal third stage larvae）；H 为雄虫尾部侧面观（lateral view of male tail）；I 为交合伞（bursa）（比例尺：A = 600 µm；B = 100 µm；C, I = 15 µm；D = 30 µm；E = 130 µm；F, G, H = 50 µm）

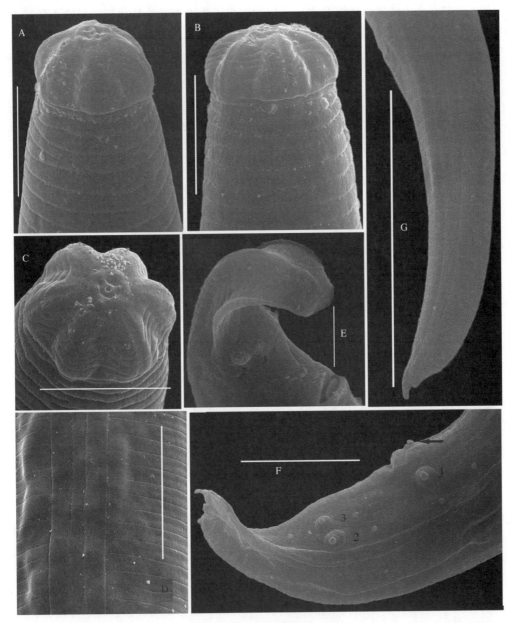

图 1-6　拟松材线虫扫描电镜图

注：图中，A，B 为头部（head）；C 为唇区（lip region）；D 为侧区 4 条侧线（lateral field with four lines）；E，F 为雄虫尾部的乳突（papillae on male tail）（1 为肛前乳突（precloacal pair），2，3 为肛后乳突（postcloacal pairs）；箭头表示肛门处乳突（arrow shows alcloacal papillae））；G 为雌虫尾部（Female tails）（比例尺：A，B，C，E = 5 μm；D，F = 10 μm；G = 20 μm）

发生规律　松材线虫自身的扩散距离是非常有限的，它主要通过媒介昆虫（以墨天牛属（*Monochamus* spp.）为主）携带传播，我国的主要媒介昆虫为松墨天牛（*Monochamus* *alternatus* Hope)。在我国每年春季，羽化的松墨天牛携带 4 龄持久型松材线虫传播至松树寄主上，松材线虫通过松墨天牛补充营养造成的伤口侵入松树(图 1-7)。因此，松材线虫病侵染发生的时间同松墨天牛成虫补充营养的时间相一致，出现在 6 月底到 7 月初。此外，天牛在寄主体内产卵也促成松材线虫的再次传播。

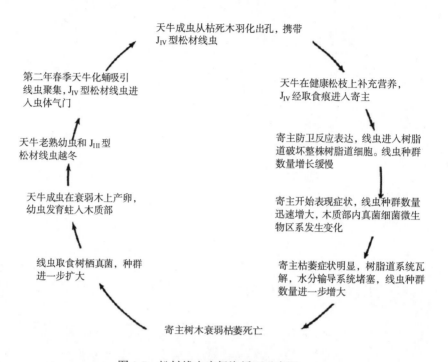

图 1-7　松材线虫病侵染循环示意图
J_{III} 为 3 龄扩散型松材线虫幼虫；J_{IV} 为 4 龄持久型松材线虫幼虫；$J_1 \sim J_4$ 为繁殖型 1~4 龄松材线虫幼虫

松材线虫在寄主松树体内能不断地扩散移动和大量繁殖，破坏输水组织，从而导致松树迅速枯萎死亡。林间初发病时间一般在 5 月底或 6 月初，此后发病个体和林分病情迅速加重，7 月、8 月发生的病死树数量达高峰，秋季数量下降，暖冬前的秋季病害有所回升。

高温干燥的气候条件能促进病害的发生和蔓延，而低温的气候条件则将延缓病害的发展。在热带地区，寄主松树通常在感病当年的秋季就枯萎死亡，但在寒冷地区，松墨天牛的羽化时间较晚，病害的发展速度也更慢，感病松树通常在翌年的春夏萎蔫死亡(谢立群等，2007；张心团等，2004；杨宝君等，2003b；Mamiya et al., 1972)。

同时，松墨天牛成虫寻找病弱树产卵并在树中发育为幼虫，幼虫与松材线虫一同越冬。在枯死树上越冬的松材线虫是来年病害发生的主要侵染来源。翌年 4~5 月天牛成虫羽化时，松材线虫转变为扩散型 3 龄幼虫向蛹室移动，进入天牛的呼吸系统(气门)并转变为 4 龄持久型松材线虫幼虫，随着羽化的松墨天牛补充营养开始下一个侵染循环。

松墨天牛的飞行能力是有限的，它对病害的传播主要局限于近距离，通常是一个地区甚至一个林分内。因此,松材线虫病的远距离传播则主要是人为活动因素造成的,如调运携带有松材线虫(或同时潜伏媒介昆虫)的苗木、枝丫、木材和木质包装物品等。

第二节　松材线虫病在我国的分布和危害状况

根据国家林业局 2011 年第 2 号公告,截至目前松材线虫病疫情已扩散至 15 个省、直辖市、自治区的 186 个县级行政区划(图 1-8),具体包括:

江苏省。 南京市玄武区、浦口区、栖霞区、雨花台区、江宁区、六合区、溧水县、高淳县,无锡市滨湖区、惠山区、宜兴市,连云港市新浦区、连云区,淮安市盱眙县,扬州市仪征市,南通市崇川区,镇江市京口区、润州区、丹徒区、新区、句容市,常州市金坛市、溧阳市,苏州市常熟市。

浙江省。 杭州市西湖区、富阳市、临安市,宁波市江北区、镇海区、北仑区、鄞州区、余姚市、慈溪市、奉化市、宁海县、象山县,温州市乐清市、洞头县,嘉兴市平湖市、海盐县,湖州市吴兴区、长兴县、德清县,绍兴市越城区、诸暨市、上虞市、嵊州市、绍兴县、新昌县,舟山市定海区、普陀区,台州市黄岩区、临海市、温岭市,丽水市缙云县。

安徽省。 合肥市蜀山区、肥东县,芜湖市南陵县,马鞍山市雨山区、花山区、当涂县,铜陵市郊区、铜陵县,安庆市宜秀区、桐城市、枞阳县、怀宁县,滁州市南谯区、明光市、全椒县、来安县、定远县,巢湖市居巢区、含山县、无为县、庐江县,六安市霍山县,池州市青阳县,宣城市宣州区、宁国市、广德县、郎溪县。

福建省。 福州市仓山区、马尾区、晋安区、闽侯县、连江县、长乐市、福清市,厦门市思明区、湖里区、翔安区、海沧区,三明市梅列区、三元区、沙县、泰宁县,泉州市鲤城区、丰泽区、石狮市、南安市,漳州市云霄县、漳浦县、东山县、龙海市、诏安县,南平市延平区。

江西省。 南昌市南昌县、进贤县,九江市庐山区、彭泽县、湖口县、都昌县,新余市分宜县,赣州市章贡区、赣县,吉安市吉州区、吉安县,上饶市信州区、鄱阳县。

山东省。 青岛市崂山区,烟台市长岛县,威海市文登市、荣成市,潍坊市临朐县,淄博市博山区。

河南省。 信阳市新县。

湖北省。 武汉市洪山区,宜昌市伍家岗区、点军区、猇亭区、夷陵区、宜都市、长阳县,恩施土家苗族自治州恩施市,黄冈市红安县,襄樊市保康县。

湖南省。 衡阳市石鼓区、衡南县,邵阳市邵东县,岳阳市云溪区、临湘市,益阳市资阳区、桃江县,郴州市北湖区、苏仙区。

广东省。 广州市天河区、白云区、黄埔区、花都区、萝岗区、从化市、增城市,深圳市龙岗区,汕头市濠江区,韶关市武江区、曲江区、乐昌市、始兴县、乳源县,肇庆市封开县,惠州市惠城区、惠阳区、惠东县、博罗县,梅州市梅江区、梅县,东莞市。

广西壮族自治区。梧州市万秀区、苍梧县，贵港市桂平市。

重庆市。沙坪坝区、万州区、涪陵区、长寿区、巴南区、忠县、云阳县。

四川省。甘孜州泸定县。

贵州省。遵义市红花岗区、遵义县，毕节地区金沙县，黔西南州册亨县。

陕西省。商洛市柞水县，汉中市略阳县，安康市汉滨区。

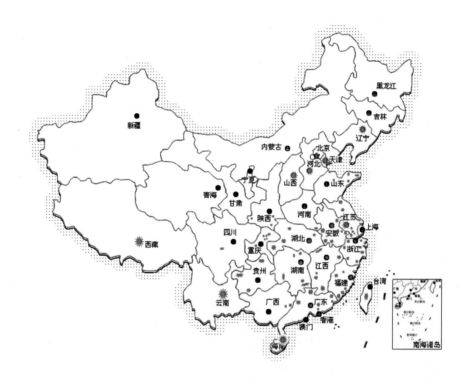

图 1-8 我国松材线虫病和松墨天牛分布示意图

注，图中，红色区域指松材线虫病发生区(松材线虫病发生区都有松墨天牛的分布)；绿色标记指非松材线虫病疫区，但有
松墨天牛的分布；无标记区域为还未发现有松墨天牛分布的区域

据不完全统计(图 1-9)，中国有超过 5000 万株松树死于松材线虫病，损失木材超过 500 万 m³，年均发生面积近 6 万 hm²，导致的直接经济损失约 25 亿元，间接损失约 250 亿元。不仅给我国的森林资源造成了严重威胁，而且还导致很多自然景观和生态环境的破坏，给国民经济和人民生活造成了不可估量的损失(潘宏阳等，2009；王心同等，2008；阮祥胜，1996)。20 多年来，我国各级政府投入了大量的人力、物力和财力加强松材线虫病的检疫和防控治理，拔除了一部分疫点，取得了一些除治经验，使我国松材线虫病的蔓延速度下降，出现病害面积和病死树数量双下降的趋势。但病害仍然在不断扩散蔓延，当前该病害正威胁着我国南方甚至华北部分地区的 3000 多万公顷松林及黄山、庐山、泰山和张家界等世界自然与文化遗产、风景名胜区的生态安全(孙玉剑等，2008)。

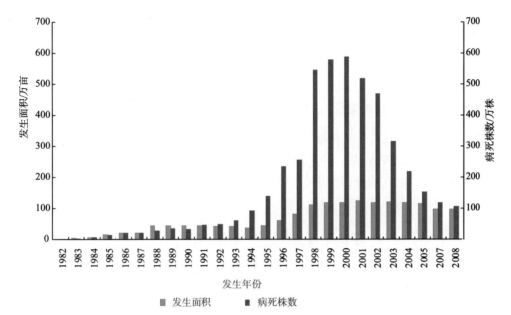

图 1-9　1982~2008 年我国大陆松材线虫病发生及危害情况

1 亩 ≈ 666.7m²

第三节　有害生物危险性评估研究现状

联合国粮食及农业组织(FAO)1999年的《国际植物检疫措施标准第5号：植物检疫术语表》对有害生物风险分析(pest risk analysis，PRA)的定义是："评价生物学或其他科学、经济学证据，确定某种有害生物是否予以管制以及管制所采取的植物卫生措施力度的过程"(IPPC, 1997; FAO, 1996)。

我国学者认为，有害生物风险分析，是通过分析外来有害生物在某一新的区域传入的可能性，以及一旦传入并定殖之后，对生态和农林业生产所造成的危害，从而根据分析的结果，相应地制定检疫和其他风险管理策略，确保当地生态的安全(刘红霞等，2001；梁忆冰等，1994；季良，1994)。

一、有害生物风险分析准则

(一)《有害生物风险分析准则》简介

1995年FAO已经完成并通过《有害生物风险分析准则》，这是一个每年进行开放修订的国际植物检疫措施标准；已经植物检疫措施专家委员会批准分发各成员和区域植物保护组织磋商。

根据FAO颁布的《有害生物风险分析准则》，PRA分为三个阶段：第一阶段，开始进行有害生物风险分析工作；第二阶段，有害生物风险评估；第三阶段，有害生物风险管理。每一阶段的过程都给出了相应的流程图。有害生物风险评估是决定一种有害生物是否为检疫性有害生物和评价其传入某一尚未有其发生的地区或在某一近期才有其发生的地区内可能性。有害生物风险治理是一个实际做出决策以减少检疫性有害生物传入风险的决策过程，主要以危险性评价信息为基础，设法把有害生物的危险性减轻到一个可以接受的水平。

（二）有害生物风险分析的途径

PRA一般有两个起点：从传播途径开始的PRA（一种产品，通常是植物或植物产品）和从有害生物开始的PRA（某一特定种类的有害生物）。从传播途径开始的PRA即对经这一途径可能传播的潜在的或已经存在的有害生物进行风险分析；从有害生物开始的PRA即对该有害生物进行风险分析。

二、PRA 现阶段的主要模式与方法

（一）多指标综合评判法及其量化指标体系在风险分析研究中的应用

1. 多指标综合评判法进行定性分析

在有害生物风险分析中，风险评价指标体系的确立是非常重要的。《有害生物风险分析准则》在第二阶段即有害生物风险评估阶段确定了一系列指标，如地域标准和管理标准、经济重要危害性标准（包括定殖的可能性、定殖后扩散的可能性、潜在地经济重要危害性）、引进的可能性等。进行危险性分析至少应该考虑以下几方面的因素（PRA 课题研究组，1997）：①有害生物对国内农、林业生产可能造成的损失。主要考虑其危害植物种类的多少及在国民经济发展中所处的地位，种植面积及产值和可造成的损失程度等。②在国内的适生性。主要考虑国内的寄主条件、传播蔓延途径和流行条件等。③检疫措施的制定。主要考虑其国内外分布情况、传入概率及有无除害处理技术等。④危险性程度大小。主要考虑国内有无发生分布、危害作物是否属于重要作物、传入概率大小、传播途径及蔓延速度是否广大、有无除害处理措施及根除难易程度等。

依据《有害生物风险分析准则》，王明旭等（2001）对松材线虫传入湖南的潜在影响进行了风险分析；殷玉生等（2002）对云杉树蜂传入中国进行了风险分析；黄可辉等（2003）对水稻茎线虫穿入中国进行了风险评估；屠新虹等（2003）对松材线虫病传入河南进行了风险分析。郭琼霞等（2003）对鳞球茎茎线虫传入中国进行了风险评估；黄可辉等（2004）对马铃薯腐烂线虫传入中国进行了风险评估；赖世龙等（2005）结合松树脂溃疡病的病原生物学特征与国际上的有关有害生物风险分析原则对松树脂溃疡病病原传入中国进行了风险分析；张祥林（2006）分析了苜蓿黄萎病的病原传入中国对苜蓿等农作物的潜在风险；刘奇志等（2007）介绍了美国对检疫线虫及潜在检疫线虫依据国际有害生物风险分析原则进行风险分析；杨再福（2005）对国内外包装的板材携带的多种伞滑刃线虫传入福建对松林的潜在影响进行了风险分析；王念武等（2009）则对从中国台湾地区进境的十字花科蔬菜的有害生物进行了风险分析。

2. 多指标综合评判法及其量化指标体系进行定性和定量分析

目前, PRA 成为热点问题的同时, 其也由定性分析逐步向定量分析方向转化(李莉, 2004)。因为只有通过定量分析, 把各因素进行量化处理, 才能对各个因素进行综合评判, 也只有通过最后得出的量化值, 才能对不同的 PRA 结果进行比较。如何把定性内容加以量化分析, 并确定在具体的评价指标体系中各个指标的量化值, 一直是 PRA 分析中的一个重点和难点。随着生物技术、数学和计算机科学技术的发展, 在 FAO《有害生物风险分析准则》指导之下的 PRA 工作会越来越规范和科学, 多种数学方法的引入为 PRA 量化分析提供了手段。原农业部植物检疫实验所梁忆冰研究员等在已有的 PRA 研究成果及实际 PRA 工作的基础上, 并参考 FAO 制定的《有害生物风险分析准则》, 研究探索了有害生物风险定量化分析方法, 在对有害生物风险进行定性分析评估的同时, 辅以定量化分析, 以提高风险评估水平。它的定量化体现在对有害生物风险评估定量化分析指标制定出评判标准, 赋予一定的数值, 计算出风险值(R 值), 最后确定其为哪个等级的风险。在目前定量化分析所需素材来之不易的条件下, 这种方法是较为可行实用的。

但多数数据应用上仍存在模糊, 加之许多数据本身就存在主观因素, 所以纯量化评估是不现实的, 应进一步发展定性与定量相结合的完备体系。而且越来越多的研究采用定性和定量结合来进行有害生物的风险分析: 李莉(2004)对松材线虫传入陕西省进行了风险分析; 黄北英等(2005)对松针褐斑病菌和松针红斑病菌在我国传播蔓延及危害进行了风险分析; 黄海勇等(2005)对松材线虫(*Bursaphelenchus xylophilus* (Steiner et Buhrer) Nickle)、拟松材线虫(*B. mucronatus* Mamiya et Enda)、云南木蠹象(*Pissodes yunnanensis* Langor et Zhang)、萧氏松茎象(*Hylobitelus xiaoi* Zhang)、纵坑切梢小蠹(*Tomicus piniperda* Linnaeus)5 种松树病虫在贵州潜在风险进行了分析和评价; 刘建锋(2006)对松树脂溃疡病菌侵入中国进行了风险分析; 武来成等(2007)对栗山天牛在中国的传播扩散进行了风险分析; 胡白石(2000)对梨火疫病菌传入中国进行了风险评估, 并采用了生物安全评估公式 $R=f(S, P)$ 的简化公式 $R=S \times P$ 来运算梨火疫病菌的风险系数; 蒋星华等(2008)首次对美国白蛾传入浙江省金华市进行了风险分析; 蒋星华(2009)对松突圆蚧传入浙江省进行了风险分析; 马平等(2009)对谷斑皮蠹传入云南省进行了风险分析; 岳朝阳等(2009)针对枣实蝇(*Carpomya vesuviana* Costa)传入中国对枣类(*Ziziphus* spp.)的潜在影响进行了风险分析; 李建庆等(2009)对云斑天牛侵入中国进行了分险评估; 李宁等(2009)对黑雀麦侵入我国进行了风险分析; 张辉等(2009)进行了菜豆荚斑驳病毒(BPMV)在中国的传播扩散的风险评估。

此外, 也有研究根据各地区以及各有害生物的特点采用《有害生物风险分析准则》以及其他的指标体系相结合的方式进行定性和定量的风险分析: 王卫东(2004)收集了黄山地区有关松材线虫病的生物、地理、气候、森林资源状况, 以及社会经济状况的资料并给各个指标因子赋值, 求出松材线虫传入黄山地区总的风险值进行定量分析; 黄可辉等(2006)根据三裂叶豚草的形态特征、生长特性和我国气候特点, 对三裂叶豚草在我国的适生区进行划分并其传入我国的风险分析; 罗金燕(2007)在国内外研究资料的收集, 实验室、温室、网室试验的测定, 稻谷枯病的寄主范围测定, 国内主栽水稻品种类型对稻谷枯病的抗性测定及对产量的影响，稻谷枯病的适生区测定，稻谷枯病危害性及经济重要性分析，病害传入国内的可能性分析等方面构建了以有害生物为起点的水稻细菌性谷枯病菌的风险分析体系，并首次应用生物安全评估公式$R=f(S, P)$的简化公式$R=S \times P$去运算水稻细菌性谷枯病的风险系数(R)，这也是中国首次对水稻细菌性谷枯病菌进行的定量风险分析。

(二) 生态模型在有害生物风险分析中的应用

20世纪80年代末至90年代初，越来越多的研究采用风险分析软件进行适合我国风险分析模式的探索，ENFA、MAXENT、GARP、DOMIAN和BIOCLIM是基于地理信息系统(GIS)的功能较强的适生性分析模型，可以分析包括气象因子在内的各种影响因子，模拟物种分布的基础生态位和实际生态位。潘红伟(2009)采用ENFA、MAXENT、GARP、DOMIAN、BIOCLIM5个模型预测了松材线虫在中国的潜在分布区，并对5种模型进行了比较分析。研究发现：5种模型预测中在江西省和福建省交界处均存在低于周围区域的适生级别的适生区，这说明5种模型预测均对该区域的地形因素反应敏感；通过ROC曲线比较5种模型的模拟精度，AUC值显示5种模型都要好于随机分布模型，除ENFA与BIOCLIM差异显著外，其余模型间并无显著差异。ENFA变量模型的AUC最大，说明ENFA模型在该环境下的预测效果较其他几个模型好；总的来说，ENFA，MAXENT和GARP模型都能较合理地模拟出松材线虫的潜在分布空间格局，其中，ENFA和MAXENT的结果可以用作核心分布区域的研究，而GARP结果可以作为物种潜在分布范围的边界；相对来说BIOCLIM的预测结果分布面积最大。

在了解了物种大量的物种生态生理资料后，越来越多的研究采用生态位模型模拟外来入侵物种在入侵地区的潜在分布，这对于具有潜在入侵威胁或初侵入的检疫性物种的风险分析和预防控制有重要的参考意义(Peterson et al., 2003; Welk et al., 2002)。鞠瑞亭(2003)对蔗扁蛾生物学特性进行分析，并根据实验研究和信息分析，以 ArcView GIS 3.2为平台，分析了该虫在我国的可能适生分布范围；程俊峰(2005)利用 CLIMEX 和 GIS预测了西花蓟马在中国的潜在适生区；陈晨(2007)依据苹果开花期的温度和降水量以及生态环境因子，应用地理信息系统对梨火疫病在中国渤海湾和黄土高原两个苹果优势产区的潜在定殖区域进行风险评估；李建中和彭德良(2008)利用生态位模型 GARP 与MAXENT 对香蕉穿孔线虫(*Radopholus similis*)在我国的适生区进行了预测；李建中等(2008)结合甜菜孢囊线虫分布数据以及气温、湿度、降水等环境因子，应用 MAXENT与 GARP 两种生态位模型对甜菜孢囊线虫在中国的适生性进行了定量分析和预测；李建中等(2009)根据国外现有马铃薯金线虫和白线虫发生分布信息，利用生态位 GARP 和MAXENT 模型，对马铃薯金线虫和白线虫在我国划分出高风险区、中风险区；刘炳钻和魏远竹(2009)通过建立香蕉枯萎病风险分析指标体系，即国内分布情况、潜在的危险性、受害栽培寄主的经济重要性、传播的可能性、风险管理难度等方面，分析香蕉枯萎病在中国的风险等级;利用 CLIMEX 软件预测香蕉枯萎病在中国的适生区；王艳平等(2009)采用 GARP 生态位模型分析预测扶桑绵粉蚧在中国的潜在地理分布,并参照国际上有害生物危险性分析方法,对该虫在中国的危险性作出综合评价。

同一物种的适生性分析的预测结果也并不是固定不变的，这主要是由于采用了不同的模型算法，使用不同尺度的空间环境变量和不同样本数量所引起的。不同的模型对不同的物种具有不同的模拟结果，换而言之，不同的方法适合于模拟不同的物种，没有绝对的一致合理的模拟方法(Mandleberg, 2004)。不同的模型方法都有自身的缺陷和限制，没有一个模型是绝对的完美，因此可以考虑使用几种模型的复合模型，这样可以更直观更好地代表物种的实际分布情况(Shrimpton et al., 2000; Pollock et al., 2000; Evans, 1997)，从而弥补各类模型的自身缺点。

(三) 多指标量化体系、GIS、信息支持系统等综合应用到 PRA 分析

目前多指标综合评判法及其量化指标体系(刘红霞等，2001; 梁忆冰等，1994; 季良，1994)是我国应用的主要量化评估体系，其结合 GIS、模糊数学、灰色系统、专家决策系统得到了广泛的应用。各地区根据自己的实际情况、害虫本身的特点以及 PRA 的侧重点也制定了相似的量化指标体系。

刘海军(2003)通过广泛的相关资料搜集与调研，结合美国白蛾、红脂大小蠹、松材线虫和锈色粒肩天牛4种有害生物的生物生态学特性和多年的扩散格局，并运用CLIMFX分析软件对美国白蛾天牛进行适生性分析，认为北京地区为上述4种有害生物的适生区，并进行初步的经济损失评估。同时在上述分析基础上，确定了具有城市特色的风险分析量化指标体系，即分布、潜在的危害性、受害寄主的经济重要性、迁移扩散的可能性、危险性管理的难度等5方面，并运用该体系进行量化分析得出:红脂大小蠹、美国白蛾、松材线虫病和锈色粒肩天牛对北京地区的风险值，根据通行的风险标准，认为这4种有害生物皆为对北京地区高度危险。在风险评价的基础之上，提出了以"检疫—宣传—监测—根除"为核心的风险管理策略。

王卫东(2004)根据松材线虫病的生物生态学特性，选取了年均温、6~8 月均温、大于 25℃的天数、降水量和海拔作为影响松材线虫生长发育的关键因子，层次分析法确定5 项因子的权重，利用模糊数学综合评判法建立各因素的隶属函数，并求取各台站的适生值。通过对全国 639 个台站的分析得出：有 217 个站点最适宜；62 站点适宜；28 个站点较适宜；33 个站点为不适宜；299 个站点为极不适宜。通过 MapInfo 7.5 制作专题图，结果显示：我国东南地区是属于松材线虫病适生区，包括北京的南部、天津、河北中南部、山西南部、山东、河南、湖北、湖南、江苏、浙江、上海、江西、安徽、陕西南部、四川东南部、重庆、贵州、云南、广西、广东、福建、海南(包括了当前我国的松材线虫病实际发生地)，并且得出新疆的部分地区也适合松材线虫病的发生。

李建中和彭德良(2009)首先通过数据收集，结合马铃薯腐烂茎线虫基本生物生态学特性,运用适生性分析软件 CLIMEX 以及地理信息系统(GIS) 预测了马铃薯腐烂茎线虫在我国的潜在分布区，最后根据不同地区预测的生态气候指标值(EI) 的大小，对适生等级进行了划分。并运用 MAXENT 生态位模型对马铃薯腐烂茎线虫在我国的适生区进行了进一步预测，其预测结果与马铃薯腐烂茎线虫已侵入这些地区的现实情况是一致的，因此其潜在适生区的界定以 MAXENT 预测结果为依据，CLIMEX 预测结果为参考。首次运用 GARP 和 MAXENT 两种生态位模型预测了甜菜孢囊线虫、马铃薯金线虫、马铃

薯白线虫、菊花滑刃线虫、香蕉穿孔线虫在我国的潜在分布区，同时也剔除了非农业因素对适生性的影响，适生区的界定的以 MAXENT 预测结果为依据，GA 即预测结果为参考。

三、PRA 研究相关资源和国内主要研究机构

（一）PRA 相关的主要数据库与文献资源

开展 PRA，首先应根据分析目的，从最基本资料着手，如有害生物的生物学、生态学，这些资料是最基础、最难获得的内容之一，其详尽程度直接影响着 PRA 结果的可信度；其次，根据资料的多少，提出分析方法与评价体系；再次，根据体系与方法的确定，有目的地进行资料的再收集补充；最后，进行资料整理、分析，得出结论。

从分析的总体步骤可以看出，资料的收集是 PRA 过程中的主要环节，现将一些主要相关数据库与文献资源简介如下：

原农业部植物检疫实验所（现国家质检总局动植物检疫实验所）建立的"植物有害生物信息检索系统"存储了近 14 000 种有害生物的信息。

金显忠等（1999）建立的"进境植物检疫有害生物图文信息检索系统"收集了 1300 多种检疫性有害生物的疫情数据 2000 多条寄主植物记录和 140 多幅有害生物图谱。

张会儒等（1999）从国内外有关刊物中筛选出了两万余条有关进境森林植物的检疫性及危险性病虫资料，编制了实用的计算机软件系统。

中国农业大学 IPMIST 实验室（www.cau.edu.cn/ipmist）研制开发了"中国植检害虫多媒体信息系统（PQ-PestInfo）"和"植检害虫多媒体信息系统（PQ-PestInfo）"，集中了国家规定的检疫性害虫及近似种（130 种）的图、文、音频、视频信息，是实用性很强的多媒体数据库，主要用于我国植物检疫第一线，也用于农业院校专业教育或培训。

国家林业局森林病虫害防治总站建立了全国林业害虫虫情数据库。

PRA 相关文献资料的主要来源包括：国际联机检索 Dialogue 文献数据库、BIOSIS Previews 数据库、银盘公司外文文摘数据库、Agricola Plus Text 农业全文数据库等国外数据库；全国学术期刊数据库、万方数据、维普数据等国内数据库；国家图书馆、中国农业科学院图书馆、中国林业科学研究院图书馆和各大农林高校图书馆。

（二）PRA 相关的网络资源介绍

PRA 研究是近几年发展起来的一个新热点，在研究过程中，相关资料零散，涉及许多有害生物分布等保密资料，所以国内外专门的 PRA 网站还没有见到。利用 Yahoo 或 Google 等搜索引擎进行搜索，结果显示提供 PRA 简要介绍以及基本概念的链接很多，提供有关 PRA 研究文献及研究进展的综合性网络资源有限，以下进行简要的总结。

http://www.ciq.gov.cn 为国家质量技术监督检验检疫总局网站，提供了 PRA 基本框架，各国发展情况等资料。

北京师范大学、国家质量技术监督检验检疫总局动植物检疫实验所、中国科学院植物研究所合办的中国生物入侵网 http://www.bioinvasion.org，提供国内入侵物种名录、长

江流域入侵物种、外来物种背景资料、外来物种文献数据等以及一些预警信息等。同时也介绍了一些外来有害生物危险性分析手段，如利用 CLIMEX 进行风险分析。

http://cbis.brim.ac.cn 为中国科学院——中国生物多样性信息系统，已经建立了几十个生物多样性方面的数据库，总记录数约 22 万条，已经收录了 19 000 余种（亚种）动物的基本信息。

2002 年 3 月北美植物保护组织在墨西哥举行了 PRA 研讨会，会后在北美植物保护组织网站提供了链接 http://www.nappo.org/PRA-Symposium，所有与会人员报告都可以下载，介绍了 PRA 研究的前沿工作。

http://www.exoticforestpests.org/english/english.htm 提供北美外来有害生物信息库，提供有关外来有害生物资料下载。

http://www.pestalert.org 为植物检疫预警系统，系北美植物保护组织建立的有害生物预警网站。

美国农业部动植物检疫局提供的链接 http://www.aphis.usda.gov/ppq/pra/，是美国 PRA 分析对外窗口，主要法规政策、管理策略、危险性病虫等信息报道，同时提供预警信息。

澳大利亚动植物检疫局（AQIS）网站 http://www.AQIS.gov.au 提供了大量有关澳大利亚的外来有害生物信息。

欧洲和地中海植物保护组织（EPPO）提供的 PRA 链接 http://www.eppo.org/QUARANTINE/PRA/prassessintro.html，主要提供了 PRA 分析的概念、原则。

（三）国内主要的 PRA 研究机构

掌握最新的 PRA 动态，开展积极广泛的交流，也是进行 PRA 的一个重要方面。国家质量技术监督检验检疫总局动植物检疫实验所是我国主要进出境 PRA 研究机构。另外，中国农业大学、中国科学院动物研究所、中国农业科学院生物防治研究所、中国林业科学研究院森林生态环境与保护研究所（国家林业局林业有害生物检验鉴定中心）、国家林业局森林病虫害防治总站、北京师范大学、中山大学、北京林业大学等单位都对 PRA 研究有所涉及。

四、有害生物风险管理阶段

风险管理阶段主要包括可接受风险水平的确定及与之相一致或相适应的管理措施方案的设计和评估。风险管理的结果是选择一种或多种措施来降低相关的有害生物风险到可接受的水平。

五、展 望

国际准则与各国具体实际相结合是有害生物风险分析的发展趋势。虽然 FAO 颁布了《有害生物风险分析准则》，但在进行具体的 PRA 工作时，由于要求 PRA 的目的不同，侧重点就不一样，而且 PRA 工作也受到所能搜集到的资料的局限，根据 PRA 目的及所搜集的资料采取的评价方法也略有差异。另外，不同的国家在检疫上各有自己的特点，因而每个国家应根据自己的特点，在总原则下选择具体评价因素及评价方法建立相应的模式。

目前，PRA 分析较长一段时间内仍将是定性分析占主导地位。定量风险评估需要建立数学模型，因此对相关信息的准确性和完整性要求很高，需要信息量比较大，没有全面准确的数据，就不可能建立准确有效的模型；相对而言，定性风险评估对信息的要求较低，在这种情况下，依赖专家经验的定性风险评估反而能获得可靠性更高的结果。

当然，定性与定量分析的完备结合应是今后努力的方向。随着国际上风险分析的飞速发展，涉及社会、经济、自然的大量风险分析内容相继出现，风险分析网站、风险分析服务正在不断增多，有害生物风险分析方法将逐步从定性到定量，届时定量风险分析将更细化，相对较为科学、合理，可用于较特殊的需系统分析的事物，而定性分析格式的标准化将有利于不同国家或地区的具体 PRA 框架的统一，定性与定量分析的完备结合将保证结论的可比性、可靠性，提高 PRA 报告的效力。

同时，有害生物风险分析可加强与气象学科的交叉，通过预测的气象数据结果来预测入侵物种的未来分布，模拟预测入侵物种在未来全球变化情景下的变化趋势。随着全球气候观测点的分布增多以及计算机技术的飞速发展，气象学者可以利用气候模拟系统评估地球环境未来的可能变化，比如未来 50~100 年的区域气候变化的情景，同时也可以通过统计降尺度等方法对在区域尺度下的未来气候进行预测（黄俊雄等，2008）。

最后，有害生物风险分析通过集成多种理论和技术，像时空理论和信息技术等，并进行多因子风险分析，不断计算机化、网络化，与"3S"（RS、GIS 和 GPS）技术相结合，在发展风险分析系统工程的同时，将保证风险评估的结果更可靠、及时，使得制定的检疫和其他风险管理策略更完善、有效，最终确保当地生态的安全。

第四节　目的和意义

由于入侵生物对生物多样性、经济和公共健康的负面影响，防治和减小外来入侵的影响成为各大国际团体的议题，直接促进了近年来相关的法律法规以及技术手段的建立和发展。从战略角度看，解决这个问题需要各学科的融合，一个长期而紧急的行动计划。为了防止外来物种演化成入侵种，提高防治入侵的损益比，做好充分的物种风险分析预测，会达到事半功倍的效果（Stohlgren et al., 2006）。风险评估（risk assessment）作为外来物种风险分析（risk analysis）过程中的一个重要环节，最根本目的是判断物种的入侵性，最直接的目的是决策优先防治对象（Andersen et al., 2004）。

外来物种的入侵给经济发展、生态环境和人类健康造成了相当严重的危害。贸易和经济的普遍发展又导致更多外来物种入侵现象的发生，而且越是贸易频繁的国家，外来入侵物种也越多（沈文君等，2004）。因而有必要建立一个国际预警系统，提醒人们重视潜在的有害生物。

中国于 1999 年 11 月与美国签订了《中美关于加入 WTO 的双边协定》，从而扫除了加入世界贸易组织（WTO）谈判中最重要的一个障碍，我国的农产品对外贸易也进入了一个新的发展时期，国与国之间贸易往来更加频繁，但是，同时也使有害生物入侵的风险性大大增加。在加入 WTO 以后，关税贸易总协定（GATT）的游戏规则要求检疫管理在保护农业生产的同时，尽量减少对贸易的限制。各缔约方所采取的检疫措施必须建立在风险评估基础上，应考虑到对动植物生命或健康的风险性及对环境的针对性。因此，开展有害生物风险分析的研究，是我国经贸制度走向国际规范化的迫切需要。

松材线虫病的生物生态学特性决定了病害传播扩散的特点，即依靠媒介昆虫在局部范围内传播，依靠木质包装等的人为携带在大范围内的传播。再加上病害适宜生存的寄主树种、气候条件在我国广大范围内存在，使得松材线虫病在我国有着相当广泛的适生区。目前在国内对该病虽然还控制在上述各个地区的局部范围，但是，随着经济发展，我国在国际和国内的贸易往来及各种交流日益频繁，松材线虫继续传入和扩散蔓延的危险性日趋严重，将给我国林业和国民经济造成极大的损失，对森林生态环境与自然景观造成极大的破坏。危险性评估则是基于有害生物的生物生态学特性，依据未发生新区的生物、气候条件，预测未来有害生物可能适生的范围。并依据有害生物适宜生存的程度，确定危险性等级。根据不同的危险性等级分类施策，确定并实施相应的松材线虫病防治策略和具体措施，以控制病害的蔓延扩散和降低病害引起的各种损失。因此，松材线虫病的危险性评估也是实现病害大范围内可持续控制的基础和重要依据。

第二章　危险性评估方法与技术

第一节　危险性评估方法

适生性分析就是预测有害生物在未发生的新区可能适生的范围，同时它也是有害生物风险分析研究中的重要内容之一（吕全等，2005；刘红霞等，2001），松材线虫病的适生性分析虽已做了一些工作（吕全等，2005；冯士明，2000；Goyer et al., 1998；魏初奖，1997；金吴，1993），从不同的侧面和程度上进行了风险分析，但仍不够具体、直观和完善。主要体现在：①已有研究仅侧重于对影响松材线虫病定殖需要具备四个基本条件（寄主、病原、传播媒介和环境条件）中的某个或某两个因子进行的，而未综合考虑松材线虫病定殖的四个基本条件；②很少有从整体上在全国尺度范围内，综合研究松材线虫病在我国的适生分布范围；③已有研究大多侧重于描述性的文字说明，很少有具体直观的图示。基于此，已有研究很难准确摸清松材线虫病在我国具体的定殖区域，更难以对线虫病发生风险进行测报了，因此，也就无法为线虫病的防治提供科学依据。

为此，研究采用模糊综合评判、数理统计、地理信息系统、地统计学等理论与方法，综合分析影响松材线虫病定殖的四个基本条件，以定量、更为准确地图示化松材线虫病在我国潜在的适生分布范围，为松材线虫病的检疫及防治决策的制定提供科学依据。

一、数据来源及处理

（一）主要生态环境因子数据的获取与处理

从国家气象信息中心气象资料室获取中国大陆地区各个气象台站 1975~2004 年 30 年的地面象资料。对各个台站的数据进行处理和分析，从采集的气象数据中，提取各台站经度、纬度、海拔、年均温、高于 10℃年有效积温、平均日日照时数、最热月均温、年高于 25℃的天数和年降水量等九个要素信息。

（二）松材线虫病寄主植物分布数据

根据文献（王峰等，2002）以及咨询线虫专家，确定松材线虫感病寄主。松材线虫可寄生 108 种针叶树，其中松属植物 80 种（变种、杂交种），另外，还有落叶松属、雪松属、云杉属、黄杉属和冷杉属等非松属针叶植物 27 种。自然条件下感病的松属植物 45 种（中国 9 种），非松属植物 13 种；人工接种感病的松属植物 18 种，非松属植物 14 种（潘红伟，2009）。在 ArcGIS 软件中，从收集的全国第七次最新森林资源清查数据中提取寄主植物分布信息（图 2-1）。

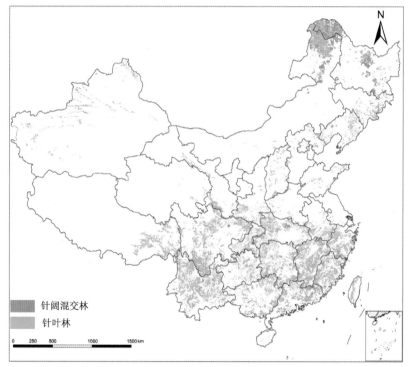

图 2-1　中国松材线虫病寄主植物分布

二、研究方法及其原理

（一）影响松材线虫和松墨天牛适生性分布各因子权重的确定方法

影响松材线虫和松墨天牛定殖的因子很多，各因子对其定殖的影响程序也不一样，因此，确定各因子的权重也是评判结果是否客观的关键环节，不少综合评判模型对各因子的权重是根据经验确定的，这带有一定的主观性（张罗漫等，1992）。为能够客观地反映各因子所占权重，根据各项因子对松材线虫和松墨天牛生长发育影响的程度，利用层次分析法（AHP）和 1-9 标度法建立判断矩阵，利用方根法计算出各个因素所占的权重，并进行一致性检验。当 $\lambda_{\max}$ 值稍大于 n（因子个数），CR 小于 0.10 即认为判断矩阵具有满意的一致性（赵焕臣，1986）。

（二）各气象台站适生值的计算方法

研究采用模糊数学综合评判的方法计算各气象台站病原及其传播媒介的适生值。模糊数学综合评判的基本原理是，设有 m 个（739 个台站）评估地，每一评估地的 n 个性状作为评判因子，根据每一评判因子的期望指标（如适合松材线虫及松墨天牛生长发育的关键因子）建立隶属函数，据此便可计算出各因子实际指标对期望指标的隶属程度，简称隶属度。

每一评估地对各期望指标的隶属度构成一个 $m \times n$ 阶矩阵（张星耀，1999；袁嘉祖，1986）。其数学模型为

$$B = A \cdot R \tag{2-1}$$

式中，$B = [b_1 \quad b_2 \quad \cdots \quad b_n]$表示对多个因素经过计算得出的综合评判结果；$A = [a_1 \quad a_2 \cdots a_n]$表示各个因素权数分配（权重）的一个模糊子集，满足 $a_j > 0$ 且 $\sum a_j = 1$；R 由各个评估地各因子的隶属度构成的可用一个[0 1]闭区间上的 $m \times n$ 模糊矩阵表示

$$R = \begin{bmatrix} r_{11} & r_{12} & r_{13} & \cdots & r_{1n} \\ r_{21} & r_{22} & r_{23} & \cdots & r_{2n} \\ r_{31} & r_{32} & r_{33} & \cdots & r_{3n} \\ \vdots & \vdots & \vdots & & \vdots \\ r_{m1} & r_{m2} & r_{m3} & \cdots & r_{mn} \end{bmatrix}$$

该矩阵是对各个站点各因素作出的评价，其中的 r_{ij} 表示第 i 个地区第 j 个因素的隶属度。在得到隶属度后，再把影响适生性分布的各因子的权重系数带入数值计算中，就可求得该站点相应适生值。

（三）应用地统计学空间插值理论，描述适生性空间分布格局

依据收集的各气象站点数据计算出的适生值，仅是一个点状数据，而要得到全国线虫风险分布格局，必须借助某种插值理论，以各站点综合适生值数据为基础，生成面状数据。由点生成面，一般采用传统的内插模型，如最邻近法，双线性重采样（Atkinson et al., 1990），但效果不好。由于事物在空间上的分布具有自相关性，即在空间上越靠近的事物或现象就越相似，如温度、水分、土壤特征、植被特征等在空间上的分布都反映了这种"近朱者赤，近墨者黑"的现象，地物的空间分布服从地学分布规律，因此，地统计学对于解决这类问题有独特的效果。

地统计学是应用数理统计学的一个新分支，它是通过研究对象在空间上不同间隔的抽样点上的差异，定量描述其空间变化规律。它主要包括两方面的研究内容：第一为半方差分析；第二为空间局部内插理论，主要为 kriging 内插法，通过空间上抽样点的调查数据，对空间上未测点进行估计（侯景儒等，1998；Issaks et al., 1989；Burgess et al., 1980）。

半方差分析是空间统计学中的一个重要组成部分，它以空间上任一距离分隔的两点上随机变量的差异为基础，分析随机变量的空间自相关性。以半方差函数来刻画随机变量在空间分布上的差异。其数学表述为：设 $Z(x)$ 为区域化随机变量，h 为两点空间分隔距离，$Z(x_i)$ 和 $Z(x_i+h)$ 分别是区域化变量 $Z(x)$ 在空间位置 x_i 和 x_i+h 上的值（$i = 1, 2, \cdots N(h)$），则空间上具有相同间距 h 的 $N(h)$ 对观测值半方差公式为（Webster, 1985）

$$\gamma(h) = \frac{1}{2N(h)} \sum_{i=1}^{N(h)} [Z(X_i) - Z(X_i + h)]^2 \tag{2-2}$$

它是点对间差异的一半，因此将 $\gamma(h)$ 称为半方差。间距为 h 的点对取值越相似，半方差越小，而自相关越大。

地统计学中的克里格方法是根据半变异函数所提供的空间自相关程度的信息，利用未知点周围已知采样点信息来内插出未知点值，它可以对未测点给出最优无偏估计（Issaks et al., 1989），应用克里格估值理论在国内外林业领域有了很多成功应用的实例，如对森林土壤的变异性研究（Webster, 1985；Burgess et al., 1980）；单一物种的空间分布格

局(Cliff et al., 1973)等方面。

我们把各气象站点松材线虫综合适生值作为区域化变量,适生值的空间变化规律可以用半方差函数来模拟。在半方差函数模拟的基础上,应用 kriging 插值技术,就可以较为准确地生成线虫适生性分布格局。

(四) 空间叠置分析,获取最终松材线虫病潜在分布范围

在综合考虑病原松材线虫和媒介昆虫松墨天牛适生性分布的基础上,结合松材线虫寄主植物的分布,应用地理信息系统空间叠置分析功能,获取最终松材线虫病潜在适生分布范围。

第二节　评估指标体系

一、限制松材线虫适生性分布的关键气象因子的选择及各自权重 和隶属函数的建立

(一) 影响松材线虫适生因子的确定

松材线虫种群的发生与环境条件有着密切的关系,在气温、土壤湿度、海拔高度等环境因素中气温则是主导因素(杨宝君等, 2003a),它直接影响着松材线虫的生长发育及病害的发生和发展,Mamiya (1983) 报道松材线虫低于 10℃不能发育,在 28℃以上增殖会受到抑制,在 33℃以上不能繁殖;并认为一个地区的年平均气温可作为该地区松材线虫病发生的重要指标,如日本发病最严重的南部地区,年平均温度在 15℃以上;而日本北部,年平均温度在 12℃以下,发病轻微。据分析(宋玉双, 1989),松材线虫生长繁殖最适宜温度为 25 ℃,在年平均气温高于 14℃的地区普遍发生,年平均气温在 10~12 ℃的地区能够侵染寄主但不造成危害。另外夏季的高温和生长季节的干旱有利于病害的发生,日平均气温高于 25 ℃的天数持续 55 d 以上与病害的严重发生有着极为密切的关系。湿度对松材线虫的影响也是至关重要的, Necibi 等(Necibi, 1995)报道松材线虫 3 龄幼虫的形成与木材的含水量成负相关。Halik 等(1990)做了关于松木材片含水量对松材线虫生长的影响实验, 表明在前 3 周内含水量只有 38%松木片比其他含水量高的松木片能够分离到较多的松材线虫, Mamiya(1985)当土壤含水量在 30%以下,并一直保持干燥,则使苗木的死亡率增加;如果每天浇水,使土壤保持较高湿度往往不发生枯死,病害的发生明显受到抑制。海拔和病害的发生也具有相关性。日本九州的云仙、雾岛两山上病害的分布发现,海拔 400 m 以下,松材线虫病严重发生;海拔 400~700 m,有病害发生,海拔高于 700m,很少见到松材线虫病死树(严东辉等, 2003)。其他松材线虫病区发病与海拔的关系也表现出同样的趋势。

因此根据以上松材线虫生物生态学特性,分别选取年均温(T)、6~8 月均温(N)、海拔(H)、25 ℃以上的天数(D)、年降水量(W)和日日照时数(h)6 项气候生态因子作为

松材线虫病发生的关键因子。

（二）各松材线虫适生因子权重的确定

对一个多因素评判对象来说，由于从不同的因子着眼，而各因子之间又有不同权重，因此确定各因子的权重也是评判结果是否客观的关键，不少综合评判模型对指标的权重是根据经验确定的，不免带有一定的主观性，为能够客观地反映各因子所占权重，根据上述 6 项因子对松材线虫生长发育影响的程度，利用层次分析法（AHP）和 1-9 标度法建立判断矩阵（表 2-1），利用方根法计算出各个因素所占的权重，并进行一致性检验（赵焕臣，1986）。当 λ_{max} 值稍大于 n，CR 小于 0.10 即认为判断矩阵具有满意的一致性。检验的结果为最大特征根 max =6.015，矩阵偏离一致性指标 CI=0.003，矩阵随机一致性指标 CR=0.002 419，表明 6 个因子权重确定的客观性。

表 2-1　松材线虫评判因子判断矩阵

因素 Factor	U_1	U_2	U_3	U_4	U_5	U_6	权重
年均温（U_1）	1	2	2	3	3	3	0.326
6~8 月均温（U_2）	1／2	1	1	2	2	2	0.188
年 25℃以上的天数（U_3）	1／2	1	1	2	2	2	0.188
年降水量（U_4）	1／3	1／2	1／2	1	1	1	0.099
海拔（U_5）	1／3	1／2	1／2	1	1	1	0.099
日日照时数（U_6）	1／3	1／2	1／2	1	1	1	0.099

注：λ_{max} =6.015, CI=0.003, CR=0.002419。

（三）各松材线虫适生因子的隶属函数

应用模糊数学综合评判方法，建立松材线虫的隶属函数。确定当年均温 $T \geqslant 14℃$；6~8 月均温 $N=25℃$；地区海拔高度 $H \leqslant 400\ m$；一年中 25 ℃的天数 $D \geqslant 55\ d$；日日照时数 $h \geqslant 24h$ 时它们的值为 1，并分别创建 6 项因子隶属函数为

年均温

$$\mu_1(x)=\begin{cases}1, & x \geqslant 14 \\ (x-10)/4, & 10 < x < 14 \\ 0, & x \leqslant 10\end{cases} \tag{2-3}$$

6~8 月均温

$$\mu_2(x)=\begin{cases}1, & x=25 \\ e^{-((25-x)/10)^2}, & x \neq 25\end{cases} \tag{2-4}$$

25℃的天数

$$\mu_3(x)=\begin{cases}1, & x \geqslant 55 \\ x/55, & x < 55\end{cases} \tag{2-5}$$

年降水量

$$\mu_4(x)=e^{-0.0001x} \tag{2-6}$$

海拔

$$\mu_5(x) = \begin{cases} 1, & x \leqslant 400 \\ 1-(x-400)/300, & 400 < x < 700 \\ 0, & x \geqslant 700 \end{cases} \quad (2\text{-}7)$$

日日照时数

$$\mu_6(x) = \begin{cases} 0, & x \leqslant 0 \\ x/24, & 0 < x < 24 \\ 1, & x \geqslant 24 \end{cases} \quad (2\text{-}8)$$

（四）中国大陆地区松材线虫适生性分布点图

根据各自的隶属函数求出各个台站各因子的隶属度，再把各因子的权重系数带入到数值计算中求得松材线虫综合适生值。并根据综合适生值大小作出规定：$\mu \geqslant 0.85$ 为最适宜；$0.7 \leqslant \mu < 0.85$ 为适宜；$0.55 \leqslant \mu < 0.7$ 为次适宜；$0.4 \leqslant \mu < 0.55$ 为不适宜；$\mu < 0.4$ 为极不适宜。

通过对中国大陆地区 739 个台站的分析，有 243 个站点最适宜松材线虫的生长发育；63 个站点适宜；72 个站点可以适宜；116 个站点为不适宜；245 个站点为极不适宜。利用 ArcGIS 9.0 制作中国大陆地区松材线虫适生性分布点图（图 2-2），图中展示了全部 739 个站点的地理位置及其适生值分类。

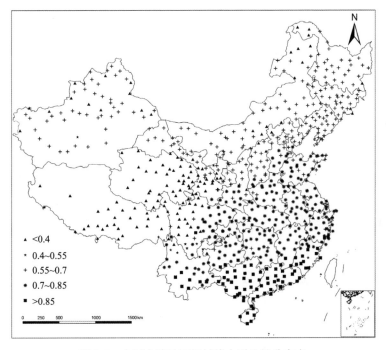

图 2-2 中国大陆地区松材线虫适生性分布点

二、限制松墨天牛适生性分布的关键气象因子的选择及各自权重和隶属函数的建立

(一) 影响松墨天牛适生因子的确定

松材线虫是通过媒介昆虫从病树到健康树做自然传播，媒介昆虫主要是墨天牛属的天牛，在我国主要是松墨天牛。根据文献(胡长效等，2003；朱锦茹等，2001；吕传海等，2000)对影响松墨天牛生物生态学特性的研究，我们选取最热月气温(N)、年平均气温(T)、年均降水量(W)、海拔(H)、常年有效积温(K)和平均日日照时数(h)等6项生态因子作为确定松墨天牛适生的关键因子。

(二) 各松墨天牛适生因子权重的确定

利用层次分析法(AHP)和1-9标度法建立判断矩阵，应用方根法计算出的影响松墨天牛生长发育的各个因素所占的权重(表 2-2)。对表 2-2 检验的结果为最大特征根λ_{max}=6.224，矩阵偏离一致性指标CI=0.045，矩阵随机一致性指标CR=0.036，表明松墨天牛的6个因子权重确定的客观性，计算结果通过一致性检验。

表 2-2　松墨天牛评判因子判断矩阵

因素	U_1	U_2	U_3	U_4	U_5	U_6	权重
年均温(U_1)	1	3	3	6	2	7	0.377
最热月均温(U_2)	1／3	1	1	3	2	5	0.189
10℃以上年有效积温(U_3)	1／3	1	1	3	2	5	0.189
日日照时数(U_4)	1／5	1／3	1／3	1	1／3	3	0.068
年降水量(U_5)	1／2	1／2	1／2	3	1	5	0.143
海拔(U_6)	1／7	1／5	1／5	1／3	1／5	1	0.035

注：λ_{max} = 6.224，CI= 0.045，CR= 0.036。

(三) 各松墨天牛适生因子的隶属函数

同理应用模糊数学综合评判的方法，建立松墨天牛的隶属函数。确定当年均温 $T \geqslant 20$ ℃；最热月均温 $20℃ \leqslant T \leqslant 26℃$；地区海拔高度 $0 \leqslant H \leqslant 700$ m；大于10℃的有效积温 $K \geqslant 1200$；日日照时数 $h \geqslant 8h$ 时它们的值为1，并分别创建6项因子隶属函数为

年均温

$$\mu_1(x)=\begin{cases}0, & x\leqslant 10\\ x-10/10, & 10<x<20\\ 1, & x\geqslant 20\end{cases}\qquad(2\text{-}9)$$

6~8月均温

$$\mu_2(x)=\begin{cases}1, & 20\leqslant x\leqslant 26\\ (35-x)/9, & 26<x<35\\ 0, & x<20,\quad x\geqslant 35\end{cases}\qquad(2\text{-}10)$$

10℃以上年有效积温

$$\mu_3(x)=\begin{cases}x/1200, & x<1200\\ 1, & x\geqslant 1200\end{cases}\qquad(2\text{-}11)$$

日日照时数

$$\mu_4(x)=\begin{cases}x/8, & x<8\\ 1, & x\geqslant 8\end{cases}\qquad(2\text{-}12)$$

年降水量

$$\mu_5(x)=e^{-0.0001x}\qquad(2\text{-}13)$$

海拔

$$\mu_6(x)=\begin{cases}1, & 0\leqslant x\leqslant 700\\ (2000-x)/1300, & 700<x<2000\\ 0, & x\geqslant 2000\end{cases}\qquad(2\text{-}14)$$

（四）中国大陆地区松墨天牛适生性分布点图

根据各自的隶属函数求出各个台站影响松墨天牛生长发育各因子的隶属度，再把各因子的权重系数注入数值计算中求得综合适生值。并根据综合适生值大小作出规定：$\mu\geqslant 0.85$ 为最适宜；$0.7\leqslant\mu<0.85$ 为适宜；$0.55\leqslant\mu<0.7$ 为次适宜；$0.4\leqslant\mu<0.55$ 为不适宜；$\mu<0.4$ 为极不适宜。

通过对中国大陆地区739个台站的分析，有98个站点最适宜松墨天牛的生长发育；234个站点适宜；258个站点可以适宜；10个站点为不适宜；139个站点为极不适宜。利用 ArcGIS 9.0 制作中国大陆地区松墨天牛适生性分布点图(图2-3)，图2-3中展示了全部739个站点的地理位置及其适生值分类。

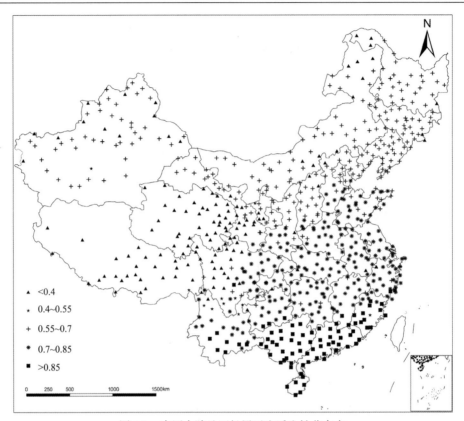

图 2-3 中国大陆地区松墨天牛适生性分布点

三、中国大陆地区各气象台站松材线虫和松墨天牛综合适生值

各气象台站综合适生值的得出，是根据松材线虫病原和松墨天牛传播媒介对影响松材线虫病发生、传播的影响程度，综合各气象台站病原和媒介的适生值而得到的。对病原的权重(w_1)和传播媒介的权重(w_2)用层次分析法和 1-9 标度法确定如下：$w_1 = 0.75$，$w_2 = 0.25$。

各气象台站综合适生值计算原则：对于松材线虫的适生值 μ_1 和媒介昆虫松墨天牛的适生值 μ_2，当 $\mu_1 < 0.55$ 且 $\mu_2 < 0.55$ 或者 μ_1、μ_2 其中之一小于 0.55 时，综合松材线虫和松墨天牛的适生值 $\mu = \min(\mu_1, \mu_2)$。当 $\mu_1 \geqslant 0.55$ 且 $\mu_2 \geqslant 0.55$ 时，$\mu = \mu_1 w_1 + \mu_2 w_2$。

通过对中国大陆 739 个台站的分析，有 228 个站点最适宜松材线虫和松墨天牛的生长发育；86 个站点适宜；63 个站点可以适宜；116 个站点为不适宜；246 个站点为极不适宜。利用 ArcGIS 9.0 制作中国大陆地区松材线虫适生性分布点图(图 2-4)，图中展示了全部 739 个站点的地理位置及其适生值分类。

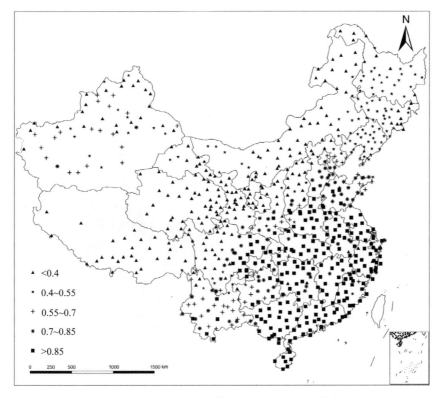

图 2-4 中国大陆地区松材线虫和松墨天牛适生性分布点

四、中国大陆地区松材线虫和松墨天牛适生性分布格局

以中国大陆 739 个点为基础，以地统计学中球状模型拟合全国松材线虫综合适生值的实验半方差函数，具体模型选择以及模型拟合精度验证，参见文献冯益明等(2004)和冯益明(2004)，本文得到的模型拟合函数为

$$
\gamma(h) = \begin{cases} 0.004\,453\,9, & h = 0 \\ 0.004\,453\,9 + 0.081\,55\left[\dfrac{3|h|}{3\,402\,600} - \dfrac{1}{2}\left(\dfrac{|h|}{1\,701\,300}\right)^3\right], & 0 < h \leqslant 1\,701\,300 \\ 0.004\,453\,9 + 0.081\,55, & h > 1\,701\,300 \end{cases} \quad (2\text{-}15)
$$

式中，h 为气象台站间两两间距。

从式(2-15)可看出，综合适生值表现出一定的基台值，反映出综合适生值具有平稳特性或近平稳特征，其块金值与基台值的比例为 5.2%，比值远小于 25%，表明综合适生值具有强烈的空间自相关性(冯益明，2004)。因此，利用各气象站点综合适生值去预估未知点的综合适生值是合理的。依据拟合的综合适生值半方差模型，以各气象站点综合适生值为基础，应用地统计学中的普通克里格插值方法，得到中国大陆地区松材线虫(图2-5)、松墨天牛(图2-6)及二者综合(图2-7)的适生性分布格局。

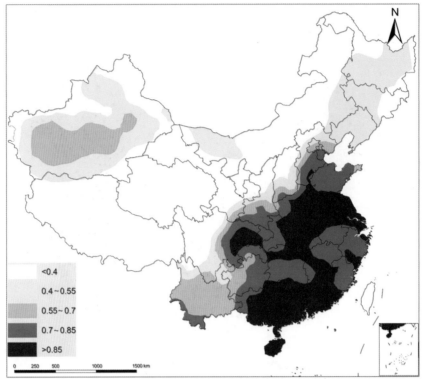

图 2-5　中国大陆地区全国松材线虫适生性分布

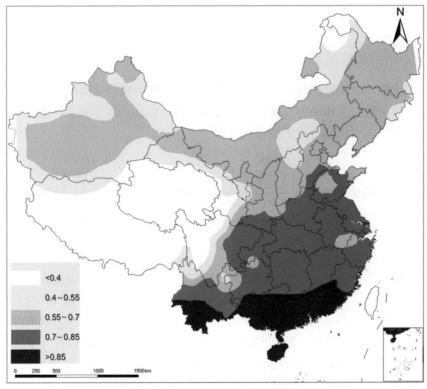

图 2-6　中国大陆地区松材线虫病媒介昆虫适生性分布

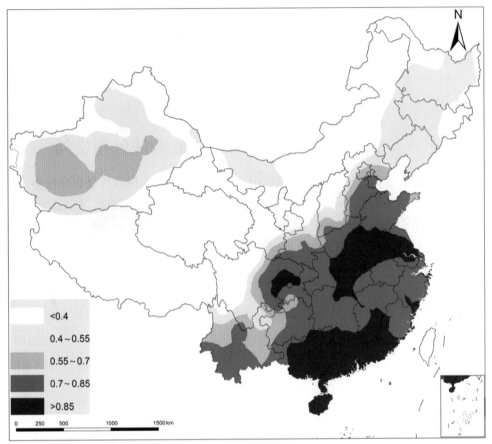

图 2-7　中国大陆地区综合松材线虫和松墨天牛适生性的松材线虫病适生性分布格局

五、考虑寄主分布的松材线虫病在中国大陆地区潜在分布范围

应用地理信息系统软件 ArcGIS 的空间叠置分析功能，对松材线虫寄主分布与经过空间插值得到的综合适生值的空间分布进行空间叠置分析，得到松材线虫病在中国大陆地区具体的潜在分布范围，本书将在第三章评估结果内按不同行政区划分别表述。

第三章　评　估　结　果

第一节　中国大陆松材线虫病危险性分布格局

利用模糊综合评判的研究方法，借鉴前人对影响松材线虫以及传播媒介松墨天牛生长发育因素研究的基础上，结合气象资料以及松材线虫寄主分布数据，利用地统计学理论和地理信息系统空间叠置分析功能，直观定量地获得松材线虫病在我国大陆的潜在发生区(图 3-1)及不同森林类型所在区域风险等级和相应面积(表 3-1)。

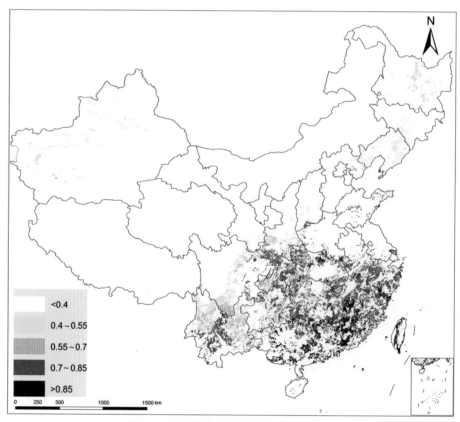

图 3-1　松材线虫病在我国的潜在发生区

从图 3-1 中可以看出松材线虫的适生区主要集中在我国的华东和华南地区，包括北京南部、天津、河北南部、山西南部、山东、河南、湖北、湖南、江苏、上海、浙江、江西、安徽、陕西南部、甘肃南部、四川东南部、重庆、贵州、云南、广西、广东、福建、海南以及新疆、黑龙江、吉林、辽宁和内蒙古部分地区。而西藏、青海和宁夏全省(自治区)范围内都极不适宜松材线虫病的发生。

表 3-1 松材线虫病在我国潜在危险性分布风险等级以及可能危害的面积

森林类型	风险等级	面积/km²	森林类型	风险等级	面积/km²
灌木林	最适宜	642.11	针叶林	次适宜	83 411.94
阔叶林	最适宜	159 337.88	竹林	次适宜	3911.89
其他	最适宜	538 357.28	灌木林	不适宜	47 504.15
水体	最适宜	10 933.80	河流	不适宜	1270.58
针阔混交林	最适宜	27 386.06	阔叶林	不适宜	222 044.40
针叶林	最适宜	150 120.02	其他	不适宜	1 049 454.68
竹林	最适宜	9 944.42	沙漠	不适宜	479 408.87
灌木林	适宜	3 444.45	水体	不适宜	9413.44
阔叶林	适宜	292 784.66	针阔混交林	不适宜	22 493.14
其他	适宜	873 270.48	针叶林	不适宜	93 051.57
水体	适宜	18 990.51	竹林	不适宜	303.09
针阔混交林	适宜	26 954.87	灌木林	极不适宜	135 027.74
针叶林	适宜	308 402.39	河流	极不适宜	904.58
竹林	适宜	32 677.50	阔叶林	极不适宜	275 002.20
灌木林	次适宜	12 462.61	其他	极不适宜	2 991 887.55
阔叶林	次适宜	78 636.51	沙漠	极不适宜	500 338.02
其他	次适宜	313 971.41	水体	极不适宜	38 727.92
沙漠	次适宜	292 598.78	针阔混交林	极不适宜	56 566.88
水体	次适宜	3308.49	针叶林	极不适宜	225 775.51
针阔混交林	次适宜	6150.48	竹林	极不适宜	5.82

注：在"森林类型"栏展示的是当前情况下的森林类型，该类型所在区域从气候与环境因子来说属于风险等级栏的"风险等级"，下同。

第二节 分省松材线虫病危险性分布格局

一、北 京 市

北京市位于华北大平原的西北边缘，地理坐标为东经 115°25′~117°30′、北纬 39°28′~41°05′，土地总面积 1.68 万多平方公里，森林覆盖率 21.26%。

北京属暖温带半湿润季风型大陆性气候，夏季高温多雨，冬季寒冷干燥。年平均气温平原地区 11~12℃、山间盆地 8.5~9.5℃、中山区为 3~4℃。年降水量 650~750mm，降水大多集中在 6~8 月。北部及西部群山环绕，地势西北高、东南低，山地范围约为平原的两倍，山地与平原邻接部分为低山丘陵区，高差多在 200~500m。平原海拔在 10~50m。

北京市山地原始地带性植被类型为暖温带落叶阔叶林，现在自然植被多为松栎林、杨桦林及灌草丛。主要树种有柞树、油松、侧柏、山杨、桦树、刺槐、落叶松。

北京市松材线虫病潜在发生区分布格局见图 3-2，不同森林类型所在区域风险等级和相应面积见表 3-2。从图 3-2 中可以看出近 2/3 的北京市属于松材线虫病可能发生区，北京西北部地区属于不适宜发生区，中部及部分南部地区属于次适宜发生区，南部有小部分适宜发生区。当前，由于北京市松材线虫病寄主植物的分布面积不大，所以松材线虫病对北京地区不会造成大的危害。

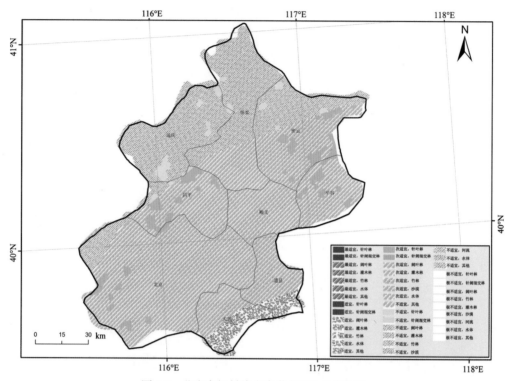

图 3-2　北京市松材线虫病潜在发生分布格局

表 3-2　松材线虫病在北京市潜在危险性分布风险等级以及可能危害的面积

森林类型	风险等级	面积/km²	森林类型	风险等级	面积/km²
灌木林	不适宜	213.46	阔叶林	次适宜	1106.82
阔叶林	不适宜	2701.26	其他	次适宜	8481.70
其他	不适宜	1841.74	水体	次适宜	110.58
水体	不适宜	4.52	针阔混交林	次适宜	482.07
针阔混交林	不适宜	59.61	针叶林	次适宜	191.88
针叶林	不适宜	156.70	阔叶林	适宜	27.23
灌木林	次适宜	415.55	其他	适宜	594.24

二、天 津 市

天津市位于华北平原的东北部，东临渤海，北、西、南三面与河北省接壤，地理坐标为东经 116°42′~118°03′、北纬 38°33′~40°14′，土地总面积约 1.1 万多平方公里，森林覆盖率 8.14%。

天津市属暖温带半湿润大陆性季风气候，春季干旱多风，夏季炎热多雨，秋季晴朗气爽，冬季寒冷干燥。年平均气温为11.1~12.3℃。无霜期平均210d。年降水量570~700mm，雨季集中，其中夏季占全年降水量的76%左右。年太阳辐射总量为523.8kJ，实际全年日照时数平均为2794h，具有宜林、宜农的光照资源。全市由西北山地向东南渤海湾倾斜，平原海拔2~6m。北部蓟县山区，属燕山南侧山地，平均海拔为400m，最高峰约1078.5m。

天津市属于少林地区，由于自然条件的差异，森林分布极不均匀，主要集中分布在山区和津西北平原区，越靠近东南沿海，树木长势较差。山区主要造林树种有侧柏、油松、刺槐等用材树种及板栗，柿树、核桃、山楂等经济树种。平原地区造林树种主要有杨树、柳树、榆树、槐树、椿树、白蜡等，以及苹果、梨、桃、枣等经济林树种。由于原始森林植被类型早已破坏，山区森林植被的垂直分布规律已不明显，从地理位置上看，属华北植被区系。

天津市松材线虫病潜在发生区分布格局见图3-3，及不同森林类型所在区域风险等级和相应面积见表3-3。从图3-3中可以看出整个天津市属于松材线虫病可能发生区，天津北部地区属于次适宜发生区，南部地区属于适宜发生。当前，由于天津市属于少林区，不存在大块的松材线虫病寄主分布范围，所以从当前情况看，天津不存在大的松材线虫病发生危害，但天津属于松材线虫病可能发生区，不排除天津今后会营造松材线虫病寄主树种。

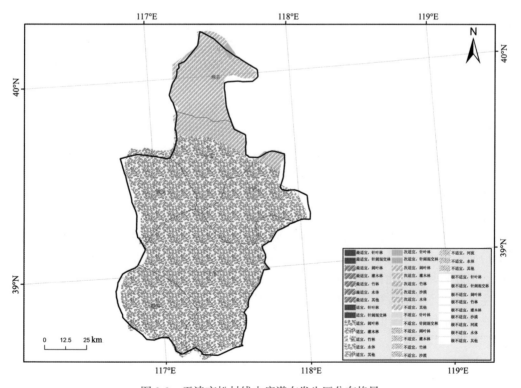

图3-3 天津市松材线虫病潜在发生区分布格局

表 3-3　松材线虫病在天津潜在危险性分布风险等级以及可能危害的面积

森林类型	风险等级	面积/km²	森林类型	风险等级	面积/km²
其他	适宜	9304.93	水体	次适宜	69.98
阔叶林	适宜	59.52	其他	次适宜	1621.27
针叶林	次适宜	12.82	阔叶林	次适宜	404.62
针阔混交林	次适宜	19.47	灌木林	次适宜	31.50

三、河　北　省

河北省地处北京市和天津市的周围，东临渤海，西倚太行山与山西省为邻，南连广阔的华北平原，北为浩瀚的内蒙古高原，西北部、北部和东北部同内蒙古自治区、辽宁省相接，地理位置在东经 113°27′~119°45′、北纬 36°05′~42°37′，土地总面积约 19 万 km²，森林覆盖率 17.69%。

河北省地处半湿润半干旱地区，属温带大陆性季风型气候。冬季寒冷干燥，春季多风沙，夏季炎热，秋季天气晴爽，雨热同期，年平均气温为 10.3~14℃，年平均降水量 552mm。地势西北部高，东南部低。地貌类型复杂多样，高原、山地、平原三大地貌单元排列井然，呈明显的三阶台地。全省可分为冀北高原、冀北山地、冀西北山间盆地、冀西山地、河北平原五个地貌区。冀北高原是内蒙古高原的南缘，一般海拔 1250~1800m。冀北山地属燕山山脉，冀西北山间盆地属恒山、燕山、太行山衔接处。冀西山地为太行山区，小五台山主峰海拔 2882m，为全省第一高峰。山高坡陡，岩石裸露，植被稀少，水土流失严重。河北平原是华北平原的一部分。

河北省因地处暖温带与温带的交接处，植物区系既有东北耐寒植物种属成分，如樟子松、红松等，也有南方喜温暖的阔叶树种，如漆树、杜仲等的生长，还因与黄土高原接壤，也有那里的植物成分。不同区系的汇集，使河北植被结构复杂，种类繁多。据不完全统计，有 150 多科，800 多属，2800 多种，其中木本植物 500 多种。森林资源地理分布不均，主要集中在冀东北燕山一带，其次为太行山的深山区。全省森林资源中，针叶树有云杉、冷杉、落叶松、油松、侧柏等。

河北省松材线虫病潜在发生区分布格局见图 3-4，不同森林类型所在区域风险等级和相应面积见表 3-4。从图 3-4 中可以看出河北省将近 1/2 的地方属于松材线虫病可能发生区，河北省从南往北按倾斜带状依次是松材线虫病适宜发生区、次适宜发生区、不适宜发生区和极不适宜发生区。河北省植被结构复杂，种类繁多，适宜松材线虫病寄主分布。在冀北地区，由于山高坡陡，岩石裸露，植被稀少，大大降低了松材线虫病的发生概率。

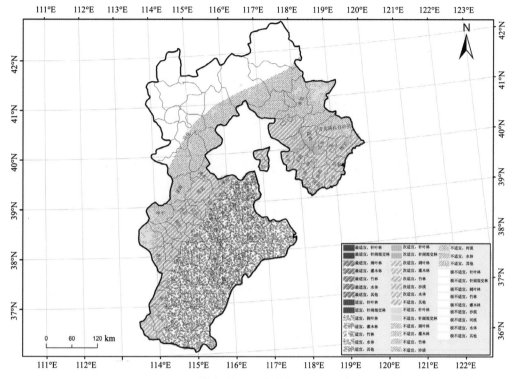

图 3-4 河北省松材线虫病潜在发生区分布格局

表 3-4 松材线虫病在河北省潜在危险性分布风险等级以及可能危害的面积

森林类型	风险等级	面积/km²	森林类型	风险等级	面积/km²
灌木林	不适宜	2 006.05	灌木林	极不适宜	2 131.23
阔叶林	不适宜	20 732.52	阔叶林	极不适宜	16 565.03
其他	不适宜	15 092.81	其他	极不适宜	21 210.08
水体	不适宜	239.51	沙漠	极不适宜	334.97
针阔混交林	不适宜	105.18	水体	极不适宜	71.34
针叶林	不适宜	4 071.36	针阔混交林	极不适宜	11.87
阔叶林	次适宜	7 123.07	针叶林	极不适宜	1 703.88
其他	次适宜	32 478.10	阔叶林	适宜	2 092.34
水体	次适宜	227.11	其他	适宜	57 739.42
针阔混交林	次适宜	44.76	水体	适宜	663.78
针叶林	次适宜	2 447.36			

四、山 西 省

  山西省地处黄河中游黄土高原东部，东临河北省，北与内蒙古自治区接壤，西与陕西省以黄河为界，南与河南省相邻，地理坐标为东经 110°14′~114°33′、北纬 34°34′~40°43′,

土地总面积 15 万多平方公里，森林覆盖率 13.29%。

山西省地处内陆，东、南两面又有太行山、中条山环绕，受海洋影响小，降水量较少，属中纬度大陆性季风气候，其气候特点是冬季长、寒冷、干燥，春季多风沙，历史上常是"十年九旱"，年均气温 4~14℃。年降水量 380~650mm，无霜期 120~200d，从东南向西北递减。全省地貌可分为东部土石山地区，西部黄土丘陵区，中部断陷盆地三种类型，山地、丘陵、平原面积的比例为 4：4：2，不仅有土石山和少量石质山，还有大面积的黄土丘陵，地形起伏，高低悬殊。全省大部分地方在海拔 1000m 以上，盆地海拔多低于 1000m，垣曲一带黄河谷地只有 250m 左右，而最高的五台山海拔为 3058m。

山西省自然植被稀少，残存的天然林主要分布于大山脉主脊两侧，河流上游，人烟稀少的山地，树种以油松、小叶杨、青杨、刺槐、落叶松等为主。

山西省松材线虫病潜在发生区分布格局见图 3-5，不同森林类型所在区域风险等级和相应面积见表 3-5。从图 3-5 中可以看出山西省只有南部少部分地区属于松材线虫病可能发生区。山西省从南部向北部依次属于松材线虫病适宜发生区、次适宜发生区、不适宜发生区和极不适宜发生区。松材线虫病多发生在高温干旱的气候条件下，而山西省气候特点是冬季长、寒冷。此外，山西省自然植被稀少。所以，全省目前相对安全。

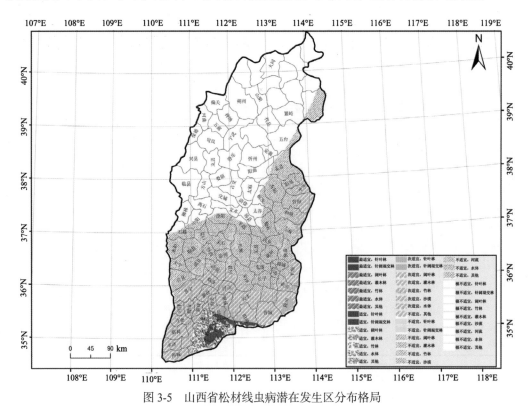

图 3-5　山西省松材线虫病潜在发生区分布格局

表 3-5 松材线虫病在山西省潜在危险性分布风险等级以及可能危害的面积

森林类型	风险等级	面积/km²	森林类型	风险等级	面积/km²
阔叶林	不适宜	6 470.23	阔叶林	极不适宜	7 205.01
其他	不适宜	37 108.65	其他	极不适宜	59 654.83
水体	不适宜	22.88	水体	极不适宜	30.87
针阔混交林	不适宜	173.45	针阔混交林	极不适宜	110.57
针叶林	不适宜	2 598.74	针叶林	极不适宜	5 796.20
阔叶林	次适宜	3 068.32	阔叶林	适宜	387.67
其他	次适宜	24 369.80	其他	适宜	3 605.84
水体	次适宜	592.35	水体	适宜	40.64
针阔混交林	次适宜	126.20	针阔混交林	适宜	17.17
针叶林	次适宜	2 001.93	针叶林	适宜	2 021.03
灌木林	极不适宜	1 006.00			

五、内蒙古自治区

内蒙古自治区地理坐标为东经 97°12′~126°04′、北纬 37°24′~53°23′，土地总面积 110 多万平方公里，森林覆盖率 17.70%。

内蒙古自治区属温带大陆性气候。冬季严寒而漫长，夏季很少有酷热的天气，春季多风沙，降水量少，日照充足，日温差大，又带有季风气候。受阴山、大兴安岭山系的影响，东、西部地区气候差异明显。降水量从东北向西南逐渐减少。全区基本属于高原地貌。西以阴山山系为"脊梁"，向南北两翼展开，地貌类型以中等山地、低山、丘陵、高平原等依次过渡。全区分布巴丹吉林、腾格里等四大沙漠和浑善达克、毛乌素等四大沙地。

内蒙古自治区植被大致划分为森林、草原、荒漠三个类型，森林植被主要分布在山地。以兴安落叶松为主的寒温带针叶林集中分布于大兴安岭北部山地，以蒙古栎、白桦、山杨等为主的温带落叶林分布于大兴安岭中南部山地、阴山和贺兰山等山地。在赤峰市南部、阴山山地、贺兰山有油松分布。

内蒙古自治区松材线虫病潜在发生区分布格局见图 3-6，及不同森林类型所在区域风险等级和相应面积见表 3-6。从图 3-6 中可以看出内蒙古自治区属于松材线虫病风险程度低的地区。只有少部分区域风险等级刚达到松材线虫病不适宜发生等级。整个自治区冬季严寒而漫长，夏季很少有酷热的天气。而松材线虫病多适宜发生在高温干旱气候条件下。所以，目前自治区内出现松材线虫病的可能性不大。

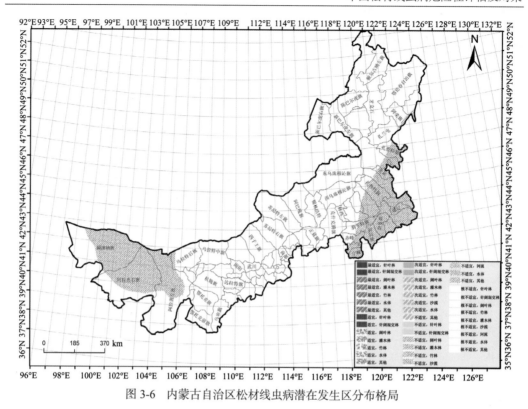

图 3-6　内蒙古自治区松材线虫病潜在发生区分布格局

表 3-6　松材线虫病在内蒙古潜在危险性分布风险等级以及可能危害的面积

森林类型	风险等级	面积/km²	森林类型	风险等级	面积/km²
灌木林	不适宜	4216.39	灌木林	极不适宜	11 321.70
阔叶林	不适宜	14 370.56	阔叶林	极不适宜	96 002.86
其他	不适宜	99 598.86	其他	极不适宜	497 008.67
沙漠	不适宜	144 027.52	沙漠	极不适宜	187 288.34
水体	不适宜	446.09	水体	极不适宜	4800.09
针阔混交林	不适宜	447.10	针阔混交林	极不适宜	24 222.59
针叶林	不适宜	69.25	针叶林	极不适宜	59 321.67

六、辽宁省

　　辽宁省位于我国东北地区的南部，南临黄海和渤海，东北与吉林省接壤，东南以鸭绿江为界与朝鲜隔江相望，西南与河北省临界，西北与内蒙古自治区毗邻。地理坐标为东经 118°50′~125°46′、北纬 38°43′~43°29′，土地总面积约 15 万 km²，森林覆盖率 32.97%。

　　辽宁省属暖温带季风大陆性气候，温度适中，雨量分布不均。全省太阳辐射年总量在 100~200kJ，日照时数为 2270~2990h，平均气温为 4.6~10.3℃，平均无霜期 124~215d，降水量为 440~1130mm。全省地势由北向南，自东西两侧向中部倾斜，东西两侧为山地丘陵，中部为东北向西南缓倾的长方形平原。该省东部属长白山系的西南延伸部分，以龙岗山脉为山地脊梁，为中低山地；继续向西南延伸，以千山山脉为骨干，为半岛丘陵地区；西部有松岭山和努鲁儿虎山，为低山丘陵区；北和西北部，属低丘平原区。中部为辽河中下游平原区。

全省植被兼有长白、蒙古和华北三个植物区系，以日平均气温>10℃的年积温 3300℃等值线为界的温带和暖温带分界线，以丹东—岫岩—沈阳—新民—北票—朝阳—建平线通过。以南地区属暖温带落叶阔叶林带，植物区系属华北植物区。此线以北，长大线以东，属温带针阔混交林地带，是长白山植物区系；长大线以西地区为温带森林草原带，属蒙古植物区系。全省主要木本植物种类有 60 多科，130 多属，400 多种，其中乔木有250 种左右。辽东中低山地区，海拔 600m 以下为低平河岸杨柳林区；海拔 600~900m 段为落叶阔叶林带；海拔 900~1200m 为针阔混交林；海拔 1200m 以上出现山顶草地灌丛。在辽西低山丘陵地区，油松、栎类、元宝槭是主要建群种，地带性植被为落叶阔叶林。

辽宁省松材线虫病潜在发生区分布格局见图 3-7，不同森林类型所在区域风险等级和相应面积见表 3-7。从图 3-7 中可以看出辽宁省全省基本属于松材线虫病不适宜地区。只有最南端小区域属于次适宜区。在辽宁省暂未发现松材线虫分布，目前相对安全。

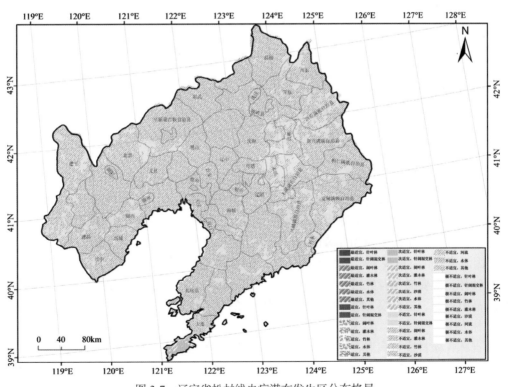

图 3-7 辽宁省松材线虫病潜在发生区分布格局

表 3-7   松材线虫病在辽宁省潜在危险性分布风险等级以及可能危害的面积

森林类型	风险等级	面积/km²	森林类型	风险等级	面积/km²
灌木林	不适宜	2 509.58	针阔混交林	不适宜	2 126.52
河流	不适宜	54.12	针叶林	不适宜	16 215.40
阔叶林	不适宜	45 596.07	阔叶林	次适宜	45.48
其他	不适宜	75 707.62	其他	次适宜	532.15
沙漠	不适宜	545.29	针阔混交林	次适宜	308.35
水体	不适宜	328.55	针叶林	次适宜	199.84

七、吉 林 省

吉林省位于我国东北的中部，东与俄罗斯接壤，东南以图们江、鸭绿江为界与朝鲜相望，南临辽宁省，西接内蒙古自治区，北界黑龙江省。地处东经 121°38′~131°19′、北纬 40°52′~46°18′，土地总面积约 19 万 km²，森林覆盖率 38.13%。

吉林省地处北半球的中纬地带，欧亚大陆的东部，是我国温带的最北部，接近寒温带，冬长寒冷，夏短温暖，降水丰富。春秋两季风大，常有寒潮入侵，天气多变。全省温度自东向西递增。年平均气温为–3~7℃。降水量自东向西递减，全省年均降水量在 400mm 以上，东部 700~800mm，最高可达 1000mm 以上，中部及西部地区由 700mm 减到 500mm，最低减到 400mm。东部与西部有明显的湿润、半湿润和半干旱的差异。全省有松花江、辽河、图们江、鸭绿江、绥芬河五大水系。地势自东南向西北倾斜，东部为山地，西部为平原。境内主要山脉是长白山，主峰白云峰海拔 2691m，为我国东北部的最高峰。主要支脉有张广才岭等。全省自东向西分成四大地貌类型区，即东部长白山中山低山区、吉东低山丘陵区、中部台地平原区和西部沙丘覆盖的冲积平原区。

吉林省的森林植被类型，既有垂直分布，又有水平分布，西部为松辽、松嫩冲积、洪积台地平原，属温带半湿润半干旱的少林地区，耕地、湿地和草原面积大，原始森林植被残存无几。东部山地和丘陵区气候冷湿，水分充足，适宜林木生长，天然林资源丰富。因海拔变化，植被呈明显的垂直分布，海拔 1000m 以下为针阔混交林。1000~1800m 为针叶林，主要树种有红松、云杉、冷杉、落叶松。1800~2000m 为岳桦林。2000m 以上为高山苔原，植被仅为矮小的灌木及多年生的草本、地衣、苔藓。中部半山区以人工农防林为主。

吉林省松材线虫病潜在发生区分布格局见图 3-8，不同森林类型所在区域风险等级和相应面积见表 3-8。从图 3-8 中可以看出整个吉林省属于松材线虫病不宜发生区，吉林省西部地区属于不适宜发生区，东部地区属于极不适宜发生区。吉林西部属少林地区，东部虽然天然林资源丰富，但不存在大面积的松材线虫寄主树种，并且全省气候等原因亦不适宜松材线虫传播。所以从当前情况看，吉林不存在大的松材线虫病发生危害。

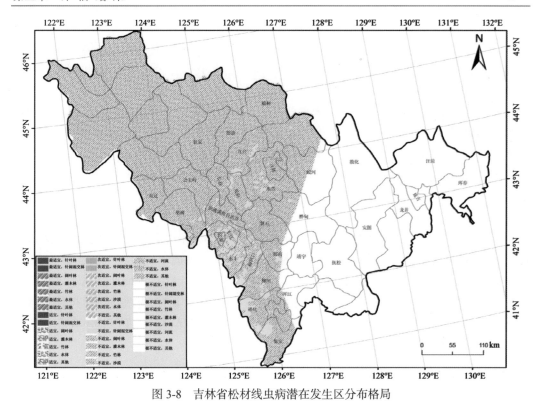

图 3-8 吉林省松材线虫病潜在发生区分布格局

表 3-8 松材线虫病在吉林省潜在危险性分布风险等级以及可能危害的面积

森林类型	风险等级	面积/km²	森林类型	风险等级	面积/km²
灌木林	不适宜	479.67	灌木林	极不适宜	323.61
阔叶林	不适宜	26 429.95	阔叶林	极不适宜	48 480.09
其他	不适宜	86 156.98	其他	极不适宜	7 530.73
水体	不适宜	1 316.62	水体	极不适宜	234.27
针阔混交林	不适宜	127.76	针阔混交林	极不适宜	2 726.91
针叶林	不适宜	5 038.97	针叶林	极不适宜	11 856.55

八、黑龙江省

黑龙江省位于我国东北部，北部、东部与俄罗斯以黑龙江、乌苏里江为界，西部与内蒙古自治区接壤，南部与吉林省毗连，地理坐标为东经 121°11′~135°05′、北纬 43°25′~53°33′，全省土地总面积约 46 万 km²，森林覆盖率 39.54%。

黑龙江省属寒温带、温带、湿润-半湿润大陆性季风气候，冬季漫长寒冷，夏季短促，降水集中，春季多风而降水少，易干旱，秋季降温急剧，常有早霜。年平均气温在 –5~4℃，无霜期 100~155d，水资源分布不均匀，一般是东部多，西部少，平均降水量东部 600mm，西部 450mm，降水量 60%集中在 6~8 月，冬季降水仅占 17%。省内河流众多，主要有黑龙江、松花江、牡丹江、乌苏里江等。主要湖泊有兴凯湖、镜泊湖和五大连池。全省分 5 个地貌区，即大兴安岭山区、东北部小兴安岭山区、东南部的东部山地、松嫩平原、三江平原。

黑龙江是我国森林资源大省，全省分三个森林植被区域：①北部寒温带湿润针叶林区，主要森林树种是兴安落叶松，其他建群种和优势种为樟子松、白桦、越橘、杜香等。在河谷中也有少量紫椴、黄波罗、水曲柳分布。②东部温带湿润针阔叶混交林区，代表树种有红松。其他如长白落叶松、臭冷杉及阔叶树种中的核桃楸、黄波罗、水曲柳、香杨、大青杨等。③西部温带草原区域，主要组成树种有蒙古栎、黑桦、白桦、山杨、榆树、小叶杨、小青杨等。

黑龙江省松材线虫病潜在发生区分布格局见图 3-9，不同森林类型所在区域风险等级和相应面积见表 3-9。从图 3-9 中可以看出整个黑龙江省属于松材线虫病不宜发生区，黑龙江西北、东北、东南及西南局部地区属于极不适宜发生区，其他地区属于不适宜发生区。黑龙江虽属于森林资源大省，但由于其不存在大面积的松材线虫寄主树种，且受全省气候等原因影响不适宜松材线虫传播。所以从当前情况看，黑龙江省不存在大的松材线虫病发生危害。

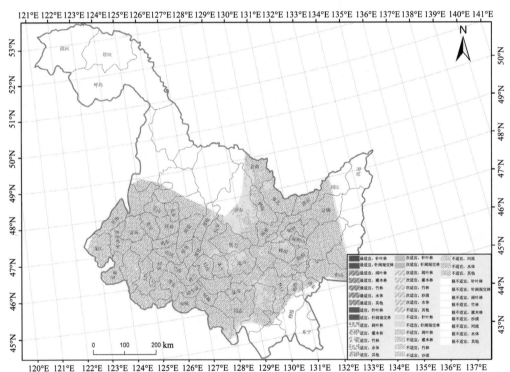

图 3-9　黑龙江省松材线虫病潜在发生区分布格局

表 3-9 松材线虫病在黑龙江省潜在危险性分布风险等级以及可能危害的面积

森林类型	风险等级	面积/km²	森林类型	风险等级	面积/km²
灌木林	不适宜	42.75	灌木林	极不适宜	72.01
河流	不适宜	1 216.46	河流	极不适宜	904.58
阔叶林	不适宜	74 771.02	阔叶林	极不适宜	63 163.33
其他	不适宜	164 043.65	其他	极不适宜	25 381.97
水体	不适宜	1 791.37	水体	极不适宜	493.83
针阔混交林	不适宜	13 664.14	针阔混交林	极不适宜	27 476.82
针叶林	不适宜	8 637.39	针叶林	极不适宜	30 696.11

九、上 海 市

上海市地处长江三角洲东缘,位于我国大陆海岸线中部,北亚热带南缘,是长江入海口南岸的冲积平原。东濒东海,南临杭州湾,西与江苏省太仓、昆山、吴江县为邻,西南与浙江省嘉善、平湖县接壤,北以长江为界。包括崇明岛(全国第三大岛)、长兴岛、横沙岛及附近诸沙岛,与江苏省海门、启东县隔江相望。地理坐标为东经 120°50′~121°53′,北纬 30°40′~31°50′,土地总面积约 0.6 万 km²,森林覆盖率 3.17%。

上海市属亚热带湿润季风气候。气候温和湿润,四季分明,雨量充沛。境内地势平坦,地下水位高,土地渍水严重,海拔均在 5m 以下,最低处还不到 2m,仅西南部有凤凰山、佘山等 10 多个低矮小丘,海拔也都不超过 70m。

上海市森林资源特点是四旁树资源为主,成片森林比较少,森林资源极为稀少。

上海市松材线虫病潜在发生区分布格局见图 3-10,及不同森林类型所在区域风险等级和相应面积见表 3-10。从图 3-10 中可以看出整个上海市属于松材线虫病可能发生区,上海绝大部分部地区属于适宜发生区,少数地区属于极不适宜发生区,也存在个别最适宜发生区。当前,由于上海市森林资源极为稀少,不存在大块的松材线虫病寄主分布范围,所以从当前情况看,上海不存在大的松材线虫病发生危害,但上海属于松材线虫病适宜发生区。

表 3-10 松材线虫病在上海市潜在危险性分布风险等级以及可能危害的面积

森林类型	风险等级	面积/km²	森林类型	风险等级	面积/km²
阔叶林	适宜	121.88	针叶林	适宜	17.27
其他	适宜	5834.00	竹林	适宜	24.13
水体	适宜	67.40	其他	最适宜	8.38
针阔混交林	适宜	7.72			

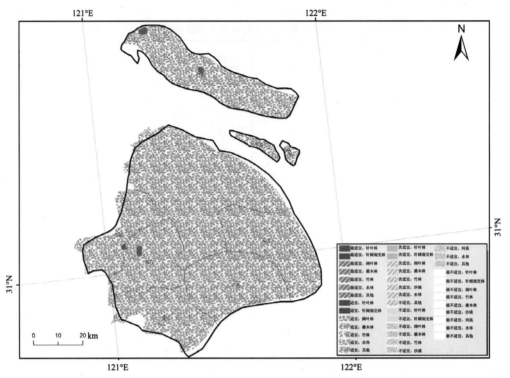

图 3-10　上海市松材线虫病潜在发生区分布格局

十、江　苏　省

江苏省位于我国东部的黄海之滨，地处长江、淮河下游，北部与山东省相连，西部与安徽省接壤，南部与上海市、浙江省为邻。地理坐标为东经 116°22′~121°55′、北纬 30°45′~35°07′，土地总面积约 10 多万平方公里，森林覆盖率 7.54%。

江苏省气候南北差异明显，淮河、苏北灌溉总渠一线以北属暖温带，以南至宜溧山地北麓地区属北亚热带，太湖两岸的宜溧山地及东岸的吴县光福一带属中亚热带。季风环流是支配全省气候的主要因素，冬夏两季季风可直贯全境，省内夏季炎热多雨，冬季低温少雨，寒流频繁，降水季节分配不均。江苏省内地势平坦，平原辽阔，河湖众多，水网密布。平原分为黄淮平原、江淮平原、滨海平原和长江三角洲四部分。主要河流有长江、淮河等，著名湖泊有太湖、洪泽湖、高邮湖和骆马湖。低山丘陵主要分布在东北和西南部。

江苏省境内没有高山，所以森林的垂直分布不明显，但江苏处于暖温带和亚热带的过渡地带，所以植物种类很丰富，南北兼有，地带性植物分为暖温带落叶阔叶林、北亚热带落叶阔叶与常绿阔叶混交林、中亚热带常绿阔叶林 3 个类型。主要树种有马尾松、黑松、杉木、侧柏、水杉、栎类、刺槐、杨树、泡桐等。

江苏省松材线虫病潜在发生区分布格局见图 3-11，及不同森林类型所在区域风险等级和相应面积见表 3-11。从图 3-11 中可以看出整个江苏省属于松材线虫病适宜发生区，江苏北部和南部地区属于适宜发生区,中部属于最适宜发生区。江苏处于暖温带和亚热带的过渡地带,且分布有松材线虫的寄主树种,应重点防范。

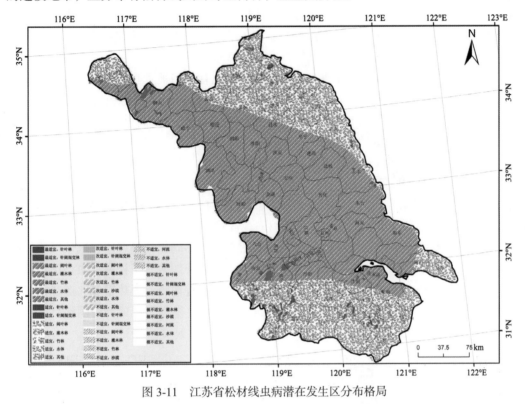

图 3-11 江苏省松材线虫病潜在发生区分布格局

表 3-11 松材线虫病在江苏省潜在危险性分布风险等级以及可能危害的面积

森林类型	风险等级	面积/km²	森林类型	风险等级	面积/km²
阔叶林	适宜	2 145.79	阔叶林	最适宜	3 757.51
其他	适宜	33 280.59	其他	最适宜	51 402.17
水体	适宜	3 561.60	水体	最适宜	4 290.47
针阔混交林	适宜	19.07	针阔混交林	最适宜	44.16
针叶林	适宜	759.69	针叶林	最适宜	620.80
竹林	适宜	398.36			

十一、浙 江 省

浙江省位于我国东南部,东海之滨,长江三角洲的南翼,北临太湖与江苏省、上海市毗连,南与福建省相接,西和安徽省、江西省相邻,地理坐标为东经118°01′~123°10′,北纬27°06′~31°11′,土地总面积10多万平方公里,森林覆盖率54.41%。

浙江省地处亚热带季风湿润气候区,冬夏季风交替显著。日照充足,雨量充沛,空气湿润;雨热同季,干湿分明,气候具有南北过渡性和多宜性。浙江省海域辽阔,大陆海岸线 2200km。地貌以低山和丘陵为主,地势呈西南高东北低,主要山脉多呈西南—东北走向,是阻挡西北寒流和东南台风长驱侵入的屏障,为森林孕育、繁衍、生长提供了良好环境。

浙江省地跨南亚热带和北亚热带过渡地带,南北森林植被垂直分布略有差异,南部垂直分布为:海拔 1300m 以下为常绿阔叶林,1300~1600m 为常绿落叶阔叶混交林,1600~1800m 为山地矮林,1700m 以上为山地草丛、灌丛。北部森林植被垂直分布为:海拔 600m 以下为常绿阔叶林,600~1300m 为常绿落叶针阔混交林,1300m 以上为山地矮林。常绿阔叶林地带水热条件丰富,原生植被常为人工杉木林、经济林、次生针阔混交林、马尾松林、竹林等所替代。浙江素有我国"东南植物宝库"之称,物种资源丰富,全省有高等植物 288 科 1471 属 4600 余种,木本植物 107 科 423 属 1407 种。珍稀植物种类较多,有我国特有或世界著名的贵重用材、观赏树种,如钟萼木、金钱松、白豆杉等。

浙江省松材线虫病潜在发生区分布格局见图 3-12,不同森林类型所在区域风险等级和相应面积见表 3-12。从图 3-12 中可以看出浙江省大部分地区属于松材线虫病适宜发生区,浙江南部和东北部分地区属于最适宜发生区。浙江省地跨南亚热带和北亚热带过渡地带,且分布有丰富的松材线虫寄主(马尾松等)。目前,浙江省已成为中国松材线虫病危害最严重的省份之一,疫区差不多占中国的四分之一,应重点防范。

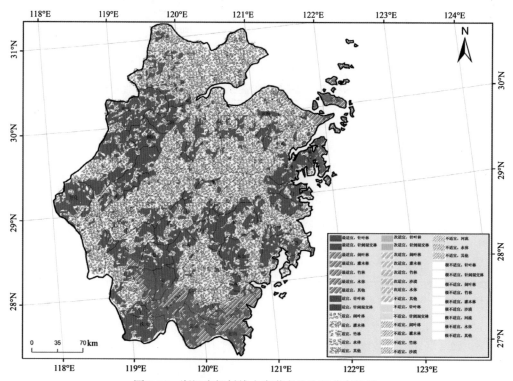

图 3-12　浙江省松材线虫病潜在发生区分布格局

表 3-12   松材线虫病在浙江省潜在危险性分布风险等级以及可能危害的面积

森林类型	风险等级	面积/km²	森林类型	风险等级	面积/km²
阔叶林	适宜	16 684.78	阔叶林	最适宜	1 164.68
其他	适宜	35 674.80	其他	最适宜	3 991.40
水体	适宜	777.75	针阔混交林	最适宜	1 509.93
针阔混交林	适宜	1 211.42	针叶林	最适宜	4 156.48
针叶林	适宜	28 479.55	竹林	最适宜	227.84
竹林	适宜	6 386.76			

十 二、安 徽 省

安徽省位于我国东南部,东临江苏省、浙江省,南接江西省,西与湖北省、河南省毗连,北部和山东省为邻。地理坐标为东经 114°54′~119°37′、北纬 29°41′~34°38′,土地总面积 13 万多平方公里,森林覆盖率 24.03%。

安徽省处于暖温带的南缘,属季风气候类型,有明显的过渡性特征,淮河以北属暖温带半湿润气候,淮河以南属北亚热带湿润气候。气候特征为气候温和,雨量适中,梅雨显著,季风明显,四季分明,光照充足,热量条件较好,无霜期在 200~250d,全年平均气温 14~17℃,年均降水量 750~1700mm,山区多于平原。夏季降水量占全年的 38%~47%。全省分为淮北、江淮、江南三个部分,北部为地势平坦辽阔的淮北平原,中部为江淮之间丘陵山地和长江沿岸平原,南部为皖南山地,北低南高,是平原、丘陵、低山相间排列的复杂地貌。

安徽省森林植被地带性突出,水平和垂直分布规律都较明显,而且森林植被种类较多。淮河以北、皖东丘陵这一地区由于历代黄泛影响及近代人为活动频繁,原始植被几乎不复存在,取而代之的是马尾松、黑松、柏类等树种为主的人工林和少量天然次生林。平原农区以泡桐、杨树、楝、椿、槐等为主的农田防护林。皖西大别山区明显反映出我国暖温带落叶阔叶林向亚热带常绿阔叶林过渡特征。全省最南部属中亚热带北缘,森林类型多,资源比较丰富。山体下部以中亚热带区系成分为主,由中到中上部为北亚热带区系成分,上部则为暖温带森林植被类型。

安徽省松材线虫病潜在发生区分布格局见图 3-13,不同森林类型所在区域风险等级和相应面积见表 3-13。从图 3-13 中可以看出整个安徽属于松材线虫病适宜发生区,安徽北部地区属于松材线虫病最适宜发生区,南部地区属于适宜发生区。由于人工种植的马尾松、黑松等松材线虫寄主树种大面积分布,使安徽全省具备了快速传播松材线虫的条件。目前,安徽属于松材线虫病的重灾区之一,应加强防范治理。

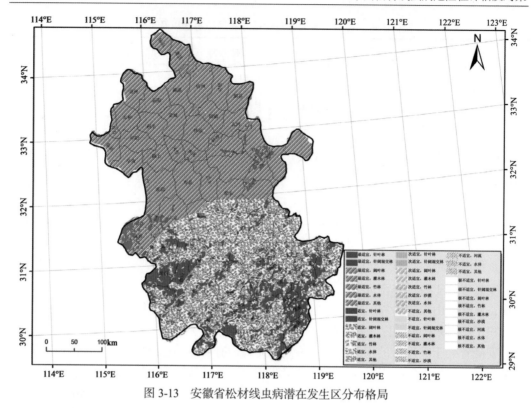

图 3-13　安徽省松材线虫病潜在发生区分布格局

表 3-13　松材线虫病在安徽省潜在危险性分布风险等级以及可能危害的面积

森林类型	风险等级	面积/km²	森林类型	风险等级	面积/km²
灌木林	适宜	5.44	阔叶林	最适宜	2 946.31
阔叶林	适宜	13 782.72	其他	最适宜	63 060.81
其他	适宜	33 265.61	水体	最适宜	938.20
水体	适宜	3 733.29	针阔混交林	最适宜	209.40
针阔混交林	适宜	1 423.70	针叶林	最适宜	2 106.39
针叶林	适宜	16 060.86	竹林	最适宜	169.74
竹林	适宜	1 575.50			

十三、福　建　省

　　福建省地处我国东南沿海，东、南面临东海与台湾省隔海相望，西南部与广东省毗连，北、东北部与浙江省相接，北、西部与江西省相邻，地理坐标为东经 115°50′~120°30′、北纬 23°30′~28°20′，土地总面积 12 万多平方公里，森林覆盖率 62.96%。

　　福建省气候具有亚热带特征，温和湿润，年平均气温 15~21℃，年均降水量 1100~2000mm，春夏多雨，冬季雨水少。极端高温近 40℃，极端低温约−10℃。境内多山，武夷山脉绵亘于西北边缘，最高峰黄岗山海拔 2158m，鹫峰山脉、戴云山脉、博平岭山脉纵贯中部，全省地貌以丘陵低山为主。河流众多，峡谷险滩多。闽江、晋江、九龙江和汀江为省内四大河流，全省3000多公里的海岸线曲折漫长。

福建省高等植物比较丰富，仅木本植物就有1200余种，其中有第三纪古热带植物区系的孑遗成分，如银杏、金钱松、柳杉及鹅掌楸、钟萼木等。珍贵种有木杪椤、楠木、樟树、花榈木等。还有从国外、省外引进的南洋杉、湿地松、木麻黄、黑荆树等。地带性的森林植被有中亚热带地区为常绿阔叶林、南亚热带地区为季风常绿阔叶林。植被类型主要有常绿阔叶林、马尾松次生林、人工经营的杉木林和毛竹林、经济林，低丘平原地区的散生木和沿海木麻黄防护林，灌丛和草山等。省内中部及西北部中亚热带性植被为常绿阔叶林，有栲树、米槠、甜槠等。东南部的南亚热带地带性植被为季风常绿阔叶林，主要树种有刺栲等。热带海岸的红树林较发达，有秋茄、桐花树等。

福建省松材线虫病潜在发生区分布格局见图3-14，不同森林类型所在区域风险等级和相应面积见表3-14。从图3-14中可以看出福建西南部地区及东部沿海地区属于松材线虫病最适宜发生区，其他地区属于适宜发生区。

马尾松是福建省最主要的用材树种之一，以马尾松为主体的松林面积占该省有林地面积的50%，各地还栽培有易感病的湿地松、火炬松、黑松等。该省属亚热带，年平均气温15~22℃，夏季持续25℃以上高温天气的时间达80d，另外，松材线虫病的主要媒介昆虫松墨天牛遍布全省。可见福建全省具备快速传播松材线虫的条件。福建属于松材线虫病的重灾区之一，应加强防范治理。

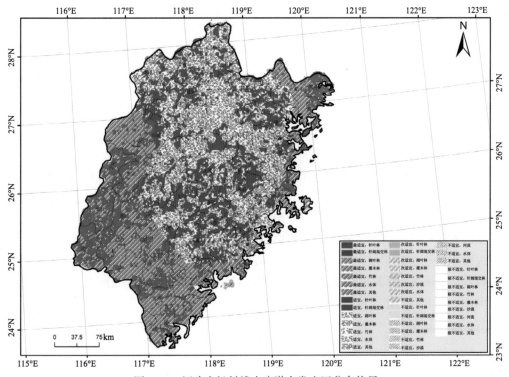

图3-14 福建省松材线虫病潜在发生区分布格局

表 3-14 松材线虫病在福建省潜在危险性分布风险等级以及可能危害的面积

森林类型	风险等级	面积/km²	森林类型	风险等级	面积/km²
阔叶林	适宜	22 272.45	阔叶林	最适宜	12 891.99
其他	适宜	19 832.06	其他	最适宜	15 594.92
水体	适宜	281.52	水体	最适宜	14.65
针阔混交林	适宜	3 593.90	针阔混交林	最适宜	2 839.60
针叶林	适宜	23 379.95	针叶林	最适宜	14 384.89
竹林	适宜	3 970.42	竹林	最适宜	2 066.73

十四、江 西 省

江西省地处我国中部偏东南，位于长江中下游南岸，北临长江与湖北省、安徽省相邻，南至南岭山脉的九连山、大庾岭与广东省接壤，东倚武夷山、怀玉山与福建省、浙江省、安徽省交界，西至罗霄山脉、幕阜山与湖南省、湖北省毗连。地理坐标为东经113°34′~118°29′、北纬24°29′~30°05′，土地总面积16万多平方公里，森林覆盖率55.86%。

江西省属中亚热带温暖湿润气候。气候温和、光照充足、雨量充沛，地形复杂多样，河流众多。森林植被属亚热带常绿阔叶林区域，大体分为常绿阔叶林、常绿落叶阔叶混交林、落叶阔叶林、竹林、暖性针阔混交林、暖性针叶林、山顶矮林7个基本类型。暖性针叶林主要分布在海拔1000m以下的低山和丘陵，主要有马尾松林和杉木林；暖性针阔混交林，主要分布在海拔1000m以上的山地。其中针叶树种主要为杉木、马尾松、南方红豆杉、三尖杉和竹柏等，阔叶优势树种有甜槠、栲树、钩栲、青冈、檫树等。常绿阔叶林主要分布在低山丘陵区，组成树种以壳斗科、樟科、山茶科常绿树种成分为主；山顶矮林一般分布在省境边界海拔1200~1800m的中山地带，主要类型有云锦杜鹃、吊钟花林等。竹林主要分布于海拔100~500m的丘陵地区；落叶阔叶林(夏绿阔叶林)主要分布于赣北丘陵和中山地带，有小叶栎林、麻栎林等；常绿、落叶混交林主要分布在西部、西北部和东北部的低中山地带，组成树种有长叶石栎、楠木等。江西省有高等植物4800多种，其中木本植物2000多种。

江西是我国主要林区之一，森林资源丰富。江西省已成为我国南方集体林区重要的用材林基地之一，其森林资源对满足人们日益增长的林产品需求、改善当地的生态状况、促进区域经济发展产生了极其重要的作用。

江西省松材线虫病潜在发生区分布格局见图3-15，不同森林类型所在区域风险等级和相应面积见表3-15。从图3-15中可以看出江西东南部地区及西北部局部地区属于松材线虫病最适宜发生区，其他地区属于适宜发生区。江西省广泛分布着松材线虫寄主树种，且与湖南、湖北、广东、安徽、浙江等松材线虫病灾害区相邻，其发生松材线虫病的风险极大，应予以重视。

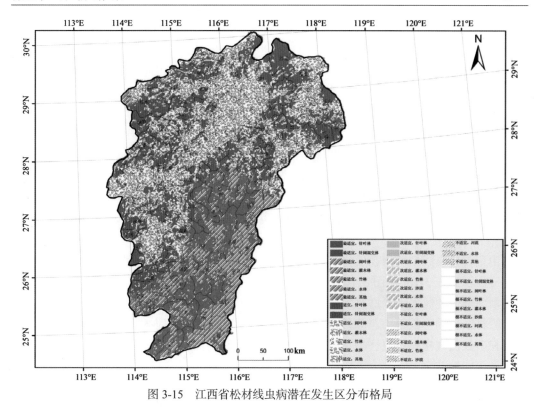

图 3-15 江西省松材线虫病潜在发生区分布格局

表 3-15 松材线虫病在江西省潜在危险性分布风险等级以及可能危害的面积

森林类型	风险等级	面积/km²	森林类型	风险等级	面积/km²
灌木林	适宜	15.46	阔叶林	最适宜	12 233.51
阔叶林	适宜	21 965.16	其他	最适宜	12 868.56
其他	适宜	39 886.91	水体	最适宜	94.72
水体	适宜	3 611.82	针阔混交林	最适宜	398.08
针阔混交林	适宜	3 962.81	针叶林	最适宜	25 700.81
针叶林	适宜	42 542.97	竹林	最适宜	1 276.86
竹林	适宜	2 502.26			

十五、山 东 省

　　山东省地处黄河下游，东部半岛部分突出于黄海与渤海之中，与辽东半岛隔海相望；内陆部分省境北、西北与河北省相邻，西南与河南省相接，南部分别与安徽省、江苏省接壤。地理坐标为东经 114°36′~122°43′、北纬 34°25′~38°23′，土地总面积 15 万多平方公里，森林覆盖率 13.44%。

　　山东省属暖温带湿润半湿润季风气候类型，夏季炎热多雨，南风较多，冬季寒冷干燥，多北风；春季干旱少雨，多风沙，间有干热风，秋季以秋高气爽天气较多。年平均气温 11~14℃。年降水量 800mm 左右，全年无霜期 180~220d。山东地形较为复杂，大致划分为鲁中南山地丘陵、胶东半岛丘陵区和鲁西南-鲁西北-黄河三角洲黄泛平原三个类型区。

　　山东省森林植被以阔叶林为主，针叶林次之。树种组成以引进树种为主，如刺槐、黑松、落叶松、欧美杨类等，而地带性树种如赤松、麻栎等所占比重较少。全省木本植物共有610余种，分属80多科，190余属，灌木植被以荆条、胡枝子、酸枣、柽柳等为主，其次为绣线菊、黄栌木等。鲁中南低山丘陵以赤松、黑松、油松为多，刺槐次之，侧柏主要分布于沉积岩低山和丘陵地带，沟谷以毛白杨、旱柳、枫杨等为主。鲁东丘陵地区以赤松为主，其次为栎类、刺槐等。鲁西北平原地区以旱柳、白榆等树种为主，引进的欧美杨类诸品种发展较快，分布较广，已列入该地区的主要阔叶速生树种。由于复杂多样的自然环境，孕育了丰富的森林植被资源，暖温带阔叶林区的风貌是山东森林资源的一个亮点。

　　山东省松材线虫病潜在发生区分布格局见图3-16，不同森林类型所在区域风险等级和相应面积见表3-16。从图3-16中可以看出山东省绝大部地区属于松材线虫病适宜发生区，西南部分地区属于最适宜发生区，东北也有小部分次适宜发生区。山东省气候条件适宜松材线虫的生长繁衍。此外，全省广泛分布着松材线虫寄主树种黑松等。目前，省内已在多处出现松材线虫病疫情，加上山东省又为松材线虫适生区，故发生大面积疫情扩散的可能性非常大。

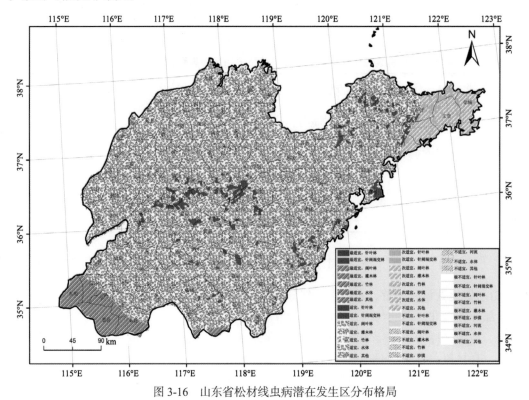

图 3-16　山东省松材线虫病潜在发生区分布格局

表 3-16　松材线虫病在山东省潜在危险性分布风险等级以及可能危害的面积

森林类型	风险等级	面积/km²	森林类型	风险等级	面积/km²
阔叶林	次适宜	378.88	针阔混交林	适宜	334.77
其他	次适宜	5 144.74	针叶林	适宜	4 607.22
针阔混交林	次适宜	586.13	竹林	适宜	6.86
针叶林	次适宜	446.41	阔叶林	最适宜	113.93
阔叶林	适宜	16 126.29	其他	最适宜	5 885.32
其他	适宜	116 691.72	水体	最适宜	205.59
水体	适宜	1 395.54			

十六、河　南　省

河南省位于黄河中下游、华北大平原南端，东部与安徽省、山东省相接壤，南部与湖北省相邻；西部与陕西省接壤，北部和山西省、河北省相连，东西横踞华北平原和秦岭山地，南北纵跨长江、淮河、黄河、海河四大水系，地理位置为东经 110°21′~116°39′、北纬 31°23′~36°22′，土地总面积 16 万多平方公里，森林覆盖率 16.19%。

河南省气候处于北亚热带向暖温带过渡地带，受季风影响明显，形成了冬长寒冷而少雨雪，春季干旱多风沙，夏季炎热多雨，秋季晴朗日照长等特点。全省地势西高东低，地形较为复杂，在全国地形中处于第二级地貌台阶向第三级地貌台阶过渡地带。

河南全省的植物区系有南北过渡的特点，山地森林植被的建群种主要是落叶的栎属和常绿的松属植物。植被大致以伏牛山主脊和淮河干流一线为界，北部为暖温带落叶阔叶林带，可分为黄淮平原栽培植被区和伏牛山北坡、太行山丘陵、台地落叶阔叶植被区。伏牛山区的森林植被主要建群种为栓皮栎和锐齿栎，太行山地森林植被建群植物亦以落叶类的栎属为主，针叶林以油松为主。南部为亚热带常绿落叶阔叶林带，森林植被主要为落叶阔叶栎林和枫香林、针叶林为马尾松林、黄山松林和杉木林。盆地含有常绿落叶阔叶植被区。平原地区的森林植被则以人工营造的杨、柳、泡桐、刺槐林为主。

河南省松材线虫病潜在发生区分布格局见图 3-17，不同森林类型所在区域风险等级和相应面积见表 3-17。从图 3-17 中可以看出河南东南部地区属于松材线虫病最适宜发生区，西北部大部分地区属于适宜发生区，少数地区属于次适宜发生区。目前，河南省内已有松材线虫传入，且省内适宜于松材线虫病传播媒介——松墨天牛生存，所以，河南省发生大面积松材线虫病风险非常大，应予以重视。

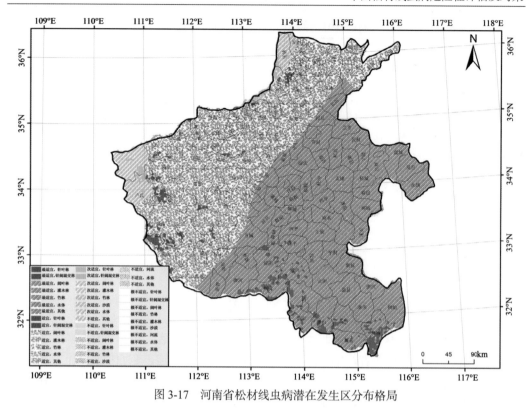

图 3-17 河南省松材线虫病潜在发生区分布格局

表 3-17 松材线虫病在河南省潜在危险性分布风险等级以及可能危害的面积

森林类型	风险等级	面积/km²	森林类型	风险等级	面积/km²
阔叶林	次适宜	3 468.70	针叶林	适宜	1 923.81
其他	次适宜	3 012.82	竹林	适宜	201.42
针阔混交林	次适宜	5.63	阔叶林	最适宜	7 527.15
针叶林	次适宜	873.15	其他	最适宜	75 606.94
阔叶林	适宜	18 971.84	水体	最适宜	608.06
其他	适宜	48 481.03	针阔混交林	最适宜	628.12
水体	适宜	1 010.26	针叶林	最适宜	2 536.62
针阔混交林	适宜	370.35	竹林	最适宜	167.27

十七、湖 北 省

    湖北省地处长江中游,洞庭湖之北,东连安徽省,南界湖南省、江西省,西部与重庆市、陕西省接壤,北与河南省相接,西北和陕西省毗邻,地理坐标为东经 108°30′~116°10′,北纬 29°05′~33°20′,土地总面积 18 万多平方公里,森林覆盖率 26.77%。

    湖北省地处我国南北过渡地带、东部季风区的中心,故季风环流对湖北气候影响极

大。全省多年平均气温最高在 17℃以上，最低为 15~16℃。高山地区无霜期只有 205d
左右，其他地区都在 250d 以上。年平均降水量 800~1600mm，少数高山地区可达 1800mm
以上，全省降水集中在 4~10 月。湖北省地形复杂、高低悬殊，各种地貌类型都有存在，
以山区和丘陵为主。地形大致为三面高、中间低，略呈向南敞开的不完整的盆地。

　　在中国林业区划上，湖北省属亚热带常绿阔叶林区域。从平原到丘陵，从低山河谷
到高山，分布着亚热带、暖温带、温带及寒温带高等植物 290 多科，1500 多属，6000
多种，其中列入国家一、二级保护的树种有珙桐、水杉等近 50 种。以壳斗科、樟科、山
茶科、木兰科、冬青科、桦木科及松科、杉科为主，组成亚热带落叶阔叶林、落叶常绿
阔叶林、常绿阔叶林以及亚热带针叶林、温带针叶林等丰富多彩的森林类型，主要建群
种针叶树以马尾松、杉木、华山松、巴山冷杉、黄山松、柏木、巴山松为主，其中马尾
松适应性最强，成为湖北最主要的用材树种之一。在树种地理分布上，一般是越往北或
海拔越高，落叶阔叶树组成越多。因此，湖北西北部与东部山地主要是落叶阔叶林分布，
而鄂东南与鄂西南海拔较低的山地常见常绿阔叶林分布。

　　湖北省松材线虫病潜在发生区分布格局见图 3-18，不同森林类型所在区域风险等级
和相应面积见表 3-18。从图 3-18 中可以看出湖北中部占全省面积约 2/5 的地区属于松材
线虫病最适宜发生区，剩余西部和东部地区均属于适宜发生区。目前，湖北省是松材线
虫病危害较严重的省份之一，加上全省的气候条件以及寄主等都为病害的传播提供了有
利的条件，在湖北省发生松材线虫重大危害的可能性非常大，应予以重视。

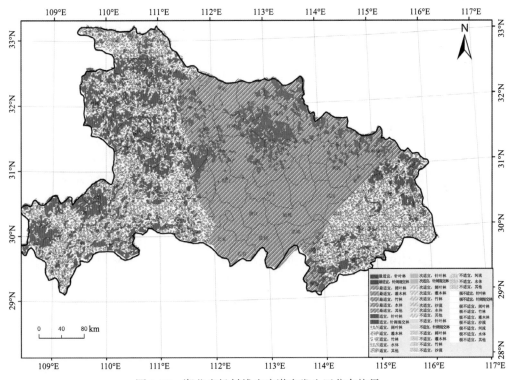

图 3-18　湖北省松材线虫病潜在发生区分布格局

表 3-18　松材线虫病在湖北省潜在危险性分布风险等级以及可能危害的面积

森林类型	风险等级	面积/km²	森林类型	风险等级	面积/km²
灌木林	适宜	65.45	灌木林	最适宜	12.99
阔叶林	适宜	19 433.40	阔叶林	最适宜	9 073.80
其他	适宜	47 494.44	其他	最适宜	58 543.97
水体	适宜	2 007.09	水体	最适宜	2 228.41
针阔混交林	适宜	4 394.08	针阔混交林	最适宜	4 126.04
针叶林	适宜	27 512.70	针叶林	最适宜	8 505.09
竹林	适宜	1 601.80	竹林	最适宜	288.77

十八、湖　南　省

湖南省位于长江中游，洞庭湖之南，南部与广东省、广西壮族自治区交界，西与贵州省、重庆市相邻，北与湖北省接壤，东与江西省相连，地理坐标为东经 108°47′~114°15′、北纬 24°39′~29°08′，土地总面积 21 万多平方公里，森林覆盖率 40.63%。

湖南属大陆性特色较浓的中亚热带季风湿润气候，冬季寒冷干燥，秋冬降水较少，夏季温暖湿润，春夏雨水较多，年降水量 1200~1700mm，山地多于平地；无霜期 270~310d，气温高于 35℃的天数达 30~45d，而低于 0℃以下的天数为 20~37d，10℃以上的活动积温在 5000℃以上。湖南省处于云贵高原与江南丘陵及南岭山地、江汉平原之间的过渡地带，东、南、西三面环山，中部丘陵起伏，北面是洞庭湖平原，地势南高北低，西部略高于东部。境内从西南向东北走向的雪峰山脉，将全省分成湘东、湘西两大片地区，既对东南气流有阻隔作用，又成为阻挡西北部寒潮的屏障。

湖南属中国南部亚热带湿润森林植物区系，植物种类多，区系成分复杂，古老孑遗及孤寡种属多，成为我国宝贵的物种基因库之一。全省主要用材树种有杉木、马尾松、檫树、柏木、樟树、楠木、华山松、柳杉等 200 多种；珍稀濒危保护植物有 60 多种，其中木本 50 多种，属国家一级保护的有银杉、珙桐、水杉 3 种。植被地理分布为：湘北洞庭湖一带，滨湖平原为栽培植被；湘中、湘东一带是我国中亚热带的典型植被分布地段；湘西北一带山地森林中落叶阔叶林比重较大；湘西一带因雪峰山纵贯该地，是马尾松、杉木的速生丰产中心区，经济林也很丰富；湘南一带地带性植被主要为常绿阔叶林，其次为常绿落叶阔叶混交林，中山还分布有针阔混交林、毛竹林、马尾松林、杉木林。

湖南省松材线虫病潜在发生区分布格局见图 3-19，不同森林类型所在区域风险等级和相应面积见表 3-19。从图 3-19 中可以看出湖南大部分地区属于松材线虫病适宜发生区，东北部和南部部分地区属于最适宜发生区。湖南属大陆性特色较浓的中亚热带季风湿润气候，冬季寒冷干燥，秋冬降水较少，夏季温暖湿润。此外，省内植被丰富，松材线虫寄主树种广泛分布。目前，湖南省属于松材线虫病危害较严重的省份之一，在湖南省发生松材线虫重大危害的可能性非常大。

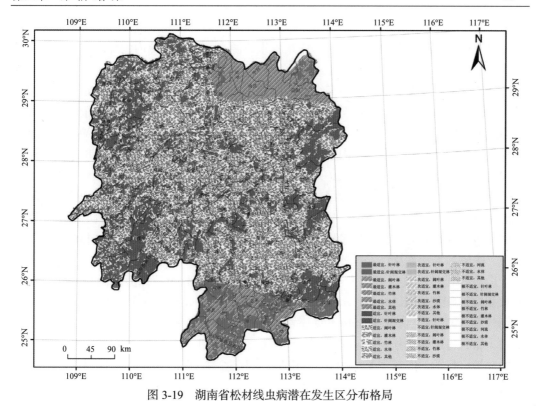

图 3-19　湖南省松材线虫病潜在发生区分布格局

表 3-19　松材线虫病在湖南省潜在危险性分布风险等级以及可能危害的面积

森林类型	风险等级	面积/km²	森林类型	风险等级	面积/km²
灌木林	适宜	107.12	阔叶林	最适宜	3 284.90
阔叶林	适宜	24 341.79	其他	最适宜	18 798.57
其他	适宜	95 463.18	水体	最适宜	1 269.70
水体	适宜	1 675.70	针阔混交林	最适宜	1 436.89
针阔混交林	适宜	3 007.39	针叶林	最适宜	9 766.16
针叶林	适宜	47 240.16	竹林	最适宜	306.98
竹林	适宜	5 366.54			

十九、广　东　省

　　广东省位于南岭以南,北与湖南省、江西省交界,西连广西壮族自治区,东接福建省,南临南海,地理坐标为东经 109°40′~117°20′、北纬 20°15′~25°31′,土地总面积约 18 万 km²,森林覆盖率 46.49%。

　　广东省为亚热带–热带湿润季风气候,高温多雨为主要气候特征。全省平均气温 19℃以上,几乎全年不见霜雪,仅粤北山区有 10d 左右的冬天;平均年降水量多在 1500mm 以上,干、湿季节交替明显。全省地势大体是北高南低,从北部南岭山地向南,逐渐降低为低山、高丘、中丘、低丘、台地、平原。丘陵大多分布在山地周围，与山地连接，或零星分布于沿海平原和台地之上。广东省水资源丰富，流经境内的珠江是华南最大的水系。

广东省植被种类丰富，据不完全统计，裸子植物有 9 科 18 属 55 种，常见针叶树种有马尾松、杉木、南亚松、长苞铁杉、福建柏、广东松、三尖杉等；被子植物属于乔灌木的有 108 科 487 属 1952 种。由于气候条件优越，乔灌木种类繁多，一般阔叶混交林无明显优势种，仅有以壳斗科、山茶科、樟科等为混交林的优势科。全省形成了同气候特点相适应的地带性森林植被类型，南部为热带雨林和季雨林，中部为南亚热带季风常绿阔叶林，北部为中亚热带典型常绿阔叶林。长期以来，由于受人为活动的干扰与破坏，各地带原生性的森林植被类型已残存无几，在热带区的次生森林植被以具有硬叶常绿的稀树灌丛和草原为优势，亚热带地区则以针叶稀树灌丛、草坡为多。人工林以杉木、马尾松、桉树、木麻黄及竹子等纯林为主。

广东省松材线虫病潜在发生区分布格局见图 3-20，不同森林类型所在区域风险等级和相应面积见表 3-20。从图 3-20 中可以看出广东全省均属于最适宜发生区。全省平均气温 19℃ 以上，几乎全年不见霜雪；平均年降水量多在 1500mm 以上。且省内植被丰富，马尾松等松材线虫树种广泛分布。这些条件为松材线虫病的传播创造了良好的环境。目前，广东省是松材线虫病的重灾区之一，在广东省发生松材线虫重大危害的可能性非常大。

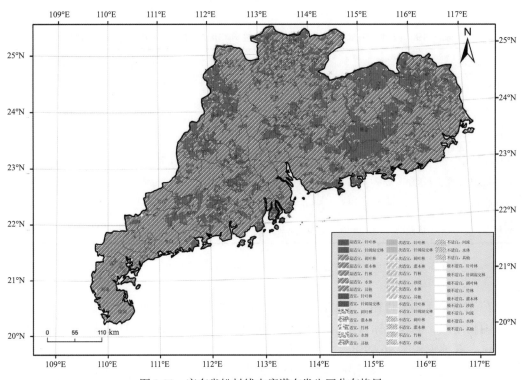

图 3-20　广东省松材线虫病潜在发生区分布格局

表 3-20　松材线虫病在广东省潜在危险性分布风险等级以及可能危害的面积

森林类型	风险等级	面积/km²	森林类型	风险等级	面积/km²
灌木林	最适宜	61.19	针阔混交林	最适宜	14 029.50
阔叶林	最适宜	42 580.21	针叶林	最适宜	32 079.06
其他	最适宜	80 460.00	竹林	最适宜	4 089.59
水体	最适宜	788.29			

二十、广西壮族自治区

广西壮族自治区位于我国南部边疆，北回归线纵贯中部。东部与广东省相邻，东北部与湖南省接壤，北部与贵州省相连，西部与云南省毗邻，西南与越南为界，南临南海北部湾。地理坐标为东经 104°28′~112°04′、北纬 20°54′~26°21′，土地总面积 23 万多平方公里，森林覆盖率 41.41%。

广西壮族自治区处于低纬度地区，南临热带海洋，气候属亚热带季风气候，年平均气温度 17~22℃，其分布规律是由北向南递增，由平原向山区随海拔升高而递减；年均降水量 1250~1750mm，年日照时数为 1600~1800d。该区处于云贵高原与中南沿海丘陵平原的过渡地带，地势西北高、东南低，四周为山地环绕，中部构成广西盆地。地貌类型以中山、低山、丘陵为主，间以平原、台地，山多平原少。

广西壮族自治区优越的气候条件对发展热带、南亚热带树种极为有利。森林植被资源丰富，仅次于云南、广东、海南省。据调查，维管束植物有 280 多科，约 1700 属，近 8000 种。其中，有用材林树种 600 多种，包括优良速生用材树种杉木、马尾松、苦楝、檫木、樟树、泡桐、荷木等；有经济价值高的油茶、油桐、八角、肉桂、橡胶等，其中八角、桂皮、桐油、茶油、虫胶等总产量占全国的 2/3；有珍稀树种华南坡垒、蚬木、金丝李、格木、柚木等，还有"活化石"银杏、银杉。按森林类型分，大体有热带季节性雨林、北热带石灰岩山地森林、季风常绿阔叶林、常绿阔叶林、亚热带针叶林。

表 3-21　松材线虫病在广西壮族自治区潜在危险性分布风险等级以及可能危害的面积

森林类型	风险等级	面积/km²	森林类型	风险等级	面积/km²
阔叶林	次适宜	916.44	竹林	适宜	283.24
其他	次适宜	398.24	灌木林	最适宜	567.93
针阔混交林	次适宜	7.53	阔叶林	最适宜	32 951.05
针叶林	次适宜	57.81	其他	最适宜	122 045.86
灌木林	适宜	63.07	水体	最适宜	385.69
阔叶林	适宜	16 761.79	针阔混交林	最适宜	2 041.74
其他	适宜	12 494.51	针叶林	最适宜	39 637.73
针阔混交林	适宜	220.51	竹林	最适宜	1 141.28
针叶林	适宜	5 677.76			

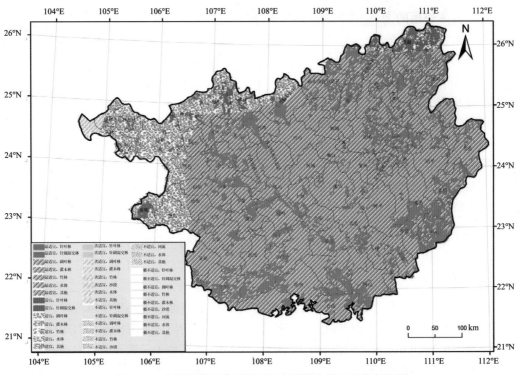

图 3-21　广西壮族自治区松材线虫病潜在发生区分布格局

广西壮族自治区松材线虫潜在发生区分布格局见图 3-21，不同森林类型所在区域风险等级和相应面积见表 3-21。从图 3-21 中可以看出广西西北和东北占全省面积约 1/8 的地区属于适宜发生区及局部次适宜发生区，其余地区均属于最适宜发生区。广西壮族自治区气候属亚热带季风气候，年平均气温度 17~22℃，马尾松等松材线虫寄主树种广泛分布。目前，自治区内已受到松材线虫危害，病害进一步扩散的风险非常大。

二十一、海　南　省

海南省以海南岛为主，包括南沙、中沙、西沙群岛。海南岛北面与广东省雷州半岛以琼州海峡为界，西部和西北部与广西壮族自治区和越南以北部湾相隔，为中国第二大岛。全省土地总面积约 3.4 万 km²，为全国面积最小的省份，森林覆盖率 48.87%。

海南省属热带季风气候。全年高温，年平均气温 23~26℃，日均温≥10℃的年积温一般在 8500℃以上。年降水量大，干湿季明显，大部分地区降水量在 1600mm 以上，但降雨季节分配不均，冬季、春季干旱，雨季集中在 5~10 月，而且是东湿西干。海南省地势四周低平，中间高耸，呈一穹隆山地，以五指山、鹦哥岭为隆起核心，向外围逐渐下降，由山地、丘陵、台地、平原组成环形层状地貌，梯级结构明显。

海南岛是我国重要的热带林区，独特的水热条件，形成了热带山地雨林和热带季雨林生态系统，仅针阔叶树种就有 1400 余种，乔木 800 多种，已开发商品用材树种 458种，特有珍稀名贵树种 45 种。植被组成种类以热带植物种类为主，并包括一些赤道地区的种类。乔木群落的主要组成成分为樟科、大戟科、蝶形花科、含羞草科、苏木科、桃金娘科、木兰科、山榄科、楝科等，以及一些裸子植物。植被群落结构复杂，层次丰富。森林群落乔木层有 2 或 3 层，包括灌木、草本层在内有 6 或 7 层之多。木本群落以多优势种混交型为主，森林群落的优势种不突出，有时甚至优势属也难辨识。针叶林和次生植被的组成成分则趋于简单化，且常能形成单优势种群落。常绿乔木群落的雨林特征，如板根、茎花、藤本植物等，均很明显。

海南省松材线虫病潜在发生区分布格局见图 3-22，不同森林类型所在区域风险等级和相应面积见表 3-22。从图 3-22 中可以看出海南全省均属于最适宜发生区。海南省属热带季风气候，干湿季明显。全年高温，年平均气温 23~26℃，日均温≥10℃的年积温一般在 8500℃以上。省内植被种类丰富。目前，海南省松材线虫病寄主树种分布少，尚未检测出有松材线虫病发生，但海南省属于高风险区，并不排除病原入侵可能性。

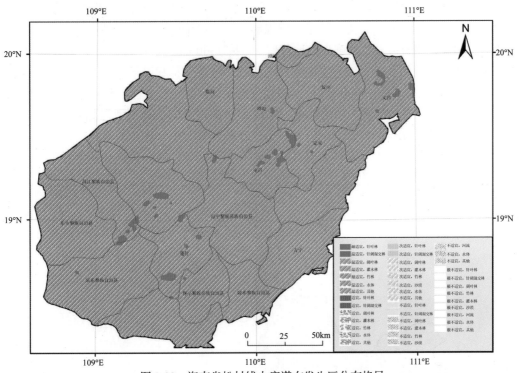

图 3-22　海南省松材线虫病潜在发生区分布格局

表 3-22　松材线虫病在海南省潜在危险性分布风险等级以及可能危害的面积

森林类型	风险等级	面积/km²	森林类型	风险等级	面积/km²
阔叶林	最适宜	16 449.70	针阔混交林	最适宜	56.14
其他	最适宜	16 032.34	针叶林	最适宜	411.07
水体	最适宜	92.13	竹林	最适宜	209.35

二十二、重　庆　市

重庆市地处长江上游，东邻湖北省、湖南省，南靠贵州省，西连四川省，北接陕西省。新中国成立初期，重庆是西南大区领导机关所在地。大区撤销后，重庆改为四川省辖市，后又计划单列市，1997 年改为直辖市，共辖 40 个区县(市)，地理坐标为东经105°17′~110°11′、北纬 28°10′~32°13′，东西长 470km，南北宽 450km，全市面积 8.2 万多平方公里，森林覆盖率 22.25%。

重庆市属中亚热带湿润季风气候区，水热丰富、多云雾、日照偏少、冬暖春旱。常年平均气温 18.0℃左右，年降水量 1000~1400 mm，无霜期 300d 以上。重庆市位于青藏高原向长江中下游平原延伸的过渡地带，地形地势从南北向长江河谷倾斜，起伏较大。全市地形地貌分为山地、丘陵、台地、平坝。重庆是一个内陆山地市，境内最高海拔2796.8m，最低海拔 73.1m。

重庆市植物资源种类繁多，生物多样性丰富，有高等植物 6000 余种，境内分布有阔叶林、针叶林、竹林等植被类型。属国家一级保护植物有桫椤、水杉、银杉、珙桐、秃杉共 5 种，二级保护植物有 20 种左右。重庆市森林植被与土壤垂直分布明显。海拔 1500m以下分布着青冈属、石栎属为主的耐寒常绿阔叶林和巴山松、柏木、马尾松、杉木和铁坚杉为主的亚热带针叶林，土壤为山地黄壤。海拔 1500~2000m 的代表类型为以苞石栎、青冈、冬青、水青冈、槭、桦为主的常绿与落叶阔叶混交林和以华山松为主的针叶林，土壤为山地黄棕壤。海拔 2000~2300m 的代表类型为以华山松为主的针叶林和华山松、槭、桦组成的混交林，土壤为山地棕壤。海拔 2300m 以上的代表类型为巴山冷杉林，土壤为山地暗棕壤。城口县海拔 1600~2400m，分布有秦岭冷杉林。其他地区，地貌以低山、丘陵和宽谷为主，主要森林类型有油桐林、马尾松林、各种竹林和其他经济林。

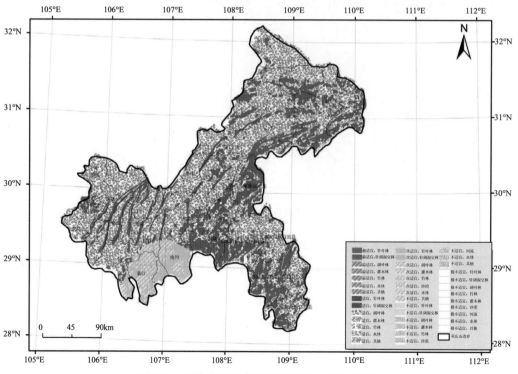

图 3-23　重庆市松材线虫病潜在发生区分布格局

重庆市松材线虫病潜在发生区分布格局见图 3-23，不同森林类型所在区域风险等级和相应面积见表 3-23。从图 3-23 中可以看出重庆市绝大部分属于适宜发生区，仅南部部分地区属于次适宜发生区。重庆市区内马尾松等松材线虫寄主树种分布广泛。在重庆发生松材线虫危害的可能性大。

表 3-23　松材线虫病在重庆市潜在危险性分布风险等级以及可能危害的面积

森林类型	风险等级	面积/km²	森林类型	风险等级	面积/km²
阔叶林	次适宜	470.50	其他	适宜	46 512.27
其他	次适宜	2 634.20	水体	适宜	81.48
针阔混交林	次适宜	41.99	针阔混交林	适宜	611.80
针叶林	次适宜	2 651.35	针叶林	适宜	21 458.75
竹林	次适宜	96.70	竹林	适宜	520.04
阔叶林	适宜	6 672.05			

二十三、四　川　省

四川省位于长江上游，中国西南腹地，东部与重庆市相邻，西部与西藏自治区毗连，南部和贵州省、云南省两省相接，北部与青海省、甘肃省、陕西省接壤，地理坐标为东经97°21′~110°12′、北纬26°03′~34°19′，土地总面积48万多平方公里，森林覆盖率30.27%。

四川省位于我国东部季风区，气候属亚热带类型，是西部青藏高寒区和西北干旱区三大自然区交接带，气候多样，地区间气候差异大，西部高山区属亚寒带气候，寒冷干燥、日温差大、日照时间长、霜雪多、雨量少，年平均气温 6~12℃。四川省地域辽阔，地势西高东低，西部高原隆起，属青藏高原的东南翼。由于受构造和河流切割影响，形成高山峡谷地貌，东部相对低下，是著名的四川盆地。其地貌分属三部分，即盆底丘陵低山、盆周山地和川西南山地。

四川省的自然植被共有 8 个植被型、18 个群系纲、48 个群系组、123 个群系。森林植被的区系和类型极为丰富，形成了包括亚热带、暖温带、温带、寒温带等不同类型的森林。省内西部高山地区，分布着以冷杉、云杉为主的亚高山常绿针叶林和以高山栎为主的山地常绿阔叶林。东部盆周与川西南山地区，分布有以云南松为主的亚热带针叶林和以壳斗科为优势的干性亚热带常绿阔叶林。盆周山地丘陵和盆中地区，生长有以樟科、壳斗科、山茶科为建群种的湿性亚热带常绿阔叶林和以马尾松、杉木、柏木为主的亚热带低山针叶林，并分布亚热带竹林和经济林。全省有高等植物 1 万余种，其中，乔木 1240 多种，珍贵树木 60 多种，列为国家重点保护的有珙桐、水杉、银杉、秃杉、四川红杉等。被列为全国重点保护的野生植物有 101 种，还有 460 多种为四川特有种。

四川省松材线虫病潜在发生区分布格局见图 3-24，不同森林类型所在区域风险等级和相应面积见表 3-24。从图 3-24 中可以看出四川省发生区主要呈东西向分布，自西向东分别为：约占全省面积 1/2 的极不适宜发生区、约占全省面积 1/8 的不适宜发生区、约占全省面积 1/8 的次适宜发生区、约占全省面积 1/4 的适宜发生区，南部局部地区存在适宜发生区和次适宜发生区。四川省位于西部青藏高寒区和西北干旱区三大自然区交接带，西部高山区属亚寒带气候，而东部地势相对低下，形成盆地。在盆周山地丘陵和盆中地区则主要生长着马尾松等松材线虫寄主树种，而且环境气候条件也适宜于松材线虫生存。四川东部地区是松材线虫监测重点区域。

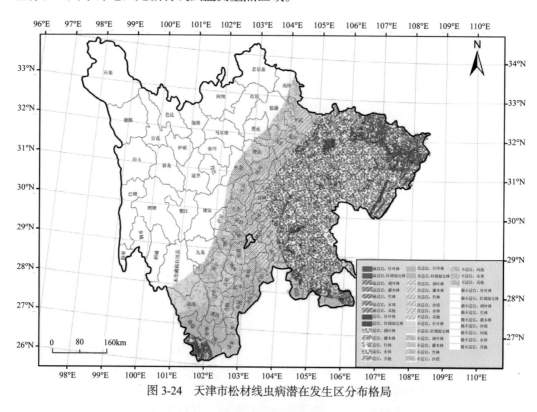

图 3-24　天津市松材线虫病潜在发生区分布格局

表 3-24　松材线虫病在天津潜在危险性分布风险等级以及可能危害的面积

森林类型	风险等级	面积/km²	森林类型	风险等级	面积/km²
竹林	适宜	3 289.42	竹林	次适宜	2 225.60
针叶林	适宜	23 740.73	针叶林	次适宜	18 523.73
针阔混交林	适宜	1 893.34	针阔混交林	次适宜	1 543.96
水体	适宜	82.66	水体	次适宜	43.39
其他	适宜	102 998.35	其他	次适宜	16 817.86
阔叶林	适宜	9 413.37	阔叶林	次适宜	14 203.48
灌木林	适宜	118.06	灌木林	次适宜	396.41
竹林	极不适宜	5.82	竹林	不适宜	214.06
针叶林	极不适宜	35 325.74	针叶林	不适宜	21 858.52
针阔混交林	极不适宜	1 128.26	针阔混交林	不适宜	2 775.55
其他	极不适宜	122 382.01	其他	不适宜	27 214.72
阔叶林	极不适宜	2 174.97	阔叶林	不适宜	10 578.87
灌木林	极不适宜	58 491.86	灌木林	不适宜	6 113.83

二十四、贵 州 省

贵州省地处我国西南腹地云贵高原东侧的梯级状大斜坡地带，西临云南省，北接四川省、重庆市，东连湖南省，南接广西壮族自治区，地理坐标为东经103°31′~109°30′、北纬24°13′~29°13′，土地总面积17万多平方公里，森林覆盖率23.83%。

贵州省属温暖湿润的亚热带季风气候，气候温和、夏无酷暑、冬无严寒。大部分地区的年均气温在15℃左右，有效积温高，日均温在10℃以上的平均年积温大部分地区在4500℃以上，无霜期绝大部分地区在270d以上。全境水热同季，降雨充沛，年降水量在850~1600mm，其分布趋势南部多于北部，东部多于西部。降水多集中在4~9月，占全年降水的70%~90%，极利于林木生长。贵州省地势西部高，东南低，自中部向北、东、南三面倾斜，是一个隆起于四川盆地和广西丘陵之间的亚热带高原山地。

贵州省森林植被兼有偏湿性和偏干性常绿阔叶林不同特征，南部河谷则系南亚热带常绿阔叶季雨林，区系古老，类型多样。草本植物4000余种，木本植物1480种，主要经济树木700多种，珍贵树种17种，如珙桐、银杉、秃杉、水青树、香果树、钟萼木、连香树、鹅掌楸等。黔东南、黔南是以杉木、马尾松为主的中亚热带次生常绿林和常绿落叶混交林。黔东、黔东北系常绿阔叶林，破坏后被松、杉、柏演替成混交林区。黔中中部山区残存面积极小的片状次生常绿和落叶混生的阔叶林。黔西部和西北部处于乌江中上游和赤水河流域，呈高原山地及中低山峡谷地貌，森林植被分属中亚热带针叶林和常绿阔叶林，云南松及壳斗科树种为优势树种。赤水河则以杉木、马尾松为主，阔叶树多为樟科、山茶科、壳斗科等树种。

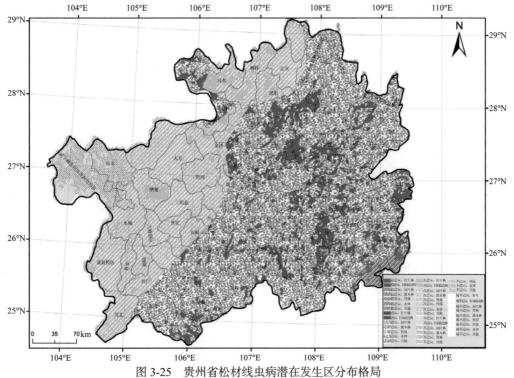

图3-25 贵州省松材线虫病潜在发生区分布格局

贵州省松材线虫病潜在发生区分布格局见图 3-25，不同森林类型所在区域风险等级和相应面积见表 3-25。从图 3-25 中可以看出贵州省绝大部分属于松材线虫病适宜发生区，仅西部小部分地区属于不适宜发生区。贵州省内遍布着马尾松等松材线虫寄主树种，而且环境气候条件适宜于松材线虫生存。松材线虫病在贵州省发生危害的潜在可能性极大。

表 3-25　松材线虫病在贵州省潜在危险性分布风险等级以及可能危害的面积

森林类型	风险等级	面积/km²	森林类型	风险等级	面积/km²
阔叶林	不适宜	237.12	阔叶林	适宜	12 610.40
其他	不适宜	7 359.28	其他	适宜	75 844.82
针叶林	不适宜	2 335.18	针阔混交林	适宜	796.86
阔叶林	次适宜	4 643.30	针叶林	适宜	20 304.20
其他	次适宜	43 786.18	竹林	适宜	697.57
针阔混交林	次适宜	200.57	阔叶林	最适宜	608.28
针叶林	次适宜	5 668.97	其他	最适宜	1 182.35
竹林	次适宜	53.43	针阔混交林	最适宜	66.46
灌木林	适宜	25.58	针叶林	最适宜	323.29

二十五、云　南　省

云南省地处我国西南边陲，北部与四川省相连，西北部与西藏自治区相接，东部与广西壮族自治区、贵州省两省（自治区）毗邻，南部与越南、老挝两国相邻，西部、西南部与缅甸相接，地理坐标为东经 97°39′~106°12′、北纬 21°09′~29°15′，土地总面积 38 万多平方公里，森林覆盖率 40.77%。

云南地处低纬度地带，热量资源丰富。从海陆位置看，位于宽广的欧亚大陆东南部，西北部是世界最大高原——青藏高原，南近辽阔的海洋，季风气候极为明显。冬季盛行干燥的大陆季风，夏季盛行湿润的海洋季风，全省气候受地势高低影响很大，年温差小，日温差大；冬干夏雨，干湿季节明显，降水丰沛，雨量分布不均，年平均降水量在 1100mm 左右。7 月平均气温 19~22℃，1 月平均气温在 5~7℃，区域性气温差异显著。

云南树种繁多，素有"植物王国"、"药材之乡"等美称。种子植物有约 14 000 种，其中木本植物 3000~4000 种，而组成森林的树种有 800 种左右，乔木上层的优势种也在 200 种以上，被列为国家保护的一、二、三级珍稀濒危树种共有 151 种。依据生物气候带和主要森林类型，云南省可分为 4 个森林分布区：以冷杉林和云杉林为主的寒温性针叶林，主要分布在云南省的西北部横断山区；以云南松林为主的暖性针叶林，主要分布在滇中高原及西部横断山区；以思茅松为主的暖性针叶林，分布在云南中南部；热带阔叶林，主要分布在云南南部、西南部边境一带。

云南省松材线虫病潜在发生区分布格局见图 3-26，不同森林类型所在区域风险等级和相应面积见表 3-26。从图 3-26 中可以看出云南省大部分属于松材线虫病适宜发生区，在云南北部有小部分地区属于不适宜和极不适宜发生区。云南植被种类繁多，其中大面积分布着松材线虫寄主松属树种。目前，省内已出现松材线虫病疫情，加上云南省又为松材线虫适生区，故发生大面积疫情扩散的可能性非常大。

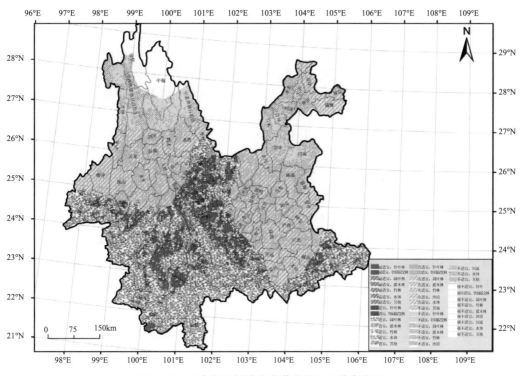

图3-26 云南省松材线虫病潜在发生区分布格局

表3-26 松材线虫病在云南省潜在危险性分布风险等级以及可能危害的面积

森林类型	风险等级	面积/km²	森林类型	风险等级	面积/km²
灌木林	不适宜	2 047.55	竹林	次适宜	1 536.16
阔叶林	不适宜	3 115.25	灌木林	极不适宜	1 030.62
其他	不适宜	25 894.28	阔叶林	极不适宜	138.28
针阔混交林	不适宜	2 361.24	其他	极不适宜	9 852.46
针叶林	不适宜	16 371.27	针阔混交林	极不适宜	325.77
竹林	不适宜	89.03	针叶林	极不适宜	5 007.03
灌木林	次适宜	4 123.53	灌木林	适宜	2 734.25
阔叶林	次适宜	18 514.71	阔叶林	适宜	61 702.94
其他	次适宜	71 772.42	其他	适宜	67 331.10
水体	次适宜	892.06	针阔混交林	适宜	4 467.60
针阔混交林	次适宜	2 288.22	针叶林	适宜	36 987.29
针叶林	次适宜	38 698.92	竹林	适宜	5 853.20

二十六、陕 西 省

陕西省位于我国中部偏东，地处黄河中游，其北部与内蒙古自治区接壤，东部与山西省以黄河为界，东南部与河南省、湖北省两省接壤，南部与四川省、重庆市毗邻，西部与宁夏回族自治区、甘肃省相邻，地理坐标为东经 105°29′~111°15′、北纬 31°42′~39°35′，土地总面积 20 多万平方公里，森林覆盖率 32.55%。

陕西省属大陆性季风气候，温暖多风，夏热多雨，秋凉湿润，冬寒少雪。年平均气温 6~15℃。无霜期陕北 150~190d，陕南 240~270d。年均降水量由南向北递减，全省 320~1400mm。地貌由北向南可分为：陕西风沙区、黄土高原丘陵沟壑区、渭北黄土高原、关中平原、陕南秦巴山地五个区。境内秦岭山脉自西向东横贯中部，主峰太白山海拔 3767m，是我国南北气候的天然界线。

陕西省地带性植被由北向南分别为中温带干草原、暖温带森林草原、暖温带落叶阔叶林、北亚热带常绿落叶阔叶混交林。秦巴山地垂直带谱也较为明显。陕西的森林主要分布在秦岭、巴山、关山、桥山和黄龙山五大林区。秦岭林区是全省最大的林区，森林面积占到全省一半，绝大部分是天然次生林；巴山林区属亚热带含常绿树种的落叶阔叶混交林带，且多为次生林。关山林区属暖温带落叶阔叶林地带，除少量人工林外，其余均为天然次生林；桥山、黄龙山林区属暖温带落叶阔叶林地带，也是以天然次生林为主，形成森林、荒山、灌丛相间分布的特点。陕西省森林植物资源十分丰富，种子植物近 5000 种，森林中树种组成占一成以上的乔木树种就达 50 种以上。列为国家保护的珍贵树木有 30 多种，分布在秦岭的太白红杉是中国仅有的一种。

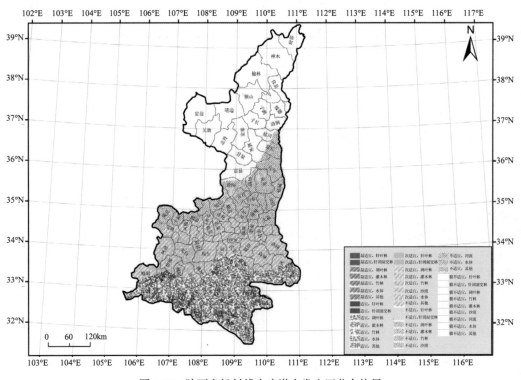

图 3-27　陕西省松材线虫病潜在发生区分布格局

陕西省松材线虫病潜在发生区分布格局见图 3-27，不同森林类型所在区域风险等级和相应面积见表 3-27。从图 3-27 中可以看出陕西省南部属于松材线虫病适宜和次适宜发生区，中部属于不适宜发生区，北部属于极不适宜发生区。陕西省内植被丰富，易受松材线虫感染的松属类树种分布广泛。目前，虽然没有发生松材线虫病，但是存在着发病的可能性。

表 3-27 松材线虫病在陕西省潜在危险性分布风险等级以及可能危害的面积

森林类型	风险等级	面积/km²	森林类型	风险等级	面积/km²
灌木林	不适宜	315.39	阔叶林	极不适宜	9 316.39
阔叶林	不适宜	13 350.34	其他	极不适宜	45 977.94
其他	不适宜	19 477.21	沙漠	极不适宜	11 338.81
针阔混交林	不适宜	181.64	水体	极不适宜	12.26
针叶林	不适宜	1 078.92	针阔混交林	极不适宜	98.31
灌木林	次适宜	91.63	针叶林	极不适宜	262.15
阔叶林	次适宜	20 484.18	灌木林	适宜	310.01
其他	次适宜	22 849.87	阔叶林	适宜	25 961.52
水体	次适宜	375.97	其他	适宜	20 219.72
针阔混交林	次适宜	317.93	针阔混交林	适宜	622.39
针叶林	次适宜	6 178.10	针叶林	适宜	5 640.68
灌木林	极不适宜	1 204.29			

二十七、甘 肃 省

甘肃省位于我国的中北部，东临宁夏回族自治区、陕西省，南靠四川省，西接青海省、新疆维吾尔自治区，北和内蒙古自治区、蒙古国接壤，地理坐标为东经92°13′~108°42′、北纬32°35′~42°50′。土地面积45万多平方公里，森林覆盖率6.66%。

甘肃省深居内陆，属温带季风气候，自东向西大致划分成4个气候区：陇南山地亚热带和暖温带湿润气候区；东部和中部黄土高原半湿润半干旱气候区；河西走廊和北山山地温带暖温带干旱气候区；祁连山地与甘南高原高寒暖温带半湿润和高寒阴湿气候区。全省年平均气温在0~15℃，年平均降水量从东南向西北递减，最少的西部只有30mm，最多的东南部为860mm，局部地区高达1000mm。雨量稀少、气候干旱、温度日差大是这个省的气候明显特点。甘肃省地处黄土高原、蒙新高原和青藏高原的交汇处，属山地型高原，自然地理条件复杂，地势高，山川交错，主要山体呈西北至东南走向；水系分属长江流域、黄河流域及内流河流域。按地貌形态特征及其结构成因，划分为陇南山地、陇中和陇东黄土高原、甘南高原等6个区域，形成了各种自然生态环境。

甘肃省的森林主要分布在白龙江、小陇山、洮河、祁连山、子午岭、关山、西秦岭、康南、大夏河、马衔山等10个林区，由东南向西北分为常绿阔叶、落叶阔叶混交林、落叶阔叶林，森林草原、草原、半荒漠、荒漠等几个植被带。甘肃省物种资源丰富，种类繁多，野生植物约有4000种，其中裸子植物45种，被子植物3700种，蕨类植物约190种，乔木树种有500多种。

甘肃省松材线虫病潜在发生区分布格局见图3-28，不同森林类型所在区域风险等级和相应面积见表3-28。从图 3-28 中可以看出甘肃省大部属于松材线虫病极不适宜发生区,南部有小部分地区属于适宜、次适宜发生区和不适宜发生区。全省年平均气温在 0~15 ℃，年平均降水量从东南向西北递减，雨量稀少、气候干旱、温度日差大是这个省的气候明显特点。目前，甘肃南部小片区域已发展成为松材线虫适宜、次适宜发生区，但就全省来看，还是相对安全的省份。

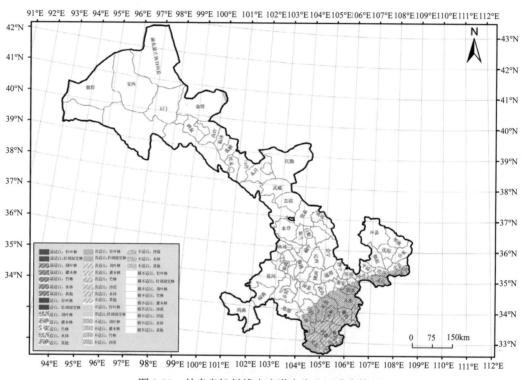

图 3-28　甘肃省松材线虫病潜在发生区分布格局

表 3-28　松材线虫病在甘肃省潜在危险性分布风险等级以及可能危害的面积

森林类型	风险等级	面积/km²	森林类型	风险等级	面积/km²
灌木林	不适宜	20.60	阔叶林	极不适宜	9 273.75
阔叶林	不适宜	3 327.51	其他	极不适宜	256 707.62
其他	不适宜	17 936.97	沙漠	极不适宜	96 871.25
沙漠	不适宜	589.32	水体	极不适宜	255.75
针阔混交林	不适宜	153.15	针阔混交林	极不适宜	407.25
针叶林	不适宜	1 826.94	针叶林	极不适宜	15 054.73
阔叶林	次适宜	3 777.31	阔叶林	适宜	1 249.73
其他	次适宜	11 613.46	其他	适宜	720.92
针叶林	次适宜	1 716.09	针叶林	适宜	47.76
灌木林	极不适宜	5 779.46			

二十八、新疆维吾尔自治区

新疆维吾尔自治区位于祖国西北边疆,东部与甘肃省、青海省相邻,南部与西藏自治区相接,东北部与蒙古国接壤,西南与阿富汗、巴基斯坦、印度等国毗连,西部与吉尔吉斯斯坦、塔吉克斯坦等国相连,西北部与哈萨克斯坦为邻,北部与俄罗斯相接,地理坐标为东经 73°32′~96°21′、北纬 34°32′~49°31′。土地总面积 160 多万平方公里,是全国面积最大的省份,森林覆盖率 2.94%。

新疆属于中温带、暖温带干旱荒漠气候区。年降水量少,且分布不均,平原少于山区,南疆少于北疆,东部少于西部,蒸发量大,气温变化剧烈。南疆 7 月平均气温为25~30℃,北疆同期平均气温为 15~20℃。南疆塔里木盆地降水量在 50mm 以下,北疆盆地年降水量多在 100mm 以上。山区年降水量一般在 200mm 以上。新疆地貌可概括为三大山脉包围两大盆地。北有阿尔泰山脉,南部有昆仑山系,天山山脉横亘在新疆中部,将全区分为南北两大部分,习惯上称南疆和北疆。位于天山山脉与昆仑山系之间为塔里木盆地,盆地中有塔克拉玛干沙漠,是我国最大的沙漠。位于天山山脉与阿尔泰山山脉之间的是准噶尔盆地,盆地中的库尔班通古特沙漠是我国第二大沙漠。

新疆的天然林分布极不均匀,北疆多,南疆少,西部多,东部少。天山北坡林区的森林分布于阴坡和半阴坡,阳坡为草地,仅生长着稀疏的灌丛,主要树种为天山云杉。阿尔泰山林区的森林分布于海拔 1500~2800m 的阴坡和半阴坡,主要树种是西伯利亚落

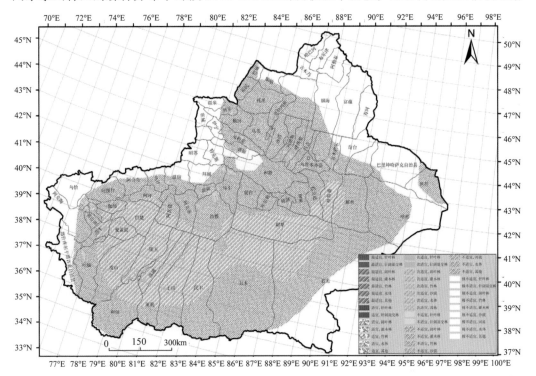

图 3-29 新疆维吾尔自治区松材线虫病潜在发生区分布格局

叶松。平原次生林区主要是塔里木河及其支流等流域的胡杨林，分布高度为海拔
800~1000m，分布宽度在塔里木河上沿河道两侧 300~400m，其次是分布在北疆地区一些
较大河流中下游河谷的次生胡杨林。

新疆维吾尔自治区松材线虫病潜在发生区分布格局见图 3-29，不同森林类型所在区
域风险等级和相应面积见表 3-29。从图 3-29 中可以看出新疆中部属于松材线虫病次适宜
发生区，其余周边地区属于极不适宜发生区和不适宜发生区。新疆属于中温带、暖温带
干旱荒漠气候区。年降水量少，且分布不均。在天山山脉附近分布着一些松材线虫寄主
树种。新疆现今还未发现松材线虫入侵，但是不排除今后在局部区域发生的可能性。

表 3-29　松材线虫病在新疆维吾尔自治区潜在危险性分布风险等级以及可能危害的面积

森林类型	风险等级	面积/km²	森林类型	风险等级	面积/km²
灌木林	不适宜	29 538.87	沙漠	次适宜	292 598.78
阔叶林	不适宜	308.61	水体	次适宜	997.07
其他	不适宜	433 390.36	针阔混交林	次适宜	177.68
沙漠	不适宜	334 246.74	针叶林	次适宜	3 743.59
水体	不适宜	4 207.55	灌木林	极不适宜	10 848.23
针阔混交林	不适宜	317.78	阔叶林	极不适宜	21.95
针叶林	不适宜	12 304.12	其他	极不适宜	226 918.53
灌木林	次适宜	7 403.99	沙漠	极不适宜	161 755.99
阔叶林	次适宜	30.70	水体	极不适宜	1 814.29
其他	次适宜	68 458.59	针叶林	极不适宜	14 085.42

第三节　各县松材线虫病危险性等级及说明[①]

省份	县(市、区)	适生值	森林类型	风险等级	面积/km²	风险评价
安徽省	安庆县	0.70	其他	适宜	434.34	安徽省安庆县，全县为松材线虫的适宜分布区，主要林分为：针叶林，其中11.1%的区域为适宜针叶林区，主要分布在该县的西北地区，风险等级较高，为重点防控区域
安徽省	安庆县	0.70	水体	适宜	57.15	
安徽省	安庆县	0.70	针叶林	适宜	61.95	
安徽省	蚌埠	0.85	其他	最适宜	418.94	安徽省蚌埠县，全县为松材线虫的最适宜分布区，主要林分为：阔叶林。该县虽然为高风险区，但因针叶林分布极少，所以不是重点防控区域，但应注意新造人工林的树种选择
安徽省	蚌埠	0.85	阔叶林	最适宜	10.72	
安徽省	亳州	0.85	阔叶林	最适宜	41.48	安徽省亳州市，全市为松材线虫的最适宜分布区，主要林分为：阔叶林。该市虽然为高风险区，但因针叶林分布极少，所以不是重点防控区域，但应注意新造人工林的树种选择
安徽省	亳州	0.85	其他	最适宜	2234.67	

---

① 本节采用的是 2001 年的行政区划图。

省份	县(市、区)	适生值	森林类型	风险等级	面积/km²	风险评价
安徽省	长丰	0.70	其他	适宜	2.27	安徽省长丰县,全县为松材线虫的最适宜分布区。主要林分为:其他林分。该县虽然为高风险区,但因针叶林分布极少,所以不是重点防控区域,但应注意新造人工林的树种选择
安徽省	长丰	0.85	其他	最适宜	2113.41	
安徽省	长丰	0.85	水体	最适宜	57.41	
安徽省	巢湖	0.70	其他	适宜	1328.67	安徽省巢湖市为2007年全国调查疫点。全市大部分地区为松材线虫的适宜分布区,仅北部少数地区为最适宜分布区,主要林分为:针叶林、阔叶林,其中5.8%的区域为适宜针叶林区,主要分布在该市的西北和东南地区,风险等级较高,为重点防控区域
安徽省	巢湖	0.70	阔叶林	适宜	39.61	
安徽省	巢湖	0.70	针叶林	适宜	121.61	
安徽省	巢湖	0.70	水体	适宜	581.07	
安徽省	巢湖	0.85	其他	最适宜	98.53	
安徽省	滁州	0.85	其他	最适宜	842.84	安徽省滁州市为2007年全国调查疫点。全市为松材线虫的最适宜分布区,主要林分为:针叶林、阔叶林,其中9.1%的区域为最适宜针叶林区,主要分布在该市的西北地区,风险等级高,为重点防控区域
安徽省	滁州	0.85	阔叶林	最适宜	388.57	
安徽省	滁州	0.85	针叶林	最适宜	124.26	
安徽省	砀山	0.85	其他	最适宜	1110.88	安徽省砀山县,全县为松材线虫的最适宜分布区,主要林分为:阔叶林。该县虽然为高风险区,但因针叶林分布极少,所以不是重点防控区域,但应注意新造人工林的树种选择
安徽省	砀山	0.85	阔叶林	最适宜	45.11	
安徽省	当涂	0.70	针叶林	适宜	96.65	安徽省当涂县为2007年全国调查疫点。全县为松材线虫的适宜分布区,主要林分为:针叶林。该县虽风险等级为较高风险,但因树种单一,缺少针阔混交林和阔叶林,再加上目前已有传染源,所以该县的针叶林分布区都为重点防控区域
安徽省	当涂	0.70	其他	适宜	1175.02	
安徽省	当涂	0.70	水体	适宜	222.47	
安徽省	定远	0.85	其他	最适宜	2826.16	安徽省定远县为2007年全国调查疫点。全县为松材线虫的最适宜分布区,主要林分为:针叶林。该县虽风险等级为高风险,但因树种单一,缺少针阔混交林和阔叶林,再加上目前已有传染源,所以该县的针叶林分布区都为重点防控区域
安徽省	定远	0.85	水体	最适宜	16.50	
安徽省	定远	0.85	针叶林	最适宜	26.00	
安徽省	东至	0.70	水体	适宜	232.92	安徽省东至县,全县为松材线虫的适宜分布区,主要林分为:针叶林、阔叶林、针阔混交林、竹林,其中24.1%的区域为适宜针叶林区,该县各处均有分布,风险等级较高,为重点防控区域
安徽省	东至	0.70	阔叶林	适宜	830.75	
安徽省	东至	0.70	针叶林	适宜	808.82	
安徽省	东至	0.70	其他	适宜	1151.63	
安徽省	东至	0.70	针阔混交林	适宜	152.48	
安徽省	东至	0.70	竹林	适宜	22.16	
安徽省	肥东	0.85	其他	最适宜	1531.58	安徽省肥东县为2007年全国调查疫点。全县北部地区为松材线虫的最适宜分布区,南部地区为适宜分布区,主要林分为:针叶林。该县虽风险等级为较高、高风险,但因树种单一,缺少针阔混交
安徽省	肥东	0.70	水体	适宜	55.56	
安徽省	肥东	0.70	其他	适宜	619.32	

省份	县(市、区)	适生值	森林类型	风险等级	面积/km²	风险评价
安徽省	肥东	0.70	针叶林	适宜	3.13	林和阔叶林，再加上目前已有传染源，所以该县的针叶林分布区都为重点防控区域
安徽省	肥西	0.70	其他	适宜	1442.73	安徽省肥西县，全县大部分地区为松材线虫的适宜分布区，仅西北地区为最适宜分布区，主要林分为：针叶林。该县虽风险等级为较高、高风险，但因树种单一，缺少针阔混交林和阔叶林，所以该县的针叶林分布区都为重点防控区域
安徽省	肥西	0.70	水体	适宜	74.91	
安徽省	肥西	0.70	针叶林	适宜	87.22	
安徽省	肥西	0.85	其他	最适宜	564.29	
安徽省	凤台	0.85	其他	最适宜	1143.54	安徽省凤台县，全县为松材线虫的最适宜分布区，主要林分为：其他林分。该县虽然为高风险区，但因针叶林分布极少，所以不是重点防控区域，但应注意新造人工林的树种选择
安徽省	凤阳	0.85	阔叶林	最适宜	5.47	安徽省凤阳县，全县为松材线虫的最适宜分布区，主要林分为：针叶林、阔叶林，其中7.0%区域为最适宜针叶林区，主要分布在该县的南部和东南部地区，风险等级高，为重点防控区域
安徽省	凤阳	0.85	其他	最适宜	1703.94	
安徽省	凤阳	0.85	针叶林	最适宜	133.61	
安徽省	凤阳	0.85	水体	最适宜	52.82	
安徽省	芜湖	0.70	其他	适宜	1141.31	安徽省芜湖市为2007年全国调查疫点。全市为松材线虫的适宜分布区，主要林分为：其他林分。该市虽然针叶林分布极少，但是目前已有传染源，所以该市的少量针叶林分布区都为重点防控区域并注意新造人工林的树种选择
安徽省	芜湖	0.70	水体	适宜	82.73	
安徽省	芜湖	0.70	针叶林	适宜	15.60	
安徽省	阜南	0.85	其他	最适宜	1652.06	安徽省阜南县，全县为松材线虫的最适宜分布区，主要林分为：阔叶林。该县虽然为高风险区，但因针叶林分布极少，所以不是重点防控区域，但应注意新造人工林的树种选择
安徽省	阜南	0.85	阔叶林	最适宜	214.28	
安徽省	阜阳	0.85	其他	最适宜	1897.26	安徽省阜阳市，全市为松材线虫的最适宜分布区，主要林分为：阔叶林。该市虽然为高风险区，但因针叶林分布极少，所以不是重点防控区域，但应注意新造人工林的树种选择
安徽省	阜阳	0.85	阔叶林	最适宜	58.08	
安徽省	广德	0.70	竹林	适宜	468.68	安徽省广德县为2007年全国调查疫点。全县为松材线虫的适宜分布区，主要林分为：针叶林、阔叶林、针阔混交林、竹林，其中21.7%的区域为适宜针叶林区，主要分布在该县的西部和西北部地区，风险等级较高，为重点防控区域
安徽省	广德	0.70	阔叶林	适宜	189.66	
安徽省	广德	0.70	针叶林	适宜	514.48	
安徽省	广德	0.70	针阔混交林	适宜	183.28	
安徽省	广德	0.70	其他	适宜	1071.46	
安徽省	贵池	0.70	针阔混交林	适宜	36.38	安徽省贵池市为2007年全国调查疫点。全市为松材线虫的适宜分布区，主要林分为：针叶林、阔叶林、针阔混交林、灌木林，其中12.8%的区域为适宜针叶林区，主要分布在该市的中部、西南部、
安徽省	贵池	0.70	水体	适宜	183.13	
安徽省	贵池	0.70	灌木林	适宜	5.44	
安徽省	贵池	0.70	阔叶林	适宜	515.96	

省份	县(市、区)	适生值	森林类型	风险等级	面积/km²	风险评价
安徽省	贵池	0.70	针叶林	适宜	300.50	东北部、东南部地区，风险等级较高，为重点防控区域
安徽省	贵池	0.70	其他	适宜	1299.69	
安徽省	固镇	0.85	其他	最适宜	1516.94	安徽省固镇县，全县为松材线虫的最适宜分布区，主要林分为：阔叶林。该县虽然为高风险区，但因针叶林分布极少，所以不是重点防控区域，但应注意新造人工林的树种选择
安徽省	固镇	0.85	阔叶林	最适宜	26.32	
安徽省	含山	0.70	其他	适宜	883.31	安徽省含山县为 2007 年全国调查疫点。全县为松材线虫的适宜分布区，主要林分为：阔叶林、针叶林，其中 19.1%的区域为适宜针叶林区，主要分布在该县的中部地区，风险等级较高，为重点防控区域
安徽省	含山	0.70	针叶林	适宜	220.24	
安徽省	含山	0.70	阔叶林	适宜	51.32	
安徽省	合肥	0.70	其他	适宜	462.71	安徽省合肥市为 2007 年全国调查疫点。该市大部分地区为松材线虫的适宜分布区，仅北部少数地区为最适宜分布区，主要林分为：针叶林。该市虽风险等级为较高，但因树种单一，缺少针阔混交林和阔叶林，再加上目前已有传染源，所以该市的针叶林分布区都为重点防控区域
安徽省	合肥	0.70	水体	适宜	47.17	
安徽省	合肥	0.70	针叶林	适宜	4.66	
安徽省	合肥	0.85	其他	最适宜	16.49	
安徽省	和县	0.70	针叶林	适宜	117.71	安徽省和县为 2007 年全国调查疫点。全县大部分地区为松材线虫的适宜分布区，仅北部少数地区为最适宜分布区，主要林分为：针叶林。该县虽风险等级较高，但因树种单一，缺少针阔混交林和阔叶林，再加上目前已有传染源，所以该县的针叶林分布区都为重点防控区域
安徽省	和县	0.70	水体	适宜	16.43	
安徽省	和县	0.85	其他	最适宜	155.65	
安徽省	和县	0.70	其他	适宜	1363.83	
安徽省	和县	0.85	阔叶林	最适宜	0.17	
安徽省	淮北	0.85	其他	最适宜	320.64	安徽省淮北市，全市为松材线虫的最适宜分布区，主要林分为：阔叶林。该市虽然为高风险区，但因针叶林分布极少，所以不是重点防控区域，但应注意新造人工林的树种选择
安徽省	淮北	0.85	阔叶林	最适宜	2.29	
安徽省	淮南	0.85	其他	最适宜	976.50	安徽省淮南市，全市为松材线虫的最适宜分布区，主要林分为：针叶林、阔叶林，其中 1.7%的区域最适宜针叶林区，主要分布在该市的西南地区，风险等级高，为重点防控区域
安徽省	淮南	0.85	水体	最适宜	1.36	
安徽省	淮南	0.85	针叶林	最适宜	17.48	
安徽省	淮南	0.85	阔叶林	最适宜	33.79	
安徽省	怀宁	0.70	其他	适宜	1296.20	安徽省怀宁县，全县为松材线虫的适宜分布区，主要林分为：针叶林。该县虽风险等级为较高风险，但因树种单一，缺少针阔混交林和阔叶林，所以该县的针叶林分布区都为重点防控区域
安徽省	怀宁	0.70	水体	适宜	44.50	
安徽省	怀宁	0.70	针叶林	适宜	310.06	
安徽省	怀远	0.85	阔叶林	最适宜	17.05	安徽省怀远县，全县为松材线虫的最适宜分布区，主要林分为：阔叶林。该县虽然为高风险区，但因针叶林分布极少，所以不是重点防控区域，但应注意新造人工林的树种选择
安徽省	怀远	0.85	其他	最适宜	2289.72	
安徽省	怀远	0.85	水体	最适宜	108.36	

省份	县(市、区)	适生值	森林类型	风险等级	面积/km²	风险评价
安徽省	繁昌	0.70	水体	适宜	104.55	安徽省繁昌县,全县为松材线虫的最适宜分布区,主要林分为:针叶林、阔叶林、竹林,其中17.1%的区域为适宜针叶林区,主要分布在该县的东部、西部和南部地区,风险等级较高,为重点防控区域
安徽省	繁昌	0.70	其他	适宜	513.65	
安徽省	繁昌	0.70	针叶林	适宜	156.13	
安徽省	繁昌	0.70	阔叶林	适宜	61.59	
安徽省	繁昌	0.70	竹林	适宜	76.00	
安徽省	黄山	0.70	阔叶林	适宜	1055.81	安徽省黄山市,全市为松材线虫的适宜分布区,主要林分为:阔叶林、针叶林、针阔混交林,其中33.3%的区域为针叶林区,主要分布在该市的北部和东南部地区,风险等级较高,为重点防控区域
安徽省	黄山	0.70	其他	适宜	362.24	
安徽省	黄山	0.70	针阔混交林	适宜	32.63	
安徽省	黄山	0.70	水体	适宜	61.95	
安徽省	黄山	0.70	针叶林	适宜	754.58	
安徽省	霍邱	0.85	水体	最适宜	140.40	安徽省霍邱县,全县为松材线虫的最适宜分布区,主要林分为:针叶林、阔叶林,其中0.4%的区域为最适宜针叶林区,主要分布在该县的西部地区,风险等级高,为重点防控区域
安徽省	霍邱	0.85	针叶林	最适宜	14.84	
安徽省	霍邱	0.85	阔叶林	最适宜	150.61	
安徽省	霍邱	0.85	其他	最适宜	3272.26	
安徽省	霍山	0.70	阔叶林	适宜	540.16	安徽省霍山县,全县大部分地区为松材线虫的适宜分布区,仅西方少数地区为最适宜分布区,主要林分为:阔叶林、针叶林、针阔混交林、竹林,其中27.6%的区域为适宜针叶林区,主要分布在该县的东部、东北和东南地区,风险等级较高,为重点防控区域
安徽省	霍山	0.70	针叶林	适宜	560.23	
安徽省	霍山	0.70	其他	适宜	545.70	
安徽省	霍山	0.70	针阔混交林	适宜	49.04	
安徽省	霍山	0.70	竹林	适宜	263.14	
安徽省	霍山	0.85	竹林	最适宜	67.99	
安徽省	霍山	0.85	针阔混交林	最适宜	0.14	
安徽省	霍山	0.85	其他	最适宜	4.89	
安徽省	明光	0.85	水体	最适宜	176.08	安徽省明光市为2007年全国调查疫点。全市为松材线虫的最适宜分布区,主要林分为:针叶林、阔叶林,其中16.3%的区域为最适宜针叶林区,主要分布在该市的西部、南部地区,风险等级高,为重点防控区域
安徽省	明光	0.85	针叶林	最适宜	405.41	
安徽省	明光	0.85	阔叶林	最适宜	13.67	
安徽省	明光	0.85	其他	最适宜	1870.46	
安徽省	界首	0.85	其他	最适宜	584.13	安徽省界首市,全市为松材线虫的最适宜分布区,主要林分为:阔叶林。该市虽然为高风险区,但因针叶林分布极少,所以不是重点防控区域,但应注意新造人工林的树种选择
安徽省	界首	0.85	阔叶林	最适宜	0.02	
安徽省	旌德	0.70	阔叶林	适宜	218.32	安徽省旌德县,全县为松材线虫的适宜分布区,主要林分为:针叶林、阔叶林、竹林,其中52.2%的区域为适宜针叶林区,主要分布在该县的中部、东北部地区,风险等级较高,为重点防控区域
安徽省	旌德	0.70	针叶林	适宜	480.59	
安徽省	旌德	0.70	其他	适宜	201.63	
安徽省	旌德	0.70	竹林	适宜	19.88	

省份	县(市、区)	适生值	森林类型	风险等级	面积/km²	风险评价
安徽省	泾县	0.70	竹林	适宜	113.94	安徽省泾县,全县为松材线虫的适宜分
安徽省	泾县	0.70	阔叶林	适宜	410.20	布区,主要林分为:针叶林、阔叶林、
安徽省	泾县	0.70	针阔混交林	适宜	25.60	针阔混交林、竹林,其中 47.7%的区域
安徽省	泾县	0.70	针叶林	适宜	954.42	为适宜针叶林区,主要分布在该县的南
安徽省	泾县	0.70	其他	适宜	495.17	部地区,风险等级较高,为重点防控区域
安徽省	金寨	0.70	阔叶林	适宜	50.59	
安徽省	金寨	0.70	竹林	适宜	1.36	
安徽省	金寨	0.70	其他	适宜	78.37	安徽省金寨县,全县大部分地区为松材
安徽省	金寨	0.70	针叶林	适宜	45.40	线虫的最适宜分布区,仅东南少数地区
安徽省	金寨	0.70	针阔混交林	适宜	24.04	为适宜分布区,主要林分为:针叶林、
安徽省	金寨	0.85	针阔混交林	最适宜	28.41	阔叶林、针阔混交林、竹林,其中 41.8%
安徽省	金寨	0.85	针叶林	最适宜	835.60	的区域为最适宜针叶林区,主要分布在
安徽省	金寨	0.85	阔叶林	最适宜	1206.69	该县的西部和东北部地区,风险等级高,
安徽省	金寨	0.85	针阔混交林	最适宜	180.85	为重点防控区域;1.3%的区域为适宜针
安徽省	金寨	0.85	水体	最适宜	45.55	叶林区,主要分布在该县的东南部地区,
安徽省	金寨	0.85	竹林	最适宜	54.10	风险等级较高,为重点防控区域
安徽省	金寨	0.85	其他	最适宜	1073.93	
安徽省	绩溪	0.70	阔叶林	适宜	157.36	安徽省绩溪县,全县为松材线虫的适宜
安徽省	绩溪	0.70	其他	适宜	99.32	分布区,主要林分为:针叶林、阔叶林、
安徽省	绩溪	0.70	针叶林	适宜	894.65	竹林,其中 77.6%的区域为适宜针叶林
安徽省	绩溪	0.70	竹林	适宜	27.05	区,全县区域内均有分布,风险等级较高,为重点防控区域
安徽省	来安	0.85	其他	最适宜	1467.75	安徽省来安县为 2007 年全国调查疫点。
安徽省	来安	0.85	阔叶林	最适宜	49.10	全县为松材线虫的最适宜分布区,主要
安徽省	来安	0.85	水体	最适宜	1.60	林分为:针叶林、阔叶林,其中 4.7%的
安徽省	来安	0.85	针叶林	最适宜	72.02	区域为最适宜针叶林区,主要分布在该县的西北部地区,风险等级高,为重点防控区域
安徽省	郎溪	0.70	针叶林	适宜	165.74	
安徽省	郎溪	0.70	水体	适宜	89.83	安徽省郎溪县,全县为松材线虫的适宜
安徽省	郎溪	0.70	针阔混交林	适宜	15.81	分布区,主要林分为:针叶林、针阔混交林、竹林,其中 16.6%的区域为适宜
安徽省	郎溪	0.70	竹林	适宜	20.73	针叶林区,主要分布在该县的南部地区,风险等级较高,为重点防控区域
安徽省	郎溪	0.70	其他	适宜	714.01	
安徽省	灵璧县	0.85	阔叶林	最适宜	0.55	安徽省灵璧县,全县为松材线虫的最适宜分布区,主要林分为:其他林分。该

省份	县(市、区)	适生值	森林类型	风险等级	面积/km²	风险评价
安徽省	灵璧县	0.85	其他	最适宜	2198.62	县虽然为高风险区，但因针叶林分布极少，所以不是重点防控区域，但应注意新造人工林的树种选择
安徽省	临泉县	0.85	阔叶林	最适宜	2.54	安徽省临泉县，全县为松材线虫的最适宜分布区，主要林分为：其他林分。该县虽然为高风险区，但因针叶林分布极少，所以不是重点防控区域，但应注意新造人工林的树种选择
安徽省	临泉县	0.85	其他	最适宜	1799.03	
安徽省	六安	0.70	阔叶林	适宜	314.01	
安徽省	六安	0.85	阔叶林	最适宜	211.89	安徽省六安市为2007年全国调查疫点。全市西北部地区为松材线虫的最适宜分布区，东南部地区为适宜分布区，主要林分为：针叶林、阔叶林、针阔混交林、竹林，其中9.6%的区域为最适宜针叶林区，主要分布在该市的西部地区，风险等级高，为重点防控区域
安徽省	六安	0.70	其他	适宜	756.33	
安徽省	六安	0.85	其他	最适宜	1836.52	
安徽省	六安	0.70	针阔混交林	适宜	7.06	
安徽省	六安	0.70	针叶林	适宜	33.66	
安徽省	六安	0.85	针叶林	最适宜	306.89	
安徽省	六安	0.70	竹林	适宜	24.99	
安徽省	六安	0.85	竹林	最适宜	47.65	
安徽省	利辛	0.85	其他	最适宜	1993.94	安徽省利辛县，全县为松材线虫的最适宜分布区，主要林分为：阔叶林。该县虽然为高风险区，但因针叶林分布极少，所以不是重点防控区域，但应注意新造人工林的树种选择
安徽省	利辛	0.85	阔叶林	最适宜	28.11	
安徽省	庐江	0.70	阔叶林	适宜	54.35	安徽省庐江县，全县为松材线虫的适宜分布区，主要林分为：针叶林、阔叶林，其中9.6的区域为适宜针叶林区，主要分布在该县的中部、西部、东南部地区，风险等级较高，为重点防控区域
安徽省	庐江	0.70	其他	适宜	2045.15	
安徽省	庐江	0.70	水体	适宜	87.49	
安徽省	庐江	0.70	针叶林	适宜	231.20	
安徽省	马鞍山	0.70	水体	适宜	43.87	安徽省马鞍山市为2007年全国调查疫点。全市为松材线虫的适宜分布区，主要林分为：针叶林。该市虽风险等级较高，但因树种单一，缺少针阔混交林和阔叶林，再加上目前已有传染源，所以该市的针叶林分布区都为重点防控区域
安徽省	马鞍山	0.70	其他	适宜	111.46	
安徽省	马鞍山	0.70	针叶林	适宜	51.29	
安徽省	马鞍山	0.70	阔叶林	适宜	0.26	
安徽省	蒙城	0.85	其他	最适宜	2106.56	安徽省蒙城县，全县为松材线虫的最适宜分布区，主要林分为：其他林分。该县虽然为高风险区，但因针叶林分布极少，所以不是重点防控区域，但应注意新造人工林的树种选择
安徽省	南陵	0.70	阔叶林	适宜	148.33	安徽省南陵县是2007年全国调查疫点。全县为松材线虫的适宜分布区，主要林分为：针叶林、阔叶林、竹林，其中19.5%的区域为适宜针叶林区，主要分布在该县的中部地区，风险等级较高，为重点防控区域
安徽省	南陵	0.70	其他	适宜	854.49	
安徽省	南陵	0.70	竹林	适宜	5.19	
安徽省	南陵	0.70	针叶林	适宜	244.36	

省份	县(市、区)	适生值	森林类型	风险等级	面积/km²	风险评价
安徽省	宁国	0.70	阔叶林	适宜	554.66	安徽省宁国县是2007年全国调查疫点。
安徽省	宁国	0.70	其他	适宜	371.68	全县为松材线虫的适宜分布区，主要林
安徽省	宁国	0.70	针阔混交林	适宜	181.03	分为：针叶林、阔叶林、针阔混交林、
安徽省	宁国	0.70	针叶林	适宜	908.87	竹林，其中36.7%的区域为适宜针叶林
安徽省	宁国	0.70	竹林	适宜	503.51	区，主要分布在该县的西部和北部地区，风险等级较高，为重点防控区域
安徽省	潜山	0.70	阔叶林	适宜	244.36	安徽省潜山县，全县为松材线虫的适宜
安徽省	潜山	0.70	其他	适宜	347.70	分布区，主要林分为：针叶林、阔叶林、
安徽省	潜山	0.70	针叶林	适宜	1045.65	竹林，其中63.2%的区域为适宜针叶林
安徽省	潜山	0.70	竹林	适宜	16.48	区，全县各地区均有分布，风险等级较高，为重点防控区域
安徽省	祁门	0.70	阔叶林	适宜	1320.91	安徽省祁门县，全县为松材线虫的适宜
安徽省	祁门	0.70	其他	适宜	92.70	分布区，主要林分为：针叶林、阔叶林、
安徽省	祁门	0.70	针阔混交林	适宜	357.09	针阔混交林，其中18.9%的区域为适宜
安徽省	祁门	0.70	针叶林	适宜	425.38	针叶林区，主要分布在该县的西部地区，风险等级较高，为重点防控区域
安徽省	青阳	0.70	阔叶林	适宜	331.52	安徽省青阳县，全县为松材线虫的适宜
安徽省	青阳	0.70	其他	适宜	479.49	分布区，主要林分为：针叶林、阔叶林、
安徽省	青阳	0.70	针阔混交林	适宜	4.41	针阔混交林，其中35.8%的区域为适宜
安徽省	青阳	0.70	针叶林	适宜	454.74	针叶林区，全县各地区均有分布，风险等级较高，为重点防控区域
安徽省	全椒	0.85	阔叶林	最适宜	203.55	安徽省全椒县为2007年全国调查疫点。
安徽省	全椒	0.85	其他	最适宜	1136.18	全县大部分地区为松材线虫的最适宜分
安徽省	全椒	0.85	水体	最适宜	13.93	布区，仅南部少数地区为适宜分布区，主要林分为：针叶林、阔叶林，其中8.4%
安徽省	全椒	0.70	其他	适宜	81.82	的区域为最适宜针叶林区，主要分布在该县的西北地区，风险等级高，为重点
安徽省	全椒	0.85	针叶林	最适宜	130.79	防控区域
安徽省	歙县	0.70	阔叶林	适宜	1081.91	安徽省歙县，全县为松材线虫的适宜分
安徽省	歙县	0.70	其他	适宜	310.62	布区，主要林分为：针叶林、阔叶林、针阔混交林，其中34.6%的区域为适宜
安徽省	歙县	0.70	针阔混交林	适宜	119.10	针叶林区，主要分布在该县的中部、东北部地区，风险等级较高，为重点防控
安徽省	歙县	0.70	针叶林	适宜	812.09	区域
安徽省	石台	0.70	阔叶林	适宜	632.82	安徽省石台县为2007年全国调查疫点。
安徽省	石台	0.70	其他	适宜	253.26	全县为松材线虫的适宜分布区，主要林分为：针叶林、阔叶林、针阔混交林，
安徽省	石台	0.70	针阔混交林	适宜	73.91	其中33.7%的区域为适宜针叶林区，全县各地区均有分布，风险等级较高，为
安徽省	石台	0.70	针叶林	适宜	488.27	重点防控区域
安徽省	寿县	0.85	其他	最适宜	2781.73	安徽省寿县，全县为松材线虫的最适宜

省份	县(市、区)	适生值	森林类型	风险等级	面积/km²	风险评价
安徽省	寿县	0.85	针叶林	最适宜	0.09	分布区,主要林分为:针叶林。该县虽风险等级为高风险,但因树种单一,缺少针阔混交林和阔叶林,所以该县的针叶林分布区都为重点防控区域
安徽省	寿县	0.85	水体	最适宜	123.63	
安徽省	舒城	0.70	阔叶林	适宜	911.12	安徽省舒城县,全县为松材线虫的适宜分布区,主要林分为:针叶林、阔叶林、针阔混交林,其中13.2%的区域为适宜针叶林区,主要分布在该县的西部地区,风险等级较高,为重点防控区域
安徽省	舒城	0.70	其他	适宜	825.74	
安徽省	舒城	0.70	水体	适宜	67.79	
安徽省	舒城	0.70	针阔混交林	适宜	11.03	
安徽省	舒城	0.70	针叶林	适宜	275.50	
安徽省	宿州	0.85	针叶林	最适宜	5.84	安徽省宿州市,全市为松材线虫的最适宜分布区,主要林分为:针叶林、阔叶林,其中0.2%的区域为最适宜针叶林区,风险等级高,为重点防控区域
安徽省	宿州	0.85	其他	最适宜	2789.84	
安徽省	宿州	0.85	阔叶林	最适宜	20.74	
安徽省	泗县	0.85	其他	最适宜	1909.34	安徽省泗县,全县为松材线虫的最适宜分布区,主要林分为:其他林分。该县虽然为高风险区,但因针叶林分布极少,所以不是重点防控区域,但应注意新造人工林的树种选择
安徽省	泗县	0.85	阔叶林	最适宜	0.07	
安徽省	濉溪	0.85	其他	最适宜	2325.26	安徽省濉溪县,全县为松材线虫的最适宜分布区,主要林分为:阔叶林。该县虽然为高风险区,但因针叶林分布极少,所以不是重点防控区域,但应注意新造人工林的树种选择
安徽省	濉溪	0.85	阔叶林	最适宜	4.61	
安徽省	宿松	0.70	阔叶林	适宜	279.43	安徽省宿松县,全县为松材线虫的适宜分布区,主要林分为:针叶林、阔叶林,其中6.2%的区域为适宜针叶林区,主要分布在该县的中部地区,风险等级较高,为重点防控区域
安徽省	宿松	0.70	其他	适宜	1190.63	
安徽省	宿松	0.70	水体	适宜	602.52	
安徽省	宿松	0.70	针叶林	适宜	130.63	
安徽省	太和	0.85	其他	最适宜	1713.84	安徽省太和县,全县为松材线虫的最适宜分布区,主要林分为:阔叶林。该县虽然为高风险区,但因针叶林分布极少,所以不是重点防控区域,但应注意新造人工林的树种选择
安徽省	太和	0.85	阔叶林	最适宜	101.02	
安徽省	太湖	0.70	阔叶林	适宜	697.95	安徽省太湖县,全县为松材线虫的适宜分布区,主要林分为:针叶林、阔叶林,其中38.9%的区域为适宜针叶林区,全县各地区均有分布,风险等级较高,为重点防控区域
安徽省	太湖	0.70	其他	适宜	405.00	
安徽省	太湖	0.70	水体	适宜	119.29	
安徽省	太湖	0.70	针叶林	适宜	778.67	
安徽省	天长	0.85	其他	最适宜	1703.42	安徽省天长市,全市为松材线虫的最适宜分布区,主要林分为:其他林分。该市虽然为高风险区,但因针叶林分布极少,所以不是重点防控区域,但应注意新造人工林的树种选择
安徽省	天长	0.85	水体	最适宜	110.97	
安徽省	天长	0.85	阔叶林	最适宜	0.51	
安徽省	桐城	0.70	阔叶林	适宜	239.45	安徽省桐城县,全县为松材线虫的适宜

省份	县（市、区）	适生值	森林类型	风险等级	面积/km²	风险评价
安徽省	桐城	0.70	其他	适宜	982.42	分布区，主要林分为：针叶林、阔叶林、针阔混交林，其中22.5%的区域为适宜针叶林区，主要分布在该县的西北部地区，风险等级较高，为重点防控区域
安徽省	桐城	0.70	水体	适宜	34.26	
安徽省	桐城	0.70	针阔混交林	适宜	3.93	
安徽省	桐城	0.70	针叶林	适宜	366.36	
安徽省	铜陵	0.70	阔叶林	适宜	68.65	安徽省铜陵市为2007年全国调查疫点。全市为松材线虫的适宜分布区，主要林分为：针叶林、阔叶林、竹林，其中15.0%的区域为适宜针叶林区，主要分布在该市的东部地区，风险等级较高，为重点防控区域
安徽省	铜陵	0.70	其他	适宜	622.06	
安徽省	铜陵	0.70	水体	适宜	184.35	
安徽省	铜陵	0.70	针叶林	适宜	155.80	
安徽省	铜陵	0.70	竹林	适宜	8.74	
安徽省	望江	0.70	其他	适宜	1017.70	安徽省望江县，全县为松材线虫的适宜分布区，主要林分为：针叶林。该县虽风险等级较高，但因树种单一，缺少针阔混交林和阔叶林，所以该县的针叶林分布区都为重点防控区域
安徽省	望江	0.70	水体	适宜	253.63	
安徽省	望江	0.70	针叶林	适宜	108.03	
安徽省	涡阳	0.85	其他	最适宜	1912.00	安徽省涡阳县，全县为松材线虫的最适宜分布区，主要林分为：阔叶林。该县虽然为高风险区，但因针叶林分布极少，所以不是重点防控区域，但应注意新造人工林的树种选择
安徽省	涡阳	0.85	阔叶林	最适宜	98.80	
安徽省	五河	0.85	其他	最适宜	1621.25	安徽省五河县，全县为松材线虫的最适宜分布区，主要林分为：针叶林。该县虽风险等级高，但因树种单一，缺少针阔混交林和阔叶林，所以该县的针叶林分布区都为重点防控区域
安徽省	五河	0.85	水体	最适宜	142.65	
安徽省	五河	0.85	针叶林	最适宜	8.43	
安徽省	五河	0.85	阔叶林	最适宜	0.51	
安徽省	无为	0.70	阔叶林	适宜	0.01	安徽省无为县，全县为松材线虫的适宜分布区，主要林分为：针叶林、阔叶林，其中6.9%的区域为适宜针叶林区，主要分布在该县的北部、西南部地区，风险等级较高，为重点防控区域
安徽省	无为	0.70	其他	适宜	2233.18	
安徽省	无为	0.70	水体	适宜	132.12	
安徽省	无为	0.70	针叶林	适宜	172.17	
安徽省	萧县	0.85	其他	最适宜	1823.64	安徽省萧县，全县为松材线虫的最适宜分布区，主要林分为：阔叶林。该县虽然为高风险区，但因针叶林分布极少，所以不是重点防控区域，但应注意新造人工林的树种选择
安徽省	萧县	0.85	阔叶林	最适宜	52.51	
安徽省	休宁	0.70	阔叶林	适宜	1690.29	安徽省休宁县，全县为松材线虫的适宜分布区，主要林分为：针叶林、阔叶林、针阔混交林，其中16.0%的区域为适宜针叶林区，主要分布在该县的北部、东部地区，风险等级较高，为重点防控区域
安徽省	休宁	0.70	其他	适宜	168.71	
安徽省	休宁	0.70	针阔混交林	适宜	93.68	
安徽省	休宁	0.70	针叶林	适宜	357.30	
安徽省	宣州	0.70	阔叶林	适宜	137.37	安徽省宣州市为2007年全国调查疫点。全市为松材线虫的适宜分布区，主要林分为：针叶林、阔叶林、针阔混交林、竹林，其中19.2%的区域为适宜针叶林区，全市各地区均有分布，风险等级较高，为重点防控区域
安徽省	宣州	0.70	其他	适宜	1726.76	
安徽省	宣州	0.70	水体	适宜	69.65	
安徽省	宣州	0.70	针阔混交林	适宜	7.10	
安徽省	宣州	0.70	针叶林	适宜	474.33	
安徽省	宣州	0.70	竹林	适宜	67.89	

省份	县(市、区)	适生值	森林类型	风险等级	面积/km²	风险评价
安徽省	颍上	0.85	其他	最适宜	1949.70	安徽省颍上县，全县为松材线虫的最适宜分布区，主要林分为：其他林分。该县虽然为高风险区，但因针叶林分布极少，所以不是重点防控区域，但应注意新造人工林的树种选择
安徽省	黟县	0.70	阔叶林	适宜	583.33	安徽省黟县，全县为松材线虫的适宜分布区，主要林分为：针叶林、阔叶林、针阔混交林，其中6.6%的区域为适宜针叶林区，主要分布在该县的中部、东南部地区，风险等级较高，为重点防控区域
安徽省	黟县	0.70	其他	适宜	142.54	
安徽省	黟县	0.70	针阔混交林	适宜	54.29	
安徽省	黟县	0.70	针叶林	适宜	55.44	
安徽省	岳西	0.70	阔叶林	适宜	368.04	安徽省岳西县，全县为松材线虫的适宜分布区，主要林分为：针叶林、阔叶林，其中65.2%的区域为适宜针叶林区，主要分布在该县的中部、南部地区，风险等级较高，为重点防控区域
安徽省	岳西	0.70	其他	适宜	430.90	
安徽省	岳西	0.70	针叶林	适宜	1485.60	
安徽省	枞阳	0.70	水体	适宜	301.77	安徽省枞阳县，全县为松材线虫的适宜分布区，主要林分为：针叶林、阔叶林，其中20.7%的区域为适宜针叶林区，主要分布在该县的中部地区，风险等级较高，为重点防控区域
安徽省	枞阳	0.70	其他	适宜	1172.50	
安徽省	枞阳	0.70	针叶林	适宜	386.89	
安徽省	枞阳	0.70	阔叶林	适宜	10.49	
澳门特别行政区	澳门特别行政区	0.85	针阔混交林	最适宜	35.05	澳门特别行政区为松材线虫的最适宜分布区，主要林分为：针阔混交林，该区虽然为高风险区，但因针叶林分布极少，所以不是重点防控区域，但应注意新造人工林的树种选择
北京市	北京城区	0.40	灌木林	不适宜	98.96	
北京市	北京城区	0.55	灌木林	次适宜	282.63	北京城区大部分地区为松材线虫的次适宜分布区，西北少数地区为不适宜分布区，主要林分为：针叶林、阔叶林、针阔混交林、灌木林，其中1.8%的区域为次适宜针叶林区，主要分布在北京城区的西南部地区，风险等级中度，为重点防控区域
北京市	北京城区	0.40	阔叶林	不适宜	118.43	
北京市	北京城区	0.55	阔叶林	次适宜	187.04	
北京市	北京城区	0.40	其他	不适宜	108.04	
北京市	北京城区	0.55	其他	次适宜	3761.18	
北京市	北京城区	0.55	针阔混交林	次适宜	67.86	
北京市	北京城区	0.55	针叶林	次适宜	80.85	
北京市	昌平	0.40	灌木林	不适宜	49.25	北京市昌平县，全县大部分地区为松材线虫的次适宜分布区，西北少数地区为不适宜分布区，主要林分为：针叶林、阔叶林、针阔混交林、灌木林，其中2.1%的区域为次适宜针叶林区，主要分布在该县的西南部、北部地区，风险等级中度，为重点防控区域
北京市	昌平	0.55	灌木林	次适宜	112.00	
北京市	昌平	0.40	阔叶林	不适宜	45.71	
北京市	昌平	0.55	阔叶林	次适宜	52.54	
北京市	昌平	0.40	其他	不适宜	32.17	
北京市	昌平	0.55	其他	次适宜	851.38	

省份	县(市、区)	适生值	森林类型	风险等级	面积/km²	风险评价
北京市	昌平	0.40	针阔混交林	不适宜	18.78	
北京市	昌平	0.55	针阔混交林	次适宜	173.43	
北京市	昌平	0.40	针叶林	不适宜	5.29	
北京市	昌平	0.55	针叶林	次适宜	28.65	
北京市	大兴	0.55	其他	次适宜	490.37	北京市大兴县,全县西北部为松材线虫的次适宜分布区,东南部为适宜分布区,主要林分为:阔叶林。该县虽然为较高风险区,但因针叶林分布极少,所以不是重点防控区域,但应注意新造人工林的树种选择
北京市	大兴	0.55	阔叶林	次适宜	17.22	
北京市	大兴	0.70	其他	适宜	417.38	
北京市	大兴	0.70	阔叶林	适宜	27.23	
北京市	怀柔	0.40	其他	不适宜	337.53	北京市怀柔县,全县中部和北部地区为松材线虫的不适宜分布区,南部地区为次适宜分布区,主要林分为:针叶林、阔叶林、针阔混交林、灌木林,其中0.5%的区域为不适宜针叶林区,风险等级低,不是重点防控区域
北京市	怀柔	0.40	阔叶林	不适宜	1260.78	
北京市	怀柔	0.55	阔叶林	次适宜	339.36	
北京市	怀柔	0.55	其他	次适宜	321.07	
北京市	怀柔	0.40	针阔混交林	不适宜	8.11	
北京市	怀柔	0.55	针阔混交林	次适宜	2.43	
北京市	怀柔	0.40	针叶林	不适宜	11.31	
北京市	怀柔	0.40	灌木林	不适宜	16.08	
北京市	密云	0.40	其他	不适宜	505.42	北京市密云县,全县北部地区为松材线虫的不适宜分布区,南部地区为次适宜分布区,主要林分为:针叶林、阔叶林、针阔混交林、灌木林,其中2.8%的区域为次适宜针叶林区,主要分布在该县的中部、东部地区,风险等级中度,为重点防控区域
北京市	密云	0.40	水体	不适宜	4.52	
北京市	密云	0.40	针阔混交林	不适宜	27.84	
北京市	密云	0.40	阔叶林	不适宜	330.62	
北京市	密云	0.40	针叶林	不适宜	23.74	
北京市	密云	0.55	水体	次适宜	110.58	
北京市	密云	0.55	针叶林	次适宜	63.01	
北京市	密云	0.55	灌木林	次适宜	11.37	
北京市	密云	0.55	针阔混交林	次适宜	132.01	
北京市	密云	0.55	阔叶林	次适宜	292.56	
北京市	密云	0.55	其他	次适宜	1450.75	
北京市	平谷	0.55	灌木林	次适宜	9.56	北京市平谷县,全县为松材线虫的次适宜分布区,主要林分为:针叶林、阔叶林、针阔混交林、灌木林,其中2.0%的区域为次适宜针叶林区,主要分布在该县的中部、北部地区,风险等级中度,为重点防控区域
北京市	平谷	0.55	阔叶林	次适宜	313.29	
北京市	平谷	0.55	其他	次适宜	596.01	
北京市	平谷	0.55	针阔混交林	次适宜	100.88	
北京市	平谷	0.55	针叶林	次适宜	19.37	
北京市	顺义	0.55	其他	次适宜	1019.85	北京市顺义县,全县为松材线虫的次适宜分布区,主要林分为:阔叶林。该县虽然为中度风险区,但因针叶林分布极少,所以不是重点防控区域,但应注意新造人工林的树种选择
北京市	顺义	0.55	阔叶林	次适宜	4.47	
北京市	通县	0.55	其他	次适宜	725.13	北京市通县,全县大部分地区为松材线虫的次适宜分布区,仅东南部地区为适

省份	县(市、区)	适生值	森林类型	风险等级	面积/km²	风险评价
北京市	通县	0.70	其他	适宜	206.68	宜分布区,主要林分为:其他林分。该县虽然风险等级较高,但因针叶林分布极少,所以不是重点防控区域,但应注意新造人工林的树种选择
北京市	延庆	0.40	阔叶林	不适宜	814.79	北京市延庆县,全县绝大部分地区为松材线虫的不适宜分布区,仅东南部极少数地区为次适宜分布区,主要林分为:针叶林、阔叶林、针阔混交林,其中6.6%的区域为不适宜针叶林区,风险等级低,不是重点防控区域
北京市	延庆	0.40	其他	不适宜	832.72	
北京市	延庆	0.40	针阔混交林	不适宜	9.38	
北京市	延庆	0.55	针阔混交林	次适宜	0.38	
北京市	延庆	0.40	针叶林	不适宜	116.36	
北京市	延庆	0.40	水体	不适宜	11.75	
福建省	安溪	0.70	阔叶林	适宜	651.58	福建省安溪县,全县绝大部分地区为松材线虫的适宜分布区,仅西南部极少数地区为最适宜分布区,主要林分为:针叶林、阔叶林、针阔混交林、竹林,其中39.9%的区域为适宜针叶林区,全县各地区均有分布,风险等级较高,为重点防控区域;0.15%的区域为最适宜针叶林区,主要分布在该县的西南地区,风险等级高,为重点防控区域
福建省	安溪	0.70	其他	适宜	1166.97	
福建省	安溪	0.85	其他	最适宜	8.11	
福建省	安溪	0.70	针阔混交林	适宜	18.48	
福建省	安溪	0.70	针叶林	适宜	1233.82	
福建省	安溪	0.85	针叶林	最适宜	4.78	
福建省	安溪	0.70	竹林	适宜	7.08	
福建省	长汀	0.85	阔叶林	最适宜	218.35	福建省长汀县,全县为松材线虫的最适宜分布区,主要林分为:针叶林、阔叶林、针阔混交林、竹林,其中53.1%的区域为最适宜针叶林区,全县各地区均有分布,风险等级高,为重点防控区域
福建省	长汀	0.85	其他	最适宜	719.65	
福建省	长汀	0.85	针阔混交林	最适宜	410.46	
福建省	长汀	0.85	针叶林	最适宜	1513.63	
福建省	长汀	0.85	竹林	最适宜	14.66	
福建省	长乐	0.70	阔叶林	适宜	13.90	福建省长乐市,全市绝大部分地区为松材线虫的最适宜分布区,仅西部很小区域为适宜分布区,主要林分为:针叶林、阔叶林、针阔混交林,其中16.8%的区域为最适宜针叶林区,全市各地区均有分布,风险等级高,为重点防控区域
福建省	长乐	0.85	阔叶林	最适宜	78.11	
福建省	长乐	0.70	其他	适宜	11.71	
福建省	长乐	0.85	其他	最适宜	263.74	
福建省	长乐	0.70	水体	适宜	4.17	
福建省	长乐	0.85	水体	最适宜	4.02	
福建省	长乐	0.70	针阔混交林	适宜	1.48	
福建省	长乐	0.85	针阔混交林	最适宜	245.95	
福建省	长乐	0.85	针叶林	最适宜	125.75	
福建省	大田	0.70	阔叶林	适宜	318.10	福建省大田县,全县为松材线虫的适宜分布区,主要林分为:针叶林、阔叶林、针阔混交林、竹林,其中56.4%的区域为适宜针叶林区,全县各地区均有分布,风险等级较高,为重点防控区域
福建省	大田	0.70	其他	适宜	636.77	
福建省	大田	0.70	针阔混交林	适宜	22.13	
福建省	大田	0.70	针叶林	适宜	1266.27	
福建省	大田	0.70	竹林	适宜	0.89	

省份	县(市、区)	适生值	森林类型	风险等级	面积/km²	风险评价
福建省	德化	0.70	阔叶林	适宜	159.41	福建省德化县，全县为松材线虫的适宜
福建省	德化	0.70	其他	适宜	646.73	分布区，主要林分为：针叶林、阔叶林、
福建省	德化	0.70	针叶林	适宜	1352.81	针阔混交林，其中61.6%的区域为适宜
福建省	德化	0.70	针阔混交林	适宜	36.33	针叶林区，全县各地区均有分布，风险等级较高，为重点防控区域
福建省	东山	0.85	阔叶林	最适宜	3.47	福建省东山县为2007年全国调查疫点。
福建省	东山	0.85	其他	最适宜	162.33	全县为松材线虫的最适宜分布区，主要林分为：针叶林、阔叶林，其中28.3%
福建省	东山	0.85	针叶林	最适宜	65.45	的区域为最适宜针叶林区，风险等级高，为重点防控区域
福建省	福安	0.70	阔叶林	适宜	398.50	福建省福安市，全市大部分地区为松材
福建省	福安	0.85	阔叶林	最适宜	334.98	线虫的适宜分布区，东北部和东南部少
福建省	福安	0.70	其他	适宜	416.56	数地区为最适宜分布区，主要林分为：
福建省	福安	0.85	其他	最适宜	112.25	针叶林、阔叶林、针阔混交林、竹林，
福建省	福安	0.85	水体	最适宜	6.87	其中24.9%的区域为适宜针叶林区，主
福建省	福安	0.70	针阔混交林	适宜	29.51	要分布在该市的中部、西部地区，风险
福建省	福安	0.70	针叶林	适宜	456.14	等级较高，为重点防控区域；1.7%的区
福建省	福安	0.85	针叶林	最适宜	31.36	域为最适宜针叶林区，主要分布在该市
福建省	福安	0.70	竹林	适宜	17.03	的东北、东南部少数地区，风险等级高，
福建省	福安	0.85	竹林	最适宜	39.01	为重点防控区域
福建省	福鼎	0.85	阔叶林	最适宜	140.72	福建省福鼎市，全市为松材线虫的最适
福建省	福鼎	0.85	其他	最适宜	270.59	宜分布区，主要林分为：针叶林、阔叶
福建省	福鼎	0.85	针叶林	最适宜	958.87	林、竹林，其中69.3%的区域为最适宜
福建省	福鼎	0.85	竹林	最适宜	21.57	针叶林区，全市各地区均有分布，风险等级高，为重点防控区域
福建省	福清	0.70	阔叶林	适宜	136.31	福建省福清市，全市西部地区为松材线
福建省	福清	0.70	其他	适宜	164.04	虫的适宜分布区，中部和东部为最适宜
福建省	福清	0.85	其他	最适宜	584.95	分布区，主要林分为：针叶林、阔叶林、
福建省	福清	0.70	针阔混交林	适宜	0.72	针阔混交林，其中19.9%的区域为适宜
福建省	福清	0.85	针阔混交林	最适宜	31.21	针叶林区，主要分布在该市的西部地区，
福建省	福清	0.70	针叶林	适宜	249.32	风险等级较高，为重点防控区域；6.9%
福建省	福清	0.85	针叶林	最适宜	86.23	的区域为最适宜针叶林区，主要分布在该市的中部和东北部地区，风险等级高，为重点防控区域
福建省	福州	0.70	阔叶林	适宜	360.02	福建省福州市为2007年全国调查新疫
福建省	福州	0.85	阔叶林	最适宜	26.68	点。全市中部和西部地区为松材线虫的
福建省	福州	0.70	其他	适宜	176.77	适宜分布区，东部地区为最适宜分布区，
福建省	福州	0.85	其他	最适宜	63.49	主要林分为：针叶林、阔叶林，其中4.4%
福建省	福州	0.70	水体	适宜	171.54	的区域为适宜针叶林区，主要分布在该
福建省	福州	0.85	水体	最适宜	3.76	市的中部、西部地区，风险等级较高，
福建省	福州	0.70	针叶林	适宜	36.92	为重点防控区域；1.0%的区域为最适宜
福建省	福州	0.85	针叶林	最适宜	8.81	针叶林区，主要分布在该市的东部地区，风险等级高，为重点防控区域

省份	县(市、区)	适生值	森林类型	风险等级	面积/km²	风险评价
福建省	光泽	0.70	阔叶林	适宜	973.83	福建省光泽县，全县为松材线虫的适宜
福建省	光泽	0.70	其他	适宜	399.08	分布区，主要林分为：针叶林、阔叶林、
福建省	光泽	0.70	针阔混交林	适宜	74.39	针阔混交林、竹林，其中23.4%的区域
福建省	光泽	0.70	针叶林	适宜	470.50	为适宜针叶林区，主要分布在该县的中
福建省	光泽	0.70	竹林	适宜	186.49	部、南部、东北部地区，风险等级较高， 为重点防控区域
福建省	古田	0.70	阔叶林	适宜	1284.80	福建省古田县，全县为松材线虫的适宜
福建省	古田	0.70	其他	适宜	809.10	分布区，主要林分为：针叶林、阔叶林、
福建省	古田	0.70	水体	适宜	29.92	针阔混交林、竹林，其中17.0%的区域
福建省	古田	0.70	针阔混交林	适宜	12.19	为适宜针叶林区，主要分布在该县的南
福建省	古田	0.70	针叶林	适宜	444.06	部和东北部地区，风险等级较高，为重
福建省	古田	0.70	竹林	适宜	33.27	点防控区域
福建省	华安	0.70	针叶林	适宜	73.25	福建省华安县，全县东北部地区为松材
福建省	华安	0.70	阔叶林	适宜	206.37	线虫的适宜分布区，其他地区为最适宜
福建省	华安	0.85	阔叶林	最适宜	347.65	分布区，主要林分为：针叶林、阔叶林、
福建省	华安	0.70	其他	适宜	14.61	针阔混交林，其中6.2%的区域为适宜针
福建省	华安	0.85	其他	最适宜	286.48	叶林区，主要分布在该县的东北部地区，
福建省	华安	0.85	针阔混交林	最适宜	23.20	风险等级较高，为重点防控区域；19.7%
福建省	华安	0.70	针叶林	适宜	0.07	的区域为最适宜针叶林区，主要分布在
福建省	华安	0.85	针叶林	最适宜	234.17	该县的中部、西部地区，风险等级高， 为重点防控区域
福建省	惠安	0.70	阔叶林	适宜	22.25	福建省惠安县为2007年全国调查新疫
福建省	惠安	0.70	其他	适宜	416.80	点。全县东南部地区为松材线虫的最适 宜分布区，其他地区为适宜分布区，主
福建省	惠安	0.85	其他	最适宜	249.78	要林分为：针叶林、阔叶林，其中21.2% 的区域为适宜针叶林区，主要分布在该
福建省	惠安	0.70	针叶林	适宜	193.44	县的中部和西北部地区，风险等级较高， 为重点防控区域；3.5%的区域为最适宜
福建省	惠安	0.85	针叶林	最适宜	32.28	针叶林区，主要分布在该县的东南部地 区，风险等级高，为重点防控区域
福建省	将乐	0.70	阔叶林	适宜	206.65	
福建省	将乐	0.85	阔叶林	最适宜	175.51	福建省将乐县，全县东部地区为松材线
福建省	将乐	0.70	其他	适宜	135.03	虫的适宜分布区，西部为最适宜分布区，
福建省	将乐	0.85	其他	最适宜	172.76	主要林分为：针叶林、阔叶林、针阔混 交林、竹林，其中23.2的区域为适宜针
福建省	将乐	0.70	针阔混交林	适宜	56.55	叶林区，主要分布在该县的东部地区，
福建省	将乐	0.85	针阔混交林	最适宜	166.66	风险等级较高，为重点防控区域；19.4%
福建省	将乐	0.70	针叶林	适宜	490.39	的区域为最适宜针叶林区，主要分布在
福建省	将乐	0.85	针叶林	最适宜	408.68	该县的西部地区，风险等级高，为重点
福建省	将乐	0.70	竹林	适宜	78.16	防控区域
福建省	将乐	0.85	竹林	最适宜	218.86	
福建省	建宁	0.85	阔叶林	最适宜	1137.49	福建省建宁县，全县为松材线虫的最适
福建省	建宁	0.85	其他	最适宜	220.50	宜分布区，主要林分为：针叶林、阔叶 林、针阔混交林、竹林，其中6.4%的区
福建省	建宁	0.85	针阔混交林	最适宜	19.05	域为最适宜针叶林区，主要分布在该县
福建省	建宁	0.85	针叶林	最适宜	109.80	的西南部和东部地区，风险等级高，为
福建省	建宁	0.85	竹林	最适宜	136.16	重点防控区域

省份	县(市、区)	适生值	森林类型	风险等级	面积/km²	风险评价
福建省	建阳	0.70	阔叶林	适宜	1413.40	福建省建阳市,全市为松材线虫的适宜
福建省	建阳	0.70	其他	适宜	553.91	分布区,主要林分为:针叶林、阔叶林、
福建省	建阳	0.70	针阔混交林	适宜	259.84	针阔混交林、竹林,其中 32.5%的区域
福建省	建阳	0.70	针叶林	适宜	1122.26	为适宜针叶林区,全市各地均有分布,
福建省	建阳	0.70	竹林	适宜	101.58	风险等级较高,为重点防控区域
福建省	晋江	0.70	其他	适宜	112.30	福建省晋江市,全市西北地区为松材线
福建省	晋江	0.85	其他	最适宜	337.05	虫的适宜分布区,其他地区为最适宜分
福建省	晋江	0.70	针叶林	适宜	20.43	布区,主要林分为:针叶林。该市虽风
福建省	晋江	0.85	针叶林	最适宜	42.18	险为较高、高,但因树种单一,缺少针阔混交林和阔叶林,所以该市的针叶林分布区都为重点防控区域
福建省	连城	0.70	阔叶林	适宜	0.88	福建省连城县,全县绝大部分地区为松
福建省	连城	0.85	阔叶林	最适宜	319.46	材线虫的最适宜分布区,仅东北极小地
福建省	连城	0.85	其他	最适宜	706.10	区为适宜分布区,主要林分为:针叶林、
福建省	连城	0.85	针阔混交林	最适宜	83.62	阔叶林、针阔混交林、竹林,其中 51.1%
福建省	连城	0.85	针叶林	最适宜	1189.25	的区域为最适宜针叶林区,全县各地均
福建省	连城	0.85	竹林	最适宜	28.64	有分布,风险等级高,为重点防控区域
福建省	连江	0.70	阔叶林	适宜	263.32	福建省连江县为 2007 年全国调查疫点。
福建省	连江	0.85	阔叶林	最适宜	43.90	全县中部和西部地区为松材线虫的适宜
福建省	连江	0.70	其他	适宜	215.18	分布区,东部地区为最适宜分布区,主
福建省	连江	0.85	其他	最适宜	163.53	要林分为:针叶林、阔叶林、针阔混交
福建省	连江	0.70	针阔混交林	适宜	30.98	林,其中 23.0%的区域为适宜针叶林区,
福建省	连江	0.85	针阔混交林	最适宜	38.13	主要分布在该县的中部和西部地区,风
福建省	连江	0.70	针叶林	适宜	284.03	险等级较高,为重点防控区域;15.9%的区域为最适宜针叶林区,主要分布在该
福建省	连江	0.85	针叶林	最适宜	196.44	县的东部地区,风险等级高,为重点防控区域
福建省	龙海	0.85	阔叶林	最适宜	320.10	福建省龙海市为 2007 年全国调查疫点。
福建省	龙海	0.85	其他	最适宜	619.36	全市为松材线虫的最适宜分布区,主要
福建省	龙海	0.85	针阔混交林	最适宜	0.05	林分为:针叶林、阔叶林、针阔混交林、
福建省	龙海	0.85	针叶林	最适宜	193.45	竹林,其中 15.6%的区域为最适宜针叶
福建省	龙海	0.85	竹林	最适宜	105.77	林区,主要分布在该市的中部、西南部地区,风险等级高,为重点防控区域
福建省	龙岩	0.85	阔叶林	最适宜	1261.68	福建省龙岩市,全市为松材线虫的最适
福建省	龙岩	0.85	其他	最适宜	367.26	宜分布区,主要林分为:针叶林、阔叶
福建省	龙岩	0.85	针阔混交林	最适宜	93.91	林、针阔混交林、竹林,其中 25.0%的
福建省	龙岩	0.85	针叶林	最适宜	609.90	区域为最适宜针叶林区,全市各地均
福建省	龙岩	0.85	竹林	最适宜	102.18	有分布,风险等级高,为重点防控区域
福建省	罗源	0.70	阔叶林	适宜	269.05	福建省罗源县,全县中部和西部地区为
福建省	罗源	0.85	阔叶林	最适宜	113.73	松材线虫的适宜分布区,东部地区为最
福建省	罗源	0.70	其他	适宜	211.80	适宜分布区,主要林分为:针叶林、阔
福建省	罗源	0.85	其他	最适宜	34.83	叶林、针阔混交林、竹林,其中 17.8%
福建省	罗源	0.70	针阔混交林	适宜	21.11	的区域为适宜针叶林区,主要分布在该
福建省	罗源	0.85	针阔混交林	最适宜	3.05	县的中部和西部地区,风险等级较高,
福建省	罗源	0.70	针叶林	适宜	191.33	为重点防控区域;3.3%的区域为最适宜
福建省	罗源	0.85	针叶林	最适宜	35.70	针叶林区,主要分布在该县的东部,风险等级高,为重点防控区域
福建省	罗源	0.70	竹林	适宜	193.40	

省份	县(市、区)	适生值	森林类型	风险等级	面积/km²	风险评价
福建省	明溪	0.70	阔叶林	适宜	275.13	福建省明溪县，全县东部地区为松材线虫的适宜分布区，西部地区为最适宜分布区，主要林分为：针叶林、阔叶林、针阔混交林、竹林，其中4.0%的区域为适宜针叶林区，主要分布在该县的东部地区，风险等级较高，为重点防控区域；13.5%的区域为最适宜针叶林区，主要分布在该县的西部地区，风险等级高，为重点防控区域
福建省	明溪	0.85	阔叶林	最适宜	239.29	
福建省	明溪	0.70	其他	适宜	269.71	
福建省	明溪	0.85	其他	最适宜	335.80	
福建省	明溪	0.85	针阔混交林	最适宜	126.42	
福建省	明溪	0.70	针叶林	适宜	61.45	
福建省	明溪	0.85	针叶林	最适宜	209.59	
福建省	明溪	0.70	竹林	适宜	19.52	
福建省	明溪	0.85	竹林	最适宜	11.15	
福建省	闽侯	0.70	阔叶林	适宜	726.38	福建省闽侯县为2007年全国调查新疫点。全县绝大部分地区为松材线虫的适宜分布区，仅东南部极少数地区为最适宜分布区，主要林分为：针叶林、阔叶林、针阔混交林、竹林，其中21.2%的区域为适宜针叶林区，主要分布在该县的中部地区，风险等级较高，为重点防控区域
福建省	闽侯	0.70	其他	适宜	645.90	
福建省	闽侯	0.70	水体	适宜	75.89	
福建省	闽侯	0.70	针阔混交林	适宜	188.07	
福建省	闽侯	0.85	针阔混交林	最适宜	0.01	
福建省	闽侯	0.70	针叶林	适宜	451.19	
福建省	闽侯	0.70	竹林	适宜	42.12	
福建省	闽清	0.70	阔叶林	适宜	242.64	福建省闽清县，全县为松材线虫的适宜分布区，主要林分为：针叶林、阔叶林、针阔混交林、竹林，其中28.7%的区域为适宜针叶林区，全县各地区均有分布，风险等级较高，为重点防控区域
福建省	闽清	0.70	其他	适宜	414.55	
福建省	闽清	0.70	针阔混交林	适宜	446.72	
福建省	闽清	0.70	针叶林	适宜	465.18	
福建省	闽清	0.70	竹林	适宜	49.00	
福建省	南安市	0.70	阔叶林	适宜	204.98	福建省南安市，全市大部分地区为松材线虫的适宜分布区，南部少数地区为最适宜分布区，主要林分为：针叶林、阔叶林、针阔混交林，其中41.4%的地区为适宜针叶林区，主要分布在该市的中部、东北部地区，风险等级较高，为重点防控区域；0.9%的区域为最适宜针叶林区，主要分布在该市的南部少数地区，风险等级高，为重点防控区域
福建省	南安市	0.85	阔叶林	最适宜	53.44	
福建省	南安市	0.70	其他	适宜	799.26	
福建省	南安市	0.85	其他	最适宜	125.84	
福建省	南安市	0.85	针阔混交林	最适宜	43.66	
福建省	南安市	0.70	针叶林	适宜	881.63	
福建省	南安市	0.85	针叶林	最适宜	20.09	
福建省	南靖	0.85	阔叶林	最适宜	661.44	福建省南靖县，全县为松材线虫的最适宜分布区，主要林分为：针叶林、阔叶林、针阔混交林、竹林，其中35.6%的区域为最适宜针叶林区，主要分布在该县的中部、南部地区，风险等级高，为重点防控区域
福建省	南靖	0.85	其他	最适宜	402.82	
福建省	南靖	0.85	针阔混交林	最适宜	112.57	
福建省	南靖	0.85	针叶林	最适宜	685.46	
福建省	南靖	0.85	竹林	最适宜	60.99	
福建省	南平	0.70	阔叶林	适宜	926.60	福建省南平市，全市为松材线虫的适宜分布区，主要林分为：针叶林、阔叶林、针阔混交林、竹林，其中28.1%的区域为适宜针叶林区，主要分布在该市的东部地区，风险等级较高，为重点防控区域
福建省	南平	0.70	其他	适宜	636.98	
福建省	南平	0.70	针阔混交林	适宜	150.19	
福建省	南平	0.70	针叶林	适宜	696.89	
福建省	南平	0.70	竹林	适宜	71.52	

省份	县(市、区)	适生值	森林类型	风险等级	面积/km²	风险评价
福建省	宁德	0.70	阔叶林	适宜	145.86	福建省宁德市,全市大部分地区为松材线虫的适宜分布区,东南部少数地区为最适宜分布区,主要林分为:针叶林、阔叶林、针阔混交林、竹林,其中49.4%的区域为适宜针叶林区,主要分布在该市的西部地区,风险等级较高,为重点防控区域;1.2%的区域为最适宜针叶林区,主要分布在该市的东部少数地区,风险等级高,为重点防控区域
福建省	宁德	0.85	阔叶林	最适宜	92.88	
福建省	宁德	0.70	其他	适宜	285.01	
福建省	宁德	0.85	其他	最适宜	20.64	
福建省	宁德	0.70	针阔混交林	适宜	8.70	
福建省	宁德	0.70	针叶林	适宜	666.17	
福建省	宁德	0.85	针叶林	最适宜	15.68	
福建省	宁德	0.70	竹林	适宜	112.41	
福建省	宁化	0.85	阔叶林	最适宜	437.91	福建省宁化县,全县为松材线虫的最适宜分布区,主要林分为:针叶林、阔叶林、针阔混交林、竹林,其中63.2%的区域为最适宜针叶林区,全县各地区均有分布,风险等级高,为重点防控区域
福建省	宁化	0.85	其他	最适宜	345.94	
福建省	宁化	0.85	针阔混交林	最适宜	27.61	
福建省	宁化	0.85	针叶林	最适宜	1400.14	
福建省	宁化	0.85	竹林	最适宜	49.62	
福建省	平和	0.85	阔叶林	最适宜	816.69	福建省平和县,全县为松材线虫的最适宜分布区,主要林分为:针叶林、阔叶林、针阔混交林,其中22.0%的区域为最适宜针叶林区,主要分布在该县的北部地区,风险等级高,为重点防控区域
福建省	平和	0.85	其他	最适宜	788.21	
福建省	平和	0.85	针阔混交林	最适宜	158.98	
福建省	平和	0.85	针叶林	最适宜	492.87	
福建省	屏南	0.70	阔叶林	适宜	220.72	福建省平南县,全县为松材线虫的适宜分布区,主要林分为:针叶林、阔叶林、竹林,其中42.3%的区域为适宜针叶林区,全县各地区均有分布,风险等级较高,为重点防控区域
福建省	屏南	0.70	其他	适宜	605.56	
福建省	屏南	0.70	针叶林	适宜	620.16	
福建省	屏南	0.70	竹林	适宜	19.50	
福建省	平潭	0.85	其他	最适宜	194.32	福建省平潭县,全县为松材线虫的最适宜分布区,主要林分为:其他林分。该县虽然为高风险区,但因针叶林分布极少,所以不是重点防控区域,但应注意新造人工林的树种选择
福建省	浦城	0.70	阔叶林	适宜	1455.59	福建省浦城县,全县为松材线虫的适宜分布区,主要林分为:针叶林、阔叶林、针阔混交林、竹林,其中19.0%的区域为适宜针叶林区,全县各地区均有分布,风险等级较高,为重点防控区域
福建省	浦城	0.70	其他	适宜	800.48	
福建省	浦城	0.70	针阔混交林	适宜	222.36	
福建省	浦城	0.70	针叶林	适宜	665.37	
福建省	浦城	0.70	竹林	适宜	342.34	
福建省	莆田市	0.70	阔叶林	适宜	89.79	福建省莆田市,全市为松材线虫的适宜分布区,主要林分为:针叶林、阔叶林,其中12.6%的区域为适宜针叶林区,主要分布在该市的西南部地区,风险等级较高,为重点防控区域
福建省	莆田市	0.70	其他	适宜	189.26	
福建省	莆田市	0.70	针叶林	适宜	40.13	
福建省	莆田县	0.85	阔叶林	最适宜	2.63	福建省莆田县,全县大部分地区为松材线虫的适宜分布区,东南部少数地区为最适宜分布区,主要林分为:针叶林、阔叶林、针阔混交林,其中18.7%的区域为适宜针叶林区,主要分布在该县的中部、北部地区,风险等级较高,为重点防控区域
福建省	莆田县	0.85	其他	最适宜	164.34	
福建省	莆田县	0.70	针阔混交林	适宜	8.53	
福建省	莆田县	0.85	针阔混交林	最适宜	35.58	
福建省	莆田县	0.70	针叶林	适宜	316.50	
福建省	莆田县	0.70	阔叶林	适宜	525.35	
福建省	莆田县	0.70	其他	适宜	640.32	

省份	县(市、区)	适生值	森林类型	风险等级	面积/km²	风险评价
福建省	清流	0.70	阔叶林	适宜	0.02	
福建省	清流	0.85	阔叶林	最适宜	495.28	福建省清流县，全县绝大部分地区为松材线虫的最适宜分布区，仅东北少数地区为适宜分布区，主要林分为：针叶林、阔叶林、针阔混交林、竹林，其中35.2%的区域为最适宜针叶林区，全县各地区均有分布，风险等级高，为重点防控区域
福建省	清流	0.85	其他	最适宜	600.91	
福建省	清流	0.85	针阔混交林	最适宜	145.04	
福建省	清流	0.85	针叶林	最适宜	687.72	
福建省	清流	0.85	竹林	最适宜	24.05	
福建省	泉州	0.70	阔叶林	适宜	8.97	福建省泉州市为2007年全国调查疫点。全市绝大部分地区为松材线虫的适宜分布区，仅东南部少数地区为最适宜分布区，主要林分为：针叶林、阔叶林，其中43.9%的区域为适宜针叶林区，全市各地区均有分布，风险等级较高，为重点防控区域；1.6%的区域为最适宜针叶林区，主要分布在该市的东南部少数地区，风险等级高，为重点防控区域
福建省	泉州	0.70	其他	适宜	256.44	
福建省	泉州	0.85	其他	最适宜	8.57	
福建省	泉州	0.70	针叶林	适宜	220.82	
福建省	泉州	0.85	针叶林	最适宜	8.24	
福建省	三明	0.70	阔叶林	适宜	519.99	福建省三明市，全市为松材线虫的适宜分布区，主要林分为：针叶林、阔叶林、竹林，其中18.8%的区域为适宜针叶林区，主要分布在该市的中部地区，风险等级较高，为重点防控区域
福建省	三明	0.70	其他	适宜	340.96	
福建省	三明	0.70	针叶林	适宜	228.45	
福建省	三明	0.70	竹林	适宜	125.25	
福建省	上杭	0.85	阔叶林	最适宜	674.63	福建省上杭县，全县为松材线虫的最适宜分布区，主要林分为：针叶林、阔叶林、针阔混交林、竹林，其中35.9%的区域为最适宜针叶林区，主要分布在该县的西部地区，风险等级高，为重点防控区域
福建省	上杭	0.85	其他	最适宜	1041.36	
福建省	上杭	0.85	针阔混交林	最适宜	115.98	
福建省	上杭	0.85	针叶林	最适宜	1029.29	
福建省	上杭	0.85	竹林	最适宜	11.41	
福建省	沙县	0.70	阔叶林	适宜	1006.01	福建省沙县，全县为松材线虫的适宜分布区，主要林分为：针叶林、阔叶林、针阔混交林、竹林，其中16.9%的区域为适宜针叶林区，主要分布在该县的北部、南部少数地区，风险等级较高，为重点防控区域
福建省	沙县	0.70	其他	适宜	366.67	
福建省	沙县	0.70	针阔混交林	适宜	33.11	
福建省	沙县	0.70	针叶林	适宜	295.20	
福建省	沙县	0.70	竹林	适宜	47.61	
福建省	石狮	0.85	其他	最适宜	176.20	福建省石狮市，全市为松材线虫的最适宜分布区，主要林分为：针叶林。该市虽风险等级为高风险，但因树种单一，缺少针阔混交林和阔叶林，所以该市的针叶林分布区都为重点防控区域
福建省	石狮	0.85	针叶林	最适宜	67.76	
福建省	寿宁	0.70	阔叶林	适宜	400.71	福建省寿宁县，全县西南部地区为松材线虫的适宜分布区，东北部为最适宜分布区，主要林分为：针叶林、阔叶林、针阔混交林，其中8.3%的区域为适宜针叶林区，主要分布在该县的西部和南部少数地区，风险等级较高，为重点防控区域；3.6%的区域为最适宜针叶林区，
福建省	寿宁	0.85	阔叶林	最适宜	493.80	
福建省	寿宁	0.70	其他	适宜	111.07	
福建省	寿宁	0.85	其他	最适宜	72.74	
福建省	寿宁	0.85	针阔混交林	最适宜	11.54	
福建省	寿宁	0.70	针叶林	适宜	100.98	

省份	县(市、区)	适生值	森林类型	风险等级	面积/km²	风险评价
福建省	寿宁	0.85	针叶林	最适宜	44.87	主要分布在该县的东北部地区,风险等级高,为重点防控区域
福建省	顺昌	0.70	阔叶林	适宜	695.46	福建省顺昌县,全县为松材线虫的适宜分布区,主要林分为:针叶林、阔叶林、针阔混交林、竹林,其中 20.1%的区域为适宜针叶林区,主要分布在该县的西部和南部地区,风险等级较高,为重点防控区域
福建省	顺昌	0.70	其他	适宜	579.70	
福建省	顺昌	0.70	针阔混交林	适宜	50.43	
福建省	顺昌	0.70	针叶林	适宜	455.41	
福建省	顺昌	0.70	竹林	适宜	480.73	
福建省	松溪	0.70	阔叶林	适宜	305.32	福建省松溪县,全县为松材线虫的适宜分布区,主要林分为:针叶林、阔叶林、针阔混交林、竹林,其中 16.1%的区域为适宜针叶林区,主要分布在该县的中部、西部地区,风险等级较高,为重点防控区域
福建省	松溪	0.70	其他	适宜	335.26	
福建省	松溪	0.70	针阔混交林	适宜	208.03	
福建省	松溪	0.70	针叶林	适宜	185.91	
福建省	松溪	0.70	竹林	适宜	100.64	
福建省	泰宁	0.85	阔叶林	最适宜	72.67	福建省泰宁县,全县大部分地区为松材线虫的最适宜分布区,仅东北部少数地区为适宜分布区,主要林分为:针叶林、阔叶林、针阔混交林、竹林,其中1.0%的区域为适宜针叶林区,主要分布在该县的东北部地区,风险等级较高,为重点防控区域;3.0%的区域为最适宜针叶林区,主要分布在该县的东北部地区,风险等级高,为重点防控区域
福建省	泰宁	0.70	其他	适宜	26.85	
福建省	泰宁	0.85	其他	最适宜	316.23	
福建省	泰宁	0.70	针阔混交林	适宜	95.91	
福建省	泰宁	0.85	针阔混交林	最适宜	117.99	
福建省	泰宁	0.70	针叶林	适宜	15.10	
福建省	泰宁	0.85	针叶林	最适宜	45.21	
福建省	泰宁	0.70	竹林	适宜	9.70	
福建省	泰宁	0.85	竹林	最适宜	810.50	
福建省	同安	0.70	阔叶林	适宜	12.13	福建省同安县,全县北部地区为松材线虫的适宜分布区,中部和南部地区为最适宜分布区,主要林分为:针叶林、阔叶林、针阔混交林、竹林,其中 14.5%的区域为适宜针叶林区,主要分布在该县的北部地区,风险等级较高,为重点防控区域;7.7%的区域为最适宜针叶林区,主要分布在该县的中部和南部地区,风险等级高,为重点防控区域
福建省	同安	0.85	阔叶林	最适宜	43.79	
福建省	同安	0.70	其他	适宜	45.30	
福建省	同安	0.85	其他	最适宜	404.88	
福建省	同安	0.70	针阔混交林	适宜	70.74	
福建省	同安	0.85	针阔混交林	最适宜	13.79	
福建省	同安	0.70	针叶林	适宜	117.93	
福建省	同安	0.85	针叶林	最适宜	62.36	
福建省	同安	0.85	竹林	最适宜	43.23	
福建省	柘荣	0.70	阔叶林	适宜	3.51	福建省柘荣县,全县绝大部分地区为松材线虫的最适宜分布区,仅西部少数地区为适宜分布区,主要林分为:针叶林、阔叶林、竹林,其中 14.8%的区域为最适宜针叶林区,主要分布在该县的中北部和东部地区,风险等级高,为重点防控区域
福建省	柘荣	0.85	阔叶林	最适宜	250.91	
福建省	柘荣	0.85	其他	最适宜	49.58	
福建省	柘荣	0.85	针叶林	最适宜	77.57	
福建省	柘荣	0.85	竹林	最适宜	145.77	
福建省	武平	0.85	阔叶林	最适宜	191.19	福建省武平县,全县为松材线虫的最适宜分布区,主要林分为:针叶林、阔叶林、针阔混交林,其中 42.5%的区域为最适宜针叶林区,全县各地区均有分布,风险等级高,为重点防控区域
福建省	武平	0.85	其他	最适宜	848.79	
福建省	武平	0.85	针阔混交林	最适宜	575.21	
福建省	武平	0.85	针叶林	最适宜	1151.83	

省份	县(市、区)	适生值	森林类型	风险等级	面积/km²	风险评价
福建省	武夷山	0.70	阔叶林	适宜	800.05	福建省武夷山市,全市为松材线虫的适宜分布区,主要林分为:针叶林、阔叶林、针阔混交林、竹林,其中22.9%的区域为适宜针叶林区,全市各地区均有分布,风险等级较高,为重点防控区域
福建省	武夷山	0.70	其他	适宜	612.76	
福建省	武夷山	0.70	针阔混交林	适宜	442.64	
福建省	武夷山	0.70	针叶林	适宜	617.96	
福建省	武夷山	0.70	竹林	适宜	231.15	
福建省	厦门	0.85	阔叶林	最适宜	55.69	福建省厦门市为2007年全国调查疫点。全市为松材线虫的最适宜分布区,主要林分为:针叶林、阔叶林、竹林,其中18.9%的区域为最适宜分布区,主要分布在该市的北部地区,风险等级高,为重点防控区域
福建省	厦门	0.85	其他	最适宜	417.97	
福建省	厦门	0.85	针叶林	最适宜	124.29	
福建省	厦门	0.85	竹林	最适宜	60.18	
福建省	仙游	0.70	阔叶林	适宜	621.53	福建省仙游县,全县为松材线虫的适宜分布区,主要林分为:针叶林、阔叶林、针阔混交林,其中34.7%的区域为适宜针叶林区,主要分布在该县的西部、南部地区,风险等级较高,为重点防控区域
福建省	仙游	0.70	其他	适宜	575.94	
福建省	仙游	0.70	针阔混交林	适宜	23.37	
福建省	仙游	0.70	针叶林	适宜	648.04	
福建省	霞浦	0.85	阔叶林	最适宜	474.16	福建省霞浦县,全县为松材线虫的最适宜分布区,主要林分为:针叶林、阔叶林、竹林,其中31.6%的区域为最适宜针叶林区,风险等级高,主要分布在该县的东部、南部地区,风险等级高,为重点防控区域
福建省	霞浦	0.85	其他	最适宜	482.99	
福建省	霞浦	0.85	针叶林	最适宜	483.40	
福建省	霞浦	0.85	竹林	最适宜	87.10	
福建省	永安	0.70	其他	适宜	415.06	福建省永安市,全市大部分地区为松材线虫的适宜分布区,西北和西南少数地区为最适宜分布区,主要林分为:针叶林、阔叶林、针阔混交林、竹林,其中29.6%的区域为适宜针叶林区,全市各地区均有分布,风险等级较高,为重点防控区域;4.3%的区域为最适宜针叶林区,主要分布在该市的西北、西南部少数地区,风险等级高,为重点防控区域
福建省	永安	0.85	其他	最适宜	86.20	
福建省	永安	0.70	阔叶林	适宜	790.74	
福建省	永安	0.85	阔叶林	最适宜	41.95	
福建省	永安	0.70	针阔混交林	适宜	234.32	
福建省	永安	0.85	针阔混交林	最适宜	100.74	
福建省	永安	0.70	针叶林	适宜	932.10	
福建省	永安	0.85	针叶林	最适宜	136.06	
福建省	永安	0.70	竹林	适宜	377.14	
福建省	永安	0.85	竹林	最适宜	34.79	
福建省	永春	0.70	阔叶林	适宜	222.53	福建省永春县,全县为松材线虫的适宜分布区,主要林分为:针叶林、阔叶林、针阔混交林,其中59.1%的区域为适宜针叶林区,全县各地区均有分布,风险等级较高,为重点防控区域
福建省	永春	0.70	其他	适宜	354.32	
福建省	永春	0.70	针阔混交林	适宜	15.15	
福建省	永春	0.70	针叶林	适宜	853.69	
福建省	永泰	0.70	竹林	适宜	62.61	福建省永泰县,全县为松材线虫的适宜分布区,主要林分为:针叶林、阔叶林、针阔混交林、竹林,其中50.1%的区域为适宜针叶林区,全县各地区均有分布,风险等级较高,为重点防控区域
福建省	永泰	0.70	阔叶林	适宜	565.87	
福建省	永泰	0.70	其他	适宜	480.39	
福建省	永泰	0.70	针阔混交林	适宜	47.31	
福建省	永泰	0.70	针叶林	适宜	1161.62	

省份	县(市、区)	适生值	森林类型	风险等级	面积/km²	风险评价
福建省	尤溪	0.70	阔叶林	适宜	822.30	福建省尤溪县,全县为松材线虫的适宜
福建省	尤溪	0.70	针阔混交林	适宜	3.14	分布区,主要林分为:针叶林、阔叶林、
福建省	尤溪	0.70	针叶林	适宜	1480.54	针阔混交林、竹林,其中 43.5%的区域
福建省	尤溪	0.70	竹林	适宜	23.29	为适宜针叶林区,全县各地区均有分布,
福建省	尤溪	0.70	其他	适宜	1075.18	风险等级较高,为重点防控区域
福建省	云霄	0.85	其他	最适宜	371.14	福建省云霄县为 2007 年全国调查疫点。
福建省	云霄	0.85	针叶林	最适宜	342.46	全县为松材线虫的最适宜分布区,主要
福建省	云霄	0.85	阔叶林	最适宜	378.83	林分为:针叶林、阔叶林、针阔混交林,
						其中 31.3%的区域为最适宜针叶林区,
						全县各地区均有分布,风险等级高,为
福建省	云霄	0.85	针阔混交林	最适宜	0.04	重点防控区域
福建省	漳平	0.70	其他	适宜	531.32	福建省漳平县,全县大部分地区为松材
福建省	漳平	0.70	针叶林	适宜	626.02	线虫的适宜分布区,西南部地区为最适
福建省	漳平	0.70	阔叶林	适宜	749.67	宜分布区,主要林分为:针叶林、阔叶
福建省	漳平	0.70	针阔混交林	适宜	146.83	林、针阔混交林、竹林,其中 20.3%的
福建省	漳平	0.70	竹林	适宜	9.29	区域为适宜针叶林区,主要分布在该县
福建省	漳平	0.85	阔叶林	最适宜	619.13	的北部、中部地区,风险等级较高,为
福建省	漳平	0.85	针叶林	最适宜	322.29	重点防控区域;10.5%的区域为最适宜针
						叶林区,主要分布在该县的南部地区,
福建省	漳平	0.85	其他	最适宜	77.91	风险等级高,为重点防控区域
福建省	漳浦	0.85	阔叶林	最适宜	521.39	福建省漳浦县,全县为松材线虫的最适
福建省	漳浦	0.85	针叶林	最适宜	419.40	宜分布区,主要林分为:针叶林、阔叶
						林、针阔混交林,其中 21.2%的区域为
福建省	漳浦	0.85	其他	最适宜	1029.19	最适宜针叶林区,主要分布在该县的西
						部、北部地区,风险等级高,为重点防
福建省	漳浦	0.85	针阔混交林	最适宜	11.63	控区域
福建省	漳州	0.85	阔叶林	最适宜	13.98	福建省漳州市,全市为松材线虫的最适
						宜分布区,主要林分为:针叶林、阔叶
福建省	漳州	0.85	其他	最适宜	305.27	林,其中 8.0%的区域为最适宜针叶林区,
						主要分布在该市的西部地区,风险等级
福建省	漳州	0.85	针叶林	最适宜	27.65	高,为重点防控区域
福建省	诏安	0.85	其他	最适宜	550.95	福建省诏安县为 2007 年全国调查新疫
						点。全县为松材线虫的最适宜分布区,
福建省	诏安	0.85	竹林	最适宜	9.00	主要林分为:针叶林、阔叶林、针阔混
福建省	诏安	0.85	阔叶林	最适宜	475.84	交林、竹林,其中 15.2%的区域为最适
福建省	诏安	0.85	针叶林	最适宜	186.75	宜针叶林区,主要分布在该县的东部地
福建省	诏安	0.85	针阔混交林	最适宜	5.55	区,风险等级高,为重点防控区域
福建省	长泰	0.70	阔叶林	适宜	76.79	福建省长泰县,全县大部分地区为松材
福建省	长泰	0.85	阔叶林	最适宜	225.96	线虫的最适宜分布区,北部少数地区为
						适宜分布区,主要林分为:针叶林、阔
福建省	长泰	0.70	其他	适宜	74.01	叶林,其中 8.2%的区域为最适宜针叶林
福建省	长泰	0.85	其他	最适宜	363.71	区,主要分布在该县的东部地区,风险
						等级高,为重点防控区域;6.3%的区域
福建省	长泰	0.70	针叶林	适宜	53.76	为适宜针叶林区,主要分布在该县的东
						北部地区,风险等级较高,为重点防控
福建省	长泰	0.85	针叶林	最适宜	69.92	区域

省份	县(市、区)	适生值	森林类型	风险等级	面积/km²	风险评价
福建省	邵武	0.70	其他	适宜	432.10	福建省邵武市，全市绝大部分地区为松材线虫的适宜分布区，仅西南部少数地区为最适宜分布区，主要林分为：针叶林、阔叶林、针阔混交林、竹林，其中30.6%的区域为适宜针叶林区，全市各地区均有分布，风险等级较高，为重点防控区域
福建省	邵武	0.70	针叶林	适宜	847.43	
福建省	邵武	0.70	阔叶林	适宜	686.88	
福建省	邵武	0.70	针阔混交林	适宜	473.02	
福建省	邵武	0.70	竹林	适宜	341.05	
福建省	邵武	0.85	针阔混交林	最适宜	6.05	
福建省	邵武	0.85	竹林	最适宜	5.32	
福建省	政和	0.70	其他	适宜	697.63	福建省政和县，全县为松材线虫的适宜分布区，主要林分为：针叶林、阔叶林、针阔混交林、竹林，其中34.1%的区域为适宜针叶林区，全县各地区均有分布，风险等级较高，为重点防控区域
福建省	政和	0.70	竹林	适宜	153.84	
福建省	政和	0.70	针叶林	适宜	602.11	
福建省	政和	0.70	阔叶林	适宜	262.42	
福建省	政和	0.70	针阔混交林	适宜	46.34	
福建省	周宁	0.70	阔叶林	适宜	186.20	福建省周宁县，全县为松材线虫的适宜分布区，主要林分为：针叶林、阔叶林，其中54.8%的区域为适宜针叶林区，全县各地区均有分布，风险等级较高，为重点防控区域
福建省	周宁	0.70	针叶林	适宜	576.99	
福建省	周宁	0.70	其他	适宜	289.00	
福建省	永定	0.85	针阔混交林	最适宜	109.50	福建省永定县，全县为松材线虫的最适宜分布区，主要林分为：针叶林、阔叶林、针阔混交林、竹林，其中16.5%的区域为最适宜针叶林区，主要分布在该县的西部、南部地区，风险等级高，为重点防控区域
福建省	永定	0.85	其他	最适宜	423.47	
福建省	永定	0.85	阔叶林	最适宜	1208.60	
福建省	永定	0.85	针叶林	最适宜	345.32	
福建省	永定	0.85	竹林	最适宜	39.22	
甘肃省	阿克塞哈萨克族自治县	0.13	沙漠	极不适宜	6425.99	甘肃省阿克塞哈萨克族自治县，全县为松材线虫的极不适宜区，主要林分为：其他林分。风险等级低，不是重点防控区域
甘肃省	阿克塞哈萨克族自治县	0.13	其他	极不适宜	2685.84	
甘肃省	安西	0.13	沙漠	极不适宜	10878.30	甘肃省安西县，全县为松材线虫的极不适区，主要林分为：灌木林。风险等级低，不是重点防控区域
甘肃省	安西	0.13	其他	极不适宜	13369.41	
甘肃省	安西	0.13	灌木林	极不适宜	16.65	
甘肃省	白银	0.13	灌木林	极不适宜	49.47	甘肃省白银市，全市为松材线虫的极不适宜区，主要林分为：阔叶林、灌木林。风险等级低，不是重点防控区域
甘肃省	白银	0.13	其他	极不适宜	2975.47	
甘肃省	白银	0.13	阔叶林	极不适宜	17.14	
甘肃省	成县	0.40	其他	不适宜	0.36	甘肃省成县，全县绝大部分地区为松材线虫的次适宜分布区，仅北部少数地区为不适宜分布区，主要林分为：针叶林、阔叶林，其中5.6%的区域为次适宜针叶林区，主要分布在该县的北部、东北地区，风险等级中度，为重点防控区域
甘肃省	成县	0.55	其他	次适宜	1152.49	
甘肃省	成县	0.55	阔叶林	次适宜	287.06	
甘肃省	成县	0.55	针叶林	次适宜	83.72	
甘肃省	崇信县	0.13	其他	极不适宜	365.84	甘肃省崇信县，全县北部地区为松材线虫的极不适宜分布区，南部地区为不适宜分布区，主要林分为：阔叶林。风险等级低，不是重点防控区域
甘肃省	崇信县	0.13	阔叶林	极不适宜	0.11	
甘肃省	崇信县	0.40	其他	不适宜	388.06	
甘肃省	崇信县	0.40	阔叶林	不适宜	76.99	
甘肃省	崇信县	0.40	针叶林	不适宜	3.53	

省份	县(市、区)	适生值	森林类型	风险等级	面积/km²	风险评价
甘肃省	迭部县	0.13	其他	极不适宜	978.32	甘肃省迭部县，全县为松材线虫的极不
甘肃省	迭部县	0.13	针叶林	极不适宜	3609.63	适宜分布区，主要林分为：针叶林、阔
甘肃省	迭部县	0.13	阔叶林	极不适宜	399.63	叶林。风险等级低，不是重点防控区域
甘肃省	迭部县	0.13	灌木林	极不适宜	0.03	
甘肃省	定西	0.13	其他	极不适宜	3482.12	甘肃省定西县，全县为松材线虫的极不
甘肃省	定西	0.13	灌木林	极不适宜	63.29	适宜分布区，主要林分为：灌木林，风险等级低，不是重点防控区域
甘肃省	东乡族自治县	0.13	其他	极不适宜	1255.05	甘肃省东乡族自治县，全县为松材线虫
甘肃省	东乡族自治县	0.13	水体	极不适宜	58.12	的极不适宜分布区，主要林分为：灌木
甘肃省	东乡族自治县	0.13	灌木林	极不适宜	10.32	林，风险等级低，不是重点防控区域
甘肃省	敦煌	0.13	其他	极不适宜	6405.23	甘肃省敦煌市，全市为松材线虫的极不
甘肃省	敦煌	0.13	沙漠	极不适宜	16821.94	适宜分布区，主要林分为：其他林分，风险等级低，不是重点防控区域
甘肃省	甘谷	0.13	其他	极不适宜	1391.59	甘肃省甘谷县，全县大部分地区为松材线虫的极不适宜分布区，仅南部少数地
甘肃省	甘谷	0.40	其他	不适宜	11.22	区为不适宜分布区，主要林分为：其他林分，风险等级低，不是重点防控区域
甘肃省	皋兰	0.13	其他	极不适宜	2465.76	甘肃省皋兰县，全县为松材线虫的极不
甘肃省	皋兰	0.13	阔叶林	极不适宜	2.66	适宜分布区，主要林分为：阔叶林、灌
甘肃省	皋兰	0.13	灌木林	极不适宜	12.33	木林，风险等级低，不是重点防控区域
甘肃省	高台	0.13	其他	极不适宜	2983.76	
甘肃省	高台	0.13	沙漠	极不适宜	1233.01	甘肃省高台县，全县为松材线虫的极不适宜分布区，主要林分为：针叶林、灌
甘肃省	高台	0.13	灌木林	极不适宜	37.50	木林，风险等级低，不是重点防控区域
甘肃省	高台	0.13	针叶林	极不适宜	92.82	
甘肃省	广河	0.13	其他	极不适宜	429.52	甘肃省广河县，全县为松材线虫的极不适宜分布区，主要林分为：其他林分,风险等级低，不是重点防控区域
甘肃省	古浪	0.13	针叶林	极不适宜	177.90	
甘肃省	古浪	0.13	其他	极不适宜	3662.09	甘肃省古浪县，全县为松材线虫的极不适宜分布区，主要林分为：针叶林、灌
甘肃省	古浪	0.13	沙漠	极不适宜	1078.12	木林，风险等级低，不是重点防控区域
甘肃省	古浪	0.13	灌木林	极不适宜	89.34	
甘肃省	合水	0.13	针叶林	极不适宜	28.97	
甘肃省	合水	0.13	针阔混交林	极不适宜	61.23	甘肃省合水县，全县为松材线虫的极不适宜分布区，主要林分为：针叶林、阔
甘肃省	合水	0.13	阔叶林	极不适宜	1207.69	叶林、针阔混交林，风险等级低，不是
甘肃省	合水	0.13	其他	极不适宜	1915.99	重点防控区域
甘肃省	合水	0.13	灌木林	极不适宜	0.14	
甘肃省	和政	0.13	其他	极不适宜	1001.93	甘肃省和政县，全县为松材线虫的极不
甘肃省	和政	0.13	阔叶林	极不适宜	175.12	适宜分布区，主要林分为：针叶林、阔
甘肃省	和政	0.13	针叶林	极不适宜	19.50	叶林，风险等级低，不是重点防控区域

省份	县(市、区)	适生值	森林类型	风险等级	面积/km²	风险评价
甘肃省	华池	0.13	针叶林	极不适宜	73.85	甘肃省华池县，全县为松材线虫的极不适宜区，主要林分为：针叶林、阔叶林、针阔混交林，风险等级低，不是重点防控区域
甘肃省	华池	0.13	针阔混交林	极不适宜	8.91	
甘肃省	华池	0.13	阔叶林	极不适宜	507.89	
甘肃省	华池	0.13	其他	极不适宜	3165.26	
甘肃省	华池	0.13	灌木林	极不适宜	7.72	
甘肃省	环县	0.13	其他	极不适宜	8467.11	甘肃省环县，全县为松材线虫的极不适宜分布区，主要林分为：灌木林，风险等级低，不是重点防控区域
甘肃省	环县	0.13	灌木林	极不适宜	4.50	
甘肃省	华亭	0.13	其他	极不适宜	859.48	甘肃省华亭县，全县为大部分地区松材线虫的极不适宜分布区，南部少数地区为不适宜分布区，主要林分为：阔叶林，风险等级低，不是重点防控区域
甘肃省	华亭	0.13	阔叶林	极不适宜	193.24	
甘肃省	华亭	0.40	其他	不适宜	236.43	
甘肃省	华亭	0.40	阔叶林	不适宜	82.24	
甘肃省	会宁	0.13	其他	极不适宜	5379.87	甘肃省会宁县，全县为松材线虫的极不适宜分布区，主要林分为：灌木林，风险等级低，不是重点防控区域
甘肃省	会宁	0.13	灌木林	极不适宜	184.04	
甘肃省	徽县	0.40	其他	不适宜	1764.63	甘肃省徽县，全县大部分地区为松材线虫的不适宜分布区，西北部少数地区为次适宜分布区，主要林分为：针叶林、阔叶林、针阔混交林，其中3.8%的区域为次适宜针叶林区，主要分布在该县的西北部地区，风险等级中度，为重点防控区域
甘肃省	徽县	0.40	阔叶林	不适宜	843.67	
甘肃省	徽县	0.40	针叶林	不适宜	171.97	
甘肃省	徽县	0.40	针阔混交林	不适宜	2.59	
甘肃省	徽县	0.55	阔叶林	次适宜	6.18	
甘肃省	徽县	0.55	其他	次适宜	0.22	
甘肃省	徽县	0.55	针叶林	次适宜	0.00	
甘肃省	金昌	0.13	其他	极不适宜	1264.03	甘肃省金昌市，全市为松材线虫的极不适宜分布区，主要林分为：灌木林，风险等级低，不是重点防控区域
甘肃省	金昌	0.13	沙漠	极不适宜	9.75	
甘肃省	金昌	0.13	灌木林	极不适宜	5.27	
甘肃省	泾川	0.13	其他	极不适宜	950.83	甘肃省泾川县，全县北部地区为松材线虫的极不适宜分布区，南部地区为不适宜分布区，主要林分为：阔叶林，风险等级低，不是重点防控区域
甘肃省	泾川	0.13	阔叶林	极不适宜	0.53	
甘肃省	泾川	0.40	其他	不适宜	544.81	
甘肃省	泾川	0.40	阔叶林	不适宜	7.85	
甘肃省	静宁	0.13	其他	极不适宜	2072.24	甘肃省静宁县，全县为松材线虫的极不适宜分布区，主要林分为：灌木林，风险等级低，不是重点防控区域
甘肃省	静宁	0.13	灌木林	极不适宜	13.97	
甘肃省	景泰	0.13	其他	极不适宜	5346.14	甘肃省景泰县，全县为松材线虫的极不适宜分布区，主要林分为：阔叶林、灌木林，风险等级低，不是重点防控区域
甘肃省	景泰	0.13	灌木林	极不适宜	183.60	
甘肃省	景泰	0.13	阔叶林	极不适宜	46.58	
甘肃省	靖远	0.13	其他	极不适宜	5464.03	甘肃省靖远县，全县为松材线虫的极不适宜分布区，主要林分为：阔叶林、灌木林，风险等级低，不是重点防控区域
甘肃省	靖远	0.13	灌木林	极不适宜	124.37	
甘肃省	靖远	0.13	阔叶林	极不适宜	80.47	
甘肃省	金塔	0.13	阔叶林	极不适宜	15.23	甘肃省金塔县，全县大部分地区为松材线虫的极不适宜分布区，东北部少数地区为不适宜分布区，主要林分为：阔叶林、灌木林，风险等级低，不是重点防控区域
甘肃省	金塔	0.13	灌木林	极不适宜	89.43	
甘肃省	金塔	0.13	沙漠	极不适宜	13687.46	
甘肃省	金塔	0.13	其他	极不适宜	1262.19	
甘肃省	金塔	0.40	沙漠	不适宜	459.43	

省份	县(市、区)	适生值	森林类型	风险等级	面积/km²	风险评价
甘肃省	积石山	0.13	其他	极不适宜	953.48	甘肃省积石山保安族东乡族撒拉族自治县,全县为松材线虫的极不适宜分布区,主要林分为:针叶林、阔叶林、灌木林,风险等级低,不是重点防控区域
甘肃省	积石山	0.13	水体	极不适宜	6.47	
甘肃省	积石山	0.13	灌木林	极不适宜	15.61	
甘肃省	积石山	0.13	阔叶林	极不适宜	15.36	
甘肃省	积石山	0.13	针叶林	极不适宜	61.44	
甘肃省	酒泉	0.13	沙漠	极不适宜	460.33	甘肃省酒泉市,全市为松材线虫的极不适宜分布区,主要林分为:针叶林、阔叶林、针阔混交林,风险等级低,不是重点防控区域
甘肃省	酒泉	0.13	其他	极不适宜	2789.88	
甘肃省	酒泉	0.13	针阔混交林	极不适宜	294.52	
甘肃省	酒泉	0.13	针叶林	极不适宜	463.95	
甘肃省	酒泉	0.13	阔叶林	极不适宜	17.86	
甘肃省	嘉峪关	0.13	沙漠	极不适宜	210.16	甘肃省嘉峪关市,全市为松材线虫的极不适宜分布区,主要林分为:针阔混交林,风险等级低,不是重点防控区域
甘肃省	嘉峪关	0.13	其他	极不适宜	1089.20	
甘肃省	嘉峪关	0.13	针阔混交林	极不适宜	27.28	
甘肃省	康乐	0.13	其他	极不适宜	754.88	甘肃省康乐县,全县为松材线虫的极不适宜分布区,主要林分为:针叶林、阔叶林,风险等级低,不是重点防控区域
甘肃省	康乐	0.13	阔叶林	极不适宜	326.86	
甘肃省	康乐	0.13	针叶林	极不适宜	12.64	
甘肃省	西和	0.40	其他	不适宜	1145.21	甘肃省西和县,全县西北部地区为松材线虫的不适宜分布区,东南部为次适宜分布区,主要林分为:阔叶林。该县东南部地区为中度风险区,但因针叶林分布极少,所以不是重点防控区域,但应注意新造人工林的树种选择
甘肃省	西和	0.40	阔叶林	不适宜	49.52	
甘肃省	西和	0.55	其他	次适宜	550.96	
甘肃省	西和	0.55	阔叶林	次适宜	242.97	
甘肃省	康县	0.55	其他	次适宜	1591.26	甘肃省康县,全县大部分地区为松材线虫的次适宜分布区,东南部部分地区为适宜分布区,主要林分为:针叶林、阔叶林,其中5.1%的区域为次适宜针叶林区,主要分布在该县的中部、北部地区,风险等级中度,为重点防控区域;1.2%的区域为适宜针叶林区,主要分布在该县的东南部地区,风险等级较高,为重点防控区域
甘肃省	康县	0.55	阔叶林	次适宜	376.63	
甘肃省	康县	0.55	针叶林	次适宜	137.44	
甘肃省	康县	0.70	其他	适宜	325.05	
甘肃省	康县	0.70	阔叶林	适宜	252.01	
甘肃省	康县	0.70	针叶林	适宜	31.55	
甘肃省	兰州	0.13	其他	极不适宜	1544.73	甘肃省兰州市,全市为松材线虫的极不适宜分布区,主要林分为:阔叶林、灌木林,风险等级低,不是重点防控区域
甘肃省	兰州	0.13	灌木林	极不适宜	239.88	
甘肃省	兰州	0.13	阔叶林	极不适宜	6.92	
甘肃省	灵台	0.40	其他	不适宜	1978.01	甘肃省灵台县,全县为松材线虫的不适宜分布区,主要林分为:阔叶林,风险等级低,不是重点防控区域
甘肃省	灵台	0.40	阔叶林	不适宜	132.68	
甘肃省	临潭	0.13	其他	极不适宜	734.07	甘肃省临潭县,全县为松材线虫的极不适宜分布区,主要林分为:针叶林、阔叶林,风险等级低,不是重点防控区域
甘肃省	临潭	0.13	阔叶林	极不适宜	709.06	
甘肃省	临潭	0.13	针叶林	极不适宜	139.05	

省份	县(市、区)	适生值	森林类型	风险等级	面积/km²	风险评价
甘肃省	临洮	0.13	其他	极不适宜	2850.28	甘肃省临洮县，全县为松材线虫的极不
甘肃省	临洮	0.13	灌木林	极不适宜	2.93	适宜分布区，主要林分为：阔叶林、灌
甘肃省	临洮	0.13	阔叶林	极不适宜	37.81	木林，风险等级低，不是重点防控区域
甘肃省	临夏市	0.13	其他	极不适宜	160.74	甘肃省临夏市，全市为松材线虫的极不适宜分布区，主要林分为：其他林分，风险等级低，不是重点防控区域
甘肃省	临夏县	0.13	其他	极不适宜	832.78	甘肃省临夏县，全县为松材线虫的极不
甘肃省	临夏县	0.13	水体	极不适宜	17.77	适宜分布区，主要林分为：针叶林、阔
甘肃省	临夏县	0.13	阔叶林	极不适宜	139.21	叶林，风险等级低，不是重点防控区域
甘肃省	临夏县	0.13	针叶林	极不适宜	48.15	
甘肃省	临泽	0.13	其他	极不适宜	1904.05	甘肃省临泽县，全县为松材线虫的极不
甘肃省	临泽	0.13	沙漠	极不适宜	943.93	适宜分布区，主要林分为：针叶林、阔
甘肃省	临泽	0.13	阔叶林	极不适宜	94.66	叶林，风险等级低，不是重点防控区域
甘肃省	临泽	0.13	针叶林	极不适宜	62.64	
甘肃省	两当县	0.40	阔叶林	不适宜	647.05	甘肃省两当县，全县大部分地区为松材
甘肃省	两当县	0.40	其他	不适宜	1.41	线虫的次适宜分布区，仅北部极少数地
甘肃省	两当县	0.55	其他	次适宜	657.26	区为不适宜分布区，主要林分为：针叶
甘肃省	两当县	0.55	针叶林	次适宜	56.41	林、阔叶林，其中3.4%的区域为次适宜
甘肃省	两当县	0.55	阔叶林	次适宜	22.05	针叶林区，全县各地区均有分布，风险等级中度，为重点防控区域
甘肃省	陇西	0.13	其他	极不适宜	2382.30	甘肃省陇西县，全县为松材线虫的极不
甘肃省	陇西	0.13	灌木林	极不适宜	0.82	适宜分布区，主要林分为：阔叶林、灌
甘肃省	陇西	0.13	阔叶林	极不适宜	1.48	木林，风险等级低，不是重点防控区域
甘肃省	碌曲	0.13	其他	极不适宜	4207.38	甘肃省碌曲县，全县为松材线虫的极不
甘肃省	碌曲	0.13	阔叶林	极不适宜	216.61	适宜分布区，主要林分为：针叶林、阔
甘肃省	碌曲	0.13	针叶林	极不适宜	250.28	叶林，风险等级低，不是重点防控区域
甘肃省	玛曲	0.13	其他	极不适宜	9712.09	甘肃省玛曲县，全县为松材线虫的极不
甘肃省	玛曲	0.13	灌木林	极不适宜	11.40	适宜分布区，主要林分为：灌木林，风险等级低，不是重点防控区域
甘肃省	民乐	0.13	其他	极不适宜	2117.74	甘肃省民乐县，全县为松材线虫的极不
甘肃省	民乐	0.13	灌木林	极不适宜	844.20	适宜分布区，主要林分为：针叶林、灌
甘肃省	民乐	0.13	针叶林	极不适宜	192.95	木林，风险等级低，不是重点防控区域
甘肃省	民勤	0.13	其他	极不适宜	4540.57	
甘肃省	民勤	0.13	沙漠	极不适宜	11162.03	甘肃省民勤县，全县为松材线虫的极不
甘肃省	民勤	0.13	灌木林	极不适宜	216.31	适宜分布区，主要林分为：阔叶林、灌
甘肃省	民勤	0.13	阔叶林	极不适宜	45.65	木林，风险等级低，不是重点防控区域
甘肃省	民勤	0.13	水体	极不适宜	9.84	
甘肃省	岷县	0.13	其他	极不适宜	2730.43	甘肃省岷县，全县大部分地区为松材线
甘肃省	岷县	0.13	阔叶林	极不适宜	541.40	虫的极不适宜分布区，东部少数地区为
甘肃省	岷县	0.13	针叶林	极不适宜	86.83	不适宜分布区，主要林分为：针叶林、
甘肃省	岷县	0.40	其他	不适宜	31.03	阔叶林，风险等级低，不是重点防控区
甘肃省	岷县	0.40	针叶林	不适宜	1.24	域

省份	县(市、区)	适生值	森林类型	风险等级	面积/km²	风险评价
甘肃省	宁县	0.13	其他	极不适宜	1427.50	
甘肃省	宁县	0.13	阔叶林	极不适宜	359.35	甘肃省宁县，全县北部地区为松材线虫的极不适宜分布区，南部地区为不适宜分布区，主要林分为：针叶林、阔叶林，风险等级低，不是重点防控区域
甘肃省	宁县	0.13	针叶林	极不适宜	11.05	
甘肃省	宁县	0.40	其他	不适宜	679.64	
甘肃省	宁县	0.40	阔叶林	不适宜	69.79	
甘肃省	平凉	0.13	其他	极不适宜	1706.64	甘肃省平凉市，全市为松材线虫的极不适宜分布区，主要林分为：阔叶林，风险等级低，不是重点防控区域
甘肃省	平凉	0.13	阔叶林	极不适宜	65.20	
甘肃省	秦安	0.13	其他	极不适宜	1586.76	甘肃省秦安县，全县大部分地区为松材线虫的极不适宜分布区，东南部少数地区为不适宜分布区，主要林分为：其他林分。风险等级低，不是重点防控区域
甘肃省	秦安	0.40	其他	不适宜	174.08	
甘肃省	清水	0.40	其他	不适宜	1563.26	甘肃省清水县，全县为松材线虫的不适宜分布区，主要林分为：针叶林、阔叶林，风险等级低，不是重点防控区域
甘肃省	清水	0.40	阔叶林	不适宜	103.21	
甘肃省	清水	0.40	针叶林	不适宜	7.00	
甘肃省	庆阳	0.13	阔叶林	极不适宜	3.62	甘肃省庆阳县，全县为松材线虫的极不适宜分布区，主要林分为：针叶林、阔叶林，风险等级低，不是重点防控区域
甘肃省	庆阳	0.13	其他	极不适宜	2831.97	
甘肃省	庆阳	0.13	针叶林	极不适宜	0.78	
甘肃省	山丹县	0.13	其他	极不适宜	3496.96	
甘肃省	山丹县	0.13	针叶林	极不适宜	339.06	甘肃省山丹县，全县为松材线虫的极不适宜分布区，主要林分为：针叶林、灌木林，风险等级低，不是重点防控区域
甘肃省	山丹县	0.13	灌木林	极不适宜	729.76	
甘肃省	山丹县	0.13	沙漠	极不适宜	0.11	
甘肃省	肃北蒙古族自治县	0.13	灌木林	极不适宜	145.43	
甘肃省	肃北蒙古族自治县	0.13	沙漠	极不适宜	10943.63	甘肃省肃北蒙古族自治县，全县为松材线虫的极不适宜分布区，主要林分为：阔叶林、灌木林，风险等级低，不是重点防控区域
甘肃省	肃北蒙古族自治县	0.13	其他	极不适宜	44981.18	
甘肃省	肃北蒙古族自治县	0.13	阔叶林	极不适宜	31.60	
甘肃省	肃南裕固族自治县	0.13	其他	极不适宜	15264.36	
甘肃省	肃南裕固族自治县	0.13	沙漠	极不适宜	523.36	甘肃省肃南裕固族自治县，全县为松材线虫的极不适宜分布区，主要林分为：针叶林、阔叶林、灌木林，风险等级低，不是重点防控区域
甘肃省	肃南裕固族自治县	0.13	灌木林	极不适宜	1250.14	
甘肃省	肃南裕固族自治县	0.13	针叶林	极不适宜	2094.96	
甘肃省	肃南裕固族自治县	0.13	阔叶林	极不适宜	368.95	

省份	县(市、区)	适生值	森林类型	风险等级	面积/km²	风险评价
甘肃省	天水	0.13	其他	极不适宜	188.10	甘肃省天水市，全市大部分地区为松材线虫的不适宜分布区，西北部少数地区为极不适宜分布区，东南部少数地区为次适宜分布区，主要林分为：针叶林、阔叶林、针阔混交林，其中0.8%的区域为次适宜针叶林区，主要分布在该市的东南部少数地区，风险等级中度，为重点防控区域
甘肃省	天水	0.40	其他	不适宜	3173.39	
甘肃省	天水	0.40	阔叶林	不适宜	1227.53	
甘肃省	天水	0.40	针叶林	不适宜	269.01	
甘肃省	天水	0.40	针阔混交林	不适宜	124.86	
甘肃省	天水	0.55	其他	次适宜	113.73	
甘肃省	天水	0.55	阔叶林	次适宜	413.00	
甘肃省	天水	0.55	针叶林	次适宜	44.37	
甘肃省	天祝藏族自治县	0.13	其他	极不适宜	5093.34	甘肃省天祝藏族自治县，全县为松材线虫的极不适宜分布区，主要林分为：针叶林、阔叶林、灌木林，风险等级低，不是重点防控区域
甘肃省	天祝藏族自治县	0.13	针叶林	极不适宜	1031.01	
甘肃省	天祝藏族自治县	0.13	灌木林	极不适宜	385.98	
甘肃省	天祝藏族自治县	0.13	阔叶林	极不适宜	36.69	
甘肃省	天祝藏族自治县	0.13	针阔混交林	极不适宜	0.00	
甘肃省	通渭	0.13	其他	极不适宜	2703.02	甘肃省通渭县，全县为松材线虫的极不适宜分布区，主要林分为：灌木林，风险等级低，不是重点防控区域
甘肃省	通渭	0.13	灌木林	极不适宜	6.56	
甘肃省	宕昌	0.13	其他	极不适宜	1056.37	甘肃省宕昌县，全县西北部地区为松材线虫的极不适宜分布区，东南部地区为不适宜分布区，主要林分为：针叶林、阔叶林，风险等级低，不是重点防控区域
甘肃省	宕昌	0.13	阔叶林	极不适宜	548.71	
甘肃省	宕昌	0.13	针叶林	极不适宜	150.35	
甘肃省	宕昌	0.40	其他	不适宜	1216.18	
甘肃省	宕昌	0.40	阔叶林	不适宜	463.35	
甘肃省	宕昌	0.40	针叶林	不适宜	38.61	
甘肃省	渭源	0.13	其他	极不适宜	1723.87	甘肃省渭源县，全县为松材线虫的极不适宜分布区，主要林分为：针叶林、阔叶林、灌木林，风险等级低，不是重点防控区域
甘肃省	渭源	0.13	灌木林	极不适宜	13.49	
甘肃省	渭源	0.13	阔叶林	极不适宜	389.32	
甘肃省	渭源	0.13	针叶林	极不适宜	1.06	
甘肃省	文县	0.40	其他	不适宜	610.35	甘肃省文县，全县大部分地区为松材线虫的次适宜分布区，西北部地区为不适宜分布区，东南部地区为适宜分布区，主要林分为：针叶林、阔叶林、灌木林，其中22.4%的区域为次适宜针叶林区，主要分布在该县的南部地区，风险等级中度，为重点防控区域；0.2%的区域为适宜针叶林区，风险等级较高，为重点防控区域
甘肃省	文县	0.40	针叶林	不适宜	402.91	
甘肃省	文县	0.40	灌木林	不适宜	35.98	
甘肃省	文县	0.55	其他	次适宜	2405.84	
甘肃省	文县	0.55	针叶林	次适宜	1228.89	
甘肃省	文县	0.55	阔叶林	次适宜	300.88	
甘肃省	文县	0.70	其他	适宜	181.99	
甘肃省	文县	0.70	阔叶林	适宜	419.16	
甘肃省	文县	0.70	针叶林	适宜	20.81	
甘肃省	文县	0.40	阔叶林	不适宜	1.43	

省份	县(市、区)	适生值	森林类型	风险等级	面积/km²	风险评价
甘肃省	武都	0.40	其他	不适宜	281.62	
甘肃省	武都	0.40	针叶林	不适宜	68.95	甘肃省武都县，全县大部分地区为松材
甘肃省	武都	0.40	阔叶林	不适宜	8.11	线虫的次适宜分布区，西北部地区为不
甘肃省	武都	0.55	其他	次适宜	3221.49	适宜分布区，东南部地区为适宜分布区，
甘肃省	武都	0.55	针叶林	次适宜	15.39	主要林分为：针叶林、阔叶林，其中0.3%
甘肃省	武都	0.55	阔叶林	次适宜	577.36	的区域为次适宜针叶林区，主要分布在
甘肃省	武都	0.70	其他	适宜	205.42	该县的中部地区，风险等级中度，为重
甘肃省	武都	0.70	阔叶林	适宜	589.75	点防控区域；0.04%的区域为适宜针叶林
甘肃省	武都	0.70	针叶林	适宜	8.53	区，风险等级较高，为重点防控区域
甘肃省	武山	0.13	其他	极不适宜	1698.42	甘肃省武山县，全县大部分地区为松材
甘肃省	武山	0.13	阔叶林	极不适宜	113.70	线虫的极不适宜分布区，东南部极少数
甘肃省	武山	0.13	针叶林	极不适宜	48.05	地区为不适宜分布区，主要林分为：针
甘肃省	武山	0.40	其他	不适宜	47.68	叶林、阔叶林，风险等级低，不是重点 防控区域
甘肃省	武威	0.13	其他	极不适宜	3896.84	
甘肃省	武威	0.13	沙漠	极不适宜	1780.46	甘肃省武威市，全市为松材线虫的极不 适宜分布区，主要林分为：针叶林、灌
甘肃省	武威	0.13	灌木林	极不适宜	130.30	木林，风险等级低，不是重点防控区域
甘肃省	武威	0.13	针叶林	极不适宜	303.20	
甘肃省	夏河	0.13	其他	极不适宜	6262.07	甘肃省夏河县，全县为松材线虫的极不
甘肃省	夏河	0.13	灌木林	极不适宜	58.21	适宜分布区，主要林分为：针叶林、阔
甘肃省	夏河	0.13	阔叶林	极不适宜	337.56	叶林、灌木林，风险等级低，不是重点
甘肃省	夏河	0.13	针叶林	极不适宜	1694.78	防控区域
甘肃省	西峰	0.13	其他	极不适宜	1019.67	甘肃省西峰市，全市为松材线虫的极不 适宜分布区，主要林分为：其他林分， 风险等级低，不是重点防控区域
甘肃省	礼县	0.13	其他	极不适宜	49.07	
甘肃省	礼县	0.13	针叶林	极不适宜	0.13	甘肃省礼县，全县大部分地区为松材线
甘肃省	礼县	0.40	其他	不适宜	3661.17	虫的不适宜分布区，西北部少数地区为
甘肃省	礼县	0.40	针叶林	不适宜	66.89	极不适宜分布区，主要林分为：针叶林、
甘肃省	礼县	0.40	阔叶林	不适宜	397.61	阔叶林，风险等级低，不是重点防控区
甘肃省	礼县	0.55	其他	次适宜	66.67	域
甘肃省	礼县	0.55	阔叶林	次适宜	44.53	
甘肃省	永昌	0.13	其他	极不适宜	4457.26	
甘肃省	永昌	0.13	沙漠	极不适宜	799.53	甘肃省永昌县，全县为松材线虫的极不 适宜分布区，主要林分为：针叶林、阔
甘肃省	永昌	0.13	灌木林	极不适宜	349.34	叶林、灌木林，风险等级低，不是重点
甘肃省	永昌	0.13	阔叶林	极不适宜	6.78	防控区域
甘肃省	永昌	0.13	针叶林	极不适宜	171.72	
甘肃省	永登	0.13	灌木林	极不适宜	240.39	
甘肃省	永登	0.13	其他	极不适宜	4817.26	甘肃省永登县，全县为松材线虫的极不 适宜分布区，主要林分为：针叶林、阔
甘肃省	永登	0.13	阔叶林	极不适宜	27.40	叶林、灌木林，风险等级低，不是重点
甘肃省	永登	0.13	针叶林	极不适宜	35.39	防控区域

省份	县(市、区)	适生值	森林类型	风险等级	面积/km²	风险评价
甘肃省	永靖	0.13	其他	极不适宜	1737.64	甘肃省永靖县，全县为松材线虫的极不
甘肃省	永靖	0.13	灌木林	极不适宜	148.26	适宜分布区，主要林分为：灌木林，风
甘肃省	永靖	0.13	水体	极不适宜	57.19	险等级低，不是重点防控区域
甘肃省	玉门	0.13	沙漠	极不适宜	4386.73	甘肃省玉门市，全市为松材线虫的极不
甘肃省	玉门	0.13	其他	极不适宜	9144.45	适宜分布区，主要林分为：灌木林，风
甘肃省	玉门	0.13	灌木林	极不适宜	282.09	险等级低，不是重点防控区域
甘肃省	榆中	0.13	其他	极不适宜	3222.59	甘肃省榆中县，全县为松材线虫的极不
甘肃省	榆中	0.13	阔叶林	极不适宜	87.05	适宜分布区，主要林分为：针叶林、阔
甘肃省	榆中	0.13	灌木林	极不适宜	199.43	叶林、灌木林，风险等级低，不是重点
甘肃省	榆中	0.13	针叶林	极不适宜	35.74	防控区域
甘肃省	张家川回族自治县	0.13	其他	极不适宜	519.90	
甘肃省	张家川回族自治县	0.13	阔叶林	极不适宜	0.00	甘肃省张家川回族自治县，全县西北部地区为松材线虫的极不适宜分布区，东南部地区为不适宜分布区，主要林分为：
甘肃省	张家川回族自治县	0.40	其他	不适宜	596.76	阔叶林，风险等级低，不是重点防控区
甘肃省	张家川回族自治县	0.40	阔叶林	不适宜	143.22	域
甘肃省	张家川回族自治县	0.40	针阔混交林	不适宜	0.11	
甘肃省	漳县	0.13	其他	极不适宜	1243.90	甘肃省漳县，全县为松材线虫的极不适
甘肃省	漳县	0.13	针叶林	极不适宜	96.32	宜分布区，主要林分为：针叶林、阔叶
甘肃省	漳县	0.13	阔叶林	极不适宜	845.43	林，风险等级低，不是重点防控区域
甘肃省	张掖	0.13	其他	极不适宜	3088.29	甘肃省张掖市，全市为松材线虫的极不
甘肃省	张掖	0.13	针叶林	极不适宜	220.99	适宜分布区，主要林分为：针叶林、阔
甘肃省	张掖	0.13	灌木林	极不适宜	81.33	叶林、灌木林，风险等级低，不是重点
甘肃省	张掖	0.13	阔叶林	极不适宜	5.11	防控区域
甘肃省	正宁	0.40	其他	不适宜	955.78	甘肃省正宁县，全县为松材线虫的不适
甘肃省	正宁	0.40	阔叶林	不适宜	373.68	宜分布区，主要林分为：阔叶林、针阔
甘肃省	正宁	0.40	针阔混交林	不适宜	29.02	混交林，风险等级低，不是重点防控区域
甘肃省	镇原	0.13	其他	极不适宜	3423.73	甘肃省镇原县，全县为松材线虫的极不适宜分布区，主要林分为：其他林分，风险等级低，不是重点防控区域
甘肃省	舟曲	0.13	其他	极不适宜	56.08	
甘肃省	舟曲	0.13	针叶林	极不适宜	778.84	
甘肃省	舟曲	0.13	阔叶林	极不适宜	16.74	甘肃省舟曲县，全县中部和东南部地区为松材线虫的不适宜分布区，西北部地
甘肃省	舟曲	0.40	其他	不适宜	531.40	区为极不适宜分布区，东南部少数地区
甘肃省	舟曲	0.40	针叶林	不适宜	867.02	为次适宜分布区，主要林分为：针叶林、
甘肃省	舟曲	0.40	阔叶林	不适宜	1.97	阔叶林，其中0.5%的区域为次适宜针叶
甘肃省	舟曲	0.55	其他	次适宜	151.96	林区，主要分布在该县的东南部少数地
甘肃省	舟曲	0.55	针叶林	次适宜	10.96	区，风险等级中度，为重点防控区域
甘肃省	舟曲	0.55	阔叶林	次适宜	7.41	

省份	县(市、区)	适生值	森林类型	风险等级	面积/km²	风险评价
甘肃省	舟曲	0.13	灌木林	极不适宜	1.12	
甘肃省	庄浪	0.13	其他	极不适宜	1502.61	甘肃省庄浪县，全县为松材线虫的极不
甘肃省	庄浪	0.13	阔叶林	极不适宜	78.67	适宜分布区，主要林分为：阔叶林，风险等级低，不是重点防控区域
甘肃省	卓尼县	0.13	其他	极不适宜	2139.27	甘肃省卓尼县，全县为松材线虫的极不
甘肃省	卓尼县	0.13	阔叶林	极不适宜	1022.66	适宜分布区，主要林分为：针叶林、阔
甘肃省	卓尼县	0.13	针叶林	极不适宜	2095.61	叶林，风险等级低，不是重点防控区域
甘肃省	卓尼县	0.13	灌木林	极不适宜	3.41	
广东省	博罗	0.85	阔叶林	最适宜	823.67	广东省博罗县为2007年全国调查疫点。
广东省	博罗	0.85	针叶林	最适宜	570.90	全县为松材线虫的最适宜分布区，主要
广东省	博罗	0.85	其他	最适宜	1020.06	林分为：针叶林、阔叶林、针阔混交林，
广东省	博罗	0.85	针阔混交林	最适宜	527.51	其中19.2%的区域为最适宜针叶林区，
广东省	博罗	0.85	水体	最适宜	23.73	主要分布在该县的北部、中部地区，风险等级高，为重点防控区域
广东省	潮安	0.85	针阔混交林	最适宜	230.65	广东省潮安县，全县为松材线虫的最适
广东省	潮安	0.85	阔叶林	最适宜	398.45	宜分布区，主要林分为：针叶林、阔叶
广东省	潮安	0.85	其他	最适宜	574.39	林、针阔混交林，其中2.4%的区域为最
广东省	潮安	0.85	针叶林	最适宜	30.94	适宜针叶林区，主要分布在该县的北部
广东省	潮安	0.85	水体	最适宜	36.14	地区，风险等级高，为重点防控区域
广东省	潮阳	0.85	针阔混交林	最适宜	58.50	广东省潮阳市，全市为松材线虫的最适
广东省	潮阳	0.85	阔叶林	最适宜	367.41	宜分布区，主要林分为：阔叶林、针阔
广东省	潮阳	0.85	其他	最适宜	1085.28	混交林，该市虽然为高风险区，但因针叶林分布极少，所以不是重点防控区域，但应注意新造人工林的树种选择
广东省	潮州	0.85	针阔混交林	最适宜	14.53	广东省潮州市，全市为松材线虫的最适
广东省	潮州	0.85	其他	最适宜	140.63	宜分布区，主要林分为：阔叶林、针阔混交林。虽然为最适宜区域，但由于针
广东省	潮州	0.85	阔叶林	最适宜	54.89	叶林区分布极少，所以不是重点防控区域，但是要注意人工造林树种的选择
广东省	澄海	0.85	其他	最适宜	270.18	广东省澄海市，全市为松材线虫的最适宜分布区，主要林分为：其他林分，该市虽然为高风险区，但因针叶林分布极
广东省	澄海	0.85	水体	最适宜	53.73	少，所以不是重点防控区域，但应注意新造人工林的树种选择
广东省	从化	0.85	针叶林	最适宜	339.19	广东省从化市为2007年全国调查疫点。
广东省	从化	0.85	阔叶林	最适宜	790.86	全市为松材线虫的最适宜分布区，主要
广东省	从化	0.85	其他	最适宜	528.31	林分为针叶林、阔叶林、针阔混交林、
广东省	从化	0.85	针阔混交林	最适宜	228.65	竹林，其中16.5%的区域为最适宜针叶
广东省	从化	0.85	竹林	最适宜	162.67	林区，主要分布在该市的西部、北部地区，风险等级高，为重点防控区域
广东省	大埔	0.85	其他	最适宜	425.89	广东省大埔县，全县为松材线虫的最适
广东省	大埔	0.85	针阔混交林	最适宜	825.71	宜分布区，主要林分为针叶林、阔叶林、
广东省	大埔	0.85	阔叶林	最适宜	833.56	针阔混交林、竹林，其中11.9%的区域

省份	县(市、区)	适生值	森林类型	风险等级	面积/km²	风险评价
广东省	大埔	0.85	针叶林	最适宜	284.13	为最适宜针叶林区,主要分布在该县的
广东省	大埔	0.85	竹林	最适宜	12.93	北部、东南部、西部区域,风险等级高,为重点防控区域
广东省	德庆	0.85	针阔混交林	最适宜	257.35	广东省德庆县,全县为松材线虫的最适宜分布区,主要林分为针叶林、阔叶林、针阔混交林,其中31.7%的区域为最适宜针叶林区,主要分布在该县的北部、中部、西部区域,风险等级高,为重点防控区域
广东省	德庆	0.85	其他	最适宜	734.38	
广东省	德庆	0.85	针叶林	最适宜	604.85	
广东省	德庆	0.85	阔叶林	最适宜	312.94	
广东省	电白	0.85	其他	最适宜	1921.43	广东省电白县,全县为松材线虫的最适宜分布区,主要林分为阔叶林、针阔混交林,虽然为最适宜区域,但由于针叶林区分布极少,所以不是重点防控区域,但是要注意人工造林的树种选择
广东省	电白	0.85	针阔混交林	最适宜	8.64	
广东省	电白	0.85	阔叶林	最适宜	56.66	
广东省	东莞	0.85	其他	最适宜	1765.18	广东省东莞市为2007年全国调查疫点。全市为松材线虫的最适宜分布区,主要林分为针叶林、阔叶林、针阔混交林,其中1.1%的区域为针叶林区,主要分布在该市东部。风险等级高,为重点防控区域
广东省	东莞	0.85	水体	最适宜	3.59	
广东省	东莞	0.85	针阔混交林	最适宜	54.19	
广东省	东莞	0.85	阔叶林	最适宜	289.21	
广东省	东莞	0.85	针叶林	最适宜	22.41	
广东省	东源	0.85	针叶林	最适宜	350.97	广东省东源县,全县为松材线虫的最适宜分布区,主要林分为:针叶林、阔叶林、针阔混交林,其中8.9%的区域为最适宜针叶林区,主要分布在该县的中部地区,风险等级高,为重点防控区域
广东省	东源	0.85	针阔混交林	最适宜	570.45	
广东省	东源	0.85	其他	最适宜	481.79	
广东省	东源	0.85	水体	最适宜	274.00	
广东省	东源	0.85	阔叶林	最适宜	2250.71	
广东省	斗门	0.85	其他	最适宜	427.43	广东省斗门县,全县为松材线虫的最适宜分布区,主要林分针叶林、阔叶林、针阔混交林,其中34.9%为针叶林区。主要分布在该县中部,风险等级高,为重点防控区域
广东省	斗门	0.85	针叶林	最适宜	265.50	
广东省	斗门	0.85	阔叶林	最适宜	47.71	
广东省	斗门	0.85	针阔混交林	最适宜	19.28	
广东省	恩平	0.85	其他	最适宜	930.16	广东省恩平市,该市为松材线虫的最适宜分布区,主要林分为针叶林、阔叶林、针阔混交林,其中32.1%为针叶林区。主要分布在该市的西北部,风险等级高,为重点防控区域
广东省	恩平	0.85	阔叶林	最适宜	171.23	
广东省	恩平	0.85	针叶林	最适宜	614.47	
广东省	恩平	0.85	针阔混交林	最适宜	154.23	
广东省	恩平	0.85	水体	最适宜	39.24	
广东省	番禺区	0.85	其他	最适宜	769.59	广东省广州市番禺区,番禺区为松材线虫的最适宜分布区,主要林分为:阔叶林,针阔混交林。虽然为最适宜区域,但由于针叶林区分布极少,所以不是重点防控区域,但是要注意人工造林树种的选择
广东省	番禺区	0.85	水体	最适宜	42.48	
广东省	番禺区	0.85	阔叶林	最适宜	41.10	
广东省	番禺区	0.85	针阔混交林	最适宜	16.39	
广东省	封开	0.85	阔叶林	最适宜	521.55	广东省封开县为2007年全国调查疫点。该县为松材线虫的最适宜区域,主要林分为针叶林、阔叶林、针阔混交林、竹
广东省	封开	0.85	其他	最适宜	561.20	
广东省	封开	0.85	针阔混交林	最适宜	398.58	

省份	县(市、区)	适生值	森林类型	风险等级	面积/km²	风险评价
广东省	封开	0.85	竹林	最适宜	116.32	林，其中34.1%为针叶林区。主要分布
广东省	封开	0.85	针叶林	最适宜	816.42	在该县的中部、西部，风险等级高，为重点防控区域
广东省	丰顺	0.85	针阔混交林	最适宜	488.31	广东省丰顺县，该县为松材线虫的最适宜区域，主要林分为针叶林、阔叶林、针阔混交林、竹林，其中6.7%为针叶林区。主要分布在该县的北部、南部，风险等级高，为重点防控区域
广东省	丰顺	0.85	其他	最适宜	627.43	
广东省	丰顺	0.85	竹林	最适宜	5.86	
广东省	丰顺	0.85	阔叶林	最适宜	1392.67	
广东省	丰顺	0.85	针叶林	最适宜	181.95	
广东省	佛冈	0.85	针阔混交林	最适宜	235.10	广东省佛冈县，该县为松材线虫的最适宜区域，主要林分为针叶林、阔叶林、针阔混交林、竹林，其中20%为针叶林区，主要分布在该县的北部、中部、南部。风险等级高，为重点防控区域
广东省	佛冈	0.85	阔叶林	最适宜	479.56	
广东省	佛冈	0.85	针叶林	最适宜	258.18	
广东省	佛冈	0.85	其他	最适宜	291.47	
广东省	佛冈	0.85	竹林	最适宜	22.85	
广东省	佛山	0.85	其他	最适宜	117.23	广东省佛山市，全市为松材线虫的最适宜分布区，主要林分为其他，虽然为最适宜区域，但由于针叶林区没有分布，所以不是重点防控区域，但是要注意人工造林的树种选择
广东省	高明	0.85	其他	最适宜	355.31	广东省高明市，全市为松材线虫的最适宜分布区，主要林分为针叶林、阔叶林，其中47.7%为针叶林区，主要分布在该市的南部、西部。风险等级高，为重点防控区域
广东省	高明	0.85	针叶林	最适宜	473.73	
广东省	高明	0.85	阔叶林	最适宜	164.47	
广东省	高要	0.85	其他	最适宜	1325.55	广东省高要市，该市为松材线虫的最适宜分布区，主要林分为针叶林、阔叶林、针阔混交林、竹林，其中13.4%为针叶林区。主要分布在该市的中部、南部、东部。风险等级高，为重点防控区域
广东省	高要	0.85	阔叶林	最适宜	498.26	
广东省	高要	0.85	针叶林	最适宜	296.37	
广东省	高要	0.85	针阔混交林	最适宜	67.52	
广东省	高要	0.85	竹林	最适宜	18.72	
广东省	高州	0.85	其他	最适宜	2157.09	广东省高州市，全市为松材线虫的最适宜分布区，主要林分为：针叶林、阔叶林、针阔混交林，其中9.4%的区域为最适宜针叶林区，主要分布在该市的东部地区，风险等级高，为重点防控区域
广东省	高州	0.85	针叶林	最适宜	306.30	
广东省	高州	0.85	阔叶林	最适宜	702.04	
广东省	高州	0.85	针阔混交林	最适宜	103.87	
广东省	广宁	0.85	阔叶林	最适宜	132.68	广东省广宁县，该县为松材线虫的最适宜分布区。主要林分为针叶林、阔叶林、针阔混交林、竹林，其中5.6%为针叶林区。主要分布在该县西南部、东部、北部。风险等级高，为重点防控区域
广东省	广宁	0.85	其他	最适宜	1876.04	
广东省	广宁	0.85	针阔混交林	最适宜	166.50	
广东省	广宁	0.85	针叶林	最适宜	135.55	
广东省	广宁	0.85	竹林	最适宜	82.18	
广东省	广州	0.85	其他	最适宜	715.62	广东省广州市为2007年全国调查疫点。该市为松材线虫的最适宜分布区，主要林分为针叶林、阔叶林，其中0.1%为针
广东省	广州	0.85	针叶林	最适宜	2.26	
广东省	广州	0.85	阔叶林	最适宜	417.61	

省份	县(市、区)	适生值	森林类型	风险等级	面积/km²	风险评价
广东省	广州	0.85	水体	最适宜	15.03	叶林区。分布在该市的东北部,风险等级高,为重点防控区域
广东省	海丰	0.85	阔叶林	最适宜	530.63	广东省海丰县,该县为松材线虫的最适宜分布区,主要林分为针叶林、阔叶林、针阔混交林,其中20%为针叶林区。主要分布在该县的东北部、西部。风险等级高,为重点防控区域
广东省	海丰	0.85	其他	最适宜	661.76	
广东省	海丰	0.85	针叶林	最适宜	331.27	
广东省	海丰	0.85	针阔混交林	最适宜	79.68	
广东省	海康	0.85	其他	最适宜	2167.64	广东省海康县,该县为松材线虫的最适宜分布区,主要林分阔叶林。虽然为最适宜区域,但是没有针叶林区,不是重点防控区域,但注意人工造林时林种选择
广东省	海康	0.85	阔叶林	最适宜	1090.89	
广东省	和平	0.85	针阔混交林	最适宜	476.90	广东省和平县,该县为松材线虫的最适宜分布区,主要林分为针叶林、阔叶林、针阔混交林。其中45.2%为针叶林区,该县大部分地区都有分布,风险等级高,为重点防控区域
广东省	和平	0.85	阔叶林	最适宜	447.68	
广东省	和平	0.85	其他	最适宜	246.86	
广东省	和平	0.85	针叶林	最适宜	957.57	
广东省	鹤山	0.85	其他	最适宜	376.12	广东省鹤山市,全市为松材线虫的最适宜分布区,主要林分为:针叶林、阔叶林,其中30.9%的区域为最适宜针叶林区,全市各地区均有分布,风险等级高,为重点防控区域
广东省	鹤山	0.85	针叶林	最适宜	376.56	
广东省	鹤山	0.85	阔叶林	最适宜	465.90	
广东省	河源	0.85	阔叶林	最适宜	302.85	广东省河源市,该市为松材线虫的最适宜分布区,主要林分阔叶林、针阔混交林。虽然为最适宜区域,但是没有针叶林区,不是重点防控区域,但注意人工造林时林种选择
广东省	河源	0.85	针阔混交林	最适宜	6.56	
广东省	河源	0.85	水体	最适宜	25.86	
广东省	河源	0.85	其他	最适宜	145.39	
广东省	花都区	0.85	针叶林	最适宜	146.47	广东省花都市(广州市花都区),全市为松材线虫的最适宜分布区,主要林分为:针叶林、阔叶林、针阔混交林,其中13.0%的区域为最适宜针叶林区,主要分布在该市的北部地区,风险等级高,为重点防控区域
广东省	花都区	0.85	其他	最适宜	779.90	
广东省	花都区	0.85	针阔混交林	最适宜	185.64	
广东省	花都区	0.85	阔叶林	最适宜	13.68	
广东省	怀集	0.85	针阔混交林	最适宜	423.50	广东省怀集县,该县为松材线虫的最适宜分布区,主要林分为针叶林、阔叶林、针阔混交林、竹林。其中36.7%为针叶林区,该县大部分地区都有分布,风险等级高,为重点防控区域
广东省	怀集	0.85	阔叶林	最适宜	775.82	
广东省	怀集	0.85	针叶林	最适宜	1298.83	
广东省	怀集	0.85	其他	最适宜	796.54	
广东省	怀集	0.85	竹林	最适宜	253.65	
广东省	化州	0.85	其他	最适宜	894.19	广东省化州市,该市为松材线虫的最适宜分布区,主要林分为针叶林、阔叶林。其中7.6%为针叶林区。主要分布在该市的北部,风险等级高,为重点防控区域
广东省	化州	0.85	阔叶林	最适宜	1068.90	
广东省	化州	0.85	针叶林	最适宜	168.83	
广东省	化州	0.85	水体	最适宜	87.29	
广东省	惠东	0.85	阔叶林	最适宜	620.02	广东省惠东县为2007年全国调查疫点。该县为松材线虫的最适宜分布区,主要林分为针叶林、阔叶林、针阔混交林。其中54.1%为针叶林区,主要分布在北部、南部。风险等级高,为重点防控区域
广东省	惠东	0.85	针叶林	最适宜	1917.80	
广东省	惠东	0.85	其他	最适宜	750.69	
广东省	惠东	0.85	针阔混交林	最适宜	253.24	

省份	县(市、区)	适生值	森林类型	风险等级	面积/km²	风险评价
广东省	惠来	0.85	阔叶林	最适宜	459.79	广东省惠来县,全县为松材线虫的最适宜分布区,主要林分为:针叶林、阔叶林、针阔混交林,其中0.8%的区域为最适宜针叶林区,主要分布在该县的北部地区,风险等级高,为重点防控区域
广东省	惠来	0.85	其他	最适宜	990.19	
广东省	惠来	0.85	针阔混交林	最适宜	179.67	
广东省	惠来	0.85	针叶林	最适宜	13.91	
广东省	惠阳	0.85	阔叶林	最适宜	369.63	广东省惠阳市为2007年全国调查疫点。该市为松材线虫的最适宜分布区,主要林分为针叶林、阔叶林、针阔混交林。其中30.4%为针叶林区,主要分布在中部。风险等级高,为重点防控区域
广东省	惠阳	0.85	针叶林	最适宜	688.89	
广东省	惠阳	0.85	其他	最适宜	1158.51	
广东省	惠阳	0.85	针阔混交林	最适宜	45.49	
广东省	惠州	0.85	阔叶林	最适宜	76.30	广东省惠州市为2007年全国调查疫点。该市为松材线虫的最适宜分布区,主要林分为针叶林、阔叶林、针阔混交林。其中29.6%为针叶林区,风险等级高,为重点防控区域
广东省	惠州	0.85	针叶林	最适宜	112.16	
广东省	惠州	0.85	其他	最适宜	177.48	
广东省	惠州	0.85	针阔混交林	最适宜	12.46	
广东省	江门	0.85	其他	最适宜	159.17	广东省江门市,全市为松材线虫的最适宜分布区,主要林分为:针叶林、阔叶林,其中1.2%的区域为最适宜针叶林区,主要分布在该市的西部少数地区,风险等级高,为重点防控区域
广东省	江门	0.85	针叶林	最适宜	2.10	
广东省	江门	0.85	阔叶林	最适宜	15.01	
广东省	蕉岭	0.85	阔叶林	最适宜	618.73	广东省蕉岭县,该县为松材线虫的最适宜分布区,主要林分为针叶林、阔叶林、针阔混交林。其中2.0%为针叶林区,主要分布在南部。风险等级高,为重点防控区域
广东省	蕉岭	0.85	针叶林	最适宜	18.47	
广东省	蕉岭	0.85	针阔混交林	最适宜	176.95	
广东省	蕉岭	0.85	其他	最适宜	103.74	
广东省	揭东	0.85	阔叶林	最适宜	244.75	广东省揭东县,全县为松材线虫的最适宜分布区,主要林分为:阔叶林、针阔混交林、竹林,该县虽然为高风险区,但因针叶林分布极少,所以不是重点防控区域,但应注意新造人工林的树种选择
广东省	揭东	0.85	其他	最适宜	515.58	
广东省	揭东	0.85	针阔混交林	最适宜	31.12	
广东省	揭东	0.85	竹林	最适宜	40.68	
广东省	揭西	0.85	针叶林	最适宜	136.18	广东省揭西县,全县为松材线虫的最适宜分布区,主要林分为:针叶林、阔叶林、针阔混交林,其中10.0%的区域为最适宜针叶林区,主要分布在该县的中部地区,风险等级高,为重点防控区域
广东省	揭西	0.85	阔叶林	最适宜	760.06	
广东省	揭西	0.85	其他	最适宜	409.84	
广东省	揭西	0.85	针阔混交林	最适宜	51.39	
广东省	揭阳	0.85	阔叶林	最适宜	3.77	广东省揭阳市,全市为松材线虫的最适宜分布区,主要林分为:阔叶林、竹林,该市虽然为高风险区,但因针叶林分布极少,所以不是重点防控区域,但应注意新造人工林的树种选择
广东省	揭阳	0.85	其他	最适宜	273.61	
广东省	揭阳	0.85	竹林	最适宜	24.10	
广东省	揭阳	0.85	阔叶林	最适宜	14.78	
广东省	开平	0.85	其他	最适宜	1125.12	广东省开平市,全市为松材线虫的最适宜分布区,主要林分为:针叶林、阔叶林、竹林,其中17.5%的区域为最适宜针叶林区,主要分布在该市的中部地区,风险等级高,为重点防控区域
广东省	开平	0.85	针叶林	最适宜	285.85	
广东省	开平	0.85	阔叶林	最适宜	76.75	
广东省	开平	0.85	竹林	最适宜	149.88	
广东省	乐昌	0.85	针叶林	最适宜	487.80	广东省乐昌县,该县为松材线虫的最适

省份	县(市、区)	适生值	森林类型	风险等级	面积/km²	风险评价
广东省	乐昌	0.85	针阔混交林	最适宜	317.18	宜分布区，主要林分为针叶林、阔叶林、
广东省	乐昌	0.85	其他	最适宜	494.36	针阔混交林、竹林，其中 23.3%为针叶
广东省	乐昌	0.85	阔叶林	最适宜	648.20	林区，主要分布在该县北部、西部、中
广东省	乐昌	0.85	竹林	最适宜	86.13	部。风险等级高，为重点防控区域
广东省	阳山	0.85	针阔混交林	最适宜	206.10	广东省阳山县，该县为松材线虫的最适
广东省	阳山	0.85	针叶林	最适宜	592.58	宜分布区，主要林分为针叶林、阔叶林、
广东省	阳山	0.85	阔叶林	最适宜	328.24	针阔混交林、竹林，其中 18.1%为针叶
广东省	阳山	0.85	竹林	最适宜	78.60	林区，主要分布在该县南部、西南部。
广东省	阳山	0.85	其他	最适宜	2063.07	风险等级高，为重点防控区域
广东省	廉江	0.85	其他	最适宜	1298.48	广东省廉江市，全市为松材线虫的最适
广东省	廉江	0.85	阔叶林	最适宜	1104.25	宜分布区，主要林分为：阔叶林，该市
广东省	廉江	0.85	水体	最适宜	47.89	虽然为高风险区，但因针叶林分布极少，
广东省	廉江	0.85	针叶林	最适宜	32.55	所以不是重点防控区域，但应注意新造 人工林的树种选择
广东省	连南瑶族 自治县	0.85	针阔混交林	最适宜	114.24	
广东省	连南瑶族 自治县	0.85	阔叶林	最适宜	126.83	广东省连南瑶族自治县，全县为松材线 虫的最适宜分布区，主要林分为：针叶
广东省	连南瑶族 自治县	0.85	其他	最适宜	134.42	林、阔叶林、针阔混交林、灌木林，其 中 67.0%的区域为最适宜针叶林区，全
广东省	连南瑶族 自治县	0.85	针叶林	最适宜	769.87	县各地区均有分布，风险等级高，为重 点防控区域
广东省	连南瑶族 自治县	0.85	灌木林	最适宜	5.24	
广东省	连平	0.85	阔叶林	最适宜	874.97	广东省连平县，该县为松材线虫的最适
广东省	连平	0.85	其他	最适宜	310.22	宜分布区，主要林分为针叶林、阔叶林、
广东省	连平	0.85	针阔混交林	最适宜	162.45	针阔混交林，其中 25.4%为针叶林区，
广东省	连平	0.85	针叶林	最适宜	460.87	主要分布在该县的北部，风险等级高， 为重点防控区域
广东省	连山壮族瑶族 自治县	0.85	针阔混交林	最适宜	32.73	广东省连山壮族瑶族自治县，全县为松 材线虫的最适宜分布区，主要林分为：
广东省	连山壮族瑶族 自治县	0.85	阔叶林	最适宜	300.35	针叶林、阔叶林、针阔混交林，其中61.5%
广东省	连山壮族瑶族 自治县	0.85	其他	最适宜	69.50	的区域为最适宜针叶林区，全县各地区 均有分布，风险等级高，为重点防控区
广东省	连山壮族瑶族 自治县	0.85	针叶林	最适宜	595.45	域
广东省	连县	0.85	针阔混交林	最适宜	62.61	
广东省	连县	0.85	竹林	最适宜	605.76	广东省连县市，该市为松材线虫的最适 宜分布区，主要林分为针叶林、阔叶林、
广东省	连县	0.85	阔叶林	最适宜	681.53	针阔混交林、竹林，其中 9.3%为针叶林
广东省	连县	0.85	针叶林	最适宜	237.88	区，零散分布在该市，风险等级高，为
广东省	连县	0.85	其他	最适宜	914.87	重点防控区域
广东省	连县	0.85	灌木林	最适宜	3.02	
广东省	龙川	0.85	针叶林	最适宜	871.55	广东省龙川县，该县为松材线虫的最适

省份	县(市、区)	适生值	森林类型	风险等级	面积/km²	风险评价
广东省	龙川	0.85	其他	最适宜	234.78	宜分布区,主要林分为针叶林、阔叶林、针阔混交林,其中29%为针叶林区,主要分布在该县的北部,风险等级高,为重点防控区域
广东省	龙川	0.85	阔叶林	最适宜	1277.18	
广东省	龙川	0.85	针阔混交林	最适宜	616.14	
广东省	龙门	0.85	阔叶林	最适宜	1193.58	广东省龙门县,该县为松材线虫的最适宜分布区,主要林分为针叶林、阔叶林、针阔混交林、竹林,其中29.3%为针叶林区,主要分布在该县的中部,风险等级高,为重点防控区域
广东省	龙门	0.85	针叶林	最适宜	658.99	
广东省	龙门	0.85	针阔混交林	最适宜	77.64	
广东省	龙门	0.85	其他	最适宜	276.52	
广东省	龙门	0.85	竹林	最适宜	45.54	
广东省	陆丰	0.85	针叶林	最适宜	156.91	广东省陆丰市,该市为松材线虫的最适宜分布区,主要林分为针叶林、阔叶林、针阔混交林,其中8.7%为针叶林区,主要分布在该市的北部,风险等级高,为重点防控区域
广东省	陆丰	0.85	阔叶林	最适宜	259.93	
广东省	陆丰	0.85	其他	最适宜	1253.09	
广东省	陆丰	0.85	针阔混交林	最适宜	129.87	
广东省	陆河	0.85	阔叶林	最适宜	819.26	广东省陆河县,该县为松材线虫的最适宜分布区,主要林分为针叶林、针阔混交林,其中10.6%为针叶林区,主要分布在该县的西南部,风险等级高,为重点防控区域
广东省	陆河	0.85	其他	最适宜	70.11	
广东省	陆河	0.85	针叶林	最适宜	108.06	
广东省	陆河	0.85	针阔混交林	最适宜	21.25	
广东省	罗定	0.85	针叶林	最适宜	344.74	广东省罗定市,全市为松材线虫的最适宜分布区,主要林分为:针叶林、阔叶林,其中12.6%的区域为最适宜针叶林区,主要分布在该市的北部、南部边缘地区,风险等级高,为重点防控区域
广东省	罗定	0.85	其他	最适宜	1856.98	
广东省	罗定	0.85	阔叶林	最适宜	40.58	
广东省	茂名	0.85	其他	最适宜	428.97	广东省茂名市,该市为松材线虫的最适宜分布区,主要林分阔叶林。虽然为最适宜区域,但是没有针叶林区,不是重点防控区域,但注意人工造林时林种选择
广东省	茂名	0.85	阔叶林	最适宜	84.60	
广东省	梅县	0.85	其他	最适宜	462.76	广东省梅县县,该县为松材线虫的最适宜分布区,主要林分为针叶林、阔叶林、针阔混交林,其中20%为针叶林区,该县大部分地区都有分布,风险等级高,为重点防控区域
广东省	梅县	0.85	阔叶林	最适宜	625.09	
广东省	梅县	0.85	针叶林	最适宜	546.84	
广东省	梅县	0.85	针阔混交林	最适宜	1105.81	
广东省	梅州	0.85	针叶林	最适宜	50.96	广东省梅州市,全市为松材线虫的最适宜分布区,主要林分为:针叶林、阔叶林、针阔混交林,其中11.0%的区域为最适宜针叶林区,全市各地区均有分布,风险等级高,为重点防控区域
广东省	梅州	0.85	其他	最适宜	97.22	
广东省	梅州	0.85	针阔混交林	最适宜	229.30	
广东省	梅州	0.85	阔叶林	最适宜	83.93	
广东省	南澳	0.85	其他	最适宜	90.86	广东省南澳县,该县为松材线虫的最适宜分布区,主要林分其他。虽然为最适宜区域,但是没有针叶林区,不是重点防控区域,但注意人工造林时林种选择
广东省	南海	0.85	阔叶林	最适宜	28.51	广东省佛山市南海区,南海区为松材线虫的最适宜分布区,主要林分为:阔叶林,针叶林。其中,1.87%的区域为最适宜针叶林区
广东省	南海	0.85	其他	最适宜	891.68	
广东省	南海	0.85	针叶林	最适宜	17.55	

省份	县(市、区)	适生值	森林类型	风险等级	面积/km²	风险评价
广东省	南雄	0.85	针叶林	最适宜	293.77	广东省南雄县，该县为松材线虫的最适宜分布区，主要林分为针叶林、阔叶林、针阔混交林、竹林，其中 12% 为针叶林区，主要分布在该县的北部、南部，风险等级高，为重点防控区域
广东省	南雄	0.85	阔叶林	最适宜	199.97	
广东省	南雄	0.85	竹林	最适宜	673.82	
广东省	南雄	0.85	其他	最适宜	1050.59	
广东省	南雄	0.85	针阔混交林	最适宜	58.87	
广东省	平远	0.85	其他	最适宜	163.63	广东省平远县，该县为松材线虫的最适宜分布区，主要林分为针叶林、阔叶林、针阔混交林，其中 38.6% 为针叶林区，该县的大部分地区都有分布，风险等级高，为重点防控区域
广东省	平远	0.85	阔叶林	最适宜	241.03	
广东省	平远	0.85	针叶林	最适宜	529.35	
广东省	平远	0.85	针阔混交林	最适宜	358.37	
广东省	清新	0.85	竹林	最适宜	252.22	广东省清新县，全县为松材线虫的最适宜分布区，主要林分为：针叶林、阔叶林、针阔混交林、灌木林、竹林，其中 4.8% 的区域为最适宜针叶林区，主要分布在该县西部少数地区、东部少数地区，风险等级高，为重点防控区域
广东省	清新	0.85	其他	最适宜	1035.05	
广东省	清新	0.85	针叶林	最适宜	133.30	
广东省	清新	0.85	阔叶林	最适宜	1220.42	
广东省	清新	0.85	灌木林	最适宜	19.96	
广东省	清新	0.85	针阔混交林	最适宜	105.65	
广东省	清远	0.85	针叶林	最适宜	234.62	广东省清远市，该市为松材线虫的最适宜分布区，主要林分为针叶林、阔叶林、针阔混交林，其中 24% 为针叶林区，主要分布在该市的北部、南部，风险等级高，为重点防控区域
广东省	清远	0.85	阔叶林	最适宜	69.02	
广东省	清远	0.85	其他	最适宜	595.23	
广东省	清远	0.85	针阔混交林	最适宜	79.41	
广东省	曲江	0.85	其他	最适宜	703.31	广东省曲江县，该县为松材线虫的最适宜分布区，主要林分为针叶林、阔叶林、针阔混交林、竹林，其中 15.9% 为针叶林区，零散地分布在该县，风险等级高，为重点防控区域
广东省	曲江	0.85	针叶林	最适宜	494.88	
广东省	曲江	0.85	阔叶林	最适宜	1382.71	
广东省	曲江	0.85	针阔混交林	最适宜	273.30	
广东省	曲江	0.85	竹林	最适宜	264.97	
广东省	饶平	0.85	针阔混交林	最适宜	258.14	广东省饶平县，全县为松材线虫的最适宜分布区，主要林分为：针叶林、阔叶林、针阔混交林，其中 6.3% 的区域为最适宜针叶林区，主要分布在该县的北部地区，风险等级高，为重点防控区域
广东省	饶平	0.85	针叶林	最适宜	94.59	
广东省	饶平	0.85	阔叶林	最适宜	314.56	
广东省	饶平	0.85	其他	最适宜	918.50	
广东省	仁化	0.85	针阔混交林	最适宜	153.36	广东省仁化县，该县为松材线虫的最适宜分布区，主要林分为针叶林、阔叶林、针阔混交林、竹林，其中 43.5% 为针叶林区，该县大部分地区都有分布，风险等级高，为重点防控区域
广东省	仁化	0.85	其他	最适宜	145.57	
广东省	仁化	0.85	竹林	最适宜	329.92	
广东省	仁化	0.85	针叶林	最适宜	663.63	
广东省	仁化	0.85	阔叶林	最适宜	242.32	
广东省	乳源瑶族自治县	0.85	针阔混交林	最适宜	233.51	广东省乳源瑶族自治县，全县为松材线虫的最适宜分布区，主要林分为：针叶林、阔叶林、针阔混交林、灌木林、竹林，其中 17.4% 的区域为最适宜针叶林区，全县各地区均有分布，风险等级高，为重点防控区域
广东省	乳源瑶族自治县	0.85	阔叶林	最适宜	1068.33	
广东省	乳源瑶族自治县	0.85	其他	最适宜	403.20	

省份	县(市、区)	适生值	森林类型	风险等级	面积/km²	风险评价
广东省	乳源瑶族自治县	0.85	针叶林	最适宜	382.65	
广东省	乳源瑶族自治县	0.85	灌木林	最适宜	4.90	
广东省	乳源瑶族自治县	0.85	水体	最适宜	74.46	
广东省	乳源瑶族自治县	0.85	竹林	最适宜	11.37	
广东省	三水区	0.85	其他	最适宜	986.92	广东省佛山市三水区,三水区为松材线虫的最适宜分布区,主要林分为:针叶林,阔叶林。其中,1.69%的区域为最适宜针叶林区
广东省	三水区	0.85	针叶林	最适宜	16.93	
广东省	三水区	0.85	阔叶林	最适宜	4.64	
广东省	汕头	0.85	其他	最适宜	156.34	广东省汕头市,该市为松材线虫的最适宜分布区,主要林分其他。虽然为最适宜区域,但是没有针叶林区,不是重点防控区域,但注意人工造林时林种选择
广东省	汕头	0.85	水体	最适宜	64.87	
广东省	汕尾	0.85	其他	最适宜	512.66	广东省汕尾市,该市为松材线虫的最适宜分布区,主要林分阔叶林。虽然为最适宜区域,但是没有针叶林区,不是重点防控区域,但注意人工造林时林种选择
广东省	汕尾	0.85	阔叶林	最适宜	5.05	
广东省	韶关	0.85	其他	最适宜	163.91	广东省韶关市,该市为松材线虫的最适宜分布区,主要林分为针叶林、阔叶林,其中11.3%为针叶林区,主要分布在东部、南部,风险等级高,为重点防控区域
广东省	韶关	0.85	阔叶林	最适宜	123.07	
广东省	韶关	0.85	针叶林	最适宜	36.68	
广东省	韶关	0.85	竹林	最适宜	1.18	
广东省	深圳	0.85	阔叶林	最适宜	363.65	广东省深圳市为2007年全国调查疫点。该市为松材线虫的最适宜分布区,主要林分为针叶林、阔叶林、针阔混交林,其中22.1%针叶林区,主要分布在东部,风险等级高,为重点防控区域
广东省	深圳	0.85	其他	最适宜	1176.14	
广东省	深圳	0.85	针叶林	最适宜	462.39	
广东省	深圳	0.85	针阔混交林	最适宜	140.91	
广东省	始兴	0.85	其他	最适宜	270.59	广东省始兴县,该县为松材线虫的最适宜分布区,主要林分为针叶林、阔叶林、针阔混交林、竹林,其中21.2%为针叶林区,主要分布在北部、南部,风险等级高,为重点防控区域
广东省	始兴	0.85	阔叶林	最适宜	986.42	
广东省	始兴	0.85	竹林	最适宜	239.54	
广东省	始兴	0.85	针叶林	最适宜	548.77	
广东省	始兴	0.85	针阔混交林	最适宜	416.82	
广东省	顺德	0.85	其他	最适宜	904.46	广东省顺德县,顺德县为松材线虫最适宜分布区,主要林分为:针叶林,阔叶林,针阔混交林。其中,0.81%的区域为最适宜针叶林区
广东省	顺德	0.85	针阔混交林	最适宜	0.46	
广东省	顺德	0.85	阔叶林	最适宜	4.36	
广东省	顺德	0.85	针叶林	最适宜	7.47	
广东省	遂溪	0.85	其他	最适宜	1290.56	广东省遂溪县,该县为松材线虫的最适宜分布区,主要林分阔叶林。虽然为最适宜区域,但是没有针叶林区,不是重点防控区域,但注意人工造林时林种选择
广东省	遂溪	0.85	阔叶林	最适宜	472.13	
广东省	四会	0.85	阔叶林	最适宜	128.93	广东省四会市,全市为松材线虫的最适宜分布区,主要林分为:针叶林、阔叶
广东省	四会	0.85	其他	最适宜	904.38	

省份	县(市、区)	适生值	森林类型	风险等级	面积/km²	风险评价
广东省	四会	0.85	针叶林	最适宜	195.25	林、针阔混交林、竹林,其中 15.5%的
广东省	四会	0.85	竹林	最适宜	22.35	区域为最适宜针叶林区,主要分布在该
广东省	四会	0.85	针阔混交林	最适宜	7.71	市的西南部地区,风险等级高,为重点 防控区域
广东省	台山	0.85	其他	最适宜	1987.08	广东省台山市,全市为松材线虫的最适
广东省	台山	0.85	针叶林	最适宜	477.25	宜分布区,主要林分为:针叶林、阔叶 林、针阔混交林,其中 16.3%的区域为
广东省	台山	0.85	针阔混交林	最适宜	160.96	最适宜针叶林区,主要分布在该市的北
广东省	台山	0.85	阔叶林	最适宜	300.74	部、东南部地区,风险等级高,为重点 防控区域
广东省	翁源	0.85	阔叶林	最适宜	553.95	广东省翁源县,该县为松材线虫的最适
广东省	翁源	0.85	其他	最适宜	1223.33	宜分布区,主要林分为针叶林、阔叶林、
广东省	翁源	0.85	针阔混交林	最适宜	139.67	针阔混交林、竹林。其中 20.6%为针叶
广东省	翁源	0.85	竹林	最适宜	116.81	林区,主要分布在东南部、东北部。风
广东省	翁源	0.85	针叶林	最适宜	525.37	险等级高,为重点防控区域
广东省	吴川	0.85	其他	最适宜	811.00	广东省吴川市,该市为松材线虫的最适 宜分布区,主要林分阔叶林。虽然为最 适宜区域,但是没有针叶林区,不是重
广东省	吴川	0.85	阔叶林	最适宜	184.69	点防控区域,但注意人工造林时林种选 择
广东省	五华	0.85	针阔混交林	最适宜	460.26	广东省五华县,该县为松材线虫的最适
广东省	五华	0.85	针叶林	最适宜	1505.00	宜分布区,主要林分为针叶林、阔叶林、
广东省	五华	0.85	阔叶林	最适宜	705.66	针阔混交林。其中 44.5%为针叶林区,
广东省	五华	0.85	其他	最适宜	711.20	主要分布在西南部、中部。风险等级高, 为重点防控区域
广东省	新丰	0.85	针叶林	最适宜	450.49	广东省新丰县,该县为松材线虫的最适
广东省	新丰	0.85	阔叶林	最适宜	599.19	宜分布区,主要林分为针叶林、阔叶林、
广东省	新丰	0.85	其他	最适宜	575.81	针阔混交林。其中 26.1%为针叶林区, 主要分布在东部、北部。风险等级高,
广东省	新丰	0.85	针阔混交林	最适宜	97.26	为重点防控区域
广东省	兴宁	0.85	其他	最适宜	596.30	广东省兴宁市,该市为松材线虫的最适
广东省	兴宁	0.85	针叶林	最适宜	358.91	宜分布区,主要林分为针叶林、阔叶林、 针阔混交林。其中 18.8%为针叶林区,
广东省	兴宁	0.85	针阔混交林	最适宜	317.54	主要分布在北部。风险等级高,为重点
广东省	兴宁	0.85	阔叶林	最适宜	644.55	防控区域
广东省	新会区	0.85	其他	最适宜	1098.65	广东省江门市新会区,新会区为松材线
广东省	新会区	0.85	阔叶林	最适宜	198.05	虫最适宜分布区,主要林分为:阔叶林,
广东省	新会区	0.85	针叶林	最适宜	207.14	针叶林,针阔混交林。其中,13.10%的
广东省	新会区	0.85	针阔混交林	最适宜	77.18	区域为最适宜针叶林区
广东省	新兴	0.85	其他	最适宜	846.47	广东省新兴县,该县为松材线虫的最适
广东省	新兴	0.85	针叶林	最适宜	355.75	宜分布区,主要林分为针叶林、阔叶林。 其中 24.8%为针叶林区,主要分布在南
广东省	新兴	0.85	阔叶林	最适宜	234.97	部。风险等级高,为重点防控区域
广东省	信宜	0.85	其他	最适宜	2337.44	广东省信宜县,该县为松材线虫的最适

省份	县(市、区)	适生值	森林类型	风险等级	面积/km²	风险评价
广东省	信宜	0.85	针叶林	最适宜	513.62	宜分布区,主要林分为针叶林、阔叶林、
广东省	信宜	0.85	阔叶林	最适宜	109.80	针阔混交林。其中 17.2%为针叶林区,
广东省	信宜	0.85	针阔混交林	最适宜	58.02	主要分布在东北部。风险等级高,为重点防控区域
广东省	徐闻	0.85	其他	最适宜	1537.85	广东省徐闻县,该县为松材线虫的最适宜分布区,主要林分阔叶林。虽然为最适宜
广东省	徐闻	0.85	阔叶林	最适宜	203.72	区域,但是没有针叶林区,不是重点防控区域,但注意人工造林时林种选择
广东省	阳春	0.85	其他	最适宜	1847.36	广东省阳春市,该市为松材线虫的最适
广东省	阳春	0.85	针叶林	最适宜	1185.74	宜分布区,主要林分为针叶林、阔叶林、
广东省	阳春	0.85	针阔混交林	最适宜	301.14	针阔混交林。其中 29.4%为针叶林区,
广东省	阳春	0.85	阔叶林	最适宜	705.66	主要分布在西部。风险等级高,为重点防控区域
广东省	阳东	0.85	其他	最适宜	990.64	广东省阳东县,全县为松材线虫的最适
广东省	阳东	0.85	阔叶林	最适宜	304.33	宜分布区,主要林分为:针叶林、阔叶
广东省	阳东	0.85	针叶林	最适宜	390.92	林、针阔混交林,其中 22.3%的区域为
广东省	阳东	0.85	针阔混交林	最适宜	65.07	最适宜针叶林区,主要分布在该县的北部地区,风险等级高,为重点防控区域
广东省	阳江	0.85	其他	最适宜	407.99	广东省阳江市,全市为松材线虫的最适
广东省	阳江	0.85	针叶林	最适宜	32.59	宜分布区,主要林分为:针叶林、阔叶
广东省	阳江	0.85	阔叶林	最适宜	77.30	林、针阔混交林,其中 6.1%的区域为最适宜针叶林区,主要分布在该市的北部
广东省	阳江	0.85	针阔混交林	最适宜	16.98	地区,风险等级高,为重点防控区域
广东省	阳西	0.85	其他	最适宜	1200.95	广东省阳西县,该县为松材线虫的最适
广东省	阳西	0.85	针叶林	最适宜	169.25	宜分布区,主要林分为针叶林、阔叶林。其中 12.2%为针叶林区,主要分布在东
广东省	阳西	0.85	阔叶林	最适宜	21.78	部。风险等级高,为重点防控区域
广东省	英德	0.85	针阔混交林	最适宜	146.23	广东省英德市,该市为松材线虫的最适
广东省	英德	0.85	竹林	最适宜	326.75	宜分布区,主要林分为针叶林、阔叶林、
广东省	英德	0.85	阔叶林	最适宜	1415.11	针阔混交林、竹林。其中 5.3%为针叶林
广东省	英德	0.85	针叶林	最适宜	300.74	区,主要分布在南部、北部。风险等级
广东省	英德	0.85	灌木林	最适宜	19.63	高,为重点防控区域
广东省	英德	0.85	其他	最适宜	3421.68	
广东省	郁南	0.85	针叶林	最适宜	155.06	广东省郁南县,该县为松材线虫的最适
广东省	郁南	0.85	其他	最适宜	1602.72	宜分布区,主要林分为针叶林、阔叶林、
广东省	郁南	0.85	针阔混交林	最适宜	1.95	针阔混交林、竹林。其中 8.1%为针叶林
广东省	郁南	0.85	阔叶林	最适宜	77.73	区,主要分布在中部。风险等级高,为
广东省	郁南	0.85	竹林	最适宜	18.30	重点防控区域
广东省	云浮	0.85	其他	最适宜	1904.37	广东省云浮市,全市为松材线虫的最适
广东省	云浮	0.85	阔叶林	最适宜	25.90	宜分布区,主要林分为:针叶林、阔叶
广东省	云浮	0.85	针阔混交林	最适宜	27.62	林、针阔混交林、竹林,其中 1.2%的区
广东省	云浮	0.85	针叶林	最适宜	24.67	域为最适宜针叶林区,主要分布在该市的东部地区,风险等级高,为重点防控
广东省	云浮	0.85	竹林	最适宜	7.72	区域

省份	县(市、区)	适生值	森林类型	风险等级	面积/km²	风险评价
广东省	增城	0.85	阔叶林	最适宜	677.16	广东省增城市，全市为松材线虫的最适宜分布区，主要林分为：针叶林、阔叶林、针阔混交林，其中24.0%的区域为最适宜针叶林区，主要分布在该市的东北部地区，风险等级高，为重点防控区域
广东省	增城	0.85	其他	最适宜	576.82	
广东省	增城	0.85	针阔混交林	最适宜	29.66	
广东省	增城	0.85	针叶林	最适宜	404.73	
广东省	湛江	0.85	其他	最适宜	949.87	广东省湛江市，湛江市为松材线虫最适宜分布区，主要林分为：阔叶林。虽然为最适宜区域，但由于针叶林分布极少，所以不是重点防控区域，但是要注意人工造林树种的选择
广东省	湛江	0.85	阔叶林	最适宜	227.28	
广东省	肇庆	0.85	阔叶林	最适宜	133.27	广东省肇庆市，该市为松材线虫的最适宜分布区，主要林分为针叶林、阔叶林、针阔混交林。其中26.2%为针叶林区，主要分布在中部、南部。风险等级高，为重点防控区域
广东省	肇庆	0.85	其他	最适宜	346.56	
广东省	肇庆	0.85	针叶林	最适宜	205.34	
广东省	肇庆	0.85	针阔混交林	最适宜	98.45	
广东省	紫金	0.85	针阔混交林	最适宜	85.82	广东省紫金县，该县为松材线虫的最适宜分布区，主要林分为针叶林、阔叶林、针阔混交林。其中74.1%为针叶林区，该县大部分地区都有分布。风险等级高，为重点防控区
广东省	紫金	0.85	阔叶林	最适宜	461.25	
广东省	紫金	0.85	针叶林	最适宜	2615.22	
广东省	紫金	0.85	其他	最适宜	366.58	
广东省	中山	0.85	其他	最适宜	1510.62	广东省中山市，该市为松材线虫的最适宜分布区，主要林分为针叶林、阔叶林。其中6.5%为针叶林区，主要分布在中部。风险等级高，为重点防控区域
广东省	中山	0.85	针叶林	最适宜	105.45	
广东省	中山	0.85	阔叶林	最适宜	8.94	
广东省	珠海	0.85	其他	最适宜	311.11	广东省珠海市，该市为松材线虫的最适宜分布区，主要林分为针叶林、灌木林。其中13.8%为针叶林区，主要分布在南部。风险等级高，为重点防控区域
广东省	珠海	0.85	针叶林	最适宜	50.61	
广东省	珠海	0.85	灌木林	最适宜	4.70	
广西壮族自治区	百色	0.70	阔叶林	适宜	1582.57	广西壮族自治区百色市，全市西部地区为松材线虫的适宜分布区，东部为最适宜分布区，主要林分为：针叶林、阔叶林、针阔混交林、竹林，其中0.75%的区域为适宜针叶林区，主要分布在该市的西北部地区，风险等级较高，为重点防控区域；1.9%的区域为最适宜针叶林区，主要分布在该市的中部、东北部地区，风险等级高，为重点防控区域
广西壮族自治区	百色	0.70	其他	适宜	198.73	
广西壮族自治区	百色	0.70	竹林	适宜	8.60	
广西壮族自治区	百色	0.70	针叶林	适宜	27.36	
广西壮族自治区	百色	0.70	针阔混交林	适宜	6.93	
广西壮族自治区	百色	0.85	阔叶林	最适宜	1246.01	
广西壮族自治区	百色	0.85	其他	最适宜	431.67	
广西壮族自治区	百色	0.85	针叶林	最适宜	70.54	
广西壮族自治区	百色	0.85	针阔混交林	最适宜	3.72	
广西壮族自治区	百色	0.85	水体	最适宜	58.93	

省份	县(市、区)	适生值	森林类型	风险等级	面积/km²	风险评价
广西壮族自治区	巴马瑶族自治县	0.85	其他	最适宜	897.24	广西壮族自治区巴马瑶族自治县，全县为松材线虫的最适宜分布区，主要林分为：针叶林、阔叶林，其中39.0%的区域为最适宜针叶林区，全县各地区均有分布，风险等级高，为重点防控区域
广西壮族自治区	巴马瑶族自治县	0.85	阔叶林	最适宜	268.28	
广西壮族自治区	巴马瑶族自治县	0.85	针叶林	最适宜	745.10	
广西壮族自治区	北海	0.85	其他	最适宜	197.65	广西壮族自治区北海市，全市为松材线虫的最适宜分布区，主要林分为：阔叶林。该市虽然为高风险区，但因针叶林分布极少，所以不是重点防控区域，但应注意新造人工林的树种选择
广西壮族自治区	北海	0.85	阔叶林	最适宜	27.74	
广西壮族自治区	北流	0.85	其他	最适宜	1972.91	广西壮族自治区北流市，全市为松材线虫的最适宜分布区，主要林分为：针叶林、阔叶林，其中20.2%的区域为最适宜针叶林区，主要分布在该市的中部、东南部地区，风险等级高，为重点防控区域
广西壮族自治区	北流	0.85	针叶林	最适宜	496.75	
广西壮族自治区	北流	0.85	阔叶林	最适宜	1.05	
广西壮族自治区	宾阳	0.85	针叶林	最适宜	290.26	广西壮族自治区宾阳县，全县为松材线虫的最适宜分布区，主要林分为：针叶林、阔叶林、灌木林、竹林，其中12.6%的区域为最适宜针叶林区，主要分布在该县的西部、南部地区，风险等级高，为重点防控区域
广西壮族自治区	宾阳	0.85	其他	最适宜	1921.01	
广西壮族自治区	宾阳	0.85	灌木林	最适宜	18.55	
广西壮族自治区	宾阳	0.85	竹林	最适宜	34.08	
广西壮族自治区	宾阳	0.85	阔叶林	最适宜	38.15	
广西壮族自治区	博白	0.85	其他	最适宜	2517.29	广西壮族自治区博白县，全县为松材线虫的最适宜分布区，主要林分为：针叶林、阔叶林、竹林，其中25.1%的区域为最适宜针叶林区，主要分布在该县的西南部地区，风险等级高，为重点防控区域
广西壮族自治区	博白	0.85	针叶林	最适宜	963.45	
广西壮族自治区	博白	0.85	阔叶林	最适宜	271.46	
广西壮族自治区	博白	0.85	竹林	最适宜	9.56	
广西壮族自治区	博白	0.85	水体	最适宜	85.53	
广西壮族自治区	苍梧	0.85	阔叶林	最适宜	1050.16	广西壮族自治区苍梧县为2007年全国调查新疫点，全县为松材线虫的最适宜分布区，主要林分为：针叶林、阔叶林、针阔混交林、灌木林竹林，其中34.9%的区域为最适宜针叶林区，全县各地区均有分布，风险等级高，为重点防控区域
广西壮族自治区	苍梧	0.85	其他	最适宜	1581.68	
广西壮族自治区	苍梧	0.85	针阔混交林	最适宜	207.08	
广西壮族自治区	苍梧	0.85	针叶林	最适宜	1526.24	
广西壮族自治区	苍梧	0.85	灌木林	最适宜	6.26	
广西壮族自治区	苍梧	0.85	竹林	最适宜	1.20	

省份	县(市、区)	适生值	森林类型	风险等级	面积/km²	风险评价
广西壮族自治区	岑溪	0.85	竹林	最适宜	122.93	
广西壮族自治区	岑溪	0.85	其他	最适宜	461.30	广西壮族自治区岑溪县，全县为松材线虫的最适宜分布区，主要林分为：针叶林、阔叶林、针阔混交林、竹林，其中64.8%的区域为最适宜针叶林区，全县各地区均有分布，风险等级高，为重点防控区域
广西壮族自治区	岑溪	0.85	针叶林	最适宜	1824.62	
广西壮族自治区	岑溪	0.85	阔叶林	最适宜	263.23	
广西壮族自治区	岑溪	0.85	针阔混交林	最适宜	145.87	
广西壮族自治区	河池	0.85	其他	最适宜	1594.37	广西壮族自治区河池市，全市为松材线虫的最适宜分布区，主要林分为：针叶林、阔叶林，其中28.8%的区域为最适宜针叶林区，主要分布在该市的西部地区，风险等级高，为重点防控区域
广西壮族自治区	河池	0.85	针叶林	最适宜	695.51	
广西壮族自治区	河池	0.85	阔叶林	最适宜	124.36	
广西壮族自治区	崇左	0.85	其他	最适宜	1979.73	广西壮族自治区崇左县，全县为松材线虫的最适宜分布区，主要林分为：针叶林、阔叶林、针阔混交林，其中11.7%的区域为最适宜针叶林区，主要分布在该县的北部和南部地区，风险等级高，为重点防控区域
广西壮族自治区	崇左	0.85	阔叶林	最适宜	665.59	
广西壮族自治区	崇左	0.85	针叶林	最适宜	360.14	
广西壮族自治区	崇左	0.85	针阔混交林	最适宜	62.42	
广西壮族自治区	大化瑶族自治县	0.85	阔叶林	最适宜	251.91	广西壮族自治区大化瑶族自治县，全县为松材线虫的最适宜分布区，主要林分为：针叶林、阔叶林，其中11.1%的区域为最适宜针叶林区，主要分布在该县的西部地区，风险等级高，不是重点防控区域
广西壮族自治区	大化瑶族自治县	0.85	其他	最适宜	2299.57	
广西壮族自治区	大化瑶族自治县	0.85	针叶林	最适宜	317.85	
广西壮族自治区	大新	0.85	阔叶林	最适宜	195.00	广西壮族自治区大新县，全县为松材线虫的最适宜分布区，主要林分为：针叶林、阔叶林、针阔混交林，其中10.3%的区域为最适宜针叶林区，主要分布在该县的西北、东北部地区，风险等级高，为重点防控区域
广西壮族自治区	大新	0.85	其他	最适宜	2393.56	
广西壮族自治区	大新	0.85	针叶林	最适宜	299.60	
广西壮族自治区	大新	0.85	针阔混交林	最适宜	24.41	
广西壮族自治区	德保	0.70	阔叶林	适宜	309.33	广西壮族自治区德保县，全县中部、东部地区为松材线虫的最适宜分布区，西部地区为适宜分布区，主要林分为：针叶林、阔叶林，其中0.5%的区域为适宜针叶林区，主要分布在该县的西北部地区，风险等级较高，为重点防控区域
广西壮族自治区	德保	0.70	其他	适宜	594.22	
广西壮族自治区	德保	0.70	针叶林	适宜	12.77	
广西壮族自治区	德保	0.85	其他	最适宜	1157.85	
广西壮族自治区	德保	0.85	阔叶林	最适宜	390.48	

省份	县(市、区)	适生值	森林类型	风险等级	面积/km²	风险评价
广西壮族自治区	东兰	0.70	针叶林	适宜	0.36	广西壮族自治区东兰县,全县为松材线虫的最适宜分布区,主要林分为:针叶林、阔叶林,其中18.1%的区域为最适宜针叶林区,主要分布在该县的北部地区,风险等级高,为重点防控区域
广西壮族自治区	东兰	0.85	阔叶林	最适宜	541.32	
广西壮族自治区	东兰	0.85	针叶林	最适宜	400.45	
广西壮族自治区	东兰	0.85	其他	最适宜	1277.17	
广西壮族自治区	都安瑶族自治县	0.85	其他	最适宜	3501.04	广西壮族自治区都安瑶族自治县,全县为松材线虫的最适宜分布区,主要林分为:针叶林。该县虽风险等级为高风险,但因树种单一,缺少针叶林和针阔混交林,所以该县的针叶林分布区都为重点防控区域
广西壮族自治区	都安瑶族自治县	0.85	针叶林	最适宜	146.04	
广西壮族自治区	防城港	0.85	其他	最适宜	2226.10	广西壮族自治区防城港市,全市为松材线虫的最适宜分布区,主要林分为:针叶林、阔叶林、针阔混交林,其中12.1%的区域为最适宜针叶林区,主要分布在该市的东部地区,风险等级高,为重点防控区域
广西壮族自治区	防城港	0.85	针叶林	最适宜	369.12	
广西壮族自治区	防城港	0.85	阔叶林	最适宜	443.71	
广西壮族自治区	防城港	0.85	针阔混交林	最适宜	4.89	
广西壮族自治区	凤山	0.85	阔叶林	最适宜	582.93	广西壮族自治区凤山县,全县为松材线虫的最适宜分布区,主要林分为:针叶林、阔叶林,其中21.4%的区域为最适宜针叶林区,全县各地区均有分布,风险等级高,为重点防控区域
广西壮族自治区	凤山	0.85	其他	最适宜	967.24	
广西壮族自治区	凤山	0.85	针叶林	最适宜	422.40	
广西壮族自治区	富川瑶族自治县	0.85	针叶林	最适宜	179.99	广西壮族自治区富川瑶族自治县,全县为松材线虫的最适宜分布区,主要林分为:针叶林、阔叶林、灌木林,其中12.8%的区域为最适宜针叶林区,主要分布在该县的南部地区,风险等级高,为重点防控区域
广西壮族自治区	富川瑶族自治县	0.85	阔叶林	最适宜	197.35	
广西壮族自治区	富川瑶族自治县	0.85	其他	最适宜	996.13	
广西壮族自治区	富川瑶族自治县	0.85	水体	最适宜	31.31	
广西壮族自治区	富川瑶族自治县	0.85	灌木林	最适宜	18.85	
广西壮族自治区	扶绥	0.85	其他	最适宜	1829.14	广西壮族自治区扶绥县,全县为松材线虫的最适宜分布区,主要林分为:针叶林、阔叶林、竹林,其中9.6%的区域为最适宜针叶林区,主要分布在该县的周边地区,风险等级高,为重点防控区域
广西壮族自治区	扶绥	0.85	阔叶林	最适宜	574.24	
广西壮族自治区	扶绥	0.85	针叶林	最适宜	255.80	
广西壮族自治区	扶绥	0.85	竹林	最适宜	10.21	

省份	县(市、区)	适生值	森林类型	风险等级	面积/km²	风险评价
广西壮族自治区	恭城瑶族自治县	0.85	针阔混交林	最适宜	6.11	
广西壮族自治区	恭城瑶族自治县	0.85	针叶林	最适宜	467.96	广西壮族自治区恭城瑶族自治县，全县为松材线虫的最适宜分布区，主要林分
广西壮族自治区	恭城瑶族自治县	0.85	阔叶林	最适宜	938.69	为：针叶林、阔叶林、针阔混交林、灌木林、竹林，其中 20.6%的区域为最适
广西壮族自治区	恭城瑶族自治县	0.85	其他	最适宜	720.38	宜针叶林区，全县各地区均有分布，风险等级高，为重点防控区域
广西壮族自治区	恭城瑶族自治县	0.85	灌木林	最适宜	48.73	
广西壮族自治区	恭城瑶族自治县	0.85	竹林	最适宜	11.51	
广西壮族自治区	灌阳	0.85	针阔混交林	最适宜	57.39	
广西壮族自治区	灌阳	0.85	其他	最适宜	575.98	广西壮族自治区灌阳县，全县为松材线虫的最适宜分布区，主要林分为：针叶
广西壮族自治区	灌阳	0.85	针叶林	最适宜	648.85	林、阔叶林、针阔混交林、灌木林，其中 33.4%的区域为最适宜针叶林区，全
广西壮族自治区	灌阳	0.85	阔叶林	最适宜	580.04	县各地区均有分布，风险等级高，为重点防控区域
广西壮族自治区	灌阳	0.85	灌木林	最适宜	23.51	
广西壮族自治区	贵港	0.85	其他	最适宜	2627.82	广西壮族自治区贵港市，全市为松材线虫的最适宜分布区，主要林分为：针叶
广西壮族自治区	贵港	0.85	针叶林	最适宜	616.19	林、阔叶林，其中 18.0%的区域为最适宜针叶林区，主要分布在该市的东南部
广西壮族自治区	贵港	0.85	阔叶林	最适宜	183.21	地区，风险等级高，为重点防控区域
广西壮族自治区	桂林	0.85	针叶林	最适宜	58.84	广西壮族自治区桂林市（叠彩区为 2007 年全国调查疫点），全市为松材线虫的最
广西壮族自治区	桂林	0.85	其他	最适宜	524.12	适宜分布区，主要林分为：针叶林、阔叶林，其中 10.0%的区域为最适宜针叶
广西壮族自治区	桂林	0.85	阔叶林	最适宜	6.42	林区，主要分布在该市的中部、东部地区，风险等级高，为重点防控区域
广西壮族自治区	桂平	0.85	其他	最适宜	3904.76	广西壮族自治区桂平市，全市为松材线虫的最适宜分布区，主要林分为：针叶
广西壮族自治区	桂平	0.85	阔叶林	最适宜	191.92	林、阔叶林，其中 4.3%的区域为最适宜针叶林区，主要分布在该市的西部、东
广西壮族自治区	桂平	0.85	针叶林	最适宜	184.49	南部地区，风险等级高，为重点防控区域
广西壮族自治区	横县	0.85	针叶林	最适宜	663.83	广西壮族自治区横县，全县为松材线虫的最适宜分布区，主要林分为：针叶林、
广西壮族自治区	横县	0.85	其他	最适宜	2549.17	阔叶林，其中 20.6%的区域为最适宜针叶林区，主要分布在该县的中部、西北
广西壮族自治区	横县	0.85	阔叶林	最适宜	13.04	部地区，风险等级高，为重点防控区域
广西壮族自治区	合浦	0.85	其他	最适宜	1422.30	广西壮族自治区合浦县，全县为松材线虫的最适宜分布区，主要林分为：针叶

省份	县(市、区)	适生值	森林类型	风险等级	面积/km²	风险评价
广西壮族自治区	合浦	0.85	针叶林	最适宜	638.03	林、阔叶林、针阔混交林，其中 21.1%的区域为最适宜针叶林区，主要分布在该县的北部地区，风险等级高，为重点防控区域
广西壮族自治区	合浦	0.85	针阔混交林	最适宜	24.53	
广西壮族自治区	合浦	0.85	阔叶林	最适宜	944.33	
广西壮族自治区	合山	0.85	其他	最适宜	381.25	广西壮族自治区合山市，全市为松材线虫的最适宜分布区，主要林分为：针叶林、阔叶林，其中3.7%的区域为最适宜针叶林区，主要分布在该市的东部地区，风险等级高，为重点防控区域
广西壮族自治区	合山	0.85	针叶林	最适宜	15.06	
广西壮族自治区	合山	0.85	阔叶林	最适宜	8.44	
广西壮族自治区	贺县	0.85	其他	最适宜	3149.70	广西壮族自治区贺县(贺州市)，全县为松材线虫的最适宜分布区，主要林分为：针叶林、阔叶林、针阔混交林、灌木林，其中 13.5%的区域为最适宜针叶林区，主要分布在该县的北部地区，风险等级高，为重点防控区域
广西壮族自治区	贺县	0.85	阔叶林	最适宜	825.02	
广西壮族自治区	贺县	0.85	针阔混交林	最适宜	149.28	
广西壮族自治区	贺县	0.85	针叶林	最适宜	653.62	
广西壮族自治区	贺县	0.85	灌木林	最适宜	45.56	
广西壮族自治区	贺县	0.85	竹林	最适宜	22.50	
广西壮族自治区	环江毛南族自治县	0.70	其他	适宜	441.44	广西壮族自治区环江毛南族自治县，全县大部分地区为松材线虫的最适宜分布区，西北地区为适宜分布区，主要林分为：针叶林、阔叶林灌木林、竹林，其中 4.1%的区域为适宜针叶林区，主要分布在该县的西北部地区，风险等级较高，为重点防控区域；14.4%的区域为最适宜针叶林区，主要分布在该县的中部、南部地区，风险等级高，为重点防控区域
广西壮族自治区	环江毛南族自治县	0.70	阔叶林	适宜	1362.34	
广西壮族自治区	环江毛南族自治县	0.70	灌木林	适宜	6.29	
广西壮族自治区	环江毛南族自治县	0.70	针叶林	适宜	191.79	
广西壮族自治区	环江毛南族自治县	0.85	阔叶林	最适宜	975.82	
广西壮族自治区	环江毛南族自治县	0.85	其他	最适宜	944.29	
广西壮族自治区	环江毛南族自治县	0.85	灌木林	最适宜	93.06	
广西壮族自治区	环江毛南族自治县	0.85	针叶林	最适宜	672.19	
广西壮族自治区	环江毛南族自治县	0.85	竹林	最适宜	5.91	
广西壮族自治区	靖西	0.70	阔叶林	适宜	23.55	广西壮族自治区靖西县，全县大部分地区为松材线虫的适宜分布区，东南部部分地区为最适宜分布区，主要林分为：针叶林、阔叶林，其中 0.3%的区域为适宜针叶林区，主要分布在该县的西部地区，风险等级较高，为重点防控区域
广西壮族自治区	靖西	0.70	其他	适宜	3062.45	
广西壮族自治区	靖西	0.70	针叶林	适宜	10.11	

省份	县(市、区)	适生值	森林类型	风险等级	面积/km²	风险评价
广西壮族自治区	靖西	0.85	其他	最适宜	268.55	
广西壮族自治区	靖西	0.85	阔叶林	最适宜	8.90	
广西壮族自治区	金秀瑶族自治县	0.85	针叶林	最适宜	381.34	广西壮族自治区金秀瑶族自治县,全县为松材线虫的最适宜分布区,主要林分为:针叶林、阔叶林、针阔混交林,其中17.4%的区域为最适宜针叶林区,主要分布在该县的中部、北部地区,风险等级高,为重点防控区域
广西壮族自治区	金秀瑶族自治县	0.85	其他	最适宜	507.89	
广西壮族自治区	金秀瑶族自治县	0.85	阔叶林	最适宜	1294.02	
广西壮族自治区	金秀瑶族自治县	0.85	针阔混交林	最适宜	11.41	
广西壮族自治区	来宾	0.85	其他	最适宜	3824.00	广西壮族自治区来宾县,全县为松材线虫的最适宜分布区,主要林分为:针叶林、阔叶林、灌木林、竹林,其中7.2%的区域为最适宜针叶林区,主要分布在该县的中部、东部地区,风险等级高,为重点防控区域
广西壮族自治区	来宾	0.85	灌木林	最适宜	56.08	
广西壮族自治区	来宾	0.85	针叶林	最适宜	325.74	
广西壮族自治区	来宾	0.85	阔叶林	最适宜	289.44	
广西壮族自治区	来宾	0.85	竹林	最适宜	30.34	
广西壮族自治区	乐业	0.70	阔叶林	适宜	1634.11	广西壮族自治区乐业县,全县大部分地区为松材线虫的适宜分布区,东南部部分地区为最适宜分布区,主要林分为:针叶林、阔叶林、针阔混交林,其中6.0%的区域为适宜针叶林区,主要分布在该县的中部、西部地区,风险等级较高,为重点防控区域;0.5%的区域为最适宜针叶林区,主要分布在该县的东南部地区,风险等级高,为重点防控区域
广西壮族自治区	乐业	0.70	针阔混交林	适宜	49.05	
广西壮族自治区	乐业	0.70	针叶林	适宜	151.57	
广西壮族自治区	乐业	0.70	其他	适宜	600.62	
广西壮族自治区	乐业	0.85	阔叶林	最适宜	72.56	
广西壮族自治区	乐业	0.85	其他	最适宜	13.09	
广西壮族自治区	乐业	0.85	针叶林	最适宜	13.34	
广西壮族自治区	灵川	0.85	阔叶林	最适宜	573.39	广西壮族自治区灵川县为2007年全国调查疫点,全县为松材线虫的最适宜分布区,主要林分为:针叶林、阔叶林、竹林,其中50.9%的区域为最适宜针叶林区,全县各地区均有分布,风险等级高,为重点防控区域
广西壮族自治区	灵川	0.85	针叶林	最适宜	1114.89	
广西壮族自治区	灵川	0.85	其他	最适宜	478.72	
广西壮族自治区	灵川	0.85	竹林	最适宜	24.39	
广西壮族自治区	灵山	0.85	其他	最适宜	2904.49	广西壮族自治区灵山县,全县为松材线虫的最适宜分布区,主要林分为:针叶林、针阔混交林,其中20.5%的区域为最适宜针叶林区,主要分布在该县的东
广西壮族自治区	灵山	0.85	针叶林	最适宜	756.62	

省份	县(市、区)	适生值	森林类型	风险等级	面积/km²	风险评价
广西壮族自治区	灵山	0.85	水体	最适宜	27.30	南部地区，风险等级高，为重点防控区域
广西壮族自治区	灵山	0.85	针阔混交林	最适宜	4.38	
广西壮族自治区	临桂	0.85	阔叶林	最适宜	717.70	广西壮族自治区临桂县，全县为松材线虫的最适宜分布区，主要林分为：针叶林、阔叶林、灌木林、竹林，其中26.4%的区域为最适宜针叶林区，全县各地区均有分布，风险等级高，为重点防控区域
广西壮族自治区	临桂	0.85	针叶林	最适宜	548.14	
广西壮族自治区	临桂	0.85	竹林	最适宜	101.01	
广西壮族自治区	临桂	0.85	其他	最适宜	705.45	
广西壮族自治区	临桂	0.85	灌木林	最适宜	7.72	
广西壮族自治区	凌云	0.70	阔叶林	适宜	461.53	广西壮族自治区凌云县，全县西部地区为松材线虫的适宜分布区，东部为最适宜分布区，主要林分为：针叶林、阔叶林，其中3.3%的区域为适宜针叶林区，主要分布在该县的西部地区，风险等级较高，为重点防控区域；3.2%的区域为最适宜针叶林区，主要分布在该县的东部地区，风险等级高，为重点防控区域
广西壮族自治区	凌云	0.70	其他	适宜	41.43	
广西壮族自治区	凌云	0.70	针叶林	适宜	59.50	
广西壮族自治区	凌云	0.85	针叶林	最适宜	57.42	
广西壮族自治区	凌云	0.85	阔叶林	最适宜	565.09	
广西壮族自治区	凌云	0.85	其他	最适宜	594.84	
广西壮族自治区	荔浦	0.85	其他	最适宜	372.05	广西壮族自治区荔浦县，全县为松材线虫的最适宜分布区，主要林分为：针叶林、阔叶林、针阔混交林，其中48.5%的区域为最适宜针叶林区，全县各地区均有分布，风险等级高，为重点防控区域
广西壮族自治区	荔浦	0.85	阔叶林	最适宜	519.81	
广西壮族自治区	荔浦	0.85	针叶林	最适宜	884.81	
广西壮族自治区	荔浦	0.85	针阔混交林	最适宜	47.18	
广西壮族自治区	柳城	0.85	其他	最适宜	2031.91	广西壮族自治区柳城县，全县为松材线虫的最适宜分布区，主要林分为：阔叶林。该县虽然为高风险区域，但因针叶林分布极少，所以不是重点防控区域，但应注意新造人工林的树种选择
广西壮族自治区	柳城	0.85	阔叶林	最适宜	4.53	
广西壮族自治区	柳江	0.85	其他	最适宜	2353.39	广西壮族自治区柳江县，全县为松材线虫的最适宜分布区，主要林分为：针叶林。该县虽风险等级为高风险，但因树种单一，缺少阔叶林和针阔混交林，所以该县的针叶林分布区都为重点防控区域
广西壮族自治区	柳江	0.85	针叶林	最适宜	82.67	

省份	县(市、区)	适生值	森林类型	风险等级	面积/km²	风险评价
广西壮族自治区	柳州	0.85	其他	最适宜	606.36	广西壮族自治区柳州市,全市为松材线虫的最适宜分布区,主要林分为:其他林分。该市虽然为高风险区域,但因针叶林分布极少,所以不是重点防控区域,但应注意新造人工林的树种选择
广西壮族自治区	隆安	0.85	其他	最适宜	1526.31	
广西壮族自治区	隆安	0.85	针叶林	最适宜	440.61	广西壮族自治区隆安县,全县为松材线虫的最适宜分布区,主要林分为:针叶林、阔叶林、针阔混交林、竹林,其中
广西壮族自治区	隆安	0.85	针阔混交林	最适宜	3.42	21.4%的区域为最适宜针叶林区,主要分布在该县的北部地区,风险等级高,为
广西壮族自治区	隆安	0.85	阔叶林	最适宜	75.45	重点防控区域
广西壮族自治区	隆安	0.85	竹林	最适宜	11.36	
广西壮族自治区	隆林各族自治县	0.55	其他	次适宜	131.22	广西壮族自治区隆林各族自治县,全县大部分地区为松材线虫的适宜分布区,
广西壮族自治区	隆林各族自治县	0.55	阔叶林	次适宜	269.22	西部部分地区为次适宜分布区,主要林分为:针叶林、阔叶林,其中 0.07%的
广西壮族自治区	隆林各族自治县	0.55	针叶林	次适宜	2.44	区域为次适宜针叶林区,主要分布在该县的西部地区,风险等级中度,为重点
广西壮族自治区	隆林各族自治县	0.70	阔叶林	适宜	1193.34	防控区域;7.0%的区域为适宜针叶林区,
广西壮族自治区	隆林各族自治县	0.70	针叶林	适宜	263.66	全县各地区均有分布,风险等级较高,为重点防控区域
广西壮族自治区	隆林各族自治县	0.70	其他	适宜	1972.15	
广西壮族自治区	龙胜各族自治县	0.70	针叶林	适宜	343.41	
广西壮族自治区	龙胜各族自治县	0.70	其他	适宜	47.28	
广西壮族自治区	龙胜各族自治县	0.70	阔叶林	适宜	420.48	广西壮族自治区龙胜各族自治县,全县北部地区为松材线虫的适宜分布区,中
广西壮族自治区	龙胜各族自治县	0.70	针阔混交林	适宜	43.08	部和南部地区为最适宜分布区,主要林分为:针叶林、阔叶林、针阔混交林、
广西壮族自治区	龙胜各族自治县	0.85	针叶林	最适宜	707.05	阔叶林、竹林,其中 13.1%的区域为适宜针叶林区,主要分布在该县的北部地
广西壮族自治区	龙胜各族自治县	0.85	阔叶林	最适宜	881.23	区,风险等级较高,为重点防控区域;28.0%的区域为最适宜针叶林区,主要分
广西壮族自治区	龙胜各族自治县	0.85	灌木林	最适宜	18.92	布在该县的中部、南部地区,风险等级
广西壮族自治区	龙胜各族自治县	0.85	其他	最适宜	9.77	高,为重点防控区域
广西壮族自治区	龙胜各族自治县	0.85	竹林	最适宜	55.63	
广西壮族自治区	龙胜各族自治县	0.85	针阔混交林	最适宜	5.60	

省份	县(市、区)	适生值	森林类型	风险等级	面积/km²	风险评价
广西壮族自治区	龙州	0.85	其他	最适宜	2122.50	广西壮族自治区龙州县，全县为松材线虫的最适宜分布区，主要林分为：针叶林、阔叶林，其中2.5%的区域为最适宜针叶林区，主要分布在该县的西南部地区，风险等级高，为重点防控区域
广西壮族自治区	龙州	0.85	阔叶林	最适宜	256.51	
广西壮族自治区	龙州	0.85	针叶林	最适宜	61.57	
广西壮族自治区	陆川	0.85	其他	最适宜	1089.70	广西壮族自治区陆川县，全县为松材线虫的最适宜分布区，主要林分为：针叶林、阔叶林，其中21.6%的区域为最适宜针叶林区，全县各地区均有分布，风险等级高，为重点防控区域
广西壮族自治区	陆川	0.85	针叶林	最适宜	314.76	
广西壮族自治区	陆川	0.85	阔叶林	最适宜	60.13	
广西壮族自治区	罗城仫佬族自治县	0.85	针叶林	最适宜	235.13	广西壮族自治区罗城仫佬族自治县，全县为松材线虫的最适宜分布区，主要林分为：针叶林、阔叶林，其中9.5%的区域为最适宜针叶林区，主要分布在该县的北部地区，风险等级高，为重点防控区域
广西壮族自治区	罗城仫佬族自治县	0.85	阔叶林	最适宜	725.88	
广西壮族自治区	罗城仫佬族自治县	0.85	其他	最适宜	1507.50	
广西壮族自治区	鹿寨	0.85	阔叶林	最适宜	586.46	广西壮族自治区鹿寨县，全县为松材线虫的最适宜分布区，主要林分为：针叶林、阔叶林、针阔混交林、竹林，其中22.4%的区域为最适针叶林区，主要分布在该县的东部地区，风险等级高，为重点防控区域
广西壮族自治区	鹿寨	0.85	其他	最适宜	2060.10	
广西壮族自治区	鹿寨	0.85	针叶林	最适宜	795.54	
广西壮族自治区	鹿寨	0.85	竹林	最适宜	28.30	
广西壮族自治区	鹿寨	0.85	针阔混交林	最适宜	76.53	
广西壮族自治区	马山	0.85	其他	最适宜	1509.29	广西壮族自治区马山县，全县为松材线虫的最适宜分布区，主要林分为：针叶林、阔叶林、灌木林，其中14.9%的区域为最适宜针叶林区，主要分布在该县的中部、南部地区，风险等级高，为重点防控区域
广西壮族自治区	马山	0.85	针叶林	最适宜	314.57	
广西壮族自治区	马山	0.85	灌木林	最适宜	8.24	
广西壮族自治区	马山	0.85	阔叶林	最适宜	285.78	
广西壮族自治区	蒙山	0.85	针叶林	最适宜	264.03	广西壮族自治区蒙山县，全县为松材线虫的最适宜分布区，主要林分为：针叶林、阔叶林、针阔混交林，其中20.2%的区域为最适宜针叶林区，主要分布在该县的北部地区。风险等级高，为重点防控区域
广西壮族自治区	蒙山	0.85	其他	最适宜	725.85	
广西壮族自治区	蒙山	0.85	阔叶林	最适宜	304.60	
广西壮族自治区	蒙山	0.85	针阔混交林	最适宜	11.74	
广西壮族自治区	南丹	0.70	阔叶林	适宜	819.00	广西壮族自治区南丹县，全县中部、北部为松材线虫的适宜分布区，南部为最适宜分布区，主要林分为：针叶林、阔叶林，其中17.2%的区域为适宜针叶林
广西壮族自治区	南丹	0.70	针叶林	适宜	592.07	

省份	县(市、区)	适生值	森林类型	风险等级	面积/km²	风险评价
广西壮族自治区	南丹	0.70	其他	适宜	1346.58	区，主要分布在该县的中部、北部地区，风险等级较高，为重点防控区域；7.7%的区域为最适宜针叶林区，主要分布在该县的南部地区，风险等级高，为重点防控区域
广西壮族自治区	南丹	0.85	阔叶林	最适宜	309.51	
广西壮族自治区	南丹	0.85	针叶林	最适宜	264.26	
广西壮族自治区	南丹	0.85	其他	最适宜	151.36	
广西壮族自治区	南宁	0.85	其他	最适宜	1173.07	广西壮族自治区南宁市，全市为松材线虫的最适宜分布区，主要林分为：针叶林、阔叶林、灌木林，其中19.9%的区域为最适宜针叶林区，主要分布在该市的东北部地区，风险等级高，为重点防控区域
广西壮族自治区	南宁	0.85	针叶林	最适宜	350.45	
广西壮族自治区	南宁	0.85	灌木林	最适宜	8.02	
广西壮族自治区	南宁	0.85	阔叶林	最适宜	228.17	
广西壮族自治区	那坡	0.70	其他	适宜	913.27	广西壮族自治区那坡县，全县为松材线虫的适宜分布区，主要林分为：针叶林、阔叶林，其中27.5%的区域为适宜针叶林区，主要分布在该县的中部地区，风险等级较高，为重点防控区域
广西壮族自治区	那坡	0.70	阔叶林	适宜	738.17	
广西壮族自治区	那坡	0.70	针叶林	适宜	623.90	
广西壮族自治区	宁明	0.85	其他	最适宜	2352.39	广西壮族自治区宁明县，全县为松材线虫的最适宜分布区，主要林分为：针叶林、阔叶林、针阔混交林，其中33.9%的区域为最适宜针叶林区，全县各地区均有分布，风险等级高，为重点防控区域
广西壮族自治区	宁明	0.85	针叶林	最适宜	1252.22	
广西壮族自治区	宁明	0.85	阔叶林	最适宜	76.46	
广西壮族自治区	宁明	0.85	针阔混交林	最适宜	13.18	
广西壮族自治区	平果	0.85	阔叶林	最适宜	81.95	广西壮族自治区平果县，全县为松材线虫的最适宜分布区，主要林分为：针叶林、阔叶林、针阔混交林、竹林，其中25.7%的区域为最适宜针叶林区，主要分布在该县的北部、东南部地区，风险等级高，为重点防控区域
广西壮族自治区	平果	0.85	其他	最适宜	1695.09	
广西壮族自治区	平果	0.85	针叶林	最适宜	629.91	
广西壮族自治区	平果	0.85	针阔混交林	最适宜	12.00	
广西壮族自治区	平果	0.85	竹林	最适宜	34.01	
广西壮族自治区	平乐	0.85	阔叶林	最适宜	337.92	广西壮族自治区平乐县，全县为松材线虫的最适宜分布区，主要林分为：针叶林、阔叶林、针阔混交林、竹林，其中29.7%的区域为最适宜针叶林区，主要分布在该县的中部、西部地区，风险等级高，为重点防控区域
广西壮族自治区	平乐	0.85	针叶林	最适宜	592.59	
广西壮族自治区	平乐	0.85	其他	最适宜	1051.03	
广西壮族自治区	平乐	0.85	竹林	最适宜	8.87	

省份	县(市、区)	适生值	森林类型	风险等级	面积/km²	风险评价
广西壮族自治区	平乐	0.85	针阔混交林	最适宜	7.54	
广西壮族自治区	平南	0.85	其他	最适宜	2480.80	广西壮族自治区平南县,全县为松材线虫的最适宜分布区,主要林分为:针叶林、阔叶林,其中11.9%的区域为最适宜针叶林区,主要分布在该县的南部地区,风险等级高,为重点防控区域
广西壮族自治区	平南	0.85	阔叶林	最适宜	44.13	
广西壮族自治区	平南	0.85	针叶林	最适宜	343.27	
广西壮族自治区	平南	0.85	水体	最适宜	16.94	
广西壮族自治区	凭祥	0.85	其他	最适宜	398.62	广西壮族自治区凭祥市,全市为松材线虫的最适宜分布区,主要林分为:针叶林、阔叶林,其中37.5%的区域为最适宜针叶林区,全市各地区均有分布,风险等级高,为重点防控区域
广西壮族自治区	凭祥	0.85	阔叶林	最适宜	1.40	
广西壮族自治区	凭祥	0.85	针叶林	最适宜	240.37	
广西壮族自治区	浦北	0.85	其他	最适宜	1543.39	
广西壮族自治区	浦北	0.85	针叶林	最适宜	558.25	广西壮族自治区浦北县,全县为松材线虫的最适宜分布区,主要林分为:针叶林、阔叶林、针阔混交林、竹林,其中23.2%的区域为最适宜针叶林区,主要分布在该县的南部地区,风险等级高,为重点防控区域
广西壮族自治区	浦北	0.85	阔叶林	最适宜	54.64	
广西壮族自治区	浦北	0.85	竹林	最适宜	112.42	
广西壮族自治区	浦北	0.85	针阔混交林	最适宜	133.83	
广西壮族自治区	浦北	0.85	水体	最适宜	3.27	
广西壮族自治区	钦州	0.85	其他	最适宜	3290.39	广西壮族自治区钦州市,全市为松材线虫的最适宜分布区,主要林分为:针叶林、阔叶林,其中17.3%的区域为最适宜针叶林区,主要分布在该市的东部、西部、南部地区,风险等级高,为重点防控区域
广西壮族自治区	钦州	0.85	针叶林	最适宜	758.46	
广西壮族自治区	钦州	0.85	水体	最适宜	2.75	
广西壮族自治区	钦州	0.85	阔叶林	最适宜	330.89	
广西壮族自治区	全州	0.70	针阔混交林	适宜	65.19	广西壮族自治区全州县,全县北部地区为松材线虫的适宜分布区,南部地区为最适宜分布区,主要林分为:针叶林、阔叶林、针阔混交林、灌木林,其中26.2%的区域为适宜针叶林区,主要分布在该县的北部地区,风险等级较高,为重点防控区域;19.3%的区域为最适宜针叶林区,主要分布在该县的南部地区,风险等级高,为重点防控区域
广西壮族自治区	全州	0.70	针叶林	适宜	1019.69	
广西壮族自治区	全州	0.70	灌木林	适宜	35.35	
广西壮族自治区	全州	0.70	其他	适宜	591.23	
广西壮族自治区	全州	0.70	阔叶林	适宜	180.50	
广西壮族自治区	全州	0.85	针叶林	最适宜	753.31	

省份	县(市、区)	适生值	森林类型	风险等级	面积/km²	风险评价
广西壮族自治区	全州	0.85	其他	最适宜	878.37	
广西壮族自治区	全州	0.85	阔叶林	最适宜	304.35	
广西壮族自治区	全州	0.85	针阔混交林	最适宜	84.56	
广西壮族自治区	融安	0.85	阔叶林	最适宜	740.77	广西壮族自治区融安县,全县为松材线虫的最适宜分布区,主要林分为:针叶林、阔叶林、针阔混交林、竹林,其中31.0%的区域为最适宜针叶林区,全县各地区均有分布,风险等级高,为重点防控区域
广西壮族自治区	融安	0.85	针叶林	最适宜	815.28	
广西壮族自治区	融安	0.85	竹林	最适宜	21.02	
广西壮族自治区	融安	0.85	其他	最适宜	951.26	
广西壮族自治区	融安	0.85	针阔混交林	最适宜	104.04	
广西壮族自治区	融水苗族自治县	0.85	针叶林	最适宜	1200.35	广西壮族自治区融水苗族自治县,全县为松材线虫的最适宜分布区,主要林分为:针叶林、阔叶林、针阔混交林、灌木林、竹林,其中25.7%的区域为最适宜针叶林区,全县各地区均有分布,风险等级高,为重点防控区域
广西壮族自治区	融水苗族自治县	0.85	其他	最适宜	798.12	
广西壮族自治区	融水苗族自治县	0.85	针阔混交林	最适宜	149.14	
广西壮族自治区	融水苗族自治县	0.85	竹林	最适宜	79.58	
广西壮族自治区	融水苗族自治县	0.85	阔叶林	最适宜	2521.44	
广西壮族自治区	融水苗族自治县	0.85	灌木林	最适宜	2.56	
广西壮族自治区	容县	0.85	其他	最适宜	1432.92	广西壮族自治区容县,全县为松材线虫的最适宜分布区,主要林分为:针叶林、阔叶林、针阔混交林,其中28.1%的区域为最适宜针叶林区,主要分布在该县的北部和东部地区,风险等级高,为重点防控区域
广西壮族自治区	容县	0.85	针叶林	最适宜	644.13	
广西壮族自治区	容县	0.85	阔叶林	最适宜	113.24	
广西壮族自治区	容县	0.85	针阔混交林	最适宜	102.30	
广西壮族自治区	上林	0.85	其他	最适宜	1224.12	广西壮族自治区上林县,全县为松材线虫的最适宜分布区,主要林分为:针叶林、阔叶林、针阔混交林、灌木林,其中12.5%的区域为最适宜针叶林区,主要分布在该县的东北部、南部地区,风险等级高,为重点防控区域
广西壮族自治区	上林	0.85	灌木林	最适宜	35.33	
广西壮族自治区	上林	0.85	针叶林	最适宜	252.91	
广西壮族自治区	上林	0.85	阔叶林	最适宜	438.98	
广西壮族自治区	上林	0.85	针阔混交林	最适宜	75.35	
广西壮族自治区	三江侗族自治县	0.70	针叶林	适宜	75.32	广西壮族自治区三江侗族自治县,全县大部分地区为松材线虫的最适宜分布

省份	县(市、区)	适生值	森林类型	风险等级	面积/km²	风险评价
广西壮族自治区	三江侗族自治县	0.70	阔叶林	适宜	23.87	区,北部少数地区为适宜分布区,主要林分为:针叶林、阔叶林、针阔混交林、竹林,其中3.1%的区域为适宜针叶林区,主要分布在该县的北部少数地区,风险等级较高,为重点防控区域;43.9%的区域为最适宜针叶林区,全县各地区均有分布,风险等级高,为重点防控区域
广西壮族自治区	三江侗族自治县	0.85	阔叶林	最适宜	1026.29	
广西壮族自治区	三江侗族自治县	0.85	针叶林	最适宜	1037.74	
广西壮族自治区	三江侗族自治县	0.85	其他	最适宜	145.01	
广西壮族自治区	三江侗族自治县	0.85	竹林	最适宜	24.41	
广西壮族自治区	三江侗族自治县	0.85	针阔混交林	最适宜	75.77	
广西壮族自治区	藤县	0.85	其他	最适宜	1895.08	广西壮族自治区藤县,全县为松材线虫的最适宜分布区,主要林分为:针叶林、阔叶林、针阔混交林、竹林,其中33.2%的区域为最适宜针叶林区,主要分布在该县的南部地区,风险等级高,为重点防控区域
广西壮族自治区	藤县	0.85	阔叶林	最适宜	520.95	
广西壮族自治区	藤县	0.85	针叶林	最适宜	1257.44	
广西壮族自治区	藤县	0.85	竹林	最适宜	36.17	
广西壮族自治区	藤县	0.85	针阔混交林	最适宜	82.66	
广西壮族自治区	天等	0.85	阔叶林	最适宜	34.59	广西壮族自治区天等县,全县为松材线虫的最适宜分布区,主要林分为:针叶林、阔叶林,其中16.6%的区域为最适宜针叶林区,主要分布在该县的西南部、东北部地区,风险等级高,为重点防控区域
广西壮族自治区	天等	0.85	其他	最适宜	1641.07	
广西壮族自治区	天等	0.85	针叶林	最适宜	333.92	
广西壮族自治区	田东	0.85	阔叶林	最适宜	855.61	广西壮族自治区田东县,全县为松材线虫的最适宜分布区,主要林分为:针叶林、阔叶林、针阔混交林,其中22.3%的区域为最适宜针叶林区,主要分布在该县的中部地区,风险等级高,为重点防控区域
广西壮族自治区	田东	0.85	其他	最适宜	1285.22	
广西壮族自治区	田东	0.85	针阔混交林	最适宜	23.99	
广西壮族自治区	田东	0.85	针叶林	最适宜	619.90	
广西壮族自治区	天峨	0.70	阔叶林	适宜	1675.49	广西壮族自治区天峨县,全县中部、北部地区为松材线虫的适宜分布区,南部地区为最适宜分布区,主要林分为:针叶林、阔叶林、针阔混交林,其中18.6%的区域为适宜针叶林区,主要分布在该县的中部、北部地区,风险等级较高,为重点防控区域;2.3%的区域为最适宜针叶林区,主要分布在该县的南部地区,风险等级高,为重点防控区域
广西壮族自治区	天峨	0.70	针叶林	适宜	629.08	
广西壮族自治区	天峨	0.70	其他	适宜	602.99	
广西壮族自治区	天峨	0.70	针阔混交林	适宜	0.59	
广西壮族自治区	天峨	0.85	阔叶林	最适宜	293.97	
广西壮族自治区	天峨	0.85	针叶林	最适宜	77.75	

省份	县(市、区)	适生值	森林类型	风险等级	面积/km²	风险评价
广西壮族自治区	天峨	0.85	其他	最适宜	190.21	
广西壮族自治区	田林	0.70	阔叶林	适宜	4238.11	
广西壮族自治区	田林	0.70	其他	适宜	992.22	广西壮族自治区田林县，全县为松材线虫的适宜分布区，主要林分为：针叶林、阔叶林、针阔混交林、竹林，其中4.3%的区域为适宜针叶林区，主要分布在该县的东部地区，风险等级较高，为重点防控区域
广西壮族自治区	田林	0.70	针阔混交林	适宜	55.76	
广西壮族自治区	田林	0.70	针叶林	适宜	250.05	
广西壮族自治区	田林	0.70	竹林	适宜	208.65	
广西壮族自治区	田阳	0.70	阔叶林	适宜	54.28	
广西壮族自治区	田阳	0.70	其他	适宜	117.97	广西壮族自治区田阳县，全县大部分地区为松材线虫的最适宜分布区，西部部分地区为适宜分布区，主要林分为：针叶林、阔叶林、竹林，其中0.2%的区域为适宜针叶林区，主要分布在该县的西部少数地区，风险等级较高，为重点防控区域；8.6%的区域为最适宜针叶林区，主要分布在该县的东部、东北部地区，风险等级高，为重点防控区域
广西壮族自治区	田阳	0.70	针叶林	适宜	5.24	
广西壮族自治区	田阳	0.85	阔叶林	最适宜	632.36	
广西壮族自治区	田阳	0.85	其他	最适宜	1236.81	
广西壮族自治区	田阳	0.85	针叶林	最适宜	195.26	
广西壮族自治区	田阳	0.85	竹林	最适宜	41.54	
广西壮族自治区	武鸣	0.85	其他	最适宜	2017.32	
广西壮族自治区	武鸣	0.85	针叶林	最适宜	905.95	广西壮族自治区武鸣县，全县为松材线虫的最适宜分布区，主要林分为：针叶林、阔叶林、针阔混交林、灌木林，其中26.8%的区域为最适宜针叶林区，全县各地区均有分布，风险等级高，为重点防控区域
广西壮族自治区	武鸣	0.85	阔叶林	最适宜	367.85	
广西壮族自治区	武鸣	0.85	水体	最适宜	7.07	
广西壮族自治区	武鸣	0.85	针阔混交林	最适宜	2.50	
广西壮族自治区	武鸣	0.85	灌木林	最适宜	75.38	
广西壮族自治区	武宣	0.85	其他	最适宜	1246.66	广西壮族自治区武宣县，全县为松材线虫的最适宜分布区，主要林分为：针叶林、阔叶林、灌木林，其中9.6%的区域为最适宜针叶林区，主要分布在该县的中部、南部地区，风险等级高，为重点防控区域
广西壮族自治区	武宣	0.85	阔叶林	最适宜	210.88	
广西壮族自治区	武宣	0.85	针叶林	最适宜	158.05	
广西壮族自治区	武宣	0.85	灌木林	最适宜	29.56	
广西壮族自治区	梧州	0.85	其他	最适宜	20.80	广西壮族自治区梧州市（万秀区为2007年全国调查新疫点），全市为松材线虫的

省份	县(市、区)	适生值	森林类型	风险等级	面积/km²	风险评价
广西壮族自治区	梧州	0.85	针叶林	最适宜	17.44	最适宜分布区，主要林分为：针叶林、阔叶林、竹林，其中16.6%的区域为最适宜针叶林区，全市各地区均有分布，风险等级高，为重点防控区域
广西壮族自治区	梧州	0.85	阔叶林	最适宜	32.84	
广西壮族自治区	梧州	0.85	竹林	最适宜	34.24	
广西壮族自治区	象州	0.85	针叶林	最适宜	200.82	广西壮族自治区象州县，全县为松材线虫的最适宜分布区，主要林分为：针叶林、阔叶林，其中10.2%的区域为最适宜针叶林区，主要分布在该县的东北部地区，风险等级高，为重点防控区域
广西壮族自治区	象州	0.85	其他	最适宜	1640.21	
广西壮族自治区	象州	0.85	阔叶林	最适宜	133.77	
广西壮族自治区	西林	0.55	针叶林	次适宜	47.73	广西壮族自治区西林县，全县中部、东部地区为松材线虫的适宜分布区，西部地区为次适宜分布区，主要林分为：针叶林、阔叶林、针阔混交林，其中1.4%的区域为次适宜针叶林区，主要分布在该县的西部地区，风险等级中度，为重点防控区域；7.0%的区域为适宜针叶林区，主要分布在该县的中部、东部地区，风险等级较高，为重点防控区域
广西壮族自治区	西林	0.55	其他	次适宜	290.58	
广西壮族自治区	西林	0.55	阔叶林	次适宜	648.02	
广西壮族自治区	西林	0.55	针阔混交林	次适宜	7.53	
广西壮族自治区	西林	0.55	竹林	次适宜	3.00	
广西壮族自治区	西林	0.70	针叶林	适宜	201.32	
广西壮族自治区	西林	0.70	其他	适宜	599.49	
广西壮族自治区	西林	0.70	竹林	适宜	22.08	
广西壮族自治区	忻城	0.85	其他	最适宜	2691.34	广西壮族自治区忻城县，全县为松材线虫的最适宜分布区，主要林分为：针叶林、阔叶林，其中1.7%的区域为最适宜针叶林区，主要分布在该县的南部少数地区，风险等级高，为重点防控区域
广西壮族自治区	忻城	0.85	针叶林	最适宜	47.72	
广西壮族自治区	忻城	0.85	阔叶林	最适宜	11.69	
广西壮族自治区	兴安	0.70	阔叶林	适宜	2.39	广西壮族自治区兴安县，全县大部分地区为松材线虫的最适宜分布区，北部少数地区为适宜分布区，主要林分为：针叶林、阔叶林、灌木林、竹林，其中27.2%的区域为最适宜针叶林区，主要分布在该县的中部、南部地区，风险等级高，为重点防控区域
广西壮族自治区	兴安	0.85	竹林	最适宜	170.55	
广西壮族自治区	兴安	0.85	针叶林	最适宜	634.69	
广西壮族自治区	兴安	0.85	阔叶林	最适宜	961.56	
广西壮族自治区	兴安	0.85	其他	最适宜	557.97	
广西壮族自治区	兴安	0.85	灌木林	最适宜	6.34	
广西壮族自治区	阳朔	0.85	其他	最适宜	859.02	广西壮族自治区阳朔县，全县为松材线虫的最适宜分布区，主要林分为：针叶

省份	县（市、区）	适生值	森林类型	风险等级	面积/km²	风险评价
广西壮族自治区	阳朔	0.85	阔叶林	最适宜	156.13	林、阔叶林、针阔混交林、竹林，其中20.8%的区域为最适宜针叶林区，全县各地区均有分布，风险等级高，为重点防控区域
广西壮族自治区	阳朔	0.85	针叶林	最适宜	279.08	
广西壮族自治区	阳朔	0.85	针阔混交林	最适宜	47.08	
广西壮族自治区	阳朔	0.85	竹林	最适宜	0.01	
广西壮族自治区	宜州	0.85	其他	最适宜	3604.08	广西壮族自治区宜州市，全市为松材线虫的最适宜分布区，主要林分为：针叶林、阔叶林，其中1.2%的区域为最适宜针叶林区，主要分布在该市的西北部地区，风险等级高，为重点防控区域
广西壮族自治区	宜州	0.85	阔叶林	最适宜	15.85	
广西壮族自治区	宜州	0.85	针叶林	最适宜	45.23	
广西壮族自治区	永福	0.85	针叶林	最适宜	451.80	广西壮族自治区永福县，全县为松材线虫的最适宜分布区，主要林分为：针叶林、阔叶林、针阔混交林、竹林，其中15.0%的区域为最适宜针叶林区，全县各地区均有分布，风险等级高，为重点防控区域
广西壮族自治区	永福	0.85	阔叶林	最适宜	1730.78	
广西壮族自治区	永福	0.85	其他	最适宜	767.21	
广西壮族自治区	永福	0.85	针阔混交林	最适宜	21.88	
广西壮族自治区	永福	0.85	竹林	最适宜	30.76	
广西壮族自治区	邕宁	0.85	阔叶林	最适宜	103.38	广西壮族自治区邕宁县，全县为松材线虫的最适宜分布区，主要林分为：针叶林、阔叶林，其中17.6%的区域为最适宜针叶林区，全县各地区均有分布，风险等级高，为重点防控区域
广西壮族自治区	邕宁	0.85	其他	最适宜	3557.16	
广西壮族自治区	邕宁	0.85	针叶林	最适宜	806.96	
广西壮族自治区	邕宁	0.85	水体	最适宜	127.33	
广西壮族自治区	玉林	0.85	针叶林	最适宜	467.67	广西壮族自治区玉林市，全市为松材线虫的最适宜分布区，主要林分为：针叶林、阔叶林、竹林，其中17.0%的区域为最适宜针叶林区，全市各地区均有分布，风险等级高，为重点防控区域
广西壮族自治区	玉林	0.85	其他	最适宜	2091.23	
广西壮族自治区	玉林	0.85	竹林	最适宜	96.00	
广西壮族自治区	玉林	0.85	阔叶林	最适宜	91.16	
广西壮族自治区	昭平	0.85	阔叶林	最适宜	394.21	广西壮族自治区昭平县，全县为松材线虫的最适宜分布区，主要林分为：针叶林、阔叶林、针阔混交林，其中4.2%的区域为最适宜针叶林区，主要分布在该县的周边地区，风险等级高，为重点防控区域
广西壮族自治区	昭平	0.85	针阔混交林	最适宜	24.48	
广西壮族自治区	昭平	0.85	其他	最适宜	2656.02	
广西壮族自治区	昭平	0.85	针叶林	最适宜	135.42	

省份	县(市、区)	适生值	森林类型	风险等级	面积/km²	风险评价
广西壮族自治区	钟山	0.85	阔叶林	最适宜	114.74	广西壮族自治区钟山县，全县为松材线虫的最适宜分布区，主要林分为：针叶林、阔叶林、灌木林，其中24.1%的区域为最适宜针叶林区，全县各地区均有分布，风险等级高，为重点防控区域
广西壮族自治区	钟山	0.85	针叶林	最适宜	486.20	
广西壮族自治区	钟山	0.85	其他	最适宜	1374.03	
广西壮族自治区	钟山	0.85	灌木林	最适宜	46.56	
广西壮族自治区	资源	0.70	其他	适宜	370.22	广西壮族自治区资源县，全县大部分地区为松材线虫的适宜分布区，南部部分地区为最适宜分布区，主要林分为：针叶林、阔叶林、灌木林、竹林，其中53.1%的区域为适宜针叶林区，主要分布在该县的中部、北部地区，风险等级较高，为重点防控区域；3.5%的区域为最适宜针叶林区，主要分布在该县的南部地区，风险等级高，为重点防控区域
广西壮族自治区	资源	0.70	针叶林	适宜	1062.82	
广西壮族自治区	资源	0.70	阔叶林	适宜	307.36	
广西壮族自治区	资源	0.70	灌木林	适宜	20.09	
广西壮族自治区	资源	0.70	竹林	适宜	42.28	
广西壮族自治区	资源	0.85	竹林	最适宜	5.27	
广西壮族自治区	资源	0.85	针叶林	最适宜	70.05	
广西壮族自治区	资源	0.85	阔叶林	最适宜	110.08	
广西壮族自治区	资源	0.85	灌木林	最适宜	12.48	
贵州省	安龙	0.55	其他	次适宜	29.59	贵州省安龙县，全县大部分地区为松材线虫的适宜分布区，西部少数地区为次适宜分布区，主要林分为：针叶林、阔叶林，其中极少的区域为次适宜针叶林区，主要分布在该县的西部少数地区，风险等级中度，为重点防控区域；1.8%的区域为适宜针叶林区，主要分布在该县的西南部地区，风险等级较高，为重点防控区域
贵州省	安龙	0.55	针叶林	次适宜	0.14	
贵州省	安龙	0.70	其他	适宜	2106.58	
贵州省	安龙	0.70	针叶林	适宜	40.33	
贵州省	安龙	0.70	阔叶林	适宜	7.64	
贵州省	安顺	0.55	阔叶林	次适宜	92.65	贵州省安顺市，全市西、北部地区为松材线虫的次适宜分布区，东、南部地区为适宜分布区，主要林分为：针叶林、阔叶林、针阔混交林，其中2.5%的区域为次适宜针叶林区，主要分布在该市的中部地区，风险等级中度，为重点防控区域；3.5%的区域为适宜针叶林区，主要分布在该市的中部地区，风险等级较高，为重点防控区域
贵州省	安顺	0.55	其他	次适宜	973.35	
贵州省	安顺	0.55	针叶林	次适宜	44.48	
贵州省	安顺	0.55	针阔混交林	次适宜	36.27	
贵州省	安顺	0.70	其他	适宜	542.24	
贵州省	安顺	0.70	针叶林	适宜	62.82	
贵州省	安顺	0.70	阔叶林	适宜	29.55	
贵州省	安顺	0.70	针阔混交林	适宜	8.07	
贵州省	毕节	0.55	针叶林	次适宜	49.87	贵州省毕节市，全市为松材线虫的次适宜分布区，主要林分为：针叶林、阔叶
贵州省	毕节	0.55	其他	次适宜	3270.82	

省份	县(市、区)	适生值	森林类型	风险等级	面积/km²	风险评价
贵州省	毕节	0.55	阔叶林	次适宜	137.52	林,其中 0.95%的区域为次适宜针叶林区,主要分布在该市的西部和东北部少数地区,风险等级中度,为重点防控区域
贵州省	册亨	0.70	其他	适宜	1597.25	贵州省册亨县为 2007 年全国调查新疫点,全县为松材线虫的适宜分布区,主要林分为:针叶林、阔叶林,其中28.1%的区域为适宜针叶林区,全县各地区均有分布,风险等级较高,为重点防控区域
贵州省	册亨	0.70	阔叶林	适宜	241.02	
贵州省	册亨	0.70	针叶林	适宜	701.36	
贵州省	册亨	0.70	针阔混交林	适宜	0.36	
贵州省	长顺	0.70	其他	适宜	1173.55	贵州省长顺县,全县为松材线虫的适宜分布区,主要林分为:针叶林、阔叶林,其中8.1%的区域为适宜针叶林区,主要分布在该县的西部、北部地区,风险等级较高,为重点防控区域
贵州省	长顺	0.70	阔叶林	适宜	294.48	
贵州省	长顺	0.70	针叶林	适宜	130.15	
贵州省	岑巩	0.70	其他	适宜	1243.58	贵州省岑巩县,全县为松材线虫的适宜分布区,主要林分为:针叶林、阔叶林、针阔混交林,其中13.5%的区域为适宜针叶林区,全县各地区均有分布,风险等级较高,为重点防控区域
贵州省	岑巩	0.70	针叶林	适宜	200.52	
贵州省	岑巩	0.70	阔叶林	适宜	32.46	
贵州省	岑巩	0.70	针阔混交林	适宜	9.37	
贵州省	赤水	0.55	其他	次适宜	154.85	贵州省赤水市,全市大部分地区为松材线虫的适宜分布区,东部部分地区为次适宜分布区,主要林分为:针叶林、阔叶林、针阔混交林、竹林,其中 0.03%的区域为次适宜针叶林区,主要分布在该市的东部少数地区,风险等级中度,为重点防控区域;14.7%的区域为适宜针叶林区,全市各地区均有分布,风险等级较高,为重点防控区域
贵州省	赤水	0.55	针叶林	次适宜	0.58	
贵州省	赤水	0.55	阔叶林	次适宜	0.67	
贵州省	赤水	0.70	针阔混交林	适宜	139.21	
贵州省	赤水	0.70	竹林	适宜	676.93	
贵州省	赤水	0.70	其他	适宜	641.94	
贵州省	赤水	0.70	针叶林	适宜	308.77	
贵州省	赤水	0.70	阔叶林	适宜	232.66	
贵州省	从江	0.70	其他	适宜	1289.12	贵州省从江县,全县西部、北部为松材线虫的适宜分布区,其他地区为最适宜分布区,主要林分为:针叶林、阔叶林、针阔混交林,其中6.8%的区域为适宜针叶林区,主要分布在该县的西南部、北部地区,风险等级较高,为重点防控区域;6.9%的区域为最适宜针叶林区,主要分布在该县的东部地区,风险等级高,为重点防控区域
贵州省	从江	0.70	针阔混交林	适宜	21.27	
贵州省	从江	0.70	阔叶林	适宜	225.30	
贵州省	从江	0.70	针叶林	适宜	210.17	
贵州省	从江	0.85	其他	最适宜	808.90	
贵州省	从江	0.85	针叶林	最适宜	226.11	
贵州省	从江	0.85	阔叶林	最适宜	434.69	
贵州省	大方	0.55	针叶林	次适宜	73.60	贵州省大方县,全县为松材线虫的次适宜分布区,主要林分为:针叶林、阔叶林,其中2.2%的区域为次适宜针叶林区,主要分布在该县的东北部和东南部少数地区,风险等级中度,为重点防控区域
贵州省	大方	0.55	其他	次适宜	2904.39	
贵州省	大方	0.55	阔叶林	次适宜	306.69	
贵州省	丹寨	0.70	其他	适宜	429.60	贵州省丹寨县,全县为松材线虫的适宜

省份	县(市、区)	适生值	森林类型	风险等级	面积/km²	风险评价
贵州省	丹寨	0.70	针叶林	适宜	262.55	分布区,主要林分为:针叶林、阔叶林、针阔混交林,其中28.0%的区域为适宜针叶林区,主要分布在该县的东部地区,风险等级较高,为重点防控区域
贵州省	丹寨	0.70	阔叶林	适宜	235.86	
贵州省	丹寨	0.70	针阔混交林	适宜	11.12	
贵州省	道真仡佬族苗族自治县	0.55	针叶林	次适宜	166.43	贵州省道真仡佬族苗族自治县,全县大部分地区为松材线虫的次适宜分布区,东部和北部部分地区为适宜分布区,主要林分为:针叶林、阔叶林,其中9.0%的区域为次适宜针叶林区,主要分布在该县的北部地区,风险等级中度,为重点防控区域;2.4%的区域为适宜针叶林区,主要分布在该县的东北部,风险等级较高,为重点防控区域
贵州省	道真仡佬族苗族自治县	0.55	其他	次适宜	1203.68	
贵州省	道真仡佬族苗族自治县	0.55	阔叶林	次适宜	13.99	
贵州省	道真仡佬族苗族自治县	0.70	其他	适宜	350.14	
贵州省	道真仡佬族苗族自治县	0.70	针叶林	适宜	42.93	
贵州省	德江	0.70	阔叶林	适宜	335.32	贵州省德江县,全县为松材线虫的适宜分布区,主要林分为:针叶林、阔叶林,其中19.5%的区域为适宜针叶林区,主要分布在该县的西南部地区,风险等级较高,为重点防控区域
贵州省	德江	0.70	其他	适宜	1241.98	
贵州省	德江	0.70	针叶林	适宜	381.47	
贵州省	独山	0.70	其他	适宜	1732.91	贵州省独山县,全县为松材线虫的适宜分布区,主要林分为:针叶林、阔叶林、针阔混交林,其中16.1%的区域为适宜针叶林区,主要分布在该县的中部地区,风险等级较高,为重点防控区域
贵州省	独山	0.70	针叶林	适宜	384.95	
贵州省	独山	0.70	阔叶林	适宜	356.31	
贵州省	独山	0.70	针阔混交林	适宜	5.01	
贵州省	都匀	0.70	针叶林	适宜	465.72	贵州省都匀市,全市为松材线虫的适宜分布区,主要林分为:针叶林、阔叶林、针阔混交林,其中23.3%的区域为适宜针叶林区,主要分布在该市的西南部地区,风险等级较高,为重点防控区域
贵州省	都匀	0.70	针阔混交林	适宜	65.42	
贵州省	都匀	0.70	其他	适宜	1137.81	
贵州省	都匀	0.70	阔叶林	适宜	334.09	
贵州省	凤冈	0.70	其他	适宜	1059.89	贵州省凤冈县,全县为松材线虫的适宜分布区,主要林分为:针叶林、阔叶林,其中27.0%的区域为适宜针叶林区,主要分布在该县的中部地区,风险等级较高,为重点防控区域
贵州省	凤冈	0.70	针叶林	适宜	485.47	
贵州省	凤冈	0.70	阔叶林	适宜	253.02	
贵州省	福泉	0.70	针叶林	适宜	260.54	贵州省福泉县,全县为松材线虫的适宜分布区,主要林分为:针叶林、阔叶林,其中17.1%的区域为适宜针叶林区,主要分布在该县的东部地区,风险等级较高,为重点防控区域
贵州省	福泉	0.70	其他	适宜	1184.47	
贵州省	福泉	0.70	阔叶林	适宜	81.48	
贵州省	关岭布依族苗族自治县	0.55	其他	次适宜	1157.32	贵州省关岭布依族苗族自治县,全县大部分地区为松材线虫的次适宜分布区,东南部为适宜分布区,主要林分为:针叶林、阔叶林,其中3.2%的区域为次适宜针叶林区,主要分布在该县的中部地区,风险等级中度,为重点防控区域;0.5%的区域为适宜针叶林区,主要分布在该县的东南部地区,风险等级较高,
贵州省	关岭布依族苗族自治县	0.55	阔叶林	次适宜	67.76	
贵州省	关岭布依族苗族自治县	0.55	针叶林	次适宜	50.75	
贵州省	关岭布依族苗族自治县	0.70	其他	适宜	203.35	

省份	县(市、区)	适生值	森林类型	风险等级	面积/km²	风险评价
贵州省	关岭布依族苗族自治县	0.70	针叶林	适宜	8.02	为重点防控区域
贵州省	关岭布依族苗族自治县	0.70	阔叶林	适宜	105.68	
贵州省	贵定	0.70	针叶林	适宜	99.78	贵州省贵定县，全县为松材线虫的适宜
贵州省	贵定	0.70	其他	适宜	1700.51	分布区，主要林分为：针叶林、阔叶林、
贵州省	贵定	0.70	阔叶林	适宜	65.32	针阔混交林，其中5.3%的区域为适宜针
贵州省	贵定	0.70	针阔混交林	适宜	28.26	叶林区，全县各地区均有分布，风险等级较高，为重点防控区域
贵州省	贵阳	0.70	针叶林	适宜	226.78	贵州省贵阳市，全市为松材线虫的适宜
贵州省	贵阳	0.70	阔叶林	适宜	185.61	分布区，主要林分为：针叶林、阔叶林、
贵州省	贵阳	0.70	其他	适宜	2070.67	针阔混交林，其中9.0%的区域为适宜针
贵州省	贵阳	0.70	针阔混交林	适宜	30.82	叶林区，主要分布在该市的东北部地区，风险等级较高，为重点防控区域
贵州省	赫章	0.40	其他	不适宜	2160.54	贵州省赫章县，全县大部分地区为松材
贵州省	赫章	0.40	针叶林	不适宜	292.94	线虫的不适宜分布区，东南部地区为次
贵州省	赫章	0.40	阔叶林	不适宜	131.56	适宜分布区，主要林分为：针叶林、阔
贵州省	赫章	0.55	其他	次适宜	487.71	叶林，其中1.0%的区域为次适宜针叶林
贵州省	赫章	0.55	针叶林	次适宜	31.58	区，主要分布在该县的东北部地区，风
贵州省	赫章	0.55	阔叶林	次适宜	7.81	险等级中度，为重点防控区域
贵州省	黄平	0.70	针叶林	适宜	418.80	贵州省黄平县，全县为松材线虫的适宜
贵州省	黄平	0.70	其他	适宜	1260.50	分布区，主要林分为：针叶林、阔叶林，其中23.9%的区域为适宜针叶林区，主
贵州省	黄平	0.70	阔叶林	适宜	76.02	要分布在该县的东部地区，风险等级较高，为重点防控区域
贵州省	惠水	0.70	其他	适宜	1744.33	贵州省惠水县，全县为松材线虫的适宜
贵州省	惠水	0.70	针叶林	适宜	368.25	分布区，主要林分为：针叶林、阔叶林、针阔混交林，其中15.4%的区域为适宜
贵州省	惠水	0.70	阔叶林	适宜	259.82	针叶林区，主要分布在该县的西北部地
贵州省	惠水	0.70	针阔混交林	适宜	26.02	区，风险等级较高，为重点防控区域
贵州省	江口	0.70	阔叶林	适宜	259.42	贵州省江口县，全县为松材线虫的适宜
贵州省	江口	0.70	其他	适宜	1283.55	分布区，主要林分为：针叶林、阔叶林，其中21.3%的区域为适宜针叶林区，主
贵州省	江口	0.70	针叶林	适宜	417.95	要分布在该县的西北部地区，风险等级较高，为重点防控区域
贵州省	剑河	0.70	针叶林	适宜	319.49	贵州省剑河县，全县为松材线虫的适宜
贵州省	剑河	0.70	其他	适宜	1611.97	分布区，主要林分为：针叶林、阔叶林，其中15.2%的区域为适宜针叶林区，主
贵州省	剑河	0.70	阔叶林	适宜	165.56	要分布在该县的中部、西部地区，风险等级较高，为重点防控区域
贵州省	锦屏县	0.70	其他	适宜	1437.76	贵州省锦屏县，全县为松材线虫的适宜
贵州省	锦屏县	0.70	针叶林	适宜	222.50	分布区，主要林分为：针叶林、针阔混
贵州省	锦屏县	0.70	针阔混交林	适宜	0.01	交林，其中13.2%的区域为适宜针叶林
贵州省	锦屏县	0.70	阔叶林	适宜	0.78	区，主要分布在该县的东部地区，风险

省份	县(市、区)	适生值	森林类型	风险等级	面积/km²	风险评价
贵州省	锦屏县	0.70	竹林	适宜	0.93	等级较高,为重点防控区域
贵州省	金沙	0.55	针叶林	次适宜	274.25	贵州省金沙县为2007年全国调查疫点,
贵州省	金沙	0.55	其他	次适宜	1314.76	全县西部、中部地区为松材线虫的次适
贵州省	金沙	0.55	阔叶林	次适宜	274.18	宜分布区,东部为适宜分布区,主要林
贵州省	金沙	0.55	针阔混交林	次适宜	1.38	分为:针叶林、阔叶林、针阔混交林,
贵州省	金沙	0.70	其他	适宜	320.60	其中11.1%的区域为次适宜针叶林区,
贵州省	金沙	0.70	针叶林	适宜	192.98	主要分布在该县的西北部地区,风险等
贵州省	金沙	0.70	针阔混交林	适宜	40.23	级中度,为重点防控区域;7.8%的区域
贵州省	金沙	0.70	阔叶林	适宜	58.93	为适宜针叶林区,主要分布在该县的东部地区,风险等级较高,为重点防控区域
贵州省	凯里	0.70	针叶林	适宜	384.61	贵州省凯里市,全市为松材线虫的适宜
贵州省	凯里	0.70	其他	适宜	937.47	分布区,主要林分为:针叶林、阔叶林,
贵州省	凯里	0.70	阔叶林	适宜	58.62	其中27.9%的区域为适宜针叶林区,全市各地区均有分布,风险等级较高,为重点防控区域
贵州省	开阳	0.70	针叶林	适宜	253.47	贵州省开阳县,全县为松材线虫的适宜
贵州省	开阳	0.70	其他	适宜	1412.91	分布区,主要林分为:针叶林、阔叶林,
贵州省	开阳	0.70	阔叶林	适宜	12.60	其中15.1%的区域为适宜针叶林区,主要分布在该县的中部地区,风险等级较高,为重点防控区域
贵州省	雷山	0.70	针叶林	适宜	705.93	贵州省雷山县,全县为松材线虫的适宜
贵州省	雷山	0.70	其他	适宜	311.73	分布区,主要林分为:针叶林、阔叶林、
贵州省	雷山	0.70	阔叶林	适宜	68.08	灌木林,其中63.5%的区域为适宜针叶
贵州省	雷山	0.70	灌木林	适宜	25.58	林区,全县各地区均有分布,风险等级较高,为重点防控区域
贵州省	荔波	0.70	其他	适宜	982.76	贵州省荔波县,全县为松材线虫的适宜
贵州省	荔波	0.70	阔叶林	适宜	1004.51	分布区,主要林分为:针叶林、阔叶林,
贵州省	荔波	0.70	其他	适宜	192.38	其中3.7%的区域为适宜针叶林区,主要分布在该县的周边地区,风险等级较高,
贵州省	荔波	0.70	针叶林	适宜	80.06	为重点防控区域
贵州省	黎平	0.70	阔叶林	适宜	684.42	贵州省黎平县,全县大部分地区为松材
贵州省	黎平	0.70	其他	适宜	2192.90	线虫的适宜分布区,东南部为最适宜分
贵州省	黎平	0.70	针叶林	适宜	1063.50	布区,主要林分为:针叶林、阔叶林、
贵州省	黎平	0.70	针阔混交林	适宜	4.67	针阔混交林,其中23.2%的区域为适宜
贵州省	黎平	0.85	其他	最适宜	320.87	针叶林区,全县各地区均有分布,风险
贵州省	黎平	0.85	针叶林	最适宜	102.55	等级较高,为重点防控区域;2.2%的区
贵州省	黎平	0.85	阔叶林	最适宜	172.42	域为最适宜针叶林区,主要分布在该县
贵州省	黎平	0.85	针阔混交林	最适宜	60.50	的东南部地区,风险等级高,为重点防控区域
贵州省	六盘水	0.40	其他	不适宜	279.16	贵州省六盘水市,全市西部为松材线虫
贵州省	六盘水	0.40	阔叶林	不适宜	0.66	的不适宜分布区,东部为次适宜分布区,
贵州省	六盘水	0.55	阔叶林	次适宜	10.67	主要林分为:阔叶林,该市东部虽然为中度风险区,但因针叶林分布极少,所

省份	县(市、区)	适生值	森林类型	风险等级	面积/km²	风险评价
贵州省	六盘水	0.55	其他	次适宜	385.08	以不是重点防控区域，但应注意新造人工林的树种选择
贵州省	六枝特区	0.55	其他	次适宜	1482.07	贵州省六枝特区，全区为松材线虫的次适宜分布区，主要林分为：针叶林、阔叶林，其中3.1%的区域为次适宜针叶林区，主要分布在该区的南部地区，风险等级中度，为重点防控区域
贵州省	六枝特区	0.55	针叶林	次适宜	47.45	
贵州省	六枝特区	0.55	阔叶林	次适宜	9.97	
贵州省	龙里	0.70	其他	适宜	1231.06	贵州省龙里县，全县为松材线虫的适宜分布区，主要林分为：针叶林、阔叶林、针阔混交林，其中5.4%的区域为适宜针叶林区，主要分布在该县的南部地区，风险等级较高，为重点防控区域
贵州省	龙里	0.70	阔叶林	适宜	236.14	
贵州省	龙里	0.70	针叶林	适宜	84.00	
贵州省	龙里	0.70	针阔混交林	适宜	2.73	
贵州省	罗甸	0.70	其他	适宜	2443.89	贵州省罗甸县，全县为松材线虫的适宜分布区，主要林分为：针叶林、阔叶林，其中6.9%的区域为适宜针叶林区，主要分布在该县的东部地区，风险等级较高，为重点防控区域
贵州省	罗甸	0.70	针叶林	适宜	198.77	
贵州省	罗甸	0.70	阔叶林	适宜	226.83	
贵州省	麻江	0.70	针叶林	适宜	187.30	贵州省麻江县，全县为松材线虫的适宜分布区，主要林分为：针叶林、阔叶林、针阔混交林，其中15.0%的区域为适宜针叶林区，主要分布在该县的中部、北部地区，风险等级较高，为重点防控区域
贵州省	麻江	0.70	针阔混交林	适宜	7.34	
贵州省	麻江	0.70	其他	适宜	821.67	
贵州省	麻江	0.70	阔叶林	适宜	235.58	
贵州省	湄潭	0.70	针叶林	适宜	516.03	贵州省湄潭县，全县为松材线虫的适宜分布区，主要林分为：针叶林、阔叶林，其中30.5%的区域为适宜针叶林区，主要分布在该县的中部、东南部地区，风险等级较高，为重点防控区域
贵州省	湄潭	0.70	其他	适宜	1088.81	
贵州省	湄潭	0.70	阔叶林	适宜	85.03	
贵州省	纳雍	0.55	阔叶林	次适宜	168.58	贵州省纳雍县，全县为松材线虫的次适宜分布区，主要林分为：针叶林、阔叶林，其中30.8%的区域为次适宜针叶林区，主要分布在该县的中部和东部地区，风险等级中度，为重点防控区域
贵州省	纳雍	0.55	针叶林	次适宜	740.23	
贵州省	纳雍	0.55	其他	次适宜	1497.94	
贵州省	盘县特区	0.55	其他	次适宜	3494.63	贵州省盘县特区，全区为松材线虫的次适宜分布区，主要林分为：针叶林、阔叶林、针阔混交林，其中7.0%的区域为次适宜针叶林区，主要分布在该区的西部地区，风险等级中度，为重点防控区域
贵州省	盘县特区	0.55	针阔混交林	次适宜	19.35	
贵州省	盘县特区	0.55	针叶林	次适宜	275.70	
贵州省	盘县特区	0.55	阔叶林	次适宜	146.19	
贵州省	平坝	0.55	阔叶林	次适宜	43.11	贵州省平坝县，全县西、北部为松材线虫的次适宜分布区，东、南部为适宜分布区，主要林分为：针叶林、阔叶林，其中2.4%的区域为次适宜针叶林区，主要分布在该县的西部地区，风险等级中度，为重点防控区域；2.2%的区域为适宜针叶林区，主要分布在该县的南部地区，风险等级较高，为重点防控区域
贵州省	平坝	0.55	其他	次适宜	520.38	
贵州省	平坝	0.55	针叶林	次适宜	21.63	
贵州省	平坝	0.70	针叶林	适宜	20.25	
贵州省	平坝	0.70	其他	适宜	285.02	
贵州省	平坝	0.70	阔叶林	适宜	12.59	

省份	县(市、区)	适生值	森林类型	风险等级	面积/km²	风险评价
贵州省	平塘	0.70	其他	适宜	2141.17	贵州省平塘县,全县为松材线虫的适宜
贵州省	平塘	0.70	针叶林	适宜	351.22	分布区,主要林分为:针叶林、阔叶林、
贵州省	平塘	0.70	阔叶林	适宜	194.34	针阔混交林,其中13.0%的区域为适宜
贵州省	平塘	0.70	针阔混交林	适宜	58.60	针叶林区,全县各地区均有分布,风险
						等级较高,为重点防控区域
贵州省	普安	0.55	其他	次适宜	1389.14	贵州省普安县,全县为松材线虫的次适
						宜分布区,主要林分为:针叶林、阔叶
贵州省	普安	0.55	阔叶林	次适宜	18.01	林,其中2.2%的区域为次适宜针叶林区,
贵州省	普安	0.55	针叶林	次适宜	31.46	主要分布在该县的北部、南部少数地区,
						风险等级中度,为重点防控区域
贵州省	普定	0.55	其他	次适宜	1163.85	贵州省普定县,全县为松材线虫的次适
						宜分布区,主要林分为:针叶林、阔叶
贵州省	普定	0.55	阔叶林	次适宜	30.60	林,其中1.1%的区域为次适宜针叶林区,
贵州省	普定	0.55	针叶林	次适宜	12.71	主要分布在该县的东北部少数地区,风
						险等级中度,为重点防控区域
贵州省	黔西	0.55	针叶林	次适宜	98.60	贵州省黔西县,全县为松材线虫的次适
						宜分布区,主要林分为:针叶林、阔叶
贵州省	黔西	0.55	其他	次适宜	2454.68	林,其中3.7%的区域为次适宜针叶林区,
						主要分布在该县的东北部地区,风险等
贵州省	黔西	0.55	阔叶林	次适宜	124.95	级中度,为重点防控区域
贵州省	晴隆	0.55	其他	次适宜	1165.70	贵州省晴隆县,全县为松材线虫的次适
						宜分布区,主要林分为:阔叶林、针阔
贵州省	晴隆	0.55	阔叶林	次适宜	36.26	混交林,该县虽然为中度风险区,但因
						针叶林分布极少,所以不是重点防控区
贵州省	晴隆	0.55	针阔混交林	次适宜	12.81	域,但应注意新造人工林的树种选择
贵州省	清镇	0.55	其他	次适宜	1107.47	贵州省清镇市,全市大部分地区为松材
						线虫的次适宜分布区,东南部地区为适
						宜分布区,主要林分为:阔叶林,该市
贵州省	清镇	0.55	阔叶林	次适宜	9.70	虽然为中度、较高风险区,但因针叶林
						分布极少,所以不是重点防控区域,但
贵州省	清镇	0.70	其他	适宜	348.98	应注意新造人工林的树种选择
贵州省	仁怀	0.55	阔叶林	次适宜	195.69	贵州省仁怀市,全市中部为松材线虫的
贵州省	仁怀	0.55	其他	次适宜	516.62	次适宜分布区,西南部、东南部、东北
贵州省	仁怀	0.55	针阔混交林	次适宜	15.05	部部分地区为适宜分布区,主要林分
贵州省	仁怀	0.55	针叶林	次适宜	186.85	为:针叶林、阔叶林、针阔混交林,其
贵州省	仁怀	0.70	其他	适宜	654.23	中10.0%的区域为次适宜针叶林区,主
贵州省	仁怀	0.70	针叶林	适宜	307.13	要分布在该市的中部、西北部地区,风
贵州省	仁怀	0.70	阔叶林	适宜	52.43	险等级中度,为重点防控区域;15.5%的
贵州省	仁怀	0.70	针阔混交林	适宜	41.39	区域为适宜针叶林区,主要分布在该市
						的东南部地区,风险等级较高,为重点
						防控区域
贵州省	榕江	0.70	针叶林	适宜	712.26	贵州省榕江县,全县为松材线虫的适宜
贵州省	榕江	0.70	其他	适宜	2133.63	分布区,主要林分为:针叶林、阔叶林、
贵州省	榕江	0.70	阔叶林	适宜	346.97	针阔混交林,其中22.0%的区域为适宜
贵州省	榕江	0.70	针阔混交林	适宜	40.96	针叶林区,全县各地区均有分布,风险
						等级较高,为重点防控区域
贵州省	三都水族自治县	0.70	其他	适宜	1381.27	贵州省三都水族自治县,全县为松材线虫的适宜分布区,主要林分为:针叶林、

省份	县(市、区)	适生值	森林类型	风险等级	面积/km²	风险评价
贵州省	三都水族自治县	0.70	针叶林	适宜	702.96	阔叶林、针阔混交林，其中 26.5%的区域为适宜针叶林区，主要分布在该县的东部地区，风险等级较高，为重点防控区域
贵州省	三都水族自治县	0.70	阔叶林	适宜	510.62	
贵州省	三都水族自治县	0.70	针阔混交林	适宜	62.80	
贵州省	三穗	0.70	针叶林	适宜	163.26	贵州省三穗县，全县为松材线虫的适宜分布区，主要林分为：针叶林、阔叶林，其中 14.4%的区域为适宜针叶林区，主要分布在该县的西部、西北部地区，风险等级较高，为重点防控区域
贵州省	三穗	0.70	其他	适宜	900.01	
贵州省	三穗	0.70	阔叶林	适宜	71.17	
贵州省	施秉	0.70	其他	适宜	754.98	贵州省施秉县，全县为松材线虫的适宜分布区，主要林分为：针叶林、阔叶林、针阔混交林，其中 36.8%的区域为适宜针叶林区，全县各地区均有分布，风险等级较高，为重点防控区域
贵州省	施秉	0.70	阔叶林	适宜	113.19	
贵州省	施秉	0.70	针叶林	适宜	510.05	
贵州省	施秉	0.70	针阔混交林	适宜	9.58	
贵州省	石阡	0.70	阔叶林	适宜	571.06	贵州省石阡县，全县为松材线虫的适宜分布区，主要林分为：针叶林、阔叶林、针阔混交林，其中 35.8%的区域为适宜针叶林区，全县各地区均有分布，风险等级较高，为重点防控区域
贵州省	石阡	0.70	针叶林	适宜	841.04	
贵州省	石阡	0.70	其他	适宜	926.30	
贵州省	石阡	0.70	针阔混交林	适宜	10.03	
贵州省	松桃苗族自治县	0.70	阔叶林	适宜	225.21	贵州省松桃苗族自治县，全县为松材线虫的适宜分布区，主要林分为：针叶林、阔叶林，其中 14.3%的区域为适宜针叶林区，主要分布在该县的西南部地区，风险等级较高，为重点防控区域
贵州省	松桃苗族自治县	0.70	针叶林	适宜	407.93	
贵州省	松桃苗族自治县	0.70	其他	适宜	2111.49	
贵州省	水城	0.40	阔叶林	不适宜	6.16	贵州省水城县，全县大部分地区为松材线虫的次适宜分布区，西北部部分地区为不适宜分布区，主要林分为：针叶林、阔叶林，其中 5.6%的区域为次适宜针叶林区，主要分布在该县的西南部地区，风险等级中度，为重点防控区域
贵州省	水城	0.40	其他	不适宜	315.99	
贵州省	水城	0.40	针叶林	不适宜	4.20	
贵州省	水城	0.55	阔叶林	次适宜	91.43	
贵州省	水城	0.55	针叶林	次适宜	186.83	
贵州省	水城	0.55	其他	次适宜	2749.33	
贵州省	绥阳	0.55	针叶林	次适宜	432.34	贵州省绥阳县，全县北部为松材线虫的次适宜分布区，南部为适宜分布区，主要林分为：针叶林、阔叶林、针阔混交林，其中 13.9%的区域为次适宜针叶林区，主要分布在该县的北部地区，风险等级中度，为重点防控区域；14.7%的区域为适宜针叶林区，主要分布在该县的南部地区，风险等级较高，为重点防控区域
贵州省	绥阳	0.55	阔叶林	次适宜	598.86	
贵州省	绥阳	0.55	其他	次适宜	718.59	
贵州省	绥阳	0.55	针阔混交林	次适宜	9.78	
贵州省	绥阳	0.70	其他	适宜	658.08	
贵州省	绥阳	0.70	阔叶林	适宜	237.68	
贵州省	绥阳	0.70	针叶林	适宜	459.36	
贵州省	思南	0.70	针叶林	适宜	192.27	贵州省思南县，全县为松材线虫的适宜分布区，主要林分为：针叶林、阔叶林，其中 8.3%的区域为适宜针叶林区，主要分布在该县的西北部地区，风险等级较高，为重点防控区域
贵州省	思南	0.70	其他	适宜	2009.01	
贵州省	思南	0.70	阔叶林	适宜	123.27	

省份	县(市、区)	适生值	森林类型	风险等级	面积/km²	风险评价
贵州省	台江	0.70	针叶林	适宜	407.06	贵州省台江县,全县为松材线虫的适宜分布区,主要林分为:针叶林、阔叶林、针阔混交林,其中31.9%的区域为适宜针叶林区,全县各地区均有分布,风险等级较高,为重点防控区域
贵州省	台江	0.70	其他	适宜	833.91	
贵州省	台江	0.70	阔叶林	适宜	29.14	
贵州省	台江	0.70	针阔混交林	适宜	4.62	
贵州省	天柱	0.70	其他	适宜	1416.27	贵州省天柱县,全县为松材线虫的适宜分布区,主要林分为:针叶林、阔叶林、针阔混交林,其中34.3%的区域为适宜针叶林区,主要分布在该县的东部地区,风险等级较高,为重点防控区域
贵州省	天柱	0.70	针叶林	适宜	762.33	
贵州省	天柱	0.70	针阔混交林	适宜	12.87	
贵州省	铜仁	0.70	阔叶林	适宜	137.53	贵州省铜仁市,全市为松材线虫的适宜分布区,主要林分为:针叶林、阔叶林,其中0.7%的区域为适宜针叶林区,主要分布在该市的东部极少数地区,风险等级较高,为重点防控区域
贵州省	铜仁	0.70	针叶林	适宜	10.98	
贵州省	铜仁	0.70	其他	适宜	1438.82	
贵州省	桐梓	0.55	针叶林	次适宜	739.20	贵州省桐梓县,全县绝大部分地区为松材线虫的次适宜分布区,仅西南部极少数地区为适宜分布区,主要林分为:针叶林、阔叶林、竹林,其中24.1%的区域为次适宜针叶林区,全县各地区均有分布,风险等级中度,为重点防控区域
贵州省	桐梓	0.55	其他	次适宜	2006.52	
贵州省	桐梓	0.55	竹林	次适宜	38.58	
贵州省	桐梓	0.55	阔叶林	次适宜	272.88	
贵州省	望谟	0.70	其他	适宜	2173.04	贵州省望谟县,全县为松材线虫的适宜分布区,主要林分为:针叶林、阔叶林、针阔混交林,其中17.6%的区域为适宜针叶林区,主要分布在该县的中部、南部地区,风险等级较高,为重点防控区域
贵州省	望谟	0.70	阔叶林	适宜	263.43	
贵州省	望谟	0.70	针叶林	适宜	517.13	
贵州省	望谟	0.70	针阔混交林	适宜	3.99	
贵州省	万山特区	0.70	其他	适宜	317.28	贵州省万山特区,全区为松材线虫的适宜分布区,主要林分为:其他林分,该区虽然为较高风险,但因针叶林分布极少,所以不是重点防控区域,但应注意新造人工林的树种选择
贵州省	万山特区	0.70	针叶林	适宜	5.76	
贵州省	威宁彝族回族苗族自治县	0.40	针叶林	不适宜	1964.27	贵州省威宁彝族回族苗族自治县,全县为松材线虫的不适宜分布区,主要林分为:针叶林、阔叶林,风险等级低,不是重点防控区域
贵州省	威宁彝族回族苗族自治县	0.40	其他	不适宜	4233.32	
贵州省	威宁彝族回族苗族自治县	0.40	阔叶林	不适宜	96.79	
贵州省	瓮安	0.70	其他	适宜	1553.18	贵州省瓮安县,全县为松材线虫的适宜分布区,主要林分为:针叶林、阔叶林,其中23.9%的区域为适宜针叶林区,主要分布在该县的中部地区,风险等级较高,为重点防控区域
贵州省	瓮安	0.70	针叶林	适宜	487.49	
贵州省	瓮安	0.70	阔叶林	适宜	0.66	
贵州省	务川仡佬族苗族自治县	0.55	其他	次适宜	254.84	贵州省务川仡佬族苗族自治县,全县大部分地区为松材线虫的适宜分布区,西部部分地区为次适宜分布区,主要林分为:针叶林、阔叶林,其中0.2%的区域
贵州省	务川仡佬族苗族自治县	0.55	阔叶林	次适宜	59.55	

省份	县(市、区)	适生值	森林类型	风险等级	面积/km²	风险评价
贵州省	务川仡佬族苗族自治县	0.55	针叶林	次适宜	7.04	为次适宜针叶林区,主要分布在该县的西南部地区,风险等级中度,为重点防控区域;2.8%的区域为适宜针叶林区,主要分布在该县的中部、西南部地区,风险等级较高,为重点防控区域
贵州省	务川仡佬族苗族自治县	0.70	阔叶林	适宜	527.51	
贵州省	务川仡佬族苗族自治县	0.70	其他	适宜	1898.22	
贵州省	务川仡佬族苗族自治县	0.70	针叶林	适宜	80.16	
贵州省	息烽	0.55	其他	次适宜	72.27	贵州省息烽县,全县大部分地区为松材线虫的适宜分布区,西部部分地区为次适宜分布区,主要林分为:针叶林,该县虽风险等级为中度、较高风险,但因树种单一,缺少针阔混交林和阔叶林,所以该县的针叶林分布区都为重点防控区域
贵州省	息烽	0.55	针叶林	次适宜	34.27	
贵州省	息烽	0.70	其他	适宜	700.89	
贵州省	息烽	0.70	针叶林	适宜	283.83	
贵州省	兴仁	0.55	其他	次适宜	1458.56	贵州省兴仁县,全县大部分地区为松材线虫的次适宜分布区,东南部部分地区为适宜分布区,主要林分为:针叶林、阔叶林,其中9.7%的区域为次适宜针叶林区,主要分布在该县的中部、南部地区,风险等级中度,为重点防控区域;0.5%的区域为适宜针叶林区,主要分布在该县的东南部地区,风险等级较高,为重点防控区域
贵州省	兴仁	0.55	阔叶林	次适宜	46.78	
贵州省	兴仁	0.55	针叶林	次适宜	179.06	
贵州省	兴仁	0.70	其他	适宜	146.45	
贵州省	兴仁	0.70	阔叶林	适宜	9.83	
贵州省	兴仁	0.70	针叶林	适宜	9.47	
贵州省	兴义	0.55	其他	次适宜	2515.12	贵州省兴义市,全市绝大部分地区为松材线虫的次适宜分布区,东部少数地区为适宜分布区,主要林分为:针叶林、阔叶林,其中7.2%的区域为次适宜针叶林区,主要分布在该市的西部、南部地区,风险等级中度,为重点防控区域
贵州省	兴义	0.55	阔叶林	次适宜	193.78	
贵州省	兴义	0.55	针叶林	次适宜	209.42	
贵州省	兴义	0.70	其他	适宜	21.25	
贵州省	习水	0.55	其他	次适宜	1027.06	贵州省习水县,全县中部、东部、北部地区为松材线虫的次适宜分布区,西部为适宜分布区,主要林分为:针叶林、阔叶林、竹林,其中38.8%的区域为次适宜针叶林区,主要分布在该县的中部、东部、北部地区,风险等级中度,为重点防控区域;9.0%的区域为适宜针叶林区,主要分布在该县的西部地区,风险等级较高,为重点防控区域
贵州省	习水	0.55	阔叶林	次适宜	148.76	
贵州省	习水	0.55	针叶林	次适宜	1048.09	
贵州省	习水	0.55	竹林	次适宜	11.00	
贵州省	习水	0.70	其他	适宜	167.67	
贵州省	习水	0.70	针叶林	适宜	334.55	
贵州省	习水	0.70	阔叶林	适宜	43.40	
贵州省	修文	0.55	阔叶林	次适宜	73.98	贵州省修文县,全县西部为松材线虫的次适宜分布区,东部为适宜分布区,主要林分为:针叶林、阔叶林,其中3.0%的区域为次适宜针叶林区,主要分布在该县的西北部地区,风险等级中度,为重点防控区域;5.3%的区域为适宜针叶林区,主要分布在该县的中部、东北部地区,风险等级较高,为重点防控区域
贵州省	修文	0.55	其他	次适宜	349.45	
贵州省	修文	0.55	针叶林	次适宜	29.10	
贵州省	修文	0.70	针叶林	适宜	51.45	
贵州省	修文	0.70	其他	适宜	460.49	
贵州省	修文	0.70	阔叶林	适宜	3.57	
贵州省	沿河土家族自治县	0.70	阔叶林	适宜	557.23	贵州省沿河土家族自治县,全县为松材线虫的适宜分布区,主要林分为:针叶

省份	县(市、区)	适生值	森林类型	风险等级	面积/km²	风险评价
贵州省	沿河土家族自治县	0.70	其他	适宜	1865.90	林、阔叶林,其中0.4%的区域为适宜针叶林区,主要分布在该县的东部少数地区,风险等级较高,为重点防控区域
贵州省	沿河土家族自治县	0.70	针叶林	适宜	19.90	
贵州省	印江土家族苗族自治县	0.70	针叶林	适宜	235.79	贵州省印江土家族苗族自治县,全县为松材线虫的适宜分布区,主要林分为:针叶林、阔叶林,其中12.5%的区域为适宜针叶林区,主要分布在该县的东部地区,风险等级较高,为重点防控区域
贵州省	印江土家族苗族自治县	0.70	阔叶林	适宜	208.98	
贵州省	印江土家族苗族自治县	0.70	其他	适宜	1444.11	
贵州省	玉屏侗族自治县	0.70	其他	适宜	399.62	贵州省玉屏侗族自治县,全县为松材线虫的适宜分布区,主要林分为:针叶林、阔叶林,其中8.0%的区域为适宜针叶林区,主要分布在该县的东北部地区,风险等级较高,为重点防控区域
贵州省	玉屏侗族自治县	0.70	针叶林	适宜	50.16	
贵州省	玉屏侗族自治县	0.70	阔叶林	适宜	104.21	
贵州省	玉屏侗族自治县	0.70	竹林	适宜	0.75	
贵州省	余庆	0.70	其他	适宜	239.18	贵州省余庆县,全县为松材线虫的适宜分布区,主要林分为:针叶林、阔叶林,其中67.0%的区域为适宜针叶林区,全县各地区均有分布,风险等级较高,为重点防控区域
贵州省	余庆	0.70	针叶林	适宜	911.89	
贵州省	余庆	0.70	阔叶林	适宜	210.54	
贵州省	贞丰	0.55	其他	次适宜	19.62	贵州省贞丰县,全县绝大部分地区为松材线虫的适宜分布区,北部少数地区为次适宜分布区,主要林分为:针叶林、针叶林,其中0.8%的区域为适宜针叶林区,主要分布在该县的东部地区,风险等级较高,为重点防控区域
贵州省	贞丰	0.70	其他	适宜	1228.40	
贵州省	贞丰	0.70	阔叶林	适宜	44.74	
贵州省	贞丰	0.70	针叶林	适宜	10.64	
贵州省	正安	0.55	针叶林	次适宜	128.83	贵州省正安县,全县大部分地区为松材线虫的次适宜分布区,东南部部分地区为适宜分布区,主要林分为:针叶林、阔叶林,其中5.4%的区域为次适宜针叶林区,主要分布在该县的北部地区,风险等级中度,为重点防控区域;0.4%的区域为适宜针叶林区,主要分布在该县的东南部地区,风险等级较高,为重点防控区域
贵州省	正安	0.55	阔叶林	次适宜	850.69	
贵州省	正安	0.55	其他	次适宜	1264.69	
贵州省	正安	0.70	其他	适宜	121.06	
贵州省	正安	0.70	针叶林	适宜	10.52	
贵州省	镇宁布依族苗族自治县	0.55	其他	次适宜	480.69	贵州省镇宁布依族苗族自治县,全县大部分地区为松材线虫的适宜分布区,西北部地区为次适宜分布区,主要林分为:针叶林、阔叶林,其中3.3%的区域为次适宜针叶林区,主要分布在该县的西北部地区,风险等级中度,为重点防控区
贵州省	镇宁布依族苗族自治县	0.55	阔叶林	次适宜	30.21	
贵州省	镇宁布依族苗族自治县	0.55	针叶林	次适宜	50.75	

省份	县(市、区)	适生值	森林类型	风险等级	面积/km²	风险评价
贵州省	镇宁布依族苗族自治县	0.70	其他	适宜	630.78	域；8.6%的区域为适宜针叶林区，主要分布在该县的中部地区，风险等级较高，为重点防控区域
贵州省	镇宁布依族苗族自治县	0.70	阔叶林	适宜	203.33	
贵州省	镇宁布依族苗族自治县	0.70	针叶林	适宜	131.13	
贵州省	镇远	0.70	其他	适宜	964.36	贵州省镇远县，全县为松材线虫的适宜分布区，主要林分为：针叶林、阔叶林、针阔混交林，其中22.1%的区域为适宜针叶林区，全县各地区均有分布，风险等级较高，为重点防控区域
贵州省	镇远	0.70	针叶林	适宜	407.23	
贵州省	镇远	0.70	阔叶林	适宜	447.66	
贵州省	镇远	0.70	针阔混交林	适宜	26.03	
贵州省	织金	0.55	阔叶林	次适宜	190.86	贵州省织金县，全县为松材线虫的次适宜分布区，主要林分为：针叶林、阔叶林，其中2.3%的区域为次适宜针叶林区，主要分布在该县的中部、西部、北部少数地区，风险等级中度，为重点防控区域
贵州省	织金	0.55	针叶林	次适宜	62.35	
贵州省	织金	0.55	其他	次适宜	2438.78	
贵州省	紫云苗族布依族自治县	0.70	其他	适宜	1269.53	贵州省紫云苗族布依族自治县，全县为松材线虫的适宜分布区，主要林分为：针叶林、阔叶林，其中10.7%的区域为适宜针叶林区，全县各地区均有分布，风险等级较高，为重点防控区域
贵州省	紫云苗族布依族自治县	0.70	阔叶林	适宜	624.77	
贵州省	紫云苗族布依族自治县	0.70	针叶林	适宜	226.68	
贵州省	遵义市	0.70	其他	适宜	309.80	贵州省遵义市，全市为松材线虫的适宜分布区，主要林分为：针叶林、阔叶林、针阔混交林，其中4.2%的区域为适宜针叶林区，主要分布在该市的中部地区，风险等级较高，为重点防控区域
贵州省	遵义市	0.70	阔叶林	适宜	14.05	
贵州省	遵义市	0.70	针叶林	适宜	14.57	
贵州省	遵义市	0.70	针阔混交林	适宜	7.27	
贵州省	遵义县	0.55	阔叶林	次适宜	255.64	贵州省遵义县为2007年全国调查疫点，全县西北地区为松材线虫的次适宜分布区，其他地区为适宜分布区，主要林分为：针叶林、阔叶林、针阔混交林，其中2.4%的区域为次适宜针叶林区，主要分布在该县的西北地区，风险等级中度，为重点防控区域；19.5%的区域为适宜针叶林区，全县各地区均有分布，风险等级较高，为重点防控区域
贵州省	遵义县	0.55	针叶林	次适宜	125.60	
贵州省	遵义县	0.55	其他	次适宜	718.71	
贵州省	遵义县	0.55	针阔混交林	次适宜	99.04	
贵州省	遵义县	0.70	阔叶林	适宜	211.58	
贵州省	遵义县	0.70	其他	适宜	2612.61	
贵州省	遵义县	0.70	针叶林	适宜	1001.58	
贵州省	遵义县	0.70	针阔混交林	适宜	110.54	
海南省	白沙黎族	0.85	其他	最适宜	363.20	海南省白沙黎族自治县，全县为松材线虫的最适宜分布区，主要林分为：针叶林、阔叶林、竹林，其中3.5%的区域为最适宜针叶林区，主要分布在该县的南部地区，风险等级高，为重点防控区域
海南省	白沙黎族	0.85	阔叶林	最适宜	1786.15	
海南省	白沙黎族	0.85	竹林	最适宜	6.38	
海南省	白沙黎族	0.85	针叶林	最适宜	78.97	
海南省	保亭黎族苗族自治县	0.85	阔叶林	最适宜	465.70	海南省保亭黎族苗族自治县，该县为松材线虫的最适宜分布区，主要林分阔叶

省份	县(市、区)	适生值	森林类型	风险等级	面积/km²	风险评价
海南省	保亭黎族苗族自治县	0.85	其他	最适宜	598.59	林、针阔混交林。虽然为最适宜区域，但是没有针叶林区，不是重点防控区域，但注意人工造林时林种选择
海南省	保亭黎族苗族自治县	0.85	针阔混交林	最适宜	4.19	
海南省	昌江黎族自治县	0.85	其他	最适宜	423.04	海南省昌江黎族自治县，该县为松材线虫的最适宜分布区，主要林分为针叶林、阔叶林、针阔混交林、竹林。其中2.3%为针叶林区，主要分布在东南部。风险等级高，为重点防控区域
海南省	昌江黎族自治县	0.85	阔叶林	最适宜	1052.33	
海南省	昌江黎族自治县	0.85	竹林	最适宜	9.92	
海南省	昌江黎族自治县	0.85	针叶林	最适宜	35.35	
海南省	昌江黎族自治县	0.85	针阔混交林	最适宜	23.53	
海南省	儋州	0.85	其他	最适宜	1533.89	海南省儋州市，全市为松材线虫的最适宜分布区，主要林分为：阔叶林、竹林，该市虽然为高风险区，但因针叶林分布极少，所以不是重点防控区域，但应注意新造人工林的树种选择
海南省	儋州	0.85	阔叶林	最适宜	1463.82	
海南省	儋州	0.85	竹林	最适宜	10.18	
海南省	儋州	0.85	水体	最适宜	92.13	
海南省	澄迈	0.85	其他	最适宜	1212.80	海南省澄迈县，该县为松材线虫的最适宜分布区，主要林分为针叶林、阔叶林、竹林。其中0.5%为针叶林区，主要分布在中部。风险等级高，为重点防控区域
海南省	澄迈	0.85	竹林	最适宜	29.08	
海南省	澄迈	0.85	阔叶林	最适宜	834.86	
海南省	澄迈	0.85	针叶林	最适宜	12.27	
海南省	定安	0.85	阔叶林	最适宜	231.84	海南省安定县，该县为松材线虫的最适宜分布区，主要林分为针叶林、阔叶林、针阔混交林。其中1.3%为针叶林区，主要分布在西部、中部。风险等级高，为重点防控区域
海南省	定安	0.85	竹林	最适宜	46.13	
海南省	定安	0.85	针叶林	最适宜	14.98	
海南省	定安	0.85	其他	最适宜	891.36	
海南省	东方黎族自治县	0.85	阔叶林	最适宜	1246.96	海南省东方黎族自治县，该县为松材线虫的最适宜分布区，主要林分阔叶林、竹林。虽然为最适宜区域，但是没有针叶林区，不是重点防控区域，但注意人工造林时林种选择
海南省	东方黎族自治县	0.85	其他	最适宜	949.32	
海南省	东方黎族自治县	0.85	竹林	最适宜	22.46	
海南省	海口	0.85	其他	最适宜	196.78	海南省海口市，全市为松材线虫的最适宜分布区，主要林分为：阔叶林，该市虽然为高风险区，但因针叶林分布极少，所以不是重点防控区域，但应注意新造人工林的树种选择
海南省	海口	0.85	阔叶林	最适宜	27.82	
海南省	海口	0.85	阔叶林	最适宜	0.48	
海南省	乐东黎族自治县	0.85	阔叶林	最适宜	1437.99	海南省乐东黎族自治县，该县为松材线虫的最适宜分布区，主要林分为针叶林、阔叶林、针阔混交林。其中0.1%为针叶林区，主要分布在西北部。风险等级高，
海南省	乐东黎族自治县	0.85	针阔混交林	最适宜	8.39	

省份	县(市、区)	适生值	森林类型	风险等级	面积/km²	风险评价
海南省	乐东黎族自治县	0.85	其他	最适宜	1250.17	为重点防控区域
海南省	乐东黎族自治县	0.85	针叶林	最适宜	4.71	
海南省	临高	0.85	其他	最适宜	793.12	海南省临高县，该县为松材线虫的最适宜分布区，主要林分阔叶林、竹林。虽然为最适宜区域，但是没有针叶林区，不是重点防控区域，但注意人工造林时林种选择
海南省	临高	0.85	阔叶林	最适宜	563.64	
海南省	临高	0.85	竹林	最适宜	6.06	
海南省	陵水黎族自治县	0.85	阔叶林	最适宜	385.97	海南省陵水黎族自治县，该县为松材线虫的最适宜分布区，主要林分阔叶林、竹林。虽然为最适宜区域，但是没有针叶林区，不是重点防控区域，但注意人工造林时林种选择
海南省	陵水黎族自治县	0.85	其他	最适宜	570.37	
海南省	陵水黎族自治县	0.85	竹林	最适宜	58.50	
海南省	琼海	0.85	竹林	最适宜	5.43	海南省琼海市，全市为松材线虫的最适宜分布区，主要林分为：阔叶林、竹林，该市虽然为高风险区，但因针叶林分布极少，所以不是重点防控区域，但应注意新造人工林的树种选择
海南省	琼海	0.85	阔叶林	最适宜	472.33	
海南省	琼海	0.85	其他	最适宜	1175.55	
海南省	琼山	0.85	阔叶林	最适宜	587.61	海南省琼山市，该市为松材线虫的最适宜分布区，主要林分阔叶林。虽然为最适宜区域，但是没有针叶林区，不是重点防控区域，但注意人工造林时林种选择
海南省	琼山	0.85	其他	最适宜	1386.54	
海南省	琼中黎族苗族自治县	0.85	阔叶林	最适宜	1725.48	海南省琼中黎族苗族自治县，该县为松材线虫的最适宜分布区，主要林分为针叶林、阔叶林、竹林。其中0.5%为针叶林区，主要分布在北部。风险等级高，为重点防控区域
海南省	琼中黎族苗族自治县	0.85	其他	最适宜	768.17	
海南省	琼中黎族苗族自治县	0.85	针叶林	最适宜	11.88	
海南省	琼中黎族苗族自治县	0.85	竹林	最适宜	0.19	
海南省	三亚	0.85	阔叶林	最适宜	1140.37	海南省三亚市，全市为松材线虫的最适宜分布区，主要林分为：阔叶林、针阔混交林，该市虽然为高风险区，但因针叶林分布极少，所以不是重点防控区域，但应注意新造人工林的树种选择
海南省	三亚	0.85	其他	最适宜	526.36	
海南省	三亚	0.85	针阔混交林	最适宜	2.69	
海南省	三亚	0.85	竹林	最适宜	4.62	
海南省	通什	0.85	阔叶林	最适宜	1265.64	海南省通什市，该市为松材线虫的最适宜分布区，主要林分为针叶林、阔叶林、针阔混交林。其中4.5%为针叶林区，主要分布在南部。风险等级高，为重点防控区域
海南省	通什	0.85	针叶林	最适宜	64.17	
海南省	通什	0.85	其他	最适宜	87.86	
海南省	通什	0.85	针阔混交林	最适宜	12.39	
海南省	屯昌	0.85	针叶林	最适宜	105.74	海南省屯昌县，全县为松材线虫的最适宜分布区，主要林分为：针叶林、阔叶林，其中8.5%的区域为最适宜针叶林区，主要分布在该县的中部、东北部地区，风险等级高，为重点防控区域
海南省	屯昌	0.85	阔叶林	最适宜	414.14	
海南省	屯昌	0.85	其他	最适宜	724.89	

省份	县(市、区)	适生值	森林类型	风险等级	面积/km²	风险评价
海南省	万宁	0.85	其他	最适宜	808.06	海南省万宁县,该县为松材线虫的最适宜分布区,主要林分阔叶林。虽然为最适宜区域,但是没有针叶林区,不是重点防控区域,但注意人工造林时林种选择
海南省	万宁	0.85	阔叶林	最适宜	924.37	
海南省	文昌	0.85	其他	最适宜	1772.28	海南省文昌县,该县为松材线虫的最适宜分布区,主要林分为针叶林、阔叶林、针阔混交林、竹林。其中3.6%为针叶林区,主要分布在东部、中部。风险等级高,为重点防控区域
海南省	文昌	0.85	阔叶林	最适宜	422.20	
海南省	文昌	0.85	竹林	最适宜	10.40	
海南省	文昌	0.85	针叶林	最适宜	82.99	
海南省	文昌	0.85	针阔混交林	最适宜	4.94	
河北省	安国	0.70	其他	适宜	426.80	河北省安国市,全市为松材线虫的适宜分布区,主要林分为:阔叶林。该市虽然为较高风险区,但因针叶林分布极少,所以不是重点防控区域,但应注意新造人工林的树种选择
河北省	安国	0.70	阔叶林	适宜	14.36	
河北省	安平	0.70	其他	适宜	461.39	河北省安平县,全县为松材线虫的适宜分布区,主要林分为:其他林分。该县虽然为较高风险区,但因针叶林分布极少,所以不是重点防控区域,但应注意新造人工林的树种选择
河北省	安新	0.70	其他	适宜	656.72	河北省安新县,全县为松材线虫的适宜分布区,主要林分为:其他林分。该县虽然为较高风险区,但因针叶林分布极少,所以不是重点防控区域,但应注意新造人工林的树种选择
河北省	安新	0.70	水体	适宜	78.57	
河北省	泊头	0.70	其他	适宜	923.12	河北省泊头市,全市为松材线虫的适宜分布区,主要林分为:阔叶林,该市虽然为较高风险区,但因针叶林分布极少,所以不是重点防控区域,但应注意新造人工林的树种选择
河北省	泊头	0.70	阔叶林	适宜	3.22	
河北省	泊头	0.70	水体	适宜	0.48	
河北省	保定	0.55	其他	次适宜	62.45	河北省保定市,全市大部分地区为松材线虫的适宜分布区,西北部为次适宜分布区,主要林分为:其他林分,该市虽然为中度、较高风险的区,但因针叶林分布极少,所以不是重点防控区域,但应注意新造人工林的树种选择
河北省	保定	0.70	其他	适宜	131.99	
河北省	霸州	0.70	其他	适宜	793.91	河北省霸州市,全市为松材线虫的适宜分布区,主要林分为:其他林分,该市虽然为较高风险区,但因针叶林分布极少,所以不是重点防控区域,但应注意新造人工林的树种选择
河北省	柏乡	0.70	其他	适宜	239.30	河北省柏乡县,全县为松材线虫的适宜分布区,主要林分为:阔叶林,该县虽然为较高风险区,但因针叶林分布极少,所以不是重点防控区域,但应注意新造人工林的树种选择
河北省	柏乡	0.70	阔叶林	适宜	2.60	

省份	县(市、区)	适生值	森林类型	风险等级	面积/km²	风险评价
河北省	博野	0.70	其他	适宜	316.49	河北省博野县，全县为松材线虫的适宜分布区，主要林分为：阔叶林，该县虽然为较高风险区，但因针叶林分布极少，所以不是重点防控区域，但应注意新造人工林的树种选择
河北省	博野	0.70	阔叶林	适宜	13.93	
河北省	昌黎	0.55	其他	次适宜	1000.47	河北省昌黎县，全县为松材线虫的次适宜分布区，主要林分为：阔叶林，该县虽然为中度风险区，但因针叶林分布极少，所以不是重点防控区域，但应注意新造人工林的树种选择
河北省	昌黎	0.55	阔叶林	次适宜	91.43	
河北省	昌黎	0.55	水体	次适宜	12.37	
河北省	沧县	0.70	其他	适宜	215.66	河北省沧县，全县为松材线虫的适宜分布区，主要林分为：其他林分，该县虽然为较高风险区，但因针叶林分布极少，所以不是重点防控区域，但应注意新造人工林的树种选择
河北省	沧州	0.70	其他	适宜	1486.91	河北省沧州市，全市为松材线虫的适宜分布区，主要林分为：阔叶林，该市虽然为较高风险区，但因针叶林分布极少，所以不是重点防控区域，但应注意新造人工林的树种选择
河北省	沧州	0.70	阔叶林	适宜	27.14	
河北省	成安	0.70	其他	适宜	512.80	河北省成安县，全县为松材线虫的适宜分布区，主要林分为：阔叶林，该县虽然为较高风险区，但因针叶林分布极少，所以不是重点防控区域，但应注意新造人工林的树种选择
河北省	成安	0.70	阔叶林	适宜	28.05	
河北省	承德市	0.40	其他	不适宜	139.70	河北省承德市，全市大部分地区为松材线虫的不适宜分布区，南部部分地区为次适宜分布区，主要林分为：针叶林、阔叶林，南部次适宜分布区虽然为中度风险区，但因针叶林分布极少，所以不是重点防控区域，但应注意新造人工林的树种选择
河北省	承德市	0.40	阔叶林	不适宜	465.91	
河北省	承德市	0.40	针叶林	不适宜	15.19	
河北省	承德市	0.55	阔叶林	次适宜	61.05	
河北省	承德市	0.55	其他	次适宜	56.47	
河北省	承德县	0.40	其他	不适宜	1004.14	河北省承德县，全县为松材线虫的不适宜分布区，主要林分为：针叶林、阔叶林、针阔混交林，风险等级低，不是重点防控区域
河北省	承德县	0.40	阔叶林	不适宜	2483.09	
河北省	承德县	0.40	针叶林	不适宜	296.28	
河北省	承德县	0.55	针阔混交林	不适宜	19.98	
河北省	崇礼	0.13	针叶林	极不适宜	136.76	河北省崇礼县，全县为松材线虫的极不适宜分布区，主要林分为：针叶林、阔叶林、灌木林，风险等级低，不是重点防控区域
河北省	崇礼	0.13	其他	极不适宜	321.81	
河北省	崇礼	0.13	阔叶林	极不适宜	1599.38	
河北省	崇礼	0.13	灌木林	极不适宜	8.80	
河北省	赤城县	0.13	灌木林	极不适宜	365.36	河北省赤城县，全县北部地区为松材线虫的极不适宜分布区，南部为不适宜分布区，主要林分为：针叶林、阔叶林、灌木林，风险等级低，不是重点防控区
河北省	赤城县	0.13	其他	极不适宜	255.15	
河北省	赤城县	0.13	阔叶林	极不适宜	1375.40	
河北省	赤城县	0.40	其他	不适宜	997.93	

省份	县(市、区)	适生值	森林类型	风险等级	面积/km²	风险评价
河北省	赤城县	0.40	针叶林	不适宜	132.59	域
河北省	赤城县	0.40	阔叶林	不适宜	1936.91	
河北省	赤城县	0.40	灌木林	不适宜	233.44	
河北省	磁县	0.55	其他	次适宜	256.17	河北省磁县，全县中部、东部地区为松材线虫的适宜分布区，西部为次适宜分布区，主要林分为：针叶林、阔叶林，其中2.6%的区域为次适宜针叶林，主要分布在该县的西部地区，风险等级中度，为重点防控区域
河北省	磁县	0.55	阔叶林	次适宜	14.78	
河北省	磁县	0.55	针叶林	次适宜	29.41	
河北省	磁县	0.70	其他	适宜	838.36	
河北省	磁县	0.70	水体	适宜	20.38	
河北省	磁县	0.70	阔叶林	适宜	0.12	
河北省	大厂回族自治县	0.55	其他	次适宜	198.52	河北省大厂回族自治县，全县为松材线虫的次适宜分布区，主要林分为：其他林分，该县虽然为中度风险区，但因针叶林分布极少，所以不是重点防控区域，但应注意新造人工林的树种选择
河北省	大城	0.70	其他	适宜	958.92	河北省大城县，全县为松材线虫的适宜分布区，主要林分为：其他林分，该县虽然为较高风险区，但因针叶林分布极少，所以不是重点防控区域，但应注意新造人工林的树种选择
河北省	大名	0.70	其他	适宜	1026.71	河北省大名县，全县为松材线虫的适宜分布区，主要林分为：阔叶林，该县虽然为较高风险区，但因针叶林分布极少，所以不是重点防控区域，但应注意新造人工林的树种选择
河北省	大名	0.70	阔叶林	适宜	61.45	
河北省	定兴	0.55	其他	次适宜	572.77	河北省定兴县，全县大部分地区为松材线虫的次适宜分布区，东南部为适宜分布区，主要林分为：阔叶林，该县虽然为中度、较高风险区，但因针叶林分布极少，所以不是重点防控区域，但应注意新造人工林的树种选择
河北省	定兴	0.55	阔叶林	次适宜	16.23	
河北省	定兴	0.70	其他	适宜	247.51	
河北省	定州	0.55	其他	次适宜	569.75	河北省定州市，全市大部分地区为松材线虫的适宜分布区，西北部地区为次适宜分布区，主要林分为：阔叶林，该市虽然为中度、较高风险区，但因针叶林分布极少，所以不是重点防控区域，但应注意新造人工林的树种选择
河北省	定州	0.70	其他	适宜	756.71	
河北省	定州	0.70	阔叶林	适宜	64.83	
河北省	东光	0.70	其他	适宜	750.34	河北省东光县，全县为松材线虫的适宜分布区，主要林分为：其他林分，该县虽然为较高风险区，但因针叶林分布极少，所以不是重点防控区域，但应注意新造人工林的树种选择
河北省	肥乡	0.70	其他	适宜	508.80	河北省肥乡县，全县为松材线虫的适宜分布区，主要林分为：其他林分，该县虽然为较高风险区，但因针叶林分布极少，所以不是重点防控区域，但应注意新造人工林的树种选择

省份	县(市、区)	适生值	森林类型	风险等级	面积/km²	风险评价
河北省	丰南	0.55	其他	次适宜	824.48	河北省丰南县,全县大部分地区为松材线虫的次适宜分布区,南部部分地区为适宜分布区,主要林分为:其他林分,该县虽然为中度、较高风险区,但因针叶林分布极少,所以不是重点防控区域,但应注意新造人工林的树种选择
河北省	丰南	0.70	其他	适宜	323.97	
河北省	丰宁满族	0.13	阔叶林	极不适宜	2697.24	
河北省	丰宁满族	0.13	其他	极不适宜	1791.11	河北省丰宁满族自治县,全县大部分地区为松材线虫的极不适宜分布区,东南部地区为不适宜分布区,主要林分为:针叶林、阔叶林、灌木林,风险等级低,不是重点防控区域
河北省	丰宁满族	0.13	灌木林	极不适宜	1059.16	
河北省	丰宁满族	0.40	阔叶林	不适宜	1659.82	
河北省	丰宁满族	0.40	针叶林	不适宜	50.94	
河北省	丰宁满族	0.40	灌木林	不适宜	1000.11	
河北省	丰宁满族	0.40	其他	不适宜	574.29	
河北省	丰润	0.55	针叶林	次适宜	72.48	河北省丰润县,全县为松材线虫的次适宜分布区,主要林分为:针叶林、阔叶林,其中5.6%的区域为次适宜针叶林区,主要分布在该县的北部地区,风险等级中度,为重点防控区域
河北省	丰润	0.55	其他	次适宜	1220.20	
河北省	丰润	0.55	阔叶林	次适宜	18.00	
河北省	阜城	0.70	其他	适宜	720.74	河北省阜城县,全县为松材线虫的适宜分布区,主要林分为:阔叶林,该县虽然为较高风险区,但因针叶林分布极少,所以不是重点防控区域,但应注意新造人工林的树种选择
河北省	阜城	0.70	阔叶林	适宜	22.20	
河北省	抚宁	0.40	阔叶林	不适宜	4.37	河北省抚宁县,全县大部分地区为松材线虫的次适宜分布区,北部部分地区为不适宜分布区,主要林分为:针叶林、阔叶林,其中17.6%的区域为次适宜针叶林区,主要分布在该县的中部、东北部地区,风险等级中度,为重点防控区域
河北省	抚宁	0.55	阔叶林	次适宜	575.16	
河北省	抚宁	0.40	其他	不适宜	79.83	
河北省	抚宁	0.55	其他	次适宜	810.15	
河北省	抚宁	0.40	针叶林	不适宜	17.15	
河北省	抚宁	0.55	针叶林	次适宜	316.54	
河北省	阜平	0.13	阔叶林	极不适宜	5.65	
河北省	阜平	0.55	阔叶林	次适宜	5.97	
河北省	阜平	0.40	阔叶林	不适宜	632.47	河北省阜平县,全县大部分地区为松材线虫的不适宜分布区,西北部少数地区为极不适宜分布区,东南部少数地区为次适宜分布区,主要林分为:针叶林、阔叶林、针阔混交林,不适宜区和极不适宜区风险等级低,不是重点防控区域;次适宜区虽然为中度风险,但因针叶林分布极少,所以不是重点防控区域,但应注意新造人工林的树种选择
河北省	阜平	0.13	其他	极不适宜	2.03	
河北省	阜平	0.40	其他	不适宜	1283.48	
河北省	阜平	0.55	其他	次适宜	2.68	
河北省	阜平	0.40	水体	不适宜	10.19	
河北省	阜平	0.55	水体	次适宜	0.60	
河北省	阜平	0.40	针阔混交林	不适宜	17.58	
河北省	阜平	0.13	针叶林	极不适宜	7.17	
河北省	阜平	0.40	针叶林	不适宜	314.53	
河北省	高碑店	0.55	其他	次适宜	120.57	河北省高碑店市,全市大部分地区为松材线虫的适宜分布区,西北部为次适宜

省份	县(市、区)	适生值	森林类型	风险等级	面积/km²	风险评价
河北省	高碑店	0.70	其他	适宜	506.58	分布区,主要林分为:其他林分,该市虽然为中度、较高风险区,但因针叶林分布极少,所以不是重点防控区域,但应注意新造人工林的树种选择
河北省	藁城市	0.70	其他	适宜	212.95	河北省藁城市,全市为松材线虫适宜分布区,主要林分为:阔叶林。该市虽然为较高风险区,但因针叶林分布极少,所以不是重点防控区域,但应注意新造人工林树种的选择
河北省	藁城市	0.70	阔叶林	适宜	1.09	
河北省	高阳	0.70	其他	适宜	456.53	河北省高阳县,全县为松材线虫的适宜分布区,主要林分为:其他林分,该县虽然为较高风险区,但因针叶林分布极少,所以不是重点防控区域,但应注意新造人工林的树种选择
河北省	广平	0.70	其他	适宜	441.46	河北省广平县,全县为松材线虫的适宜分布区,主要林分为:阔叶林,该县虽然为较高风险区,但因针叶林分布极少,所以不是重点防控区域,但应注意新造人工林的树种选择
河北省	广平	0.70	阔叶林	适宜	28.07	
河北省	广宗	0.70	阔叶林	适宜	96.12	河北省广宗县,全县为松材线虫的适宜分布区,主要林分为:阔叶林,该县虽然为较高风险区,但因针叶林分布极少,所以不是重点防控区域,但应注意新造人工林的树种选择
河北省	广宗	0.70	其他	适宜	385.36	
河北省	固安	0.55	其他	次适宜	25.16	河北省固安县,全县大部分地区为松材线虫的适宜分布区,西北部少数地区为次适宜分布区,主要林分为:其他林分,该县虽然为中度、较高风险区,但因针叶林分布极少,所以不是重点防控区域,但应注意新造人工林的树种选择
河北省	固安	0.70	其他	适宜	777.52	
河北省	故城	0.70	其他	适宜	965.52	河北省故城县,全县为松材线虫的适宜分布区,主要林分为:阔叶林,该县虽然为较高风险区,但因针叶林分布极少,所以不是重点防控区域,但应注意新造人工林的树种选择
河北省	故城	0.70	阔叶林	适宜	14.43	
河北省	馆陶	0.70	其他	适宜	520.24	河北省馆陶县,全县为松材线虫的适宜分布区,主要林分为:其他林分,该县虽然为较高风险区,但因针叶林分布极少,所以不是重点防控区域,但应注意新造人工林的树种选择
河北省	沽源	0.13	灌木林	极不适宜	0.46	河北省沽源县,全县为松材线虫的极不适宜分布区,主要林分为:针叶林、阔叶林、灌木林,风险等级低,不是重点防控区域
河北省	沽源	0.13	阔叶林	极不适宜	197.22	
河北省	沽源	0.13	其他	极不适宜	3555.11	
河北省	沽源	0.13	针叶林	极不适宜	0.03	
河北省	海兴	0.70	其他	适宜	826.31	河北省海兴县,全县为松材线虫的适宜分布区,主要林分为:其他林分,该县虽然为较高风险区,但因针叶林分布极少,所以不是重点防控区域,但应注意新造人工林的树种选择

省份	县(市、区)	适生值	森林类型	风险等级	面积/km²	风险评价
河北省	邯郸市	0.70	阔叶林	适宜	8.52	河北省邯郸市,全市大部分地区为松材线虫的适宜分布区,西部部分地区为次适宜分布区,主要林分为:阔叶林,该市虽然为中度、较高风险区,但因针叶林分布极少,所以不是重点防控区域,但应注意新造人工林的树种选择
河北省	邯郸市	0.55	其他	次适宜	35.47	
河北省	邯郸市	0.70	其他	适宜	329.36	
河北省	邯郸县	0.70	其他	适宜	520.91	河北省邯郸县,全县为松材线虫的适宜分布区,主要林分为:阔叶林,该县虽然为较高风险区,但因针叶林分布极少,所以不是重点防控区域,但应注意新造人工林的树种选择
河北省	邯郸县	0.70	阔叶林	适宜	16.20	
河北省	蒿城市	0.55	其他	次适宜	39.30	河北省蒿城市,全市为松材线虫适宜分布区,主要林分为:阔叶林。该市虽然为较高风险区,但因针叶林分布极少,所以不是重点防控区域,但应注意新造人工林树种的选择
河北省	蒿城市	0.70	其他	适宜	734.98	
河北省	蒿城市	0.70	阔叶林	适宜	74.19	
河北省	河间	0.70	其他	适宜	1249.85	河北省河间市,全市为松材线虫的适宜分布区,主要林分为:其他林分,该市虽然为较高风险区,但因针叶林分布极少,所以不是重点防控区域,但应注意新造人工林的树种选择
河北省	衡水	0.70	其他	适宜	452.93	河北省衡水市,全市为松材线虫的适宜分布区,主要林分为:其他林分,该市虽然为较高风险区,但因针叶林分布极少,所以不是重点防控区域,但应注意新造人工林的树种选择
河北省	衡水	0.70	水体	适宜	129.88	
河北省	怀安	0.13	阔叶林	极不适宜	655.78	河北省怀安县,全县为松材线虫的极不适宜分布区,主要林分为:针叶林、阔叶林,风险等级低,不是重点防控区域
河北省	怀安	0.13	其他	极不适宜	907.56	
河北省	怀安	0.13	针叶林	极不适宜	58.34	
河北省	怀来县	0.40	灌木林	不适宜	540.92	河北省怀来县,全县为松材线虫的不适宜分布区,主要林分为:针叶林、阔叶林、灌木林,风险等级低,不是重点防控区域
河北省	怀来县	0.40	阔叶林	不适宜	250.16	
河北省	怀来县	0.40	其他	不适宜	910.54	
河北省	怀来县	0.40	水体	不适宜	103.45	
河北省	怀来县	0.40	针叶林	不适宜	38.93	
河北省	黄骅	0.70	其他	适宜	1983.86	河北省黄骅市,全市为松材线虫的适宜分布区,主要林分为:其他林分,该市虽然为较高风险区,但因针叶林分布极少,所以不是重点防控区域,但应注意新造人工林的树种选择
河北省	井陉	0.40	阔叶林	不适宜	22.67	河北省井陉县,全县大部分地区为松材线虫的次适宜分布区,西北部部分地区为不适宜分布区,主要林分为:针叶林、阔叶林,其中1.1%的区域为次适宜针叶林区,主要分布在该县的西北地区,风险等级中度,为重点防控区域
河北省	井陉	0.55	阔叶林	次适宜	36.55	
河北省	井陉	0.40	其他	不适宜	28.12	
河北省	井陉	0.55	其他	次适宜	1326.35	
河北省	井陉	0.40	针叶林	不适宜	22.46	
河北省	井陉	0.55	针叶林	次适宜	15.45	

省份	县(市、区)	适生值	森林类型	风险等级	面积/km²	风险评价
河北省	景县	0.70	其他	适宜	1114.83	河北省景县，全县为松材线虫的适宜分布区，主要林分为：阔叶林，该县虽然为较高风险区，但因针叶林分布极少，所以不是重点防控区域，但应注意新造人工林的树种选择
河北省	景县	0.70	阔叶林	适宜	10.15	
河北省	晋州	0.70	其他	适宜	578.12	河北省晋州市，全市为松材线虫的适宜分布区，主要林分为：阔叶林，该市虽然为较高风险区，但因针叶林分布极少，所以不是重点防控区域，但应注意新造人工林的树种选择
河北省	晋州	0.70	阔叶林	适宜	139.23	
河北省	鸡泽	0.70	其他	适宜	299.22	河北省鸡泽县，全县为松材线虫的适宜分布区，主要林分为：阔叶林，该县虽然为较高风险区，但因针叶林分布极少，所以不是重点防控区域，但应注意新造人工林的树种选择
河北省	鸡泽	0.70	阔叶林	适宜	13.12	
河北省	冀县	0.70	其他	适宜	901.03	河北省冀县(冀州市)，全县为松材线虫的适宜分布区，主要林分为：阔叶林，该县虽然为较高风险区，但因针叶林分布极少，所以不是重点防控区域，但应注意新造人工林的树种选择
河北省	冀县	0.70	水体	适宜	83.96	
河北省	冀县	0.70	阔叶林	适宜	16.68	
河北省	巨鹿	0.70	其他	适宜	635.89	河北省巨鹿县，全县为松材线虫的适宜分布区，主要林分为：阔叶林，该县虽然为较高风险区，但因针叶林分布极少，所以不是重点防控区域，但应注意新造人工林的树种选择
河北省	巨鹿	0.70	阔叶林	适宜	95.29	
河北省	康保	0.13	阔叶林	极不适宜	110.32	河北省康保县，全县为松材线虫的极不适宜分布区，主要林分为：阔叶林，风险等级低，不是重点防控区域
河北省	康保	0.13	其他	极不适宜	3265.29	
河北省	宽城	0.40	灌木林	不适宜	37.52	河北省宽城满族自治县，全县大部分地区为松材线虫的不适宜分布区，西南部地区为次适宜分布区，主要林分为：针叶林、阔叶林、灌木林，次适宜区虽然风险等级为中度，但因针叶林分布极少，所以不是重点防控区域，但应注意新造人工林的树种选择
河北省	宽城	0.40	阔叶林	不适宜	1196.18	
河北省	宽城	0.55	阔叶林	次适宜	236.19	
河北省	宽城	0.40	其他	不适宜	232.42	
河北省	宽城	0.55	其他	次适宜	41.91	
河北省	宽城	0.40	水体	不适宜	17.61	
河北省	宽城	0.55	水体	次适宜	21.07	
河北省	宽城	0.40	针叶林	不适宜	30.55	
河北省	涞水	0.40	其他	不适宜	425.50	河北省涞水县，全县大部分地区为次适宜分布区，西北地区为不适宜分布区，主要林分为：阔叶林、灌木林，该县次适宜区虽然为中度风险区，但因针叶林分布极少，所以不是重点防控区域，但应注意新造人工林的树种选择
河北省	涞水	0.40	灌木林	不适宜	7.82	
河北省	涞水	0.40	阔叶林	不适宜	64.02	
河北省	涞水	0.55	其他	次适宜	1245.36	
河北省	涞水	0.55	针阔混交林	次适宜	5.08	
河北省	涞源	0.40	阔叶林	不适宜	645.54	河北省涞源县，全县绝大部分地区为松材线虫的不适宜分布区，东南部少数地区为次适宜分布区，主要林分为：针叶林、阔叶林，该县次适宜区虽然为中度
河北省	涞源	0.55	阔叶林	次适宜	5.80	
河北省	涞源	0.40	其他	不适宜	1590.54	
河北省	涞源	0.55	其他	次适宜	51.76	

省份	县(市、区)	适生值	森林类型	风险等级	面积/km²	风险评价
河北省	涞源	0.40	针叶林	不适宜	179.31	风险区，但因针叶林分布极少，所以不是重点防控区域，但应注意新造人工林的树种选择
河北省	廊坊	0.70	其他	适宜	918.00	河北省廊坊市，全市为松材线虫的适宜分布区，主要林分为：其他林分，该市虽然为较高风险区，但因针叶林分布极少，所以不是重点防控区域，但应注意新造人工林的树种选择
河北省	乐亭	0.55	其他	次适宜	1293.71	河北省乐亭县，全县为松材线虫的次适宜分布区，主要林分为：其他林分，该县虽然为中度风险区，但因针叶林分布极少，所以不是重点防控区域，但应注意新造人工林的树种选择
河北省	临城	0.55	其他	次适宜	75.17	河北省临城县，全县中部、东部为松材线虫的适宜分布区，西部为次适宜分布区，主要林分为：阔叶林，该县虽然为中度、较高风险区，但因针叶林分布极少，所以不是重点防控区域，但应注意新造人工林的树种选择
河北省	临城	0.55	阔叶林	次适宜	113.98	
河北省	临城	0.70	其他	适宜	514.84	
河北省	临城	0.70	阔叶林	适宜	92.36	
河北省	灵寿	0.40	阔叶林	不适宜	164.95	河北省灵寿县，全县西部为松材线虫的不适宜分布区，东部为次适宜分布区，主要林分为：针叶林、阔叶林，其中0.2%的区域为次适宜针叶林区，主要分布在该县的中部地区，风险等级中度，为重点防控区域
河北省	灵寿	0.55	阔叶林	次适宜	19.47	
河北省	灵寿	0.40	其他	不适宜	161.51	
河北省	灵寿	0.55	其他	次适宜	463.62	
河北省	灵寿	0.40	水体	不适宜	10.03	
河北省	灵寿	0.55	水体	次适宜	8.55	
河北省	灵寿	0.40	针叶林	不适宜	192.37	
河北省	灵寿	0.55	针叶林	次适宜	2.39	
河北省	临漳	0.70	其他	适宜	469.63	河北省临漳县，全县为松材线虫的适宜分布区，主要林分为：阔叶林，该县虽然为较高风险区，但因针叶林分布极少，所以不是重点防控区域，但应注意新造人工林的树种选择
河北省	临漳	0.70	阔叶林	适宜	146.35	
河北省	蠡县	0.70	其他	适宜	641.35	河北省蠡县，全县为松材线虫的适宜分布区，主要林分为：其他林分，该县虽然为较高风险区，但因针叶林分布极少，所以不是重点防控区域，但应注意新造人工林的树种选择
河北省	隆化县	0.13	其他	极不适宜	4.69	河北省隆化县，全县大部分地区为松材线虫的不适宜分布区，西北地区为极不适宜分布区，主要林分为：针叶林、阔叶林、灌木林，风险等级低，不是重点防控区域
河北省	隆化县	0.13	针叶林	极不适宜	92.15	
河北省	隆化县	0.13	阔叶林	极不适宜	2065.95	
河北省	隆化县	0.13	其他	极不适宜	361.06	
河北省	隆化县	0.13	灌木林	极不适宜	73.62	
河北省	隆化县	0.40	其他	不适宜	1098.27	
河北省	隆化县	0.40	阔叶林	不适宜	1948.56	
河北省	隆化县	0.40	针叶林	不适宜	25.80	
河北省	隆化县	0.40	灌木林	不适宜	4.08	

省份	县(市、区)	适生值	森林类型	风险等级	面积/km²	风险评价
河北省	隆尧	0.70	阔叶林	适宜	55.81	河北省隆尧县，全县为松材线虫的适宜分布区，主要林分为：阔叶林，该县虽然为较高风险区，但因针叶林分布极少，所以不是重点防控区域，但应注意新造人工林的树种选择
河北省	隆尧	0.70	其他	适宜	690.71	
河北省	栾城	0.55	其他	次适宜	29.83	河北省栾城县，全县大部分地区为松材线虫的适宜分布区，西部部分地区为次适宜分布区，主要林分为：其他林分，该县虽然为中度、较高风险区，但因针叶林分布极少，所以不是重点防控区域，但应注意新造人工林的树种选择
河北省	栾城	0.70	其他	适宜	410.90	
河北省	滦南	0.55	阔叶林	次适宜	13.86	河北省滦南县，全县大部分地区为松材线虫的次适宜分布区，南部部分地区为适宜分布区，主要林分为：阔叶林，该县虽然为中度、较高风险区，但因针叶林分布极少，所以不是重点防控区域，但应注意新造人工林的树种选择
河北省	滦南	0.55	其他	次适宜	1205.72	
河北省	滦南	0.70	其他	适宜	196.84	
河北省	滦平	0.40	灌木林	不适宜	22.75	河北省滦平县，全县为松材线虫的不适宜分布区，主要林分为：针叶林、阔叶林、针阔混交林、灌木林，风险等级低，不是重点防控区域
河北省	滦平	0.40	阔叶林	不适宜	1899.44	
河北省	滦平	0.40	其他	不适宜	1094.22	
河北省	滦平	0.40	针阔混交林	不适宜	63.13	
河北省	滦平	0.40	针叶林	不适宜	11.57	
河北省	滦县	0.55	针叶林	次适宜	47.85	河北省滦县，全县为松材线虫的次适宜分布区，主要林分为：针叶林、阔叶林，其中4.5%的区域为次适宜针叶林区，主要分布在该县的西北地区，风险等级中度，为重点防控区域
河北省	滦县	0.55	其他	次适宜	1008.91	
河北省	滦县	0.55	阔叶林	次适宜	9.26	
河北省	卢龙	0.55	阔叶林	次适宜	228.67	河北省卢龙县，全县为松材线虫的次适宜分布区，主要林分为：针叶林、阔叶林，其中0.5%的区域为次适宜针叶林区，主要分布在该县的东部少数地区，风险等级中度，为重点防控区域
河北省	卢龙	0.55	其他	次适宜	737.73	
河北省	卢龙	0.55	针叶林	次适宜	5.20	
河北省	获鹿	0.55	其他	次适宜	573.22	河北省获鹿市，全市为松材线虫的次适宜分布区，主要林分为：阔叶林，该市虽然为中度风险区，但因针叶林分布极少，所以不是重点防控区域，但应注意新造人工林的树种选择
河北省	获鹿	0.55	水体	次适宜	55.56	
河北省	获鹿	0.55	阔叶林	次适宜	25.98	
河北省	满城	0.55	其他	次适宜	804.53	河北省满城县，全县绝大部分地区为松材线虫的次适宜分布区，东部少数地区为适宜分布区，主要林分为：阔叶林，该县虽然为中度、较高风险区，但因针叶林分布极少，所以不是重点防控区域，但应注意新造人工林的树种选择
河北省	满城	0.55	阔叶林	次适宜	67.48	
河北省	满城	0.70	其他	适宜	3.68	

省份	县(市、区)	适生值	森林类型	风险等级	面积/km²	风险评价
河北省	孟村回族	0.70	其他	适宜	491.63	河北省孟村回族自治县，全县为松材线虫的适宜分布区，主要林分为：其他林分，该县虽然为较高风险区，但因针叶林分布极少，所以不是重点防控区域，但应注意新造人工林的树种选择
河北省	南宫	0.70	阔叶林	适宜	73.01	河北省南宫市，全市为松材线虫的适宜分布区，主要林分为：阔叶林，该市虽然为较高风险区，但因针叶林分布极少，所以不是重点防控区域，但应注意新造人工林的树种选择
河北省	南宫	0.70	其他	适宜	729.56	
河北省	南和	0.70	阔叶林	适宜	13.62	河北省南和县，全县为松材线虫的适宜分布区，主要林分为：阔叶林，该县虽然为较高风险区，但因针叶林分布极少，所以不是重点防控区域，但应注意新造人工林的树种选择
河北省	南和	0.70	其他	适宜	356.69	
河北省	南皮	0.70	其他	适宜	853.11	河北省南皮县，全县为松材线虫的适宜分布区，主要林分为：其他林分，该县虽然为较高风险区，但因针叶林分布极少，所以不是重点防控区域，但应注意新造人工林的树种选择
河北省	内丘	0.55	阔叶林	次适宜	42.61	河北省内丘县，全县中部、东部为松材线虫的适宜分布区，西部为次适宜分布区，主要林分为：针叶林、阔叶林，其中0.8%的区域为次适宜针叶林区，主要分布在该县的西部地区，风险等级中度，为重点防控区域；适宜区虽风险等级较高，但因针叶林分布极少，所以不是重点防控区域，但应注意新造人工林的树种选择
河北省	内丘	0.70	阔叶林	适宜	37.12	
河北省	内丘	0.55	其他	次适宜	142.59	
河北省	内丘	0.70	其他	适宜	528.49	
河北省	内丘	0.55	针叶林	次适宜	6.25	
河北省	平泉县	0.40	阔叶林	不适宜	1499.74	河北省平泉县，全县为松材线虫的不适宜分布区，主要林分为：针叶林、阔叶林，风险等级低，不是重点防控区域
河北省	平泉县	0.40	其他	不适宜	898.03	
河北省	平泉县	0.40	针叶林	不适宜	986.10	
河北省	平泉县	0.40	灌木林	不适宜	0.77	
河北省	平山	0.40	阔叶林	不适宜	432.36	河北省平山县，全县大部分地区为松材线虫的不适宜分布区，东部地区为次适宜分布区，主要林分为：针叶林、阔叶林，其中0.01%的区域为次适宜针叶林区，主要分布在该县的东南部地区，风险等级中度，为重点防控区域
河北省	平山	0.55	阔叶林	次适宜	23.47	
河北省	平山	0.40	其他	不适宜	400.11	
河北省	平山	0.55	其他	次适宜	421.99	
河北省	平山	0.40	水体	不适宜	67.54	
河北省	平山	0.55	水体	次适宜	3.92	
河北省	平山	0.40	针叶林	不适宜	1053.38	
河北省	平山	0.55	针叶林	次适宜	0.33	
河北省	平乡	0.70	其他	适宜	350.11	河北省平乡县，全县为松材线虫的适宜分布区，主要林分为：其他林分，该县虽然为较高风险区，但因针叶林分布极少，所以不是重点防控区域，但应注意新造人工林的树种选择

省份	县(市、区)	适生值	森林类型	风险等级	面积/km²	风险评价
河北省	迁安	0.55	阔叶林	次适宜	244.33	河北省迁安市，全市为松材线虫的次适宜分布区，主要林分为：针叶林、阔叶林，其中 20.0%的区域为次适宜针叶林区，主要分布在该市的西南部地区，风险等级中度，为重点防控区域
河北省	迁安	0.55	其他	次适宜	723.41	
河北省	迁安	0.55	针叶林	次适宜	241.70	
河北省	迁西	0.40	阔叶林	不适宜	1.65	河北省迁西县，全县绝大部分地区为松材线虫的次适宜分布区，东北部少数地区为不适宜分布区，主要林分为：针叶林、阔叶林，其中 41.3%的区域为次适宜针叶林区，全县各地区均有分布，风险等级中度，为重点防控区域
河北省	迁西	0.55	阔叶林	次适宜	775.13	
河北省	迁西	0.55	其他	次适宜	132.16	
河北省	迁西	0.55	针叶林	次适宜	638.24	
河北省	清河	0.70	其他	适宜	516.63	河北省清河县，全县为松材线虫的适宜分布区，主要林分为：阔叶林，该县虽然为较高风险区，但因针叶林分布极少，所以不是重点防控区域，但应注意新造人工林的树种选择
河北省	清河	0.70	阔叶林	适宜	53.88	
河北省	青龙满族自治县	0.40	阔叶林	不适宜	1785.25	河北省青龙满族自治县，全县大部分地区为松材线虫的不适宜分布区，南部地区为次适宜分布区，主要林分为：针叶林、阔叶林，其中 0.5%的区域为次适宜针叶林区，主要分布在该县的东南部地区，风险等级中度，为重点防控区域
河北省	青龙满族自治县	0.55	阔叶林	次适宜	703.45	
河北省	青龙满族自治县	0.40	其他	不适宜	396.45	
河北省	青龙满族自治县	0.55	其他	次适宜	92.69	
河北省	青龙满族自治县	0.40	针叶林	不适宜	319.03	
河北省	青龙满族自治县	0.55	针叶林	次适宜	15.46	
河北省	青县	0.70	其他	适宜	1044.38	河北省青县，全县为松材线虫的适宜分布区，主要林分为：其他林分，该县虽然为较高风险区，但因针叶林分布极少，所以不是重点防控区域，但应注意新造人工林的树种选择
河北省	清苑	0.55	其他	次适宜	16.21	河北省清苑县，全县大部分地区为松材线虫的适宜分布区，西部少数地区为次适宜分布区，主要林分为：阔叶林，该县虽然为中度、较高风险区，但因针叶林分布极少，所以不是重点防控区域，但应注意新造人工林的树种选择
河北省	清苑	0.70	其他	适宜	834.77	
河北省	清苑	0.70	阔叶林	适宜	16.24	
河北省	秦皇岛	0.55	阔叶林	次适宜	59.97	河北省秦皇岛市，全市为松材线虫的次适宜分布区，主要林分为：针叶林、阔叶林，其中 2.9%的区域为次适宜针叶林区，主要分布在该市的北部地区，风险等级中度，为重点防控区域
河北省	秦皇岛	0.55	其他	次适宜	406.60	
河北省	秦皇岛	0.55	针叶林	次适宜	13.19	
河北省	邱县	0.70	阔叶林	适宜	26.35	河北省邱县，全县为松材线虫的适宜分布区，主要林分为：阔叶林，该县虽然为较高风险区，但因针叶林分布极少，所以不是重点防控区域，但应注意新造人工林的树种选择
河北省	邱县	0.70	其他	适宜	404.18	
河北省	曲阳	0.40	阔叶林	不适宜	38.45	河北省曲阳县，全县大部分地区为松材

省份	县(市、区)	适生值	森林类型	风险等级	面积/km²	风险评价
河北省	曲阳	0.55	阔叶林	次适宜	62.23	线虫的次适宜分布区，西北部部分地区为不适宜分布区，主要林分为：阔叶林，该县次适宜分布区虽然为中度风险区，但因针叶林分布极少，所以不是重点防控区域，但应注意新造人工林的树种选择
河北省	曲阳	0.55	其他	次适宜	1053.10	
河北省	曲阳	0.40	其他	不适宜	64.81	
河北省	曲阳	0.40	水体	不适宜	10.34	
河北省	曲阳	0.55	水体	次适宜	24.51	
河北省	曲周	0.70	其他	适宜	867.98	河北省曲周县，全县为松材线虫的适宜分布区，主要林分为：其他林分，该县虽然为较高风险区，但因针叶林分布极少，所以不是重点防控区域，但应注意新造人工林的树种选择
河北省	饶阳	0.70	其他	适宜	479.26	河北省饶阳县，全县为松材线虫的适宜分布区，主要林分为：阔叶林，该县虽然为较高风险区，但因针叶林分布极少，所以不是重点防控区域，但应注意新造人工林的树种选择
河北省	饶阳	0.70	阔叶林	适宜	27.06	
河北省	任丘	0.70	其他	适宜	970.69	河北省任丘市，全市为松材线虫的适宜分布区，主要林分为：其他林分，该市虽然为较高风险区，但因针叶林分布极少，所以不是重点防控区域，但应注意新造人工林的树种选择
河北省	任丘	0.70	水体	适宜	42.20	
河北省	任县	0.70	其他	适宜	416.82	河北省任县，全县为松材线虫的适宜分布区，主要林分为：阔叶林，该县虽然为较高风险区，但因针叶林分布极少，所以不是重点防控区域，但应注意新造人工林的树种选择
河北省	任县	0.70	阔叶林	适宜	1.41	
河北省	容城	0.70	其他	适宜	320.92	河北省容城县，全县为松材线虫的适宜分布区，主要林分为：其他林分，该县虽然为较高风险区，但因针叶林分布极少，所以不是重点防控区域，但应注意新造人工林的树种选择
河北省	三河	0.55	其他	次适宜	578.88	河北省三河市，全市为松材线虫的适宜分布区，主要林分为：其他林分，该市虽然为中度风险区，但因针叶林分布极少，所以不是重点防控区域，但应注意新造人工林的树种选择
河北省	三河	0.55	阔叶林	次适宜	12.01	
河北省	沙河	0.55	阔叶林	次适宜	42.91	河北省沙河市，全市中部、东部地区为松材线虫的适宜分布区，西部为次适宜分布区，主要林分为：针叶林、阔叶林，其中1.1%的区域为次适宜针叶林区，主要分布在该市的西部地区，风险等级中度，为重点防控区域；适宜区虽然为较高风险区，但因针叶林分布极少，所以不是重点防控区域，但应注意新造人工林的树种选择
河北省	沙河	0.70	阔叶林	适宜	105.54	
河北省	沙河	0.55	其他	次适宜	316.80	
河北省	沙河	0.70	其他	适宜	606.79	
河北省	沙河	0.55	针叶林	次适宜	12.27	
河北省	尚义	0.13	灌木林	极不适宜	105.34	河北省尚义县，全县为松材线虫的极不适宜分布区，主要林分为：针叶林、阔叶林、灌木林，风险等级低，不是重点防控区域
河北省	尚义	0.13	阔叶林	极不适宜	647.19	
河北省	尚义	0.13	其他	极不适宜	1654.77	
河北省	尚义	0.13	针叶林	极不适宜	29.08	

省份	县(市、区)	适生值	森林类型	风险等级	面积/km²	风险评价
河北省	深县	0.70	其他	适宜	1227.90	河北省深州市(深县),全市为松材线虫的适宜分布区,主要林分为:阔叶林,该市虽然为较高风险区,但因针叶林分布极少,所以不是重点防控区域,但应注意新造人工林的树种选择
河北省	深县	0.70	阔叶林	适宜	78.88	
河北省	涉县	0.40	阔叶林	不适宜	44.37	河北省涉县,全县绝大部分地区为松材线虫的次适宜分布区,西部少数地区为不适宜分布区,主要林分为:针叶林、阔叶林,其中 20.0%的区域为次适宜针叶林区,全县各地区均有分布,风险等级中度,为重点防控区域
河北省	涉县	0.55	阔叶林	次适宜	327.21	
河北省	涉县	0.40	其他	不适宜	18.57	
河北省	涉县	0.55	其他	次适宜	723.84	
河北省	涉县	0.55	针叶林	次适宜	263.92	
河北省	深泽	0.70	其他	适宜	315.65	河北省深泽县,全县为松材线虫的适宜分布区,主要林分为:其他林分,该县虽然为较高风险区,但因针叶林分布极少,所以不是重点防控区域,但应注意新造人工林的树种选择
河北省	石家庄	0.55	其他	次适宜	289.95	河北省石家庄市,全市绝大部分地区为松材线虫的次适宜分布区,东部极少数地区为适宜分布区,主要林分为:阔叶林,该市虽然为中度、较高风险区,但因针叶林分布极少,所以不是重点防控区域,但应注意新造人工林的树种选择
河北省	石家庄	0.55	水体	次适宜	6.61	
河北省	石家庄	0.55	阔叶林	次适宜	34.22	
河北省	石家庄	0.70	其他	适宜	8.33	
河北省	肃宁	0.70	其他	适宜	533.38	河北省肃宁县,全县为松材线虫的适宜分布区,主要林分为:其他林分,该县虽然为较高风险区,但因针叶林分布极少,所以不是重点防控区域,但应注意新造人工林的树种选择
河北省	完县	0.55	其他	次适宜	770.78	河北省完县(顺平县),全县为松材线虫的次适宜分布区,主要林分为:阔叶林,该县虽然为中度风险区,但因针叶林分布极少,所以不是重点防控区域,但应注意新造人工林的树种选择
河北省	完县	0.55	阔叶林	次适宜	14.35	
河北省	唐海	0.55	其他	次适宜	609.34	河北省唐海县,全县大部分地区为松材线虫的次适宜分布区,西南部部分地区为适宜分布区,主要林分为:其他林分,该县虽然为中度、较高风险区,但因针叶林分布极少,所以不是重点防控区域,但应注意新造人工林的树种选择
河北省	唐海	0.70	其他	适宜	28.10	
河北省	唐山	0.55	其他	次适宜	716.70	河北省唐山市,全市为松材线虫的次适宜分布区,主要林分为:其他林分,该市虽然为中度风险区,但因针叶林分布极少,所以不是重点防控区域,但应注意新造人工林的树种选择
河北省	唐山	0.55	水体	次适宜	12.75	

省份	县(市、区)	适生值	森林类型	风险等级	面积/km²	风险评价
河北省	唐县	0.40	阔叶林	不适宜	64.61	河北省唐县，全县大部分地区为松材线虫的次适宜分布区，西北地区为不适宜分布区，主要林分为：针叶林、阔叶林，次适宜区虽然为中度风险区，但因针叶林分布极少，所以不是重点防控区域，但应注意新造人工林的树种选择
河北省	唐县	0.40	其他	不适宜	232.84	
河北省	唐县	0.55	其他	次适宜	1010.65	
河北省	唐县	0.40	针叶林	不适宜	28.19	
河北省	唐县	0.55	水体	次适宜	50.76	
河北省	望都	0.55	其他	次适宜	265.59	河北省望都县，全县西部为松材线虫的次适宜分布区，东部为适宜分布区，主要林分为：阔叶林，该县虽然为中度、较高风险区，但因针叶林分布极少，所以不是重点防控区域，但应注意新造人工林的树种选择
河北省	望都	0.70	其他	适宜	129.48	
河北省	望都	0.70	阔叶林	适宜	1.09	
河北省	万全	0.13	阔叶林	极不适宜	636.44	河北省万全县，全县为松材线虫的极不适宜分布区，主要林分为：针叶林、阔叶林，风险等级低，不是重点防控区域
河北省	万全	0.13	其他	极不适宜	425.98	
河北省	万全	0.13	针叶林	极不适宜	41.90	
河北省	围场	0.13	灌木林	极不适宜	341.70	河北省围场县，全县绝大部分地区为松材线虫的极不适宜分布区，东南部少数地区为不适宜分布区，主要林分为：针叶林、阔叶林、针阔混交林、灌木林，风险等级低，不是重点防控区域
河北省	围场	0.40	阔叶林	不适宜	196.81	
河北省	围场	0.13	阔叶林	极不适宜	4560.14	
河北省	围场	0.13	其他	极不适宜	2367.86	
河北省	围场	0.13	沙漠	极不适宜	342.72	
河北省	围场	0.13	针阔混交林	极不适宜	11.87	
河北省	围场	0.13	针叶林	极不适宜	1146.56	
河北省	威县	0.70	阔叶林	适宜	58.31	河北省威县，全县为松材线虫的适宜分布区，主要林分为：阔叶林，该县虽然为较高风险区，但因针叶林分布极少，所以不是重点防控区域，但应注意新造人工林的树种选择
河北省	威县	0.70	其他	适宜	907.95	
河北省	魏县	0.70	其他	适宜	758.99	河北省魏县，全县为松材线虫的适宜分布区，主要林分为：阔叶林，该县虽然为较高风险区，但因针叶林分布极少，所以不是重点防控区域，但应注意新造人工林的树种选择
河北省	魏县	0.70	阔叶林	适宜	80.24	
河北省	蔚县	0.13	其他	极不适宜	449.57	河北省蔚县，全县大部分地区为松材线虫的不适宜分布区，西部地区为极不适宜分布区，主要林分为：针叶林、阔叶林，风险等级低，不是重点防控区域
河北省	蔚县	0.13	阔叶林	极不适宜	122.40	
河北省	蔚县	0.40	其他	不适宜	1536.39	
河北省	蔚县	0.40	针叶林	不适宜	73.89	
河北省	蔚县	0.40	阔叶林	不适宜	947.72	
河北省	蔚县	0.40	水体	不适宜	8.33	
河北省	文安	0.70	其他	适宜	1555.89	河北省文安县，全县为松材线虫的适宜分布区，主要林分为：其他林分，该县虽然为较高风险区，但因针叶林分布极少，所以不是重点防控区域，但应注意新造人工林的树种选择
河北省	文安	0.70	阔叶林	适宜	0.46	
河北省	阳原	0.13	阔叶林	极不适宜	354.95	河北省阳原县，全县大部分地区为松材

省份	县(市、区)	适生值	森林类型	风险等级	面积/km²	风险评价
河北省	阳原	0.13	其他	极不适宜	1245.34	线虫的极不适宜分布区，东北部少数地区为不适宜分布区，主要林分为：针叶林、阔叶林，风险等级低，不是重点防控区域
河北省	阳原	0.13	针叶林	极不适宜	13.73	
河北省	阳原	0.40	阔叶林	不适宜	0.93	
河北省	阳原	0.40	其他	不适宜	19.73	
河北省	武安	0.55	阔叶林	次适宜	115.50	河北省武安市，全市中部、西部为松材线虫的次适宜分布区，东部地区为适宜分布区，主要林分为：针叶林、阔叶林，其中9.4%的区域为次适宜针叶林区，主要分布在该市的西北部地区，风险等级中度，为重点防控区域
河北省	武安	0.55	其他	次适宜	1049.26	
河北省	武安	0.70	其他	适宜	530.22	
河北省	武安	0.55	针叶林	次适宜	175.14	
河北省	武强	0.70	其他	适宜	428.43	河北省武强县，全县为松材线虫的适宜分布区，主要林分为：其他林分，该县虽然为较高风险区，但因针叶林分布极少，所以不是重点防控区域，但应注意新造人工林的树种选择
河北省	武强	0.70	水体	适宜	47.13	
河北省	吴桥	0.70	其他	适宜	557.83	河北省吴桥县，全县为松材线虫的适宜分布区，主要林分为：其他林分，该县虽然为较高风险区，但因针叶林分布极少，所以不是重点防控区域，但应注意新造人工林的树种选择
河北省	武邑	0.70	其他	适宜	691.43	河北省武邑县，全县为松材线虫的适宜分布区，主要林分为：其他林分，该县虽然为较高风险区，但因针叶林分布极少，所以不是重点防控区域，但应注意新造人工林的树种选择
河北省	武邑	0.70	水体	适宜	154.20	
河北省	香河	0.55	其他	次适宜	219.81	河北省香河县，全县北部为松材线虫的次适宜分布区，南部为适宜分布区，主要林分为：其他林分，该县虽然为中度、较高风险区，但因针叶林分布极少，所以不是重点防控区域，但应注意新造人工林的树种选择
河北省	香河	0.70	其他	适宜	276.27	
河北省	献县	0.70	其他	适宜	1086.95	河北省献县，全县为松材线虫的适宜分布区，主要林分为：阔叶林，该县虽然为较高风险区，但因针叶林分布极少，所以不是重点防控区域，但应注意新造人工林的树种选择
河北省	献县	0.70	阔叶林	适宜	20.08	
河北省	献县	0.70	水体	适宜	58.26	
河北省	兴隆县	0.40	阔叶林	不适宜	330.51	河北省兴隆县，全县大部分地区为松材线虫的次适宜分布区，北部部分地区为不适宜分布区，主要林分为：针叶林、阔叶林，其中2.8%的区域为次适宜针叶林区，主要分布在该县的东南部地区，风险等级中度，为重点防控区域
河北省	兴隆县	0.55	阔叶林	次适宜	2188.13	
河北省	兴隆县	0.40	其他	不适宜	13.67	
河北省	兴隆县	0.55	其他	次适宜	451.96	
河北省	兴隆县	0.40	水体	不适宜	0.27	
河北省	兴隆县	0.55	水体	次适宜	17.39	
河北省	兴隆县	0.55	针叶林	次适宜	85.03	
河北省	邢台市	0.70	其他	适宜	104.95	河北省邢台市，全市为松材线虫的适宜分布区，主要林分为：阔叶林，该市虽

省份	县(市、区)	适生值	森林类型	风险等级	面积/km²	风险评价
河北省	邢台市	0.70	阔叶林	适宜	5.56	然为较高风险区，但因针叶林分布极少，所以不是重点防控区域，但应注意新造人工林的树种选择
河北省	邢台县	0.70	阔叶林	适宜	35.85	河北省邢台县，全县西部为松材线虫的次适宜分布区，东部为适宜分布区，主要林分为：针叶林、阔叶林，其中0.4%的区域为次适宜针叶林区，主要分布在该县的西部地区，风险等级中度，为重点防控区域；东部虽然为较高风险区，但因针叶林分布极少，所以不是重点防控区域，但应注意新造人工林的树种选择
河北省	邢台县	0.70	其他	适宜	689.65	
河北省	邢台县	0.55	阔叶林	次适宜	103.73	
河北省	邢台县	0.55	其他	次适宜	876.94	
河北省	邢台县	0.55	针叶林	次适宜	7.04	
河北省	行唐	0.40	阔叶林	不适宜	20.02	河北省行唐县，全县大部分地区为松材线虫的次适宜分布区，西北地区为不适宜分布区，主要林分为：针叶林、阔叶林，其中0.6%的区域为次适宜针叶林区，主要分布在该县的北部地区，风险等级中度，为重点防控区域
河北省	行唐	0.55	阔叶林	次适宜	67.50	
河北省	行唐	0.40	其他	不适宜	22.95	
河北省	行唐	0.55	其他	次适宜	793.94	
河北省	行唐	0.40	针叶林	不适宜	65.39	
河北省	行唐	0.55	针叶林	次适宜	5.89	
河北省	新河	0.70	其他	适宜	255.53	河北省新河县，全县为松材线虫的适宜分布区，主要林分为：阔叶林，该县虽然为较高风险区，但因针叶林分布极少，所以不是重点防控区域，但应注意新造人工林的树种选择
河北省	新河	0.70	水体	适宜	45.17	
河北省	新河	0.70	阔叶林	适宜	80.32	
河北省	辛集	0.70	阔叶林	适宜	75.65	河北省辛集市，全市为松材线虫的适宜分布区，主要林分为：阔叶林，该市虽然为较高风险区，但因针叶林分布极少，所以不是重点防控区域，但应注意新造人工林的树种选择
河北省	辛集	0.70	其他	适宜	849.87	
河北省	新乐	0.55	阔叶林	次适宜	55.34	河北省新乐市，全市大部分地区为松材线虫的次适宜分布区，东南部为适宜分布区，主要林分为：针叶林，该市虽然为中度、较高风险区，但因针叶林分布极少，所以不是重点防控区域，但应注意新造人工林的树种选择
河北省	新乐	0.70	阔叶林	适宜	5.01	
河北省	新乐	0.55	其他	次适宜	270.38	
河北省	新乐	0.70	其他	适宜	78.70	
河北省	雄县	0.70	其他	适宜	488.17	河北省雄县，全县为松材线虫的适宜分布区，主要林分为：其他林分，该县虽然为较高风险区，但因针叶林分布极少，所以不是重点防控区域，但应注意新造人工林的树种选择
河北省	雄县	0.70	水体	适宜	3.54	
河北省	宣化	0.13	灌木林	极不适宜	131.07	河北省宣化县，全县西部、北部地区为松材线虫的极不适宜分布区，东部、东南部为不适宜分布区，主要林分为：针叶林、阔叶林、灌木林，风险等级低，不是重点防控区域
河北省	宣化	0.40	灌木林	不适宜	29.52	
河北省	宣化	0.13	阔叶林	极不适宜	587.81	
河北省	宣化	0.40	阔叶林	不适宜	485.76	
河北省	宣化	0.13	其他	极不适宜	961.47	
河北省	宣化	0.40	其他	不适宜	722.26	
河北省	宣化	0.40	针叶林	不适宜	20.15	

省份	县（市、区）	适生值	森林类型	风险等级	面积/km²	风险评价
河北省	徐水	0.55	其他	次适宜	357.52	河北省徐水县，全县西部为松材线虫的次适宜分布区，东部为适宜分布区，主要林分为：阔叶林，该县虽然为中度、较高风险区，但因针叶林分布极少，所以不是重点防控区域，但应注意新造人工林的树种选择
河北省	徐水	0.55	阔叶林	次适宜	1.49	
河北省	徐水	0.70	其他	适宜	278.59	
河北省	盐山	0.70	其他	适宜	707.96	河北省盐山县，全县为松材线虫的适宜分布区，主要林分为：阔叶林，该县虽然为较高风险区，但因针叶林分布极少，所以不是重点防控区域，但应注意新造人工林的树种选择
河北省	盐山	0.70	阔叶林	适宜	23.03	
河北省	易县	0.55	阔叶林	次适宜	45.70	河北省易县，全县大部分地区为松材线虫的次适宜分布区，西部少数地区为不适宜分布区，主要林分为：阔叶林，该县次适宜分布区虽然为中度风险区，但因针叶林分布极少，所以不是重点防控区域，但应注意新造人工林的树种选择
河北省	易县	0.40	其他	不适宜	103.51	
河北省	易县	0.55	其他	次适宜	2313.22	
河北省	永年	0.70	其他	适宜	665.65	河北省永年县，全县为松材线虫的适宜分布区，主要林分为：阔叶林，该县虽然为较高风险区，但因针叶林分布极少，所以不是重点防控区域，但应注意新造人工林的树种选择
河北省	永年	0.70	阔叶林	适宜	53.49	
河北省	永清	0.70	其他	适宜	691.93	河北省永清县，全县为松材线虫的适宜分布区，主要林分为：其他林分，该县虽然为较高风险区，但因针叶林分布极少，所以不是重点防控区域，但应注意新造人工林的树种选择
河北省	元氏	0.55	阔叶林	次适宜	26.60	河北省元氏县，全县西部为松材线虫的次适宜分布区，东部为适宜分布区，主要林分为：阔叶林，该县虽然为中度、较高风险区，但因针叶林分布极少，所以不是重点防控区域，但应注意新造人工林的树种选择
河北省	元氏	0.70	阔叶林	适宜	26.01	
河北省	元氏	0.55	其他	次适宜	433.26	
河北省	元氏	0.70	其他	适宜	257.90	
河北省	玉田	0.55	阔叶林	次适宜	46.90	河北省玉田县，全县绝大部分地区为松材线虫的次适宜分布区，南部极少数地区为适宜分布区，主要林分为：阔叶林、针阔混交林，该县虽然为中度、较高风险区，但因针叶林分布极少，所以不是重点防控区域，但应注意新造人工林的树种选择
河北省	玉田	0.70	其他	适宜	0.33	
河北省	玉田	0.55	其他	次适宜	856.15	
河北省	玉田	0.55	针阔混交林	次适宜	35.31	
河北省	张北	0.13	阔叶林	极不适宜	719.66	河北省张北县，全县为松材线虫的极不适宜分布区，主要林分为：针叶林、阔叶林，风险等级低，不是重点防控区域
河北省	张北	0.13	其他	极不适宜	3274.92	
河北省	张北	0.13	水体	极不适宜	71.34	
河北省	张北	0.13	针叶林	极不适宜	52.65	
河北省	赞皇	0.55	阔叶林	次适宜	53.24	河北省赞皇县，全县西部为松材线虫的次适宜分布区，东部为适宜分布区，主
河北省	赞皇	0.70	阔叶林	适宜	34.62	

省份	县(市、区)	适生值	森林类型	风险等级	面积/km²	风险评价
河北省	赞皇	0.55	其他	次适宜	435.30	要林分为：阔叶林，该县虽然为中度、较高风险区，但因针叶林分布极少，所以不是重点防控区域，但应注意新造人工林的树种选择
河北省	赞皇	0.70	其他	适宜	324.90	
河北省	张家口	0.13	灌木林	极不适宜	32.36	河北省张家口市，全市大部分地区为松材线虫的极不适宜分布区，东部地区为不适宜分布区，主要林分为：针叶林、阔叶林、灌木林，风险等级低，不是重点防控区域
河北省	张家口	0.40	阔叶林	不适宜	27.32	
河北省	张家口	0.13	阔叶林	极不适宜	126.19	
河北省	张家口	0.13	其他	极不适宜	315.77	
河北省	张家口	0.40	其他	不适宜	28.80	
河北省	张家口	0.13	针叶林	极不适宜	87.31	
河北省	枣强	0.70	其他	适宜	815.02	河北省枣强县，全县为松材线虫的适宜分布区，主要林分为：阔叶林，该县虽然为较高风险区，但因针叶林分布极少，所以不是重点防控区域，但应注意新造人工林的树种选择
河北省	枣强	0.70	阔叶林	适宜	4.54	
河北省	赵县	0.70	阔叶林	适宜	58.55	河北省赵县，全县为松材线虫的适宜分布区，主要林分为：阔叶林，该县虽然为较高风险区，但因针叶林分布极少，所以不是重点防控区域，但应注意新造人工林的树种选择
河北省	赵县	0.70	其他	适宜	520.35	
河北省	正定	0.55	阔叶林	次适宜	23.47	河北省正定县，全县北部为松材线虫的次适宜分布区，南部为适宜分布区，主要林分为：阔叶林，该县虽然为中度、较高风险区，但因针叶林分布极少，所以不是重点防控区域，但应注意新造人工林的树种选择
河北省	正定	0.70	阔叶林	适宜	0.01	
河北省	正定	0.55	其他	次适宜	352.30	
河北省	正定	0.70	其他	适宜	127.22	
河北省	正定	0.55	水体	次适宜	13.01	
河北省	遵化市	0.55	阔叶林	次适宜	489.67	河北省遵化市，全市为松材线虫的次适宜分布区，主要林分为：针叶林、阔叶林，其中 32.5%的区域为次适宜针叶林区，全市各地区均有分布，风险等级中度，为重点防控区域
河北省	遵化市	0.55	其他	次适宜	546.62	
河北省	遵化市	0.55	针叶林	次适宜	493.92	
河北省	遵化市	0.55	灌木林	次适宜	3.83	
河北省	遵化市	0.55	针阔混交林	次适宜	6.28	
河北省	涿鹿	0.40	阔叶林	不适宜	196.07	河北省涿鹿县，全县为松材线虫的不适宜分布区，主要林分为：针叶林、阔叶林、灌木林，风险等级低，不是重点防控区域
河北省	涿鹿	0.40	其他	不适宜	961.59	
河北省	涿鹿	0.40	灌木林	不适宜	180.20	
河北省	涿鹿	0.40	阔叶林	不适宜	1287.37	
河北省	涿鹿	0.40	针叶林	不适宜	113.16	
河北省	涿州	0.55	其他	次适宜	666.54	河北省涿州市，全市大部分地区为松材线虫的次适宜分布区，东南部地区为适宜分布区，主要林分为：其他林分，该市虽然为中度、较高风险区，但因针叶林分布极少，所以不是重点防控区域，但应注意新造人工林的树种选择
河北省	涿州	0.70	其他	适宜	63.99	
河南省	安阳市	0.70	其他	适宜	267.04	河南省安阳市，全市为松材线虫的适宜分布区，主要林分为：其他林分，该市虽然为较高风险区，但因针叶林分布极少，所以不是重点防控区域，但应注意新造人工林的树种选择

省份	县(市、区)	适生值	森林类型	风险等级	面积/km²	风险评价
河南省	安阳县	0.55	阔叶林	次适宜	87.83	河南省安阳县，全县大部分地区为松材线虫的适宜分布区，西部部分地区为次适宜分布区，主要林分为：阔叶林，该县虽然为较高风险区，但因针叶林分布极少，所以不是重点防控区域，但应注意新造人工林的树种选择
河南省	安阳县	0.55	其他	次适宜	281.60	
河南省	安阳县	0.70	阔叶林	适宜	7.77	
河南省	安阳县	0.70	其他	适宜	1270.30	
河南省	安阳县	0.55	针叶林	次适宜	1.37	
河南省	宝丰县	0.70	阔叶林	适宜	37.59	河南省宝丰县，全县大部分地区为松材线虫的适宜分布区，东部部分地区为最适宜分布区，主要林分为：阔叶林，该县虽然为较高、高风险区，但因针叶林分布极少，所以不是重点防控区域，但应注意新造人工林的树种选择
河南省	宝丰县	0.70	其他	适宜	621.25	
河南省	宝丰县	0.85	阔叶林	最适宜	15.83	
河南省	宝丰县	0.85	其他	最适宜	174.76	
河南省	博爱县	0.55	其他	次适宜	13.98	河南省博爱县，全县大部分地区为松材线虫的适宜分布区，北部部分地区为次适宜分布区，主要林分为：针叶林、阔叶林、竹林，其中1.3%的区域为次适宜针叶林区，主要分布在该县的北部少数地区，风险等级中度，为重点防控区域；4.2%的区域为适宜针叶林区，主要分布在该县的北部地区，风险等级较高，为重点防控区域
河南省	博爱县	0.55	针叶林	次适宜	5.27	
河南省	博爱县	0.70	阔叶林	适宜	0.39	
河南省	博爱县	0.70	其他	适宜	354.88	
河南省	博爱县	0.70	针叶林	适宜	17.35	
河南省	博爱县	0.70	竹林	适宜	20.90	
河南省	长葛市	0.85	阔叶林	最适宜	21.15	河南省长葛市，全市为松材线虫的最适宜分布区，主要林分为：阔叶林，该市虽然为高风险区，但因针叶林分布极少，所以不是重点防控区域，但应注意新造人工林的树种选择
河南省	长葛市	0.85	其他	最适宜	601.82	
河南省	长垣县	0.70	其他	适宜	49.86	河南省长垣县，全县大部分地区为松材线虫的最适宜分布区，西部部分地区为适宜分布区，主要林分为：其他林分，该县虽然为较高、高风险区，但因针叶林分布极少，所以不是重点防控区域，但应注意新造人工林的树种选择
河南省	长垣县	0.85	其他	最适宜	963.77	
河南省	长垣县	0.85	水体	最适宜	34.98	
河南省	郸城县	0.85	阔叶林	最适宜	128.08	河南省郸城县，全县为松材线虫的最适宜分布区，主要林分为：阔叶林，该县虽然为高风险区，但因针叶林分布极少，所以不是重点防控区域，但应注意新造人工林的树种选择
河南省	郸城县	0.85	其他	最适宜	1384.52	
河南省	登封市	0.70	阔叶林	适宜	229.38	河南省登封市，全市为松材线虫的适宜分布区，主要林分为：阔叶林，该市虽然为较高风险区，但因针叶林分布极少，所以不是重点防控区域，但应注意新造人工林的树种选择
河南省	登封	0.70	其他	适宜	968.06	
河南省	邓州市	0.70	阔叶林	适宜	82.28	河南省邓州市，全市大部分地区为松材线虫的适宜分布区，东南部地区为最适宜分布区，主要林分为：阔叶林，该市
河南省	邓州市	0.70	其他	适宜	1756.77	
河南省	邓州市	0.70	水体	适宜	29.68	

省份	县(市、区)	适生值	森林类型	风险等级	面积/km²	风险评价
河南省	邓州市	0.85	其他	最适宜	668.33	虽然为较高、高风险区，但因针叶林分布极少，所以不是重点防控区域，但应注意新造人工林的树种选择
河南省	邓州市	0.70	针叶林	适宜	0.50	
河南省	范县	0.70	其他	适宜	755.54	河南省范县，全县为松材线虫的适宜分布区，主要林分为：其他林分，该县虽然为较高风险区，但因针叶林分布极少，所以不是重点防控区域，但应注意新造人工林的树种选择
河南省	范县	0.70	阔叶林	适宜	0.11	
河南省	方城县	0.70	阔叶林	适宜	129.88	河南省方城县，全县大部分地区为松材线虫的最适宜分布区，西部为适宜分布区，主要林分为：针叶林、阔叶林，其中0.06%的区域为适宜针叶林区，主要分布在该县的西北部少数地区，风险等级较高，为重点防控区域；2.8%的区域为最适宜针叶林区，主要分布在该县的东南部地区，风险等级高，为重点防控区域
河南省	方城县	0.70	其他	适宜	885.88	
河南省	方城县	0.70	水体	适宜	0.22	
河南省	方城县	0.70	针叶林	适宜	1.63	
河南省	方城县	0.85	阔叶林	最适宜	149.56	
河南省	方城县	0.85	其他	最适宜	1510.99	
河南省	方城县	0.85	水体	最适宜	16.03	
河南省	方城县	0.85	针叶林	最适宜	76.54	
河南省	封丘县	0.70	其他	适宜	347.79	河南省封丘县，全县大部分地区为松材线虫的最适宜分布区，西北部地区为适宜分布区，主要林分为：阔叶林，该县虽然为较高、高风险区，但因针叶林分布极少，所以不是重点防控区域，但应注意新造人工林的树种选择
河南省	封丘县	0.85	阔叶林	最适宜	23.66	
河南省	封丘县	0.85	其他	最适宜	811.81	
河南省	封丘县	0.85	水体	最适宜	26.05	
河南省	扶沟县	0.85	阔叶林	最适宜	26.59	河南省扶沟县，全县为松材线虫的最适宜分布区，主要林分为：阔叶林，该县虽然为高风险区，但因针叶林分布极少，所以不是重点防控区域，但应注意新造人工林的树种选择
河南省	扶沟县	0.85	其他	最适宜	1123.60	
河南省	巩义市	0.70	阔叶林	适宜	231.36	河南省巩义市，全市为松材线虫的适宜分布区，主要林分为：阔叶林、针阔混交林，该市虽然为较高风险区，但因针叶林分布极少，所以不是重点防控区域，但应注意新造人工林的树种选择
河南省	巩义市	0.70	其他	适宜	759.98	
河南省	巩义市	0.70	水体	适宜	73.21	
河南省	巩义市	0.70	针阔混交林	适宜	26.72	
河南省	固始县	0.85	阔叶林	最适宜	181.93	河南省固始县，全县为松材线虫的适宜分布区，主要林分为：针叶林、阔叶林、针阔混交林，其中1.4%的区域为最适宜针叶林区，主要分布在该县的南部地区，风险等级高，为重点防控区域
河南省	固始县	0.85	其他	最适宜	2831.69	
河南省	固始县	0.85	针阔混交林	最适宜	9.06	
河南省	固始县	0.85	针叶林	最适宜	41.62	
河南省	光山县	0.85	阔叶林	最适宜	136.09	河南省光山县，全县为松材线虫的最适宜分布区，主要林分为：针叶林、阔叶林、竹林，其中8.2%的区域为最适宜针叶林区，主要分布在该县的西南部地区，风险等级高，为重点防控区域
河南省	光山县	0.85	其他	最适宜	1522.03	
河南省	光山县	0.85	针叶林	最适宜	150.01	
河南省	光山县	0.85	竹林	最适宜	25.43	
河南省	鹤壁市	0.70	其他	适宜	518.24	河南省鹤壁市，全市为松材线虫的适宜分布区，主要林分为：其他林分，该市虽然为较高风险区，但因针叶林分布极少，所以不是重点防控区域，但应注意新造人工林的树种选择

省份	县(市、区)	适生值	森林类型	风险等级	面积/km²	风险评价
河南省	滑县	0.70	阔叶林	适宜	0.53	河南省滑县，全县大部分地区为松材线虫的适宜分布区，东南部地区为最适宜分布区，主要林分为：阔叶林，该县虽然为较高、高风险区，但因针叶林分布极少，所以不是重点防控区域，但应注意新造人工林的树种选择
河南省	滑县	0.70	其他	适宜	1434.77	
河南省	滑县	0.85	其他	最适宜	347.33	
河南省	淮滨县	0.85	阔叶林	最适宜	92.87	河南省淮滨县，全县为松材线虫的最适宜分布区，主要林分为：阔叶林，该县虽然为高风险区，但因针叶林分布极少，所以不是重点防控区域，但应注意新造人工林的树种选择
河南省	淮滨县	0.85	其他	最适宜	1154.13	
河南省	淮阳县	0.85	阔叶林	最适宜	34.76	河南省淮阳县，全县为松材线虫的最适宜分布区，主要林分为：阔叶林，该县虽然为高风险区，但因针叶林分布极少，所以不是重点防控区域，但应注意新造人工林的树种选择
河南省	淮阳县	0.85	其他	最适宜	1467.48	
河南省	潢川	0.85	其他	最适宜	1728.68	河南省潢川县，全县为松材线虫的最适宜分布区，主要林分为：针叶林，该县虽风险等级为高风险，但因树种单一，缺少阔叶林和针阔混交林，所以该县的针叶林区都为重点防控区域
河南省	潢川	0.85	针叶林	最适宜	8.09	
河南省	辉县	0.55	阔叶林	次适宜	122.26	河南省辉县市，全市大部分地区为松材线虫的适宜分布区，西北地区为次适宜分布区，主要林分为：针叶林、阔叶林，其中 11.1%的区域为次适宜针叶林区，主要分布在该市的北部地区，风险等级中度，为重点防控区域；5.9%的区域为适宜针叶林区，主要分布在该市的东北部地区，风险等级较高，为重点防控区域
河南省	辉县	0.55	其他	次适宜	137.92	
河南省	辉县	0.55	针叶林	次适宜	169.75	
河南省	辉县	0.70	阔叶林	适宜	40.24	
河南省	辉县	0.70	其他	适宜	1003.60	
河南省	辉县	0.70	针叶林	适宜	91.29	
河南省	获嘉县	0.70	其他	适宜	528.88	河南省获嘉县，全县为松材线虫的适宜分布区，主要林分为：其他林分，该县虽然为较高风险区，但因针叶林分布极少，所以不是重点防控区域，但应注意新造人工林的树种选择
河南省	济源市	0.70	阔叶林	适宜	467.89	河南省济源市，全市为松材线虫的适宜分布区，主要林分为：阔叶林，该市虽然为较高风险区，但因针叶林分布极少，所以不是重点防控区域，但应注意新造人工林的树种选择
河南省	济源市	0.70	其他	适宜	1161.95	
河南省	济源市	0.70	针叶林	适宜	1.57	
河南省	郏县	0.70	阔叶林	适宜	6.70	河南省郏县，全县西部为松材线虫的适宜分布区，东部为最适宜分布区，主要林分为：阔叶林，该县虽然为较高、高风险区，但因针叶林分布极少，所以不是重点防控区域，但应注意新造人工林的树种选择
河南省	郏县	0.70	其他	适宜	281.77	
河南省	郏县	0.85	阔叶林	最适宜	5.75	
河南省	郏县	0.85	其他	最适宜	404.47	
河南省	焦作市	0.55	其他	次适宜	19.81	河南省焦作市，全市大部分地区为松材

省份	县(市、区)	适生值	森林类型	风险等级	面积/km²	风险评价
河南省	焦作市	0.55	针叶林	次适宜	42.87	线虫的适宜分布区，北部地区为次适宜分布区，主要林分为：针叶林，该市虽风险等级为中度、较高风险，但因树种单一，缺少阔叶林和针阔混交林，所以该市的针叶林区都为重点防控区域
河南省	焦作市	0.70	其他	适宜	228.43	
河南省	焦作市	0.70	针叶林	适宜	34.46	
河南省	浚县	0.70	阔叶林	适宜	11.94	河南省浚县，全县为松材线虫的适宜分布区，主要林分为：阔叶林，该县虽然为较高风险区，但因针叶林分布极少，所以不是重点防控区域，但应注意新造人工林的树种选择
河南省	浚县	0.70	其他	适宜	1137.21	
河南省	开封县	0.70	其他	适宜	19.19	河南省开封县，全县大部分地区为松材线虫的最适宜分布区，西部少数地区为适宜分布区，主要林分为：阔叶林，该县虽然为较高、高风险区，但因针叶林分布极少，所以不是重点防控区域，但应注意新造人工林的树种选择
河南省	开封县	0.70	阔叶林	适宜	8.49	
河南省	开封县	0.85	其他	最适宜	1422.73	
河南省	开封县	0.85	水体	最适宜	24.47	
河南省	开封县	0.85	阔叶林	最适宜	18.49	
河南省	开封市	0.70	水体	适宜	1.10	河南省开封市，全市绝大部分地区为松材线虫的最适宜分布区，西北部极少数地区为适宜分布区，主要林分为：阔叶林，该市虽然为较高、高风险区，但因针叶林分布极少，所以不是重点防控区域，但应注意新造人工林的树种选择
河南省	开封市	0.85	其他	最适宜	360.09	
河南省	开封市	0.85	水体	最适宜	31.46	
河南省	开封市	0.85	阔叶林	最适宜	19.42	
河南省	兰考县	0.85	阔叶林	最适宜	10.87	河南省兰考县，全县为松材线虫的最适宜分布区，主要林分为：阔叶林，该县虽然为高风险区，但因针叶林分布极少，所以不是重点防控区域，但应注意新造人工林的树种选择
河南省	兰考县	0.85	其他	最适宜	1117.84	
河南省	兰考县	0.85	水体	最适宜	49.98	
河南省	林县	0.55	阔叶林	次适宜	348.00	河南省林县(林州市)，全县大部分地区为松材线虫的次适宜分布区，东南部为适宜分布区，主要林分为：针叶林、阔叶林，其中6.0%的区域为次适宜针叶林区，主要分布在该县的西南部地区，风险等级中度，为重点防控区域；4.0%的区域为适宜针叶林区，主要分布在该县的东南部地区，风险等级较高，为重点防控区域
河南省	林县	0.55	其他	次适宜	925.38	
河南省	林县	0.55	针叶林	次适宜	116.04	
河南省	林县	0.70	阔叶林	适宜	15.71	
河南省	林县	0.70	其他	适宜	342.89	
河南省	林县	0.70	针叶林	适宜	70.82	
河南省	临颍县	0.85	阔叶林	最适宜	39.31	河南省临颍县，全县为松材线虫的最适宜分布区，主要林分为：阔叶林，该县虽然为高风险区，但因针叶林分布极少，所以不是重点防控区域，但应注意新造人工林的树种选择
河南省	临颍县	0.85	其他	最适宜	690.58	
河南省	灵宝市	0.55	阔叶林	次适宜	1555.19	河南省灵宝市，全市大部分地区为松材线虫的次适宜分布区，东部部分地区为适宜分布区，主要林分为：针叶林、阔叶林，其中6.3%的区域为次适宜针叶林区，主要分布在该市的中部、东南部地区，风险等级中度，为重点防控区域
河南省	灵宝市	0.55	其他	次适宜	1001.85	
河南省	灵宝市	0.55	针叶林	次适宜	168.83	
河南省	灵宝市	0.70	阔叶林	适宜	70.65	
河南省	灵宝市	0.70	其他	适宜	5.51	
河南省	卢氏县	0.55	阔叶林	次适宜	1416.04	河南省卢氏县，全县中部、西部为松材

省份	县(市、区)	适生值	森林类型	风险等级	面积/km²	风险评价
河南省	卢氏县	0.55	其他	次适宜	431.85	线虫的次适宜分布区，东北、南部地区
河南省	卢氏县	0.55	针阔混交林	次适宜	5.62	为适宜分布区，主要林分为：针叶林、
河南省	卢氏县	0.55	针叶林	次适宜	108.57	阔叶林、针阔混交林，其中 3.1%的区域
河南省	卢氏县	0.70	阔叶林	适宜	1084.33	为次适宜针叶林区，主要分布在该县的
河南省	卢氏县	0.70	其他	适宜	247.48	北部地区，风险等级中度，为重点防控
河南省	卢氏县	0.70	针阔混交林	适宜	7.25	区域；4.1%的区域为适宜针叶林区，主
河南省	卢氏县	0.70	针叶林	适宜	138.97	要分布在该县的东北部地区，风险等级 较高，为重点防控区域
河南省	鲁山县	0.70	阔叶林	适宜	1116.49	河南省鲁山县，全县大部分地区为松材
河南省	鲁山县	0.70	其他	适宜	984.89	线虫的适宜分布区，东部部分地区为最
河南省	鲁山县	0.70	水体	适宜	26.79	适宜分布区，主要林分为：阔叶林、针
河南省	鲁山县	0.70	针阔混交林	适宜	17.46	阔混交林，该县虽然为较高、高风险区，
河南省	鲁山县	0.85	阔叶林	最适宜	4.64	但因针叶林分布极少，所以不是重点防
河南省	鲁山县	0.85	其他	最适宜	249.37	控区域，但应注意新造人工林的树种选
河南省	鲁山县	0.85	水体	最适宜	0.82	择
河南省	鹿邑县	0.85	阔叶林	最适宜	56.30	河南省鹿邑县，全县为松材线虫的最适 宜分布区，主要林分为：阔叶林，该县 虽然为高风险区，但因针叶林分布极少，
河南省	鹿邑县	0.85	其他	最适宜	1148.66	所以不是重点防控区域，但应注意新造 人工林的树种选择
河南省	栾川县	0.70	阔叶林	适宜	2123.79	河南省栾川县，全县为松材线虫的适宜 分布区，主要林分为：针叶林、阔叶林，
河南省	栾川县	0.70	其他	适宜	246.98	其中 10.9%的区域为适宜分布区，主要 分布在该县的西部地区，风险等级较高，
河南省	栾川县	0.70	针叶林	适宜	288.58	为重点防控区域
河南省	罗山县	0.85	阔叶林	最适宜	286.14	河南省罗山县，全县为松材线虫的最适
河南省	罗山县	0.85	其他	最适宜	1318.80	宜分布区，主要林分为：针叶林、阔叶
河南省	罗山县	0.85	水体	最适宜	17.53	林、针阔混交林、竹林，其中 15.4%的
河南省	罗山县	0.85	针阔混交林	最适宜	41.61	区域为最适宜针叶林区，主要分布在该
河南省	罗山县	0.85	针叶林	最适宜	303.66	县的南部地区，风险等级高，为重点防
河南省	罗山县	0.85	竹林	最适宜	22.67	控区域
河南省	洛宁县	0.70	阔叶林	适宜	911.49	河南省洛宁县，全县为松材线虫的适宜
河南省	洛宁县	0.70	其他	适宜	1208.89	分布区，主要林分为：针叶林、阔叶林、
河南省	洛宁县	0.70	针阔混交林	适宜	23.78	针阔混交林、竹林，其中 3.7%的区域为
河南省	洛宁县	0.70	针叶林	适宜	85.92	适宜针叶林区，主要分布在该县的北部、
河南省	洛宁县	0.70	竹林	适宜	78.43	西南部地区，风险等级较高，为重点防 控区域
河南省	洛阳市	0.70	其他	适宜	584.26	河南省洛阳市，全市为松材线虫的适宜 分布区，主要林分为：其他林分，该市 虽然为较高风险区，但因针叶林分布极 少，所以不是重点防控区域，但应注意 新造人工林的树种选择

省份	县(市、区)	适生值	森林类型	风险等级	面积/km²	风险评价
河南省	漯河市	0.85	其他	最适宜	134.31	河南省漯河市，全市为松材线虫的最适宜分布区，主要林分为：其他林分，该市虽然为高风险区，但因针叶林分布极少，所以不是重点防控区域，但应注意新造人工林的树种选择
河南省	孟津县	0.70	阔叶林	适宜	3.09	河南省孟津县，全县为松材线虫的适宜分布区，主要林分为：阔叶林，该县虽然为较高风险区，但因针叶林分布极少，所以不是重点防控区域，但应注意新造人工林的树种选择
河南省	孟津县	0.70	其他	适宜	798.51	
河南省	孟津县	0.70	水体	适宜	47.37	
河南省	孟县	0.70	阔叶林	适宜	5.77	河南省孟县(孟州市)，全县为松材线虫的适宜分布区，主要林分为：阔叶林，该县虽然为较高风险区，但因针叶林分布极少，所以不是重点防控区域，但应注意新造人工林的树种选择
河南省	孟县	0.70	其他	适宜	432.59	
河南省	孟县	0.70	水体	适宜	40.84	
河南省	泌阳县	0.85	阔叶林	最适宜	330.54	河南省泌阳县，全县为松材线虫的适宜分布区，主要林分为：针叶林、阔叶林、针阔混交林，其中6.5%的区域为最适宜针叶林区，主要分布在该县的东南部、北部地区，风险等级高，为重点防控区域
河南省	泌阳县	0.85	其他	最适宜	2148.37	
河南省	泌阳县	0.85	水体	最适宜	41.04	
河南省	泌阳县	0.85	针阔混交林	最适宜	111.91	
河南省	泌阳县	0.85	针叶林	最适宜	183.13	
河南省	新密市	0.70	阔叶林	适宜	181.14	河南省新密市(密县)，全市绝大部分地区为松材线虫的适宜分布区，东南部极少数地区为最适宜分布区，主要林分为：阔叶林，该市虽然为较高、高风险区，但因针叶林分布极少，所以不是重点防控区域，但应注意新造人工林的树种选择
河南省	新密市	0.70	其他	适宜	752.71	
河南省	新密市	0.85	阔叶林	最适宜	1.43	
河南省	新密市	0.85	其他	最适宜	4.17	
河南省	民权县	0.85	阔叶林	最适宜	31.57	河南省民权县，全县为松材线虫的最适宜分布区，主要林分为：阔叶林，该县虽然为高风险区，但因针叶林分布极少，所以不是重点防控区域，但应注意新造人工林的树种选择
河南省	民权县	0.85	其他	最适宜	1218.31	
河南省	南乐	0.70	其他	适宜	626.84	河南省南乐县，全县为松材线虫的适宜分布区，主要林分为：其他林分，该县虽然为较高风险，但因针叶林分布极少，所以不是重点防控区域，但应注意新造人工林的树种选择
河南省	内黄县	0.70	阔叶林	适宜	18.33	河南省内黄县，全县为松材线虫的适宜分布区，主要林分为：阔叶林、竹林，该县虽然为较高风险区，但因针叶林分布极少，所以不是重点防控区域，但应注意新造人工林的树种选择
河南省	内黄县	0.70	其他	适宜	1152.84	
河南省	内黄县	0.70	竹林	适宜	35.90	
河南省	内乡县	0.70	阔叶林	适宜	1225.78	河南省内乡县，全县为松材线虫的适宜分布区，主要林分为：针叶林、阔叶林、针阔混交林，其中1.3%的区域为适宜针
河南省	内乡县	0.70	其他	适宜	990.73	
河南省	内乡县	0.70	针阔混交林	适宜	28.74	

省份	县(市、区)	适生值	森林类型	风险等级	面积/km²	风险评价
河南省	内乡县	0.70	针叶林	适宜	29.82	叶林区,主要分布在该县的西北地区,风险等级较高,为重点防控区域
河南省	南阳市	0.70	其他	适宜	857.44	河南省南阳市,全市为松材线虫的适宜分布区,主要林分为:针叶林,该市虽风险等级为较高风险,但因树种单一,缺少阔叶林和针阔混交林,所以该市的针叶林分布区都为重点防控区域
河南省	南阳市	0.70	针叶林	适宜	3.35	
河南省	南阳县	0.85	其他	最适宜	955.33	河南省南阳县,全县大部分地区为松材线虫的适宜分布区,东南部地区为最适宜分布区,主要林分为:针叶林,该县虽风险等级为较高、高风险,但因树种单一,缺少阔叶林和针阔混交林,所以该县的针叶林分布区都为重点防控区域
河南省	南阳县	0.70	其他	适宜	185.06	
河南省	南阳县	0.70	针叶林	适宜	16.31	
河南省	南召县	0.70	阔叶林	适宜	1944.43	河南省南召县,全县为松材线虫的适宜分布区,主要林分为:针叶林、阔叶林、针阔混交林,其中3.2%的区域为适宜针叶林区,主要分布在该县的南部地区,风险等级较高,为重点防控区域
河南省	南召县	0.70	其他	适宜	877.51	
河南省	南召县	0.70	水体	适宜	54.55	
河南省	南召县	0.70	针阔混交林	适宜	13.66	
河南省	南召县	0.70	针叶林	适宜	96.43	
河南省	宁陵县	0.85	阔叶林	最适宜	64.61	河南省宁陵县,全县为松材线虫的最适宜分布区,主要林分为:阔叶林,该县虽然为高风险区,但因针叶林分布极少,所以不是重点防控区域,但应注意新造人工林的树种选择
河南省	宁陵县	0.85	其他	最适宜	772.65	
河南省	平顶山市	0.70	其他	适宜	1.56	河南省平顶山市,全市大部分地区为松材线虫的最适宜分布区,西部少数地区为适宜分布区,主要林分为:阔叶林,该市虽然为较高、高风险区,但因针叶林分布极少,所以不是重点防控区域,但应注意新造人工林的树种选择
河南省	平顶山市	0.85	阔叶林	最适宜	13.14	
河南省	平顶山市	0.85	其他	最适宜	344.82	
河南省	平顶山市	0.85	水体	最适宜	54.64	
河南省	平舆县	0.85	阔叶林	最适宜	52.34	河南省平舆县,全县为松材线虫的最适宜分布区,主要林分为:阔叶林,该县虽然为高风险区,但因针叶林分布极少,所以不是重点防控区域,但应注意新造人工林的树种选择
河南省	平舆县	0.85	其他	最适宜	1307.90	
河南省	濮阳市	0.70	其他	适宜	311.36	河南省濮阳市,全市为松材线虫的适宜分布区,主要林分为:其他林分,该市虽然为较高风险区,但因针叶林分布极少,所以不是重点防控区域,但应注意新造人工林的树种选择
河南省	濮阳县	0.70	其他	适宜	986.14	河南省濮阳县,全县大部分地区为松材线虫的适宜分布区,西南部地区为最适宜分布区,主要林分为:其他林分,该县虽然为较高、高风险区,但因针叶林分布极少,所以不是重点防控区域,但应注意新造人工林的树种选择
河南省	濮阳县	0.85	其他	最适宜	429.06	
河南省	濮阳县	0.70	阔叶林	适宜	0.00	
河南省	淇县	0.70	阔叶林	适宜	1.75	河南省淇县,全县为松材线虫的适宜分

省份	县(市、区)	适生值	森林类型	风险等级	面积/km²	风险评价
河南省	淇县	0.70	其他	适宜	529.53	布区，主要林分为：针叶林、阔叶林，其中3.8%的区域为适宜针叶林区，主要分布在该县的西北地区，风险等级较高，为重点防控区域
河南省	淇县	0.70	针叶林	适宜	21.17	
河南省	杞县	0.85	阔叶林	最适宜	6.45	河南省杞县，全县为松材线虫的最适宜分布区，主要林分为：阔叶林，该县虽然为高风险区，但因针叶林分布极少，所以不是重点防控区域，但应注意新造人工林的树种选择
河南省	杞县	0.85	其他	最适宜	1143.49	
河南省	沁阳县	0.70	阔叶林	适宜	1.04	河南省沁阳县，全县为松材线虫的适宜分布区，主要林分为：针叶林、阔叶林，其中0.5%的区域为适宜针叶林区，主要分布在该县的北部地区，风险等级较高，为重点防控区域
河南省	沁阳县	0.70	其他	适宜	472.86	
河南省	沁阳县	0.70	针叶林	适宜	2.17	
河南省	清丰县	0.70	其他	适宜	836.50	河南省清丰县，全县为松材线虫的适宜分布区，主要林分为：其他林分，该县虽然为较高风险区，但因针叶林分布极少，所以不是重点防控区域，但应注意新造人工林的树种选择
河南省	确山县	0.85	阔叶林	最适宜	614.28	河南省确山县，全县为松材线虫的最适宜分布区，主要林分为：针叶林、阔叶林，其中6.3%的区域为最适宜针叶林区，主要分布在该县的中部地区，风险等级高，为重点防控区域
河南省	确山县	0.85	其他	最适宜	1273.70	
河南省	确山县	0.85	水体	最适宜	10.68	
河南省	确山县	0.85	针叶林	最适宜	128.01	
河南省	汝南县	0.85	其他	最适宜	1435.75	河南省汝南县，全县为松材线虫的最适宜分布区，主要林分为：其他林分，该县虽然为高风险区，但因针叶林分布极少，所以不是重点防控区域，但应注意新造人工林的树种选择
河南省	汝南县	0.85	水体	最适宜	122.32	
河南省	汝阳县	0.70	阔叶林	适宜	744.32	河南省汝阳县，全县为松材线虫的适宜分布区，主要林分为：阔叶林，该县虽然为较高风险区，但因针叶林分布极少，所以不是重点防控区域，但应注意新造人工林的树种选择
河南省	汝阳县	0.70	其他	适宜	429.48	
河南省	汝州市	0.70	阔叶林	适宜	198.48	河南省汝州市，全市为松材线虫的适宜分布区，主要林分为：阔叶林，该市虽然为较高风险区，但因针叶林分布极少，所以不是重点防控区域，但应注意新造人工林的树种选择
河南省	汝州市	0.70	其他	适宜	1539.34	
河南省	陕县	0.55	其他	次适宜	32.60	河南省陕县，全县大部分地区为松材线虫的适宜分布区，西部少数地区为次适宜分布区，主要林分为：针叶林、阔叶林、针阔混交林，其中2.7%的区域为适宜针叶林区，主要分布在该县的南部地区，风险等级较高，为重点防控区域
河南省	陕县	0.55	阔叶林	次适宜	10.73	
河南省	陕县	0.70	其他	适宜	856.76	
河南省	陕县	0.70	阔叶林	适宜	555.52	
河南省	陕县	0.70	针阔混交林	适宜	35.01	
河南省	陕县	0.70	针叶林	适宜	41.91	

省份	县(市、区)	适生值	森林类型	风险等级	面积/km²	风险评价
河南省	三门峡市	0.70	其他	适宜	97.93	河南省三门峡市，全市为松材线虫的适宜分布区，主要林分为：其他林分，该市虽然为较高风险区，但因针叶林分布极少，所以不是重点防控区域，但应注意新造人工林的树种选择
河南省	商城县	0.85	阔叶林	最适宜	231.15	河南省商城县，全县为松材线虫的最适宜分布区，主要林分为：针叶林、阔叶林、针阔混交林，其中36.0%的区域为最适宜针叶林区，主要分布在该县的中部、南部地区，风险等级高，为重点防控区域
河南省	商城县	0.85	其他	最适宜	1070.24	
河南省	商城县	0.85	水体	最适宜	48.95	
河南省	商城县	0.85	针阔混交林	最适宜	83.42	
河南省	商城县	0.85	针叶林	最适宜	770.70	
河南省	商丘市	0.85	其他	最适宜	134.93	河南省商丘市，全市为松材线虫的最适宜分布区，主要林分为：阔叶林，该市虽然为高风险区，但因针叶林分布极少，所以不是重点防控区域，但应注意新造人工林的树种选择
河南省	商丘市	0.85	阔叶林	最适宜	2.44	
河南省	商丘县	0.85	其他	最适宜	1503.52	河南省商丘县，全县为松材线虫的最适宜分布区，主要林分为：阔叶林，该县虽然为高风险区，但因针叶林分布极少，所以不是重点防控区域，但应注意新造人工林的树种选择
河南省	商丘县	0.85	阔叶林	最适宜	120.79	
河南省	商水县	0.85	阔叶林	最适宜	62.68	河南省商水县，全县为松材线虫的最适宜分布区，主要林分为：阔叶林，该县虽然为高风险区，但因针叶林分布极少，所以不是重点防控区域，但应注意新造人工林的树种选择
河南省	商水县	0.85	其他	最适宜	1306.36	
河南省	上蔡县	0.85	阔叶林	最适宜	24.27	河南省上蔡县，全县为松材线虫的最适宜分布区，主要林分为：阔叶林，该县虽然为高风险区，但因针叶林分布极少，所以不是重点防控区域，但应注意新造人工林的树种选择
河南省	上蔡县	0.85	其他	最适宜	1502.50	
河南省	社旗	0.85	其他	最适宜	1084.14	河南省社旗县，全县为松材线虫的最适宜分布区，主要林分为：其他林分，该县虽然为高风险区，但因针叶林分布极少，所以不是重点防控区域，但应注意新造人工林的树种选择
河南省	沈丘县	0.85	阔叶林	最适宜	99.27	河南省沈丘县，全县为松材线虫的最适宜分布区，主要林分为：阔叶林，该县虽然为高风险区，但因针叶林分布极少，所以不是重点防控区域，但应注意新造人工林的树种选择
河南省	沈丘县	0.85	其他	最适宜	1103.61	
河南省	渑池县	0.70	阔叶林	适宜	327.17	河南省渑池县，全县为松材线虫的适宜分布区，主要林分为：针叶林、阔叶林、竹林，其中1.5%的区域为适宜针叶林区，主要分布在该县的东北部地区，风险等级较高，为重点防控区域
河南省	渑池县	0.70	其他	适宜	840.17	
河南省	渑池县	0.70	针叶林	适宜	18.08	
河南省	渑池县	0.70	竹林	适宜	13.33	
河南省	嵩县	0.70	阔叶林	适宜	2237.30	河南省嵩县，全县为松材线虫的适宜分布区，主要林分为：阔叶林、针阔混交
河南省	嵩县	0.70	其他	适宜	752.92	

省份	县(市、区)	适生值	森林类型	风险等级	面积/km²	风险评价
河南省	嵩县	0.70	水体	适宜	28.17	林，该县虽然为较高风险区，但因针叶林分布极少，所以不是重点防控区域，但应注意新造人工林的树种选择
河南省	嵩县	0.70	针阔混交林	适宜	72.26	
河南省	睢县	0.85	阔叶林	最适宜	15.35	河南省睢县，全县为松材线虫的最适宜分布区，主要林分为：阔叶林，该县最然为高风险区，但因针叶林分布极少，所以不是重点防控区域，但应注意新造人工林的树种选择
河南省	睢县	0.85	其他	最适宜	963.41	
河南省	遂平县	0.85	阔叶林	最适宜	115.26	河南省遂平县，全县为松材线虫的最适宜分布区，主要林分为：针叶林、阔叶林、针阔混交林，其中2.5%的区域为最适宜针叶林区，主要分布在该县的西部地区，风险等级高，为重点防控区域
河南省	遂平县	0.85	其他	最适宜	1047.70	
河南省	遂平县	0.85	针阔混交林	最适宜	8.17	
河南省	遂平县	0.85	针叶林	最适宜	29.49	
河南省	台前县	0.70	阔叶林	适宜	12.19	河南省台前县，全县为松材线虫的适宜分布区，主要林分为：阔叶林，该县虽然为较高风险区，但因针叶林分布极少，所以不是重点防控区，但应注意新造人工林的树种选择
河南省	台前县	0.70	其他	适宜	654.96	
河南省	太康县	0.85	阔叶林	最适宜	30.66	河南省太康县，全县为松材线虫的最适宜分布区，主要林分为：阔叶林，该县虽然为高风险区，但因针叶林分布极少，所以不是重点防控区域，但应注意新造人工林的树种选择
河南省	太康县	0.85	其他	最适宜	1783.17	
河南省	汤阴县	0.70	其他	适宜	564.63	河南省汤阴县，全县为松材线虫的适宜分布区，主要林分为：竹林，该县虽然为较高风险区，但因针叶林分布极少，所以不是重点防控区域，但应注意新造人工林的树种选择
河南省	汤阴县	0.70	竹林	适宜	21.19	
河南省	唐河县	0.85	其他	最适宜	2343.40	河南省唐河县，全县为松材线虫的最适宜分布区，主要林分为：针叶林，该县虽风险等级为高风险，但因树种单一，缺少阔叶林和针阔混交林，所以该县的针叶林区都为重点防控区域
河南省	唐河县	0.85	针叶林	最适宜	78.64	
河南省	通许县	0.85	其他	最适宜	786.95	河南省通许县，全县为松材线虫的最适宜分布区，主要林分为：其他林分，该县虽然为高风险区，但因针叶林分布极少，所以不是重点防控区域，但应注意新造人工林的树种选择
河南省	桐柏县	0.85	阔叶林	最适宜	323.16	河南省桐柏县，全县为松材线虫的最适宜分布区，主要林分为：针叶林、阔叶林、针阔混交林，其中19.1%的区域为最适宜针叶林区，全县各地区均有分布，风险等级高，为重点防控区域
河南省	桐柏县	0.85	其他	最适宜	1095.19	
河南省	桐柏县	0.85	针阔混交林	最适宜	189.15	
河南省	桐柏县	0.85	针叶林	最适宜	372.83	
河南省	卫辉市	0.70	阔叶林	适宜	40.48	河南省卫辉市，全市为松材线虫的适宜分布区，主要林分为：针叶林、阔叶林，其中5.7%的区域为适宜针叶林区，主要分布在该市的西北地区，风险等级较高，为重点防控区域
河南省	卫辉市	0.70	其他	适宜	872.99	
河南省	卫辉市	0.70	针叶林	适宜	55.58	

省份	县(市、区)	适生值	森林类型	风险等级	面积/km²	风险评价
河南省	尉氏县	0.85	阔叶林	最适宜	47.42	河南省尉氏县，全县为松材线虫的最适宜分布区，主要林分为：阔叶林，该县虽然为高风险区，但因针叶林分布极少，所以不是重点防控区域，但应注意新造人工林的树种选择
河南省	尉氏县	0.85	其他	最适宜	1241.33	
河南省	温县	0.70	其他	适宜	546.57	河南省温县，全县为松材线虫的适宜分布区，主要林分为：其他林分，该县虽然为较高风险区，但因针叶林分布极少，所以不是重点防控区域，但应注意新造人工林的树种选择
河南省	温县	0.70	水体	适宜	6.17	
河南省	武陟县	0.55	其他	次适宜	70.61	河南省武陟县，全县大部分地区为松材线虫的适宜分布区，北部为次适宜分布区，主要林分为：针叶林，该县虽风险等级为中度、较高风险，但因树种单一，缺少针叶林和针阔混交林，所以该县的针叶林区都为重点防控区域
河南省	武陟县	0.55	针叶林	次适宜	130.43	
河南省	武陟县	0.70	其他	适宜	325.98	
河南省	武陟县	0.70	阔叶林	适宜	36.70	河南省武陟县，全县为松材线虫的适宜分布区，主要林分为：阔叶林，该县虽然为较高风险区，但因针叶林分布极少，所以不是重点防控区域，但应注意新造人工林的树种选择
河南省	武陟县	0.70	其他	适宜	767.90	
河南省	武陟县	0.70	水体	适宜	12.01	
河南省	舞钢市	0.85	阔叶林	最适宜	164.68	河南省舞钢市，全市为松材线虫的最适宜分布区，主要林分为：针叶林、阔叶林、针阔混交林，其中2.0%的区域为最适宜针叶林区，主要分布在该市的南部地区，风险等级高，为重点防控区域
河南省	舞钢市	0.85	其他	最适宜	459.17	
河南省	舞钢市	0.85	针阔混交林	最适宜	14.81	
河南省	舞钢市	0.85	针叶林	最适宜	12.70	
河南省	舞阳县	0.85	阔叶林	最适宜	1.70	河南省舞阳县，全县为松材线虫的最适宜分布区，主要林分为：阔叶林，该县虽然为高风险区，但因针叶林分布极少，所以不是重点防控区域，但应注意新造人工林的树种选择
河南省	舞阳县	0.85	其他	最适宜	725.75	
河南省	西华县	0.85	阔叶林	最适宜	47.56	河南省西华县，全县为松材线虫的最适宜分布区，主要林分为：阔叶林，该县虽然为高风险区，但因针叶林分布极少，所以不是重点防控区域，但应注意新造人工林的树种选择
河南省	西华县	0.85	其他	最适宜	1100.20	
河南省	西平县	0.85	阔叶林	最适宜	7.02	河南省西平县，全县为松材线虫的最适宜分布区，主要林分为：阔叶林，该县虽然为高风险区，但因针叶林分布极少，所以不是重点防控区域，但应注意新造人工林的树种选择
河南省	西平县	0.85	其他	最适宜	1043.16	
河南省	西峡县	0.70	阔叶林	适宜	2724.08	河南省西峡县，全县为松材线虫的适宜分布区，主要林分为：针叶林、阔叶林、针阔混交林、竹林，其中7.1%的区域为适宜针叶林区，主要分布在该县的南部地区，风险等级较高，为重点防控区域
河南省	西峡县	0.70	其他	适宜	333.48	
河南省	西峡县	0.70	针阔混交林	适宜	34.79	
河南省	西峡县	0.70	针叶林	适宜	227.03	
河南省	西峡县	0.70	竹林	适宜	11.35	
河南省	西峡县	0.70	针叶林	适宜	9.70	

省份	县(市、区)	适生值	森林类型	风险等级	面积/km²	风险评价
河南省	息县	0.85	阔叶林	最适宜	53.19	河南省息县，全县为松材线虫的最适宜分布区，主要林分为：阔叶林，该县虽然为高风险区，但因针叶林分布极少，所以不是重点防控区域，但应注意新造人工林的树种选择
河南省	息县	0.85	其他	最适宜	1864.53	
河南省	淅川县	0.70	阔叶林	适宜	702.47	河南省淅川县，全县为松材线虫的适宜分布区，主要林分为：针叶林、阔叶林、针阔混交林，其中 20.3%的区域为适宜针叶林区，主要分布在该县的北部地区，风险等级较高，为重点防控区域
河南省	淅川县	0.70	其他	适宜	1080.80	
河南省	淅川县	0.70	水体	适宜	372.36	
河南省	淅川县	0.70	针阔混交林	适宜	41.16	
河南省	淅川县	0.70	针叶林	适宜	530.63	
河南省	夏邑县	0.85	阔叶林	最适宜	118.44	河南省夏邑县，全县为松材线虫的最适宜分布区，主要林分为：阔叶林，该县虽然为高风险区，但因针叶林分布极少，所以不是重点防控区域，但应注意新造人工林的树种选择
河南省	夏邑县	0.85	其他	最适宜	1402.41	
河南省	襄城	0.85	其他	最适宜	880.50	河南省襄城县，全县为松材线虫的最适宜分布区，主要林分为：阔叶林，该县虽然为高风险区，但因针叶林分布极少，所以不是重点防控区域，但应注意新造人工林的树种选择
河南省	襄城	0.85	阔叶林	最适宜	58.14	
河南省	新安县	0.70	阔叶林	适宜	264.89	河南省新安县，全县为松材线虫的适宜分布区，主要林分为：针叶林、阔叶林、竹林，其中3.3%的区域为适宜针叶林区，主要分布在该县的北部地区，风险等级较高，为重点防控区域
河南省	新安县	0.70	其他	适宜	895.44	
河南省	新安县	0.70	针叶林	适宜	39.76	
河南省	新安县	0.70	竹林	适宜	15.34	
河南省	新蔡县	0.85	阔叶林	最适宜	229.20	河南省新蔡县，全县为松材线虫的最适宜分布区，主要林分为：阔叶林，该县虽然为高风险区，但因针叶林分布极少，所以不是重点防控区域，但应注意新造人工林的树种选择
河南省	新蔡县	0.85	其他	最适宜	1120.81	
河南省	新县	0.85	阔叶林	最适宜	1306.89	河南省新县，全县为松材线虫的最适宜分布区，主要林分为：针叶林、阔叶林、竹林，其中 4.3%的区域为最适宜针叶林区，主要分布在该县的中部、南部地区，风险等级高，为重点防控区域
河南省	新县	0.85	其他	最适宜	202.28	
河南省	新县	0.85	针叶林	最适宜	87.91	
河南省	新县	0.85	竹林	最适宜	60.19	
河南省	新乡市	0.70	其他	适宜	198.54	河南省新乡市，全市为松材线虫的适宜分布区，主要林分为：其他林分，该市虽然为较高风险区，但因针叶林分布极少，所以不是重点防控区域，但应注意新造人工林的树种选择
河南省	新乡县	0.70	其他	适宜	498.34	河南省新乡县，全县为松材线虫的适宜分布区，主要林分为：阔叶林，该县虽然为较高风险区，但因针叶林分布极少，所以不是重点防控区域，但应注意新造人工林的树种选择
河南省	新乡县	0.70	阔叶林	适宜	7.58	

省份	县(市、区)	适生值	森林类型	风险等级	面积/km²	风险评价
河南省	新野县	0.70	其他	适宜	0.67	河南省新野县,全县绝大部分地区为松材线虫的最适宜分布区,西北极少数地区为适宜分布区,主要林分为:其他林分,该县虽然为较高、高风险区,但因针叶林分布极少,所以不是重点防控区域,但应注意新造人工林的树种选择
河南省	新野县	0.85	其他	最适宜	1036.61	
河南省	新郑县	0.70	阔叶林	适宜	3.29	河南省新郑县,全县大部分地区为松材线虫的最适宜分布区,北部地区为适宜分布区,主要林分为:阔叶林,该县虽然为较高、高风险区,但因针叶林分布极少,所以不是重点防控区域,但应注意新造人工林的树种选择
河南省	新郑县	0.70	其他	适宜	203.86	
河南省	新郑县	0.85	阔叶林	最适宜	12.49	
河南省	新郑县	0.85	其他	最适宜	676.27	
河南省	信阳市	0.85	阔叶林	最适宜	39.42	河南省信阳市,全市为松材线虫的最适宜分布区,主要林分为:针叶林、阔叶林、针阔混交林、竹林,其中2.6%的区域为最适宜针叶林区,主要分布在该市的西部和北部地区,风险等级高,为重点防控区域
河南省	信阳市	0.85	其他	最适宜	147.76	
河南省	信阳市	0.85	水体	最适宜	1.97	
河南省	信阳市	0.85	针阔混交林	最适宜	22.27	
河南省	信阳市	0.85	针叶林	最适宜	5.54	
河南省	信阳市	0.85	竹林	最适宜	0.06	
河南省	信阳县	0.85	阔叶林	最适宜	1468.22	河南省信阳县,全县为松材线虫的最适宜分布区,主要林分为:针叶林、阔叶林、针阔混交林、竹林,其中10.0%的区域为最适宜针叶林区,全县各地区均有分布,风险等级高,为重点防控区域
河南省	信阳县	0.85	其他	最适宜	1338.06	
河南省	信阳县	0.85	针叶林	最适宜	394.08	
河南省	信阳县	0.85	水体	最适宜	96.54	
河南省	信阳县	0.85	针阔混交林	最适宜	146.00	
河南省	信阳县	0.85	竹林	最适宜	58.92	
河南省	许昌市	0.85	其他	最适宜	115.16	河南省许昌市,全市为松材线虫的最适宜分布区,主要林分为:其他林分,该市虽然为高风险区,但因针叶林分布极少,所以不是重点防控区域,但应注意新造人工林的树种选择
河南省	许昌县	0.85	其他	最适宜	1047.59	河南省许昌县,全县为松材线虫的最适宜分布区,主要林分为:阔叶林,该县虽然为高风险区,但因针叶林分布极少,所以不是重点防控区域,但应注意新造人工林的树种选择
河南省	许昌县	0.85	阔叶林	最适宜	10.39	
河南省	鄢陵县	0.85	其他	最适宜	877.99	河南省鄢陵县,全县为松材线虫的最适宜分布区,主要林分为:其他林分,该县虽然为高风险区,但因针叶林分布极少,所以不是重点防控区域,但应注意新造人工林的树种选择
河南省	延津县	0.70	阔叶林	适宜	12.79	河南省延津县,全县为松材线虫的适宜分布区,主要林分为:阔叶林,该县虽然为较高风险区,但因针叶林分布极少,所以不是重点防控区域,但应注意新造人工林的树种选择
河南省	延津县	0.70	其他	适宜	961.84	
河南省	偃师市	0.70	阔叶林	适宜	113.29	河南省偃师市,全市为松材线虫的适宜分布区,主要林分为:针叶林、阔叶林、
河南省	偃师市	0.70	其他	适宜	744.56	

省份	县(市、区)	适生值	森林类型	风险等级	面积/km²	风险评价
河南省	偃师市	0.70	针阔混交林	适宜	41.18	针阔混交林,其中2.7%的区域为适宜针叶林区,主要分布在该市的南部地区,风险等级较高,为重点防控区域
河南省	偃师市	0.70	针叶林	适宜	24.99	
河南省	郾城县	0.85	阔叶林	最适宜	66.22	河南省郾城县,全县为松材线虫的最适宜分布区,主要林分为:阔叶林,该县虽然为高风险,但因针叶林分布极少,所以不是重点防控区域,但应注意新造人工林的树种选择
河南省	郾城县	0.85	其他	最适宜	935.36	
河南省	叶县	0.85	阔叶林	最适宜	51.76	河南省叶县,全县为松材线虫的最适宜分布区,主要林分为:阔叶林,该县虽然为高风险区,但因针叶林分布极少,所以不是重点防控区域,但应注意新造人工林的树种选择
河南省	叶县	0.85	其他	最适宜	1102.78	
河南省	叶县	0.85	水体	最适宜	0.04	
河南省	伊川县	0.70	阔叶林	适宜	70.67	河南省伊川县,全县为松材线虫的适宜分布区,主要林分为:针叶林、阔叶林、针阔混交林,其中0.2%的区域为适宜针叶林区,主要分布在该县的东北部少数地区,风险等级较高,为重点防控区域
河南省	伊川县	0.70	其他	适宜	1062.24	
河南省	伊川县	0.70	针阔混交林	适宜	3.04	
河南省	伊川县	0.70	针叶林	适宜	2.38	
河南省	宜阳县	0.70	阔叶林	适宜	397.34	河南省宜阳县,全县为松材线虫的适宜分布区,主要林分为:阔叶林,该县虽然为较高风险区,但因针叶林分布极少,所以不是重点防控区域,但应注意新造人工林的树种选择
河南省	宜阳县	0.70	其他	适宜	1233.37	
河南省	义马市	0.70	阔叶林	适宜	21.16	河南省义马市,全市为松材线虫的适宜分布区,主要林分为:阔叶林,该市虽然为较高风险区,但因针叶林分布极少,所以不是重点防控区域,但应注意新造人工林的树种选择
河南省	义马市	0.70	其他	适宜	148.93	
河南省	荥阳县	0.70	阔叶林	适宜	77.05	河南省荥阳县,全县为松材线虫的适宜分布区,主要林分为:阔叶林,该县虽然为较高风险区,但因针叶林分布极少,所以不是重点防控区域,但应注意新造人工林的树种选择
河南省	荥阳县	0.70	其他	适宜	799.18	
河南省	荥阳县	0.70	水体	适宜	107.73	
河南省	永城县	0.85	阔叶林	最适宜	275.23	河南省永城县,全县为松材线虫的最适宜分布区,主要林分为:阔叶林,该县虽然为高风险区,但因针叶林分布极少,所以不是重点防控区域,但应注意新造人工林的树种选择
河南省	永城县	0.85	其他	最适宜	1701.14	
河南省	虞城县	0.85	阔叶林	最适宜	151.19	河南省虞城县,全县为松材线虫的最适宜分布区,主要林分为:阔叶林,该县虽然为高风险区,但因针叶林分布极少,所以不是重点防控区域,但应注意新造人工林的树种选择
河南省	虞城县	0.85	其他	最适宜	1494.65	
河南省	禹州市	0.70	阔叶林	适宜	35.22	河南省禹州市,全市西部为松材线虫的适宜分布区,东部为最适宜分布区,主要林分为:阔叶林,该市虽然为较高、高风险区,但因针叶林分布极少,所以
河南省	禹州市	0.70	其他	适宜	606.94	
河南省	禹州市	0.85	阔叶林	最适宜	10.22	

省份	县(市、区)	适生值	森林类型	风险等级	面积/km²	风险评价
河南省	禹州市	0.85	其他	最适宜	675.59	不是重点防控区域,但应注意新造人工林的树种选择
河南省	原阳市	0.70	阔叶林	适宜	7.68	河南省原阳县,全县绝大部分地区为松材线虫的适宜分布区,东南部少数地区为最适宜分布区,主要林分为:阔叶林、竹林,该县虽然为较高、高风险区,但因针叶林分布极少,所以不是重点防控区域,但应注意新造人工林的树种选择
河南省	原阳市	0.70	其他	适宜	1153.92	
河南省	原阳市	0.70	水体	适宜	85.88	
河南省	原阳市	0.70	竹林	适宜	4.98	
河南省	原阳市	0.85	其他	最适宜	4.85	
河南省	原阳市	0.85	水体	最适宜	0.03	
河南省	柘城县	0.85	阔叶林	最适宜	13.23	河南省柘城县,全县为松材线虫的最适宜分布区,主要林分为:阔叶林,该县虽然为高风险区,但因针叶林分布极少,所以不是重点防控区域,但应注意新造人工林的树种选择
河南省	柘城县	0.85	其他	最适宜	993.81	
河南省	镇平县	0.70	阔叶林	适宜	195.59	河南省镇平县,全县为松材线虫的适宜分布区,主要林分为:针叶林、阔叶林、针阔混交林,其中2.0%的区域为适宜针叶林区,主要分布在该县的北部地区,风险等级较高,为重点防控区域
河南省	镇平县	0.70	其他	适宜	1104.00	
河南省	镇平县	0.70	针阔混交林	适宜	30.34	
河南省	镇平县	0.70	针叶林	适宜	26.62	
河南省	正阳县	0.85	阔叶林	最适宜	29.86	河南省正阳县,全县为松材线虫的最适宜分布区,主要林分为:阔叶林,该县虽然为高风险区,但因针叶林分布极少,所以不是重点防控区域,但应注意新造人工林的树种选择
河南省	正阳县	0.85	其他	最适宜	1890.72	
河南省	郑州市	0.70	阔叶林	适宜	6.89	河南省郑州市,全市为松材线虫的适宜分布区,主要林分为:阔叶林,该市虽然为较高风险区,但因针叶林分布极少,所以不是重点防控区域,但应注意新造人工林的树种选择
河南省	郑州市	0.70	其他	适宜	1041.58	
河南省	郑州市	0.70	水体	适宜	40.55	
河南省	中牟县	0.70	阔叶林	适宜	71.29	河南省中牟县,全县北部为松材线虫的适宜分布区,南部为最适宜分布区,主要林分为:阔叶林,该县虽然为较高、高风险区,但因针叶林分布极少,所以不是重点防控区域,但应注意新造人工林的树种选择
河南省	中牟县	0.70	其他	适宜	760.16	
河南省	中牟县	0.70	水体	适宜	83.64	
河南省	中牟县	0.85	阔叶林	最适宜	20.59	
河南省	中牟县	0.85	其他	最适宜	584.96	
河南省	中牟县	0.85	水体	最适宜	0.92	
河南省	周口市	0.85	阔叶林	最适宜	3.44	河南省周口市,全市为松材线虫的最适宜分布区,主要林分为:阔叶林,该市虽然为高风险区,但因针叶林分布极少,所以不是重点防控区域,但应注意新造人工林的树种选择
河南省	周口市	0.85	其他	最适宜	74.23	
河南省	驻马店市	0.85	其他	最适宜	133.50	河南省驻马店市,全市为松材线虫的最适宜分布区,主要林分为:其他林分,该市虽然为高风险区,但因针叶林分布极少,所以不是重点防控区域,但应注意新造人工林的树种选择

省份	县(市、区)	适生值	森林类型	风险等级	面积/km²	风险评价
河南省	项城市	0.85	其他	最适宜	1004.78	河南省项城市，全市为松材线虫的最适宜分布区，主要林分为：阔叶林，该市虽然为高风险区，但因针叶林分布极少，所以不是重点防控区域，但应注意新造人工林的树种选择
河南省	项城市	0.85	阔叶林	最适宜	111.82	
黑龙江省	阿城市	0.40	阔叶林	不适宜	1072.32	黑龙江省阿城市，该市为松材线虫的不适宜分布区，主要林分为阔叶林。风险等级低，不是重点防空区域
黑龙江省	阿城市	0.40	其他	不适宜	1352.16	
黑龙江省	安达市	0.40	其他	不适宜	3893.48	黑龙江省安达市，全市为松材线虫的不适宜分布区，主要林分为：针阔混交林，风险等级低，不是重点防控区域
黑龙江省	安达市	0.40	针阔混交林	不适宜	4.20	
黑龙江省	巴彦县	0.40	阔叶林	不适宜	333.28	黑龙江省巴彦县，全县为松材线虫的不适宜分布区，主要林分为：针叶林、阔叶林、针阔混交林，风险等级低，不是重点防控区域
黑龙江省	巴彦县	0.40	其他	不适宜	2913.52	
黑龙江省	巴彦县	0.40	针阔混交林	不适宜	9.15	
黑龙江省	巴彦县	0.40	针叶林	不适宜	77.05	
黑龙江省	拜泉县	0.40	其他	不适宜	3577.19	黑龙江省拜泉县，全县为松材线虫的不适宜分布区，主要林分为：针叶林，风险等级低，不是重点防控区域
黑龙江省	拜泉县	0.40	针叶林	不适宜	0.03	
黑龙江省	宝清县	0.40	其他	不适宜	5512.95	黑龙江省宝清县，全县大部分地区为松材线虫的不适宜分布区，东北部地区为极不适宜分布区，主要林分为：针叶林、阔叶林、针阔混交林，风险等级低，不是重点防控区域
黑龙江省	宝清县	0.40	阔叶林	不适宜	3635.15	
黑龙江省	宝清县	0.40	水体	不适宜	50.31	
黑龙江省	宝清县	0.40	针阔混交林	不适宜	64.85	
黑龙江省	宝清县	0.40	针叶林	不适宜	275.26	
黑龙江省	北安市	0.13	阔叶林	极不适宜	1013.36	黑龙江省北安市，全市大部分地区为松材线虫的不适宜分布区，东北部为极不适宜分布区，主要林分为：针叶林、阔叶林、针阔混交林、风险等级低，不是重点防控区域
黑龙江省	北安市	0.13	其他	极不适宜	321.26	
黑龙江省	北安市	0.13	针阔混交林	极不适宜	5.73	
黑龙江省	北安市	0.13	针叶林	极不适宜	81.75	
黑龙江省	北安市	0.40	阔叶林	不适宜	1711.29	
黑龙江省	北安市	0.40	其他	不适宜	2866.48	
黑龙江省	北安市	0.40	针叶林	不适宜	34.95	
黑龙江省	宾县	0.40	阔叶林	不适宜	1888.94	黑龙江省宾县，全县为松材线虫的不适宜分布区，主要林分为：阔叶林，风险等级低，不是重点防控区域
黑龙江省	宾县	0.40	其他	不适宜	2107.68	
黑龙江省	勃利县	0.40	阔叶林	不适宜	2860.63	黑龙江省勃利县，全县为松材线虫的不适宜分布区，主要林分为：针叶林、阔叶林、针阔混交林，风险等级低，不是重点防控区域
黑龙江省	勃利县	0.40	其他	不适宜	1617.66	
黑龙江省	勃利县	0.40	针阔混交林	不适宜	102.18	
黑龙江省	勃利县	0.40	针叶林	不适宜	86.98	
黑龙江省	大庆市	0.40	其他	不适宜	4248.29	黑龙江省大庆市，全市为松材线虫的不适宜分布区，主要林分为：针叶林、针阔混交林，风险等级低，不是重点防控区域
黑龙江省	大庆市	0.40	水体	不适宜	75.47	
黑龙江省	大庆市	0.40	针阔混交林	不适宜	122.91	
黑龙江省	大庆市	0.40	针叶林	不适宜	23.26	
黑龙江省	德都县	0.13	阔叶林	极不适宜	3854.87	黑龙江省德都县，全县大部分地区为松

省份	县(市、区)	适生值	森林类型	风险等级	面积/km²	风险评价
黑龙江省	德都县	0.13	其他	极不适宜	3419.55	材线虫的极不适宜分布区，西南部为不适宜分布区，主要林分为：阔叶林，针叶林，针阔混交林，风险等级低，不是重点防控区域
黑龙江省	德都县	0.13	水体	极不适宜	3.84	
黑龙江省	德都县	0.13	针阔混交林	极不适宜	96.51	
黑龙江省	德都县	0.13	针叶林	极不适宜	93.04	
黑龙江省	德都县	0.40	阔叶林	不适宜	479.74	
黑龙江省	德都县	0.40	其他	不适宜	1825.07	
黑龙江省	德都县	0.40	针叶林	不适宜	240.23	
黑龙江省	东宁县	0.13	阔叶林	极不适宜	6591.67	黑龙江省东宁县，全县为松材线虫的极不适宜分布区，主要林分为：针叶林、阔叶林、针阔混交林，风险等级低，不是重点防控区域
黑龙江省	东宁县	0.13	其他	极不适宜	602.35	
黑龙江省	东宁县	0.13	针阔混交林	极不适宜	316.10	
黑龙江省	东宁县	0.13	针叶林	极不适宜	325.91	
黑龙江省	杜尔伯特蒙古族自治县	0.40	阔叶林	不适宜	38.63	黑龙江省杜尔伯特蒙古族自治县，全县为松材线虫的不适宜分布区，主要林分为：针叶林、阔叶林、针阔混交林，风险等级低，不是重点防控区域
黑龙江省	杜尔伯特蒙古族自治县	0.40	其他	不适宜	4819.23	
黑龙江省	杜尔伯特蒙古族自治县	0.40	水体	不适宜	548.01	
黑龙江省	杜尔伯特蒙古族自治县	0.40	针阔混交林	不适宜	35.33	
黑龙江省	杜尔伯特蒙古族自治县	0.40	针叶林	不适宜	111.64	
黑龙江省	方正县	0.40	阔叶林	不适宜	2369.71	黑龙江省方正县，全县为松材线虫的不适宜分布区，主要林分为：针叶林、阔叶林、针阔混交林，风险等级低，不是重点防控区域
黑龙江省	方正县	0.40	其他	不适宜	612.81	
黑龙江省	方正县	0.40	针阔混交林	不适宜	322.61	
黑龙江省	方正县	0.40	针叶林	不适宜	100.41	
黑龙江省	富锦市	0.40	河流	不适宜	153.42	黑龙江省富锦市，全市为松材线虫的不适宜分布区，主要林分为：针叶林、阔叶林，风险等级低，不是重点防控区域
黑龙江省	富锦市	0.40	阔叶林	不适宜	171.84	
黑龙江省	富锦市	0.40	其他	不适宜	6392.11	
黑龙江省	富锦市	0.40	针叶林	不适宜	33.44	
黑龙江省	富裕县	0.40	阔叶林	不适宜	8.43	黑龙江省富裕县，全县为松材线虫的不适宜分布区，主要林分为：针叶林、阔叶林，风险等级低，不是重点防控区域
黑龙江省	富裕县	0.40	其他	不适宜	4304.61	
黑龙江省	富裕县	0.40	针叶林	不适宜	63.33	
黑龙江省	甘南县	0.13	其他	极不适宜	0.52	黑龙江省甘南县，全县为松材线虫的不适宜分布区，主要林分为：针叶林、阔叶林，风险等级低，不是重点防控区域
黑龙江省	甘南县	0.40	灌木林	不适宜	22.67	
黑龙江省	甘南县	0.40	阔叶林	不适宜	94.59	
黑龙江省	甘南县	0.40	其他	不适宜	4421.28	
黑龙江省	甘南县	0.40	水体	不适宜	20.29	
黑龙江省	甘南县	0.40	针叶林	不适宜	24.50	
黑龙江省	哈尔滨市	0.40	其他	不适宜	1815.31	黑龙江省哈尔滨市，全市为松材线虫的不适宜分布区，主要林分为：其他，风险等级低，不是重点防控区域

省份	县(市、区)	适生值	森林类型	风险等级	面积/km²	风险评价
黑龙江省	海林市	0.13	阔叶林	极不适宜	97.19	
黑龙江省	海林市	0.13	其他	极不适宜	377.65	
黑龙江省	海林市	0.13	针阔混交林	极不适宜	571.73	黑龙江省海林市，全市大部分地区为松材线虫的不适宜分布区，南部部分地区
黑龙江省	海林市	0.13	针叶林	极不适宜	319.88	为极不适宜分布区，主要林分为：针叶
黑龙江省	海林市	0.40	阔叶林	不适宜	4361.27	林、阔叶林、针阔混交林，风险等级低，
黑龙江省	海林市	0.40	其他	不适宜	567.34	不是重点防控区域
黑龙江省	海林市	0.40	针阔混交林	不适宜	2148.47	
黑龙江省	海林市	0.40	针叶林	不适宜	493.45	
黑龙江省	海伦市	0.40	其他	不适宜	4542.10	黑龙江省海伦市，全市为松材线虫的不适宜分布区，主要林分为：阔叶林，风
黑龙江省	海伦市	0.40	阔叶林	不适宜	280.67	险等级低，不是重点防控区域
黑龙江省	鹤岗市	0.40	阔叶林	不适宜	3141.21	黑龙江省鹤岗市，全市为松材线虫的不适宜分布区，主要林分为：针叶林、阔
黑龙江省	鹤岗市	0.40	其他	不适宜	993.12	叶林、针阔混交林，风险等级低，不是
黑龙江省	鹤岗市	0.40	针阔混交林	不适宜	494.68	重点防控区域
黑龙江省	鹤岗市	0.40	针叶林	不适宜	372.54	
黑龙江省	黑河市	0.13	河流	极不适宜	210.07	黑龙江省黑河市，全市为松材线虫的极不适宜分布区，主要林分为：阔叶林、
黑龙江省	黑河市	0.13	阔叶林	极不适宜	12288.84	针阔混交林，风险等级低，不是重点防
黑龙江省	黑河市	0.13	其他	极不适宜	2119.57	控区域
黑龙江省	黑河市	0.13	针阔混交林	极不适宜	160.55	
黑龙江省	呼兰县	0.40	阔叶林	不适宜	19.62	黑龙江省呼兰县，全县为松材线虫的不适宜分布区，主要林分为：阔叶林，风
黑龙江省	呼兰县	0.40	其他	不适宜	2347.56	险等级低，不是重点防控区域
黑龙江省	呼玛县	0.13	灌木林	极不适宜	21.02	
黑龙江省	呼玛县	0.13	河流	极不适宜	189.55	黑龙江省呼玛县，全县为松材线虫的极
黑龙江省	呼玛县	0.13	阔叶林	极不适宜	4051.96	不适宜分布区，主要林分为：针叶林、
黑龙江省	呼玛县	0.13	其他	极不适宜	2056.33	阔叶林、灌木林、针阔混交林，风险等
黑龙江省	呼玛县	0.13	针阔混交林	极不适宜	14370.01	级低，不是重点防控区域
黑龙江省	呼玛县	0.13	针叶林	极不适宜	10853.40	
黑龙江省	虎林县	0.40	阔叶林	不适宜	1016.47	黑龙江省虎林县，全县西部为松材线虫的不适宜分布区，东部为极不适宜分布
黑龙江省	虎林县	0.40	其他	不适宜	2680.17	区，主要林分为：针叶林、阔叶林，风
黑龙江省	虎林县	0.40	针叶林	不适宜	0.94	险等级低，不是重点防控区域
黑龙江省	桦川县	0.40	河流	不适宜	159.84	黑龙江省桦川县，全县为松材线虫的不
黑龙江省	桦川县	0.40	阔叶林	不适宜	188.03	适宜分布区，主要林分为：针叶林、阔
黑龙江省	桦川县	0.40	其他	不适宜	1913.31	叶林，风险等级低，不是重点防控区域
黑龙江省	桦川县	0.40	针叶林	不适宜	317.61	
黑龙江省	桦南县	0.40	阔叶林	不适宜	1052.28	黑龙江省桦南县，全县为松材线虫的不适宜分布区，主要林分为：针叶林、阔
黑龙江省	桦南县	0.40	其他	不适宜	2430.31	叶林、针阔混交林，风险等级低，不是
黑龙江省	桦南县	0.40	针阔混交林	不适宜	0.34	重点防控区域
黑龙江省	桦南县	0.40	针叶林	不适宜	545.81	
黑龙江省	鸡东县	0.13	阔叶林	极不适宜	917.40	黑龙江省鸡东县，该县的西北部、北部为松材线虫的不适宜分布区，东南部、
黑龙江省	鸡东县	0.13	其他	极不适宜	425.53	

省份	县(市、区)	适生值	森林类型	风险等级	面积/km²	风险评价
黑龙江省	鸡东县	0.13	针阔混交林	极不适宜	1.32	南部为松材线虫的极不适宜分布区。主要林分为：针叶林、阔叶林、针阔混交林，风险等级低，不是重点防控区域
黑龙江省	鸡东县	0.13	针叶林	极不适宜	51.15	
黑龙江省	鸡东县	0.40	阔叶林	不适宜	704.09	
黑龙江省	鸡东县	0.40	其他	不适宜	942.19	
黑龙江省	鸡东县	0.40	针叶林	不适宜	297.79	
黑龙江省	鸡西市	0.13	阔叶林	极不适宜	260.54	黑龙江省鸡西市，该市的南部为松材线虫的极不适宜分布区，其余地区为松材线虫的不适宜分布区。主要林分为：针叶林、阔叶林，风险等级低，不是重点防控区域
黑龙江省	鸡西市	0.13	其他	极不适宜	6.96	
黑龙江省	鸡西市	0.13	针叶林	极不适宜	24.00	
黑龙江省	鸡西市	0.40	阔叶林	不适宜	707.66	
黑龙江省	鸡西市	0.40	其他	不适宜	665.05	
黑龙江省	鸡西市	0.40	针叶林	不适宜	415.03	
黑龙江省	集贤县	0.40	阔叶林	不适宜	415.27	黑龙江省集贤县，全县为松材线虫的不适宜分布区，主要林分为：针叶林、阔叶林，风险等级低，不是重点防控区域
黑龙江省	集贤县	0.40	其他	不适宜	1846.86	
黑龙江省	集贤县	0.40	针叶林	不适宜	223.94	
黑龙江省	佳木斯市	0.40	阔叶林	不适宜	72.59	黑龙江省佳木斯市，全市为松材线虫的不适宜分布区，主要林分为：针叶林、阔叶林，风险等级低，不是重点防控区域
黑龙江省	佳木斯市	0.40	其他	不适宜	416.16	
黑龙江省	佳木斯市	0.40	针叶林	不适宜	126.79	
黑龙江省	嘉荫县	0.13	河流	极不适宜	129.50	黑龙江省嘉荫县，该县的西北部为松材线虫的极不适宜分布区，其余地区为松材线虫的不适宜分布区。主要林分为：针叶林、阔叶林、针阔混交林，风险等级低，不是重点防控区域
黑龙江省	嘉荫县	0.13	阔叶林	极不适宜	1513.10	
黑龙江省	嘉荫县	0.13	其他	极不适宜	441.04	
黑龙江省	嘉荫县	0.13	针阔混交林	极不适宜	111.18	
黑龙江省	嘉荫县	0.13	针叶林	极不适宜	59.22	
黑龙江省	嘉荫县	0.40	河流	不适宜	218.76	
黑龙江省	嘉荫县	0.40	阔叶林	不适宜	3641.85	
黑龙江省	嘉荫县	0.40	其他	不适宜	859.01	
黑龙江省	嘉荫县	0.40	针阔混交林	不适宜	143.74	
黑龙江省	嘉荫县	0.40	针叶林	不适宜	780.26	
黑龙江省	克东县	0.40	阔叶林	不适宜	164.56	黑龙江省克东县，全县为松材线虫的不适宜分布区，主要林分为：针叶林、阔叶林，风险等级低，不是重点防控区域
黑龙江省	克东县	0.40	其他	不适宜	1834.07	
黑龙江省	克东县	0.40	针叶林	不适宜	28.79	
黑龙江省	克山县	0.40	阔叶林	不适宜	44.88	黑龙江省克山县，全县为松材线虫的不适宜分布区，主要林分为：针叶林、阔叶林，风险等级低，不是重点防控区域
黑龙江省	克山县	0.40	其他	不适宜	2826.19	
黑龙江省	克山县	0.40	针叶林	不适宜	91.52	
黑龙江省	兰西县	0.40	其他	不适宜	2462.34	黑龙江省兰西县，全县为松材线虫的不适宜分布区，主要林分为：针阔混交林，风险等级低，不是重点防控区域
黑龙江省	兰西县	0.40	针阔混交林	不适宜	33.77	
黑龙江省	林甸县	0.40	其他	不适宜	3443.69	黑龙江省林甸县，全县为松材线虫的不适宜分布区，主要林分为：针阔混交林，风险等级低，不是重点防控区域
黑龙江省	林甸县	0.40	针阔混交林	不适宜	19.39	
黑龙江省	林口县	0.13	阔叶林	极不适宜	94.30	黑龙江省林口县，该县的东南部为松材线虫的极不适宜分布区，其余地区为松材线虫的不适宜分布区，主要林分为：
黑龙江省	林口县	0.13	其他	极不适宜	7.12	
黑龙江省	林口县	0.40	阔叶林	不适宜	4454.27	

省份	县(市、区)	适生值	森林类型	风险等级	面积/km²	风险评价
黑龙江省	林口县	0.40	其他	不适宜	1168.85	针叶林、阔叶林、针阔混交林，风险等级低，不是重点防控区域
黑龙江省	林口县	0.40	针阔混交林	不适宜	356.91	
黑龙江省	林口县	0.40	针叶林	不适宜	674.97	
黑龙江省	龙江县	0.13	阔叶林	极不适宜	254.32	黑龙江省龙江县，该县的西部为松材线虫的极不适宜分布区，其余地区为松材线虫的不适宜分布区，主要林分为：针叶林、阔叶林，风险等级低，不是重点防控区域
黑龙江省	龙江县	0.13	其他	极不适宜	212.38	
黑龙江省	龙江县	0.13	针叶林	极不适宜	33.88	
黑龙江省	龙江县	0.40	阔叶林	不适宜	241.10	
黑龙江省	龙江县	0.40	其他	不适宜	5263.06	
黑龙江省	龙江县	0.40	针叶林	不适宜	157.03	
黑龙江省	萝北县	0.40	河流	不适宜	195.88	黑龙江省萝北县，全县为松材线虫的不适宜分布区，主要林分为：阔叶林、针阔混交林，风险等级低，不是重点防控区域
黑龙江省	萝北县	0.40	阔叶林	不适宜	2693.39	
黑龙江省	萝北县	0.40	其他	不适宜	3471.22	
黑龙江省	萝北县	0.40	针阔混交林	不适宜	387.05	
黑龙江省	密山县	0.13	其他	极不适宜	133.34	黑龙江省密山县，该县的西南部、南部为松材线虫的极不适宜分布区，其余地区为松材线虫的不适宜分布区，主要林分为：阔叶林，风险等级低，不是重点防控区域
黑龙江省	密山县	0.13	水体	极不适宜	271.81	
黑龙江省	密山县	0.40	阔叶林	不适宜	2013.86	
黑龙江省	密山县	0.40	其他	不适宜	3620.96	
黑龙江省	密山县	0.40	水体	不适宜	957.93	
黑龙江省	明水县	0.40	其他	不适宜	2485.03	黑龙江省明水县，全县为松材线虫的不适宜分布区，主要林分为：其他，风险等级低，不是重点防控区域
黑龙江省	漠河县	0.13	阔叶林	极不适宜	609.79	黑龙江省漠河县，全县为松材线虫的极不适宜分布区，主要林分为：针叶林、阔叶林、针阔混交林，风险等级低，不是重点防控区域
黑龙江省	漠河县	0.13	其他	极不适宜	42.23	
黑龙江省	漠河县	0.13	针阔混交林	极不适宜	1103.40	
黑龙江省	漠河县	0.13	针叶林	极不适宜	8200.62	
黑龙江省	牡丹江市	0.13	阔叶林	极不适宜	353.21	黑龙江省牡丹江市，全市大部分地区为松材线虫的不适宜分布区，东南部为极不适宜分布区，主要林分为：阔叶林，风险等级低，不是重点防控区域
黑龙江省	牡丹江市	0.13	其他	极不适宜	15.35	
黑龙江省	牡丹江市	0.40	阔叶林	不适宜	593.90	
黑龙江省	牡丹江市	0.40	其他	不适宜	276.26	
黑龙江省	木兰县	0.40	阔叶林	不适宜	1292.61	黑龙江省木兰县，全县为松材线虫的不适宜分布区，主要林分为：针叶林、阔叶林、针阔混交林，风险等级低，不是重点防控区域
黑龙江省	木兰县	0.40	其他	不适宜	1250.52	
黑龙江省	木兰县	0.40	针阔混交林	不适宜	359.07	
黑龙江省	木兰县	0.40	针叶林	不适宜	78.35	
黑龙江省	穆棱县	0.13	阔叶林	极不适宜	3511.58	黑龙江省穆棱县，该县的西北部为松材线虫的不适宜分布区，其余地区为松材线虫的极不适宜分布区。主要林分为：针叶林、阔叶林、针阔混交林，风险等级低，不是重点防控区域
黑龙江省	穆棱县	0.13	其他	极不适宜	1018.72	
黑龙江省	穆棱县	0.13	针阔混交林	极不适宜	522.72	
黑龙江省	穆棱县	0.13	针叶林	极不适宜	593.70	
黑龙江省	穆棱县	0.40	阔叶林	不适宜	554.19	
黑龙江省	穆棱县	0.40	其他	不适宜	30.37	
黑龙江省	讷河县	0.13	针叶林	极不适宜	20.29	黑龙江省讷河市，全市大部分地区为松

省份	县(市、区)	适生值	森林类型	风险等级	面积/km²	风险评价
黑龙江省	讷河县	0.40	灌木林	不适宜	8.86	材线虫的不适宜分布区，西北部少数地区为极不适宜分布区，主要林分为：针叶林、阔叶林、灌木林，风险等级低，不是重点防控区域
黑龙江省	讷河县	0.40	阔叶林	不适宜	297.94	
黑龙江省	讷河县	0.40	其他	不适宜	5302.61	
黑龙江省	讷河县	0.40	针叶林	不适宜	97.58	
黑龙江省	讷河县	0.13	阔叶林	极不适宜	9.41	
黑龙江省	嫩江县	0.13	灌木林	极不适宜	21.50	黑龙江省嫩江县，全县大部分地区为松材线虫的极不适宜分布区，南部部分地区为不适宜分布区，主要林分为：针叶林、阔叶林、针阔混交林、灌木林，风险等级低，不是重点防控区域
黑龙江省	嫩江县	0.13	阔叶林	极不适宜	6846.59	
黑龙江省	嫩江县	0.13	其他	极不适宜	6459.23	
黑龙江省	嫩江县	0.13	针阔混交林	极不适宜	46.66	
黑龙江省	嫩江县	0.13	针叶林	极不适宜	311.87	
黑龙江省	嫩江县	0.40	阔叶林	不适宜	271.10	
黑龙江省	嫩江县	0.40	其他	不适宜	1227.05	
黑龙江省	嫩江县	0.40	针叶林	不适宜	1.98	
黑龙江省	宁安县	0.13	阔叶林	极不适宜	3073.60	黑龙江省宁安县，全县大部分地区为松材线虫的极不适宜分布区，北部部分地区为不适宜分布区，主要林分为：针叶林、阔叶林、针阔混交林，风险等级低，不是重点防控区域
黑龙江省	宁安县	0.13	其他	极不适宜	2236.67	
黑龙江省	宁安县	0.13	水体	极不适宜	199.36	
黑龙江省	宁安县	0.13	针阔混交林	极不适宜	643.76	
黑龙江省	宁安县	0.13	针叶林	极不适宜	727.30	
黑龙江省	宁安县	0.40	阔叶林	不适宜	114.51	
黑龙江省	宁安县	0.40	其他	不适宜	81.43	
黑龙江省	七台河市	0.40	阔叶林	不适宜	617.56	黑龙江省七台河市，全市为松材线虫的不适宜分布区，主要林分为：针叶林、阔叶林，风险等级低，不是重点防控区域
黑龙江省	七台河市	0.40	其他	不适宜	436.45	
黑龙江省	七台河市	0.40	针叶林	不适宜	70.37	
黑龙江省	齐齐哈尔市	0.40	灌木林	不适宜	1.70	黑龙江省齐齐哈尔市，全市为松材线虫的不适宜分布区，主要林分为：灌木林、阔叶林、针阔混交林，风险等级低，不是重点防控区域
黑龙江省	齐齐哈尔市	0.40	阔叶林	不适宜	8.39	
黑龙江省	齐齐哈尔市	0.40	其他	不适宜	4126.63	
黑龙江省	齐齐哈尔市	0.40	针阔混交林	不适宜	67.14	
黑龙江省	青冈县	0.40	其他	不适宜	2696.35	黑龙江省青冈县，全县为松材线虫的不适宜分布区，主要林分为：其他，风险等级低，不是重点防控区域
黑龙江省	庆安县	0.40	阔叶林	不适宜	2239.69	黑龙江省庆安县，全县为松材线虫的不适宜分布区，主要林分为：针叶林、阔叶林、针阔混交林，风险等级低，不是重点防控区域
黑龙江省	庆安县	0.40	其他	不适宜	2354.94	
黑龙江省	庆安县	0.40	针阔混交林	不适宜	51.14	
黑龙江省	庆安县	0.40	针叶林	不适宜	447.46	
黑龙江省	尚志市	0.13	其他	极不适宜	0.00	黑龙江省尚志市，该市南部为松材线虫的极不适宜分布区，其余地区为松材线虫的不适宜分布区，主要林分为：针叶林、阔叶林、针阔混交林，风险等级低，不是重点防控区域
黑龙江省	尚志市	0.13	针阔混交林	极不适宜	46.07	
黑龙江省	尚志市	0.13	针叶林	极不适宜	91.12	
黑龙江省	尚志市	0.40	阔叶林	不适宜	6768.10	
黑龙江省	尚志市	0.40	其他	不适宜	1148.66	
黑龙江省	尚志市	0.40	针阔混交林	不适宜	558.37	

省份	县(市、区)	适生值	森林类型	风险等级	面积/km²	风险评价
黑龙江省	尚志市	0.40	针叶林	不适宜	74.47	
黑龙江省	尚志市	0.13	阔叶林	极不适宜	27.00	
黑龙江省	双城市	0.40	其他	不适宜	3074.82	黑龙江省双城市,全市为松材线虫的不适宜分布区,主要林分为:其他,风险等级低,不是重点防控区域
黑龙江省	双城市	0.40	阔叶林	不适宜	3.43	
黑龙江省	双鸭山市	0.40	阔叶林	不适宜	1213.69	黑龙江省双鸭山市,全市为松材线虫的不适宜分布区,主要林分为:针叶林、阔叶林、针阔混交林,风险等级低,不是重点防控区域
黑龙江省	双鸭山市	0.40	其他	不适宜	228.13	
黑龙江省	双鸭山市	0.40	针阔混交林	不适宜	108.56	
黑龙江省	双鸭山市	0.40	针叶林	不适宜	15.41	
黑龙江省	绥滨县	0.40	河流	不适宜	269.78	黑龙江省绥滨县,全县为松材线虫的不适宜分布区,主要林分为:阔叶林,风险等级低,不是重点防控区域
黑龙江省	绥滨县	0.40	阔叶林	不适宜	10.81	
黑龙江省	绥滨县	0.40	其他	不适宜	3171.99	
黑龙江省	绥芬河市	0.13	阔叶林	极不适宜	464.44	黑龙江省绥芬河市,全市为松材线虫的极不适宜分布区,主要林分为:阔叶林,风险等级低,不是重点防控区域
黑龙江省	绥芬河市	0.13	其他	极不适宜	45.42	
黑龙江省	绥化市	0.40	其他	不适宜	2920.86	黑龙江省绥化市,全市为松材线虫的不适宜分布区,主要林分为:其他,风险等级低,不是重点防控区域
黑龙江省	绥棱县	0.13	阔叶林	极不适宜	246.02	黑龙江省绥棱县,该县北部为松材线虫的极不适宜分布区,其余地区为松材线虫的不适宜分布区,主要林分为:针叶林、阔叶林、针阔混交林,风险等级低,不是重点防控区域
黑龙江省	绥棱县	0.13	其他	极不适宜	52.96	
黑龙江省	绥棱县	0.13	针阔混交林	极不适宜	454.83	
黑龙江省	绥棱县	0.13	针叶林	极不适宜	6.08	
黑龙江省	绥棱县	0.40	阔叶林	不适宜	1082.88	
黑龙江省	绥棱县	0.40	其他	不适宜	1719.56	
黑龙江省	绥棱县	0.40	针阔混交林	不适宜	275.57	
黑龙江省	绥棱县	0.40	针叶林	不适宜	118.41	
黑龙江省	孙吴县	0.13	河流	极不适宜	79.67	黑龙江省孙吴县,全县为松材线虫的极不适宜分布区,主要林分为:阔叶林、针阔混交林,风险等级低,不是重点防控区域
黑龙江省	孙吴县	0.13	阔叶林	极不适宜	3070.39	
黑龙江省	孙吴县	0.13	其他	极不适宜	1048.17	
黑龙江省	孙吴县	0.13	针阔混交林	极不适宜	101.55	
黑龙江省	塔河县	0.13	河流	极不适宜	10.03	黑龙江省塔河县,全县为松材线虫的极不适宜分布区,主要林分为:针叶林、阔叶林、针阔混交林,风险等级低,不是重点防控区域
黑龙江省	塔河县	0.13	阔叶林	极不适宜	1836.57	
黑龙江省	塔河县	0.13	其他	极不适宜	666.70	
黑龙江省	塔河县	0.13	针阔混交林	极不适宜	5749.74	
黑龙江省	塔河县	0.13	针叶林	极不适宜	4025.90	
黑龙江省	泰来县	0.40	灌木林	不适宜	5.78	黑龙江省泰来县,全县为松材线虫的不适宜分布区,主要林分为:针叶林、阔叶林,风险等级低,不是重点防控区域
黑龙江省	泰来县	0.40	阔叶林	不适宜	54.95	
黑龙江省	泰来县	0.40	其他	不适宜	3822.00	
黑龙江省	泰来县	0.40	水体	不适宜	75.32	
黑龙江省	泰来县	0.40	针叶林	不适宜	34.92	

省份	县(市、区)	适生值	森林类型	风险等级	面积/km²	风险评价
黑龙江省	泰来县	0.40	针阔混交林	不适宜	10.27	
黑龙江省	汤原县	0.40	河流	不适宜	51.15	黑龙江省汤原县，全县为松材线虫的不适宜分布区，主要林分为：阔叶林，风险等级低，不是重点防控区域
黑龙江省	汤原县	0.40	阔叶林	不适宜	1174.41	
黑龙江省	汤原县	0.40	其他	不适宜	2684.72	
黑龙江省	铁力市	0.40	阔叶林	不适宜	4346.50	黑龙江省铁力市，全市为松材线虫的不适宜分布区，主要林分为：针叶林、阔叶林、针阔混交林，风险等级低，不是重点防控区域
黑龙江省	铁力市	0.40	其他	不适宜	1113.76	
黑龙江省	铁力市	0.40	针阔混交林	不适宜	632.61	
黑龙江省	铁力市	0.40	针叶林	不适宜	136.10	
黑龙江省	通河县	0.40	阔叶林	不适宜	2546.01	黑龙江省通河县，全县为松材线虫的不适宜分布区，主要林分为：针叶林、阔叶林、针阔混交林，风险等级低，不是重点防控区域
黑龙江省	通河县	0.40	其他	不适宜	1697.36	
黑龙江省	通河县	0.40	针阔混交林	不适宜	1242.42	
黑龙江省	通河县	0.40	针叶林	不适宜	211.15	
黑龙江省	同江市	0.40	河流	不适宜	167.62	黑龙江省同江市，全市为松材线虫的不适宜分布区，主要林分为：针叶林、阔叶林，风险等级低，不是重点防控区域
黑龙江省	同江市	0.40	阔叶林	不适宜	238.45	
黑龙江省	同江市	0.40	其他	不适宜	1274.51	
黑龙江省	同江市	0.40	针叶林	不适宜	6.64	
黑龙江省	望奎县	0.40	其他	不适宜	2062.68	黑龙江省望奎县，全县为松材线虫的不适宜分布区，主要林分为：其他，风险等级低，不是重点防控区域
黑龙江省	五常市	0.13	阔叶林	极不适宜	135.67	黑龙江省五常市，全市大部分地区为松材线虫的不适宜分布区，东南部为极不适宜分布区，主要林分为：针叶林、阔叶林、针阔混交林，风险等级低，不是重点防控区域
黑龙江省	五常市	0.13	其他	极不适宜	173.44	
黑龙江省	五常市	0.13	针阔混交林	极不适宜	108.81	
黑龙江省	五常市	0.13	针叶林	极不适宜	144.79	
黑龙江省	五常市	0.40	阔叶林	不适宜	2556.89	
黑龙江省	五常市	0.40	其他	不适宜	3352.56	
黑龙江省	五常市	0.40	水体	不适宜	30.59	
黑龙江省	五常市	0.40	针阔混交林	不适宜	310.86	
黑龙江省	五大连池市	0.13	阔叶林	极不适宜	213.74	黑龙江省五大连池市，全市大部分地区为松材线虫的极不适宜分布区，西南部为不适宜分布区，主要林分为：阔叶林，风险等级低，不是重点防控区域
黑龙江省	五大连池市	0.13	其他	极不适宜	231.95	
黑龙江省	五大连池市	0.13	水体	极不适宜	18.82	
黑龙江省	五大连池市	0.40	阔叶林	不适宜	92.38	
黑龙江省	五大连池市	0.40	其他	不适宜	206.67	
黑龙江省	逊克县	0.13	灌木林	极不适宜	37.21	黑龙江省逊克县，全县为松材线虫的极不适宜分布区，主要林分为：针叶林、阔叶林、针阔混交林、灌木林，风险等级低，不是重点防控区域
黑龙江省	逊克县	0.13	河流	极不适宜	285.76	
黑龙江省	逊克县	0.13	阔叶林	极不适宜	11399.96	
黑龙江省	逊克县	0.13	其他	极不适宜	3004.11	
黑龙江省	逊克县	0.13	针阔混交林	极不适宜	1304.03	
黑龙江省	逊克县	0.13	针叶林	极不适宜	1365.60	
黑龙江省	延寿县	0.40	阔叶林	不适宜	2039.74	黑龙江省延寿县，全县为松材线虫的不适宜分布区，主要林分为：针叶林、阔
黑龙江省	延寿县	0.40	其他	不适宜	920.14	

省份	县(市、区)	适生值	森林类型	风险等级	面积/km²	风险评价
黑龙江省	延寿县	0.40	针阔混交林	不适宜	89.71	叶林、针阔混交林，风险等级低，不是重点防控区域
黑龙江省	延寿县	0.40	针叶林	不适宜	28.22	
黑龙江省	伊春市	0.13	阔叶林	极不适宜	1432.00	
黑龙江省	伊春市	0.13	其他	极不适宜	437.69	黑龙江省伊春市，该市的西北部为松材线虫的极不适宜分布区，其余地区为松材线虫的不适宜分布区，主要林分为：针叶林、阔叶林、针阔混交林，风险等级低，不是重点防控区域
黑龙江省	伊春市	0.13	针阔混交林	极不适宜	1940.20	
黑龙江省	伊春市	0.13	针叶林	极不适宜	3347.92	
黑龙江省	伊春市	0.40	阔叶林	不适宜	4682.19	
黑龙江省	伊春市	0.40	其他	不适宜	417.11	
黑龙江省	伊春市	0.40	针阔混交林	不适宜	5670.98	
黑龙江省	伊春市	0.40	针叶林	不适宜	1518.66	
黑龙江省	依安县	0.40	阔叶林	不适宜	7.48	黑龙江省依安县，全县为松材线虫的不适宜分布区，主要林分为：阔叶林，风险等级低，不是重点防控区域
黑龙江省	依安县	0.40	其他	不适宜	3673.49	
黑龙江省	依兰县	0.40	阔叶林	不适宜	1932.60	黑龙江省依兰县，全县为松材线虫的不适宜分布区，主要林分为：针叶林、阔叶林，风险等级低，不是重点防控区域
黑龙江省	依兰县	0.40	其他	不适宜	2477.36	
黑龙江省	依兰县	0.40	针叶林	不适宜	216.43	
黑龙江省	友谊县	0.40	阔叶林	不适宜	205.45	黑龙江省友谊县，全县为松材线虫的不适宜分布区，主要林分为：阔叶林，风险等级低，不是重点防控区域
黑龙江省	友谊县	0.40	其他	不适宜	1487.74	
黑龙江省	肇东市	0.40	其他	不适宜	4223.36	黑龙江省肇东市，全市为松材线虫的不适宜分布区，主要林分为：针阔混交林，风险等级低，不是重点防控区域
黑龙江省	肇东市	0.40	针阔混交林	不适宜	2.17	
黑龙江省	肇源县	0.40	阔叶林	不适宜	17.74	黑龙江省肇源县，全县为松材线虫的不适宜分布区，主要林分为：阔叶林、针阔混交林，风险等级低，不是重点防控区域
黑龙江省	肇源县	0.40	其他	不适宜	6110.93	
黑龙江省	肇源县	0.40	水体	不适宜	36.49	
黑龙江省	肇源县	0.40	针阔混交林	不适宜	46.12	
湖北省	安陆市	0.85	阔叶林	最适宜	119.66	湖北省安陆市，全市为松材线虫的最适宜分布区，主要林分为：针叶林、阔叶林、针阔混交林，其中9.8%的区域为最适宜针叶林区，主要分布在该市的北部地区，风险等级高，为重点防控区域
湖北省	安陆市	0.85	其他	最适宜	1002.64	
湖北省	安陆市	0.85	针阔混交林	最适宜	69.33	
湖北省	安陆市	0.85	针叶林	最适宜	130.25	
湖北省	巴东县	0.70	阔叶林	适宜	631.14	湖北省巴东县，全县为松材线虫的适宜分布区，主要林分为：针叶林、阔叶林、针阔混交林，其中20%的区域为适宜针叶林区，主要分布在该县的北部、东南部和西南部地区，风险等级较高，为重点防控区域
湖北省	巴东县	0.70	其他	适宜	1982.89	
湖北省	巴东县	0.70	针阔混交林	适宜	46.74	
湖北省	巴东县	0.70	针叶林	适宜	713.30	
湖北省	保康县	0.70	阔叶林	适宜	1889.88	湖北省保康县，全县绝大部分地区为松材线虫的适宜分布区，东部地区为最适宜分布区，主要林分为：针叶林、阔叶林、针阔混交林，其中10.2%的区域为适宜针叶林区，全县各地区均有分布，风险等级较高，为重点防控区域
湖北省	保康县	0.70	其他	适宜	153.01	
湖北省	保康县	0.70	针阔混交林	适宜	698.55	
湖北省	保康县	0.70	针叶林	适宜	323.69	
湖北省	保康县	0.85	阔叶林	最适宜	97.61	
湖北省	保康县	0.85	其他	最适宜	1.10	
湖北省	保康县	0.85	针阔混交林	最适宜	13.90	

省份	县(市、区)	适生值	森林类型	风险等级	面积/km²	风险评价
湖北省	长阳土家族自治县	0.70	阔叶林	适宜	1111.19	
湖北省	长阳土家族自治县	0.70	其他	适宜	1795.40	湖北省长阳土家族自治县，全县为松材线虫的适宜分布区，主要林分为：针叶林、阔叶林、针阔混交林、竹林，其中7.8%为适宜针叶林区，主要分布在该县的北部和南部地区，风险等级较高，为重点防控区域
湖北省	长阳土家族自治县	0.70	针阔混交林	适宜	24.80	
湖北省	长阳土家族自治县	0.70	针叶林	适宜	519.54	
湖北省	长阳土家族自治县	0.70	竹林	适宜	7.99	
湖北省	崇阳县	0.70	阔叶林	适宜	159.98	
湖北省	崇阳县	0.70	其他	适宜	577.70	湖北省崇阳县，全县大部分地区为松材线虫的适宜分布区，西南部为最适宜分布区，主要林分为：阔叶林、竹林、针叶林、针阔混交林，其中24.6%的区域为适宜针叶林区，主要分布在该县的中部地区，风险等级较高，为重点防控区域；7.0%的区域飞最适宜针叶林区，主要分布在该县的西南部地区，风险等级高，为重点防控区域
湖北省	崇阳县	0.70	针阔混交林	适宜	26.06	
湖北省	崇阳县	0.70	针叶林	适宜	482.36	
湖北省	崇阳县	0.70	竹林	适宜	341.07	
湖北省	崇阳县	0.85	阔叶林	最适宜	41.36	
湖北省	崇阳县	0.85	其他	最适宜	146.34	
湖北省	崇阳县	0.85	针阔混交林	最适宜	4.57	
湖北省	崇阳县	0.85	针叶林	最适宜	141.02	
湖北省	崇阳县	0.85	竹林	最适宜	82.85	
湖北省	大悟县	0.85	阔叶林	最适宜	5.17	湖北省大悟县，全县为松材线虫的最适宜分布区，主要林分为：针叶林、竹林，其中24.6%的区域为适宜针叶林区，全县各地区均有分布，风险等级高，为重点防控区域
湖北省	大悟县	0.85	其他	最适宜	1524.40	
湖北省	大悟县	0.85	针叶林	最适宜	509.14	
湖北省	大悟县	0.85	竹林	最适宜	14.09	
湖北省	大冶市	0.70	阔叶林	适宜	90.42	湖北省大冶市，全市为松材线虫的适宜分布区，主要林分为：针叶林、阔叶林，其中9.2%的区域为适宜针叶林区，主要分布在该市的西南部和东南部地区，风险等级较高，为重点防控区域
湖北省	大冶市	0.70	其他	适宜	1084.57	
湖北省	大冶市	0.70	水体	适宜	84.00	
湖北省	大冶市	0.70	针叶林	适宜	126.88	
湖北省	丹江口市	0.70	阔叶林	适宜	794.81	湖北省丹江口市，全市为松材线虫的适宜分布区，主要林分为：阔叶林、针阔混交林、针叶林，其中26.1%的区域为适宜针叶林区，全市各地区均有分布，风险等级较高，为重点防控区域
湖北省	丹江口市	0.70	其他	适宜	892.12	
湖北省	丹江口市	0.70	水体	适宜	270.74	
湖北省	丹江口市	0.70	针阔混交林	适宜	466.85	
湖北省	丹江口市	0.70	针叶林	适宜	856.17	
湖北省	当阳市	0.70	阔叶林	适宜	97.02	湖北省当阳市，全市大部分地区为松材线虫的最适宜分布区，西南部为适宜分布区，主要林分为：针阔混交林、针叶林、阔叶林，其中17.5%的区域为最适宜针叶林区，分布在该市的绝大部分地区，风险等级高，为重点防控区域；1.9%的区域为适宜针叶林区，主要分布在该市的西南部地区，风险等级较高，为重点防控区域
湖北省	当阳市	0.70	其他	适宜	123.77	
湖北省	当阳市	0.70	针阔混交林	适宜	1.02	
湖北省	当阳市	0.70	针叶林	适宜	41.59	
湖北省	当阳市	0.85	阔叶林	最适宜	497.09	
湖北省	当阳市	0.85	其他	最适宜	999.17	
湖北省	当阳市	0.85	针阔混交林	最适宜	8.82	
湖北省	当阳市	0.85	针叶林	最适宜	374.77	
湖北省	鄂州市	0.70	阔叶林	适宜	29.43	湖北省鄂州市，全市为松材线虫的适宜

省份	县(市、区)	适生值	森林类型	风险等级	面积/km²	风险评价
湖北省	鄂州市	0.70	其他	适宜	1118.77	分布区,主要林分为:针叶林、阔叶林,
湖北省	鄂州市	0.70	水体	适宜	339.87	其中6.4%的区域为适宜针叶林区,主要
湖北省	鄂州市	0.70	针叶林	适宜	101.18	分布在该市的东部地区,风险等级较高,为重点防控区域
湖北省	恩施市	0.70	灌木林	适宜	11.07	湖北省恩施市是2007年全国调查疫点,
湖北省	恩施市	0.70	阔叶林	适宜	277.63	全市为松材线虫的适宜分布区,主要林
湖北省	恩施市	0.70	其他	适宜	2068.72	分为:针叶林、阔叶林、针阔混交林、
湖北省	恩施市	0.70	针阔混交林	适宜	25.87	竹林、灌木林,其中38.4%的区域为适
湖北省	恩施市	0.70	针叶林	适宜	1509.26	宜针叶林区,主要跟不在该市的东北部
湖北省	恩施市	0.70	竹林	适宜	18.50	地区,风险等级较高,为重点防控区域
湖北省	房县	0.70	灌木林	适宜	23.02	湖北省房县,全县为松材线虫的适宜分
湖北省	房县	0.70	阔叶林	适宜	2095.88	布区,主要林分为:针叶林、阔叶林、
湖北省	房县	0.70	其他	适宜	930.36	针阔混交林、灌木林,其中30.0%的区
湖北省	房县	0.70	针阔混交林	适宜	745.00	域为适宜针叶林区,全县各地区均有分
湖北省	房县	0.70	针叶林	适宜	1622.55	布,风险等级较高,为重点防控区域
湖北省	公安县	0.70	其他	适宜	165.31	
湖北省	公安县	0.70	水体	适宜	18.02	湖北省公安县,全县绝大部分为松材线
湖北省	公安县	0.85	阔叶林	最适宜	38.48	虫的最适宜分布区,西北部为适宜分布
湖北省	公安县	0.85	其他	最适宜	1930.24	区,主要林分为:其他林分,该县虽然
湖北省	公安县	0.85	水体	最适宜	75.44	为高、较高风险区,但因针叶林分布极
湖北省	公安县	0.85	竹林	最适宜	4.71	少,所以不是重点防控区域,但应注意
湖北省	公安县	0.70	针叶林	适宜	7.58	新造人工林的树种选择
湖北省	公安县	0.85	针叶林	最适宜	1.63	
湖北省	谷城县	0.70	灌木林	适宜	1.41	
湖北省	谷城县	0.70	阔叶林	适宜	512.43	湖北省谷城县,该县东部地区为松材线
湖北省	谷城县	0.70	其他	适宜	100.58	虫的最适宜分布区,西部地区为适宜分
湖北省	谷城县	0.70	针阔混交林	适宜	141.31	布区,主要林分为:针叶林、阔叶林、
湖北省	谷城县	0.70	针叶林	适宜	173.79	针阔混交林、灌木林,其中8.8%的区域
湖北省	谷城县	0.85	灌木林	最适宜	5.88	为最适宜针叶林区,主要分布在该县的
湖北省	谷城县	0.85	阔叶林	最适宜	835.16	东部地区,风险等级高,为重点防控区
湖北省	谷城县	0.85	其他	最适宜	382.38	域;6.7%的区域为适宜针叶林区,主要
湖北省	谷城县	0.85	针阔混交林	最适宜	196.13	分布在该县的西部地区,风险等级较高,
湖北省	谷城县	0.85	针叶林	最适宜	236.11	为重点防控区域
湖北省	广水市	0.85	阔叶林	最适宜	221.10	湖北省广水市,全市为松材线虫的最适
湖北省	广水市	0.85	其他	最适宜	1450.37	宜分布区,主要林分为:针叶林、阔叶
湖北省	广水市	0.85	针叶林	最适宜	778.62	林,其中31.8%的区域为最适宜针叶林区,主要分布在该市的中部和北部地区,风险等级高,为重点防控区域
湖北省	汉川市	0.85	其他	最适宜	1616.29	湖北省汉川市,全市为松材线虫的最适宜分布区,主要林分为:其他林分,该

省份	县(市、区)	适生值	森林类型	风险等级	面积/km²	风险评价
湖北省	汉川市	0.85	水体	最适宜	14.27	市虽然为高风险区,但因针叶林分布极少,所以不是重点防控区域,但应注意新造人工林的树种选择
湖北省	鹤峰县	0.70	灌木林	适宜	14.38	湖北省鹤峰县,全县为松材线虫的适宜分布区,主要林分为:针叶林、阔叶林、灌木林,其中 42.0%的区域为适宜针叶林区,全县各地区均有分布,风险等级较高,为重点防控区域
湖北省	鹤峰县	0.70	阔叶林	适宜	274.04	
湖北省	鹤峰县	0.70	其他	适宜	1452.75	
湖北省	鹤峰县	0.70	针叶林	适宜	1267.89	
湖北省	红安县	0.85	阔叶林	最适宜	10.54	湖北省红安县,全县为松材线虫的最适宜分布区,主要林分为:针叶林、阔叶林,其中 21.2%的区域为最适宜针叶林区,主要分布区在该县的北部、西部和东部地区,风险等级高,为重点防控区域
湖北省	红安县	0.85	其他	最适宜	1398.36	
湖北省	红安县	0.85	针叶林	最适宜	378.32	
湖北省	洪湖市	0.85	其他	最适宜	2003.33	湖北省洪湖市,全市为松材线虫的最适宜分布区,主要林分为:其他林分,该市虽然为高风险区,但因针叶林分布极少,所以不是重点防控区域,但应注意新造人工林的树种选择
湖北省	洪湖市	0.85	水体	最适宜	505.86	
湖北省	黄陂县	0.85	其他	最适宜	2012.96	湖北省黄陂县,全县为松材线虫的最适宜分布区,主要林分为:针叶林、针阔混交林,其中 7.8%的区域为最适宜针叶林区,主要分布在该县的北部地区,风险等级高,为重点防控区域
湖北省	黄陂县	0.85	水体	最适宜	71.26	
湖北省	黄陂县	0.85	针阔混交林	最适宜	16.44	
湖北省	黄陂县	0.85	针叶林	最适宜	177.13	
湖北省	黄梅县	0.70	其他	适宜	1421.68	湖北省黄梅县,全县为松材线虫的适宜分布区,主要林分为:针叶林,该县为较高风险区,因树种单一,缺少阔叶林和针阔混交林,所以该县的针叶林区都为重点防控区域
湖北省	黄梅县	0.70	水体	适宜	226.13	
湖北省	黄梅县	0.70	针叶林	适宜	141.62	
湖北省	黄石市	0.70	其他	适宜	263.01	湖北省黄石市,全市为松材线虫的适宜分布区,主要林分为:针叶林,该市为较高风险区,因树种单一,缺少阔叶林和针阔混交林,所以该市的针叶林区都为重点防控区域
湖北省	黄石市	0.70	针叶林	适宜	15.01	
湖北省	黄州市	0.70	其他	适宜	739.42	湖北省黄州市,全市为松材线虫的适宜分布区,主要林分为:针叶林,该市为较高风险区,因树种单一,缺少阔叶林和针阔混交林,所以该市的针叶林区都为重点防控区域
湖北省	黄州市	0.70	水体	适宜	38.97	
湖北省	黄州市	0.70	针叶林	适宜	301.53	
湖北省	黄州市	0.85	其他	最适宜	31.89	
湖北省	嘉鱼县	0.70	其他	适宜	133.29	湖北省嘉鱼县,该县西部地区为松材线虫的最适宜分布区,东部为适宜分布区,主要林分为:针叶林、阔叶林、竹林,其中 1.9%的区域为最适宜针叶林区,主要分布在该县的西南部地区,风险等级高,为重点防控区域;0.4%的区域为适宜针叶林区,主要分布在该县的西南部地区,风险等级较高,为重点防控区域
湖北省	嘉鱼县	0.70	水体	适宜	42.80	
湖北省	嘉鱼县	0.70	针叶林	适宜	4.01	
湖北省	嘉鱼县	0.85	阔叶林	最适宜	11.49	
湖北省	嘉鱼县	0.85	其他	最适宜	523.57	
湖北省	嘉鱼县	0.85	水体	最适宜	190.89	
湖北省	嘉鱼县	0.85	针叶林	最适宜	18.13	
湖北省	嘉鱼县	0.85	竹林	最适宜	7.03	

省份	县(市、区)	适生值	森林类型	风险等级	面积/km²	风险评价
湖北省	监利县	0.85	阔叶林	最适宜	0.10	湖北省监利县，全县为松材线虫的最适宜分布区，主要林分为：其他林分，该县虽然为高风险区，但因针叶林分布极少，所以不是重点防控区域，但应注意新造人工林的树种选择
湖北省	监利县	0.85	其他	最适宜	2950.88	
湖北省	监利县	0.85	水体	最适宜	87.80	
湖北省	建始县	0.70	阔叶林	适宜	159.72	湖北省建始县，全县为松材线虫的适宜分布区，主要林分为：针叶林、阔叶林、针阔混交林，其中50.3%的区域为适宜针叶林区，全县各地区均有分布，风险等级较高，为重点防控区域
湖北省	建始县	0.70	其他	适宜	1052.99	
湖北省	建始县	0.70	针阔混交林	适宜	2.82	
湖北省	建始县	0.70	针叶林	适宜	1229.22	
湖北省	江陵县(荆州市)	0.70	其他	适宜	43.32	湖北省江陵县，全县大部分地区为松材线虫的最适宜分布区，主要林分为：其他林分，该县虽然为高、较高风险区，但因针叶林分布极少，所以不是重点防控区域，但应注意新造人工林的树种选择
湖北省	江陵县(荆州市)	0.85	其他	最适宜	2477.69	
湖北省	江陵县(荆州市)	0.85	水体	最适宜	40.47	
湖北省	京山县	0.85	阔叶林	最适宜	703.71	湖北省京山县，全县为松材线虫的最适宜分布区，主要林分为：针叶林、阔叶林、针阔混交林，其中16.2%的区域为最适宜针叶林区，组要分布在该县的北部、中部和西部地区，风险等级高，为重点防控区域
湖北省	京山县	0.85	其他	最适宜	1946.71	
湖北省	京山县	0.85	针阔混交林	最适宜	223.09	
湖北省	京山县	0.85	针叶林	最适宜	557.89	
湖北省	荆门市	0.85	阔叶林	最适宜	918.43	湖北省荆门市，全市为松材线虫的最适宜分布区，主要林分为：针叶林、阔叶林、针阔混交林，其中5.2%的区域为最适宜针叶林区，主要分布在该市的北部地区，风险等级高，为重点防控区域
湖北省	荆门市	0.85	其他	最适宜	2721.24	
湖北省	荆门市	0.85	水体	最适宜	205.49	
湖北省	荆门市	0.85	针阔混交林	最适宜	305.19	
湖北省	荆门市	0.85	针叶林	最适宜	229.83	
湖北省	来凤县	0.70	阔叶林	适宜	335.09	湖北省来凤县，全县为松材线虫的适宜分布区，主要林分为：针叶林、阔叶林针阔混交林，其中14.0%的区域为适宜针叶林区，全县各地区均有分布，风险等级较高，为重点防控区域
湖北省	来凤县	0.70	其他	适宜	909.26	
湖北省	来凤县	0.70	针阔混交林	适宜	8.39	
湖北省	来凤县	0.70	针叶林	适宜	211.69	
湖北省	老河口市	0.70	阔叶林	适宜	13.31	湖北省老河口市，该市西北部地区为松材线虫的适宜分布区，东南部地区为最适宜分布区，主要林分为：针叶林、阔叶林,其中0.2%的区域为适宜针叶林区，主要分布在该市的西北部地区，风险等级较高，为重点防控区域；0.8%的区域为最适宜针叶林区，主要分不在该市的东南部地区，风险等级较高，为重点防控区域
湖北省	老河口市	0.70	其他	适宜	312.92	
湖北省	老河口市	0.70	针叶林	适宜	1.87	
湖北省	老河口市	0.85	阔叶林	最适宜	1.28	
湖北省	老河口市	0.85	其他	最适宜	569.74	
湖北省	老河口市	0.85	水体	最适宜	31.66	
湖北省	老河口市	0.85	针叶林	最适宜	7.67	
湖北省	利川市	0.70	灌木林	适宜	0.32	湖北省利川市，全市为松材线虫的适宜分布区，主要林分为：针叶林、阔叶林、针阔混交林、灌木林，其中49.4%的区域为适宜针叶林区，全市各地区均有分布，风险等级较高，为重点防控区域
湖北省	利川市	0.70	阔叶林	适宜	579.61	
湖北省	利川市	0.70	其他	适宜	1516.49	
湖北省	利川市	0.70	针阔混交林	适宜	83.55	
湖北省	利川市	0.70	针叶林	适宜	2137.73	

省份	县(市、区)	适生值	森林类型	风险等级	面积/km²	风险评价
湖北省	罗田县	0.70	其他	适宜	1006.89	湖北省罗田县,该县绝大部分地区为松材线虫的适宜分布区,西北部地区为最适宜分布区,主要林分为:针叶林,该县为较高风险区,因树种单一,缺少阔叶林和针阔混交林,所以该县的针叶林区都为重点防控区域
湖北省	罗田县	0.70	水体	适宜	7.82	
湖北省	罗田县	0.70	针叶林	适宜	786.49	
湖北省	罗田县	0.85	其他	最适宜	329.94	
湖北省	罗田县	0.85	针叶林	最适宜	37.78	
湖北省	罗田县	0.85	阔叶林	最适宜	1.62	
湖北省	麻城市	0.70	其他	适宜	87.29	湖北省麻城市,全市绝大部分地区为松材线虫的最适宜分布区,东南部为适宜分布区,主要林分为:针叶林、阔叶林、针阔混交林、灌木林、竹林,其中24.4%的地区为最适宜针叶林区,主要分布在该市的西北部、东部和中部地区,风险等级高,为重点防控区域;3.0%的区域为适宜针叶林区,主要分布在该市的东南部地区,风险等级较高,为重点防控区域
湖北省	麻城市	0.70	针叶林	适宜	102.13	
湖北省	麻城市	0.85	灌木林	最适宜	7.11	
湖北省	麻城市	0.85	阔叶林	最适宜	10.17	
湖北省	麻城市	0.85	针阔混交林	最适宜	10.30	
湖北省	麻城市	0.85	针叶林	最适宜	835.11	
湖北省	麻城市	0.85	竹林	最适宜	12.26	
湖北省	麻城市	0.85	其他	最适宜	2327.15	
湖北省	南漳县	0.70	阔叶林	适宜	211.31	湖北省南漳县,全县绝大部分地区为松材线虫的最适宜分布区,西南部地区为适宜分布区,主要林分为:针叶林、阔叶林、针阔混交林,其中2.4%的区域为最适宜针叶林区,主要分布在该县的北部、中部和东南部地区,风险等级高,为重点防控区域;1.3%的区域为适宜针叶林区,主要分布在该县的西南部地区,风险等级较高,为重点防控区域
湖北省	南漳县	0.70	其他	适宜	80.55	
湖北省	南漳县	0.70	针阔混交林	适宜	74.98	
湖北省	南漳县	0.70	针叶林	适宜	48.13	
湖北省	南漳县	0.85	阔叶林	最适宜	1960.22	
湖北省	南漳县	0.85	其他	最适宜	599.12	
湖北省	南漳县	0.85	针阔混交林	最适宜	711.42	
湖北省	南漳县	0.85	针叶林	最适宜	89.85	
湖北省	蒲圻市	0.70	阔叶林	适宜	40.60	湖北省蒲圻市,该市西部地区为松材线虫的最适宜分布区,东部为适宜分布区,主要林分为:针叶林、阔叶林、针阔混交林、竹林,其中9.3%的区域为最适宜针叶林区,主要分布在该市的西部地区,风险等级高,为重点防控区域;6.5%的区域为适宜针叶林区,主要分布在该市的东部地区,风险等级较高,为重点防控区域
湖北省	蒲圻市	0.70	其他	适宜	445.76	
湖北省	蒲圻市	0.70	水体	适宜	80.40	
湖北省	蒲圻市	0.70	针阔混交林	适宜	11.80	
湖北省	蒲圻市	0.70	针叶林	适宜	104.60	
湖北省	蒲圻市	0.70	竹林	适宜	208.02	
湖北省	蒲圻市	0.85	阔叶林	最适宜	12.48	
湖北省	蒲圻市	0.85	其他	最适宜	493.31	
湖北省	蒲圻市	0.85	水体	最适宜	95.32	
湖北省	蒲圻市	0.85	针阔混交林	最适宜	1.07	
湖北省	蒲圻市	0.85	针叶林	最适宜	172.09	
湖北省	蒲圻市	0.85	竹林	最适宜	54.22	
湖北省	蕲春县	0.70	其他	适宜	1881.59	湖北省蕲春县,全县为松材线虫的适宜分布区,主要林分为:针叶林,风险等级为较高风险区,因树种单一,缺少阔叶林和针阔混交林,所以该县的针叶林区都为重点防控区域
湖北省	蕲春县	0.70	水体	适宜	74.08	
湖北省	蕲春县	0.70	针叶林	适宜	551.27	
湖北省	蕲春县	0.70	阔叶林	适宜	5.74	

省份	县(市、区)	适生值	森林类型	风险等级	面积/km²	风险评价
湖北省	潜江市	0.85	其他	最适宜	1941.38	湖北省潜江市，全市为松材线虫的最适宜分布区，主要林分为：其他林分，该市虽然为高风险区，但因针叶林分布极少，所以不是重点防控区域，但应注意新造人工林的树种选择
湖北省	潜江市	0.85	水体	最适宜	3.58	
湖北省	神农架林区	0.70	阔叶林	适宜	1290.63	湖北省神农架林区，全区为松材线虫的适宜分布区，主要林分为：针叶林、阔叶林、针阔混交林，其中27%的区域为适宜针叶林区，全区各地区均有分布，风险等级较高，为重点防控区域
湖北省	神农架林区	0.70	其他	适宜	233.15	
湖北省	神农架林区	0.70	针阔混交林	适宜	630.98	
湖北省	神农架林区	0.70	针叶林	适宜	786.76	
湖北省	十堰市	0.70	阔叶林	适宜	329.73	湖北省十堰市，全市为松材线虫的适宜分布区，主要林分为：针叶林、阔叶林、针阔混交林，其中52.9%的区域为适宜针叶林区，全市各地均有分布，风险等级较高，为重点防控区域
湖北省	十堰市	0.70	其他	适宜	56.51	
湖北省	十堰市	0.70	针阔混交林	适宜	139.25	
湖北省	十堰市	0.70	针叶林	适宜	590.16	
湖北省	石首市	0.85	阔叶林	最适宜	25.42	湖北省石首市，全市为松材线虫的最适宜分布区，主要林分为：针叶林、阔叶林、竹林，其中1.5%的区域为最适宜针叶林区，主要分布在该市的东部地区，风险等级高，为重点防控区域
湖北省	石首市	0.85	其他	最适宜	1273.14	
湖北省	石首市	0.85	水体	最适宜	100.08	
湖北省	石首市	0.85	针叶林	最适宜	21.97	
湖北省	石首市	0.85	竹林	最适宜	4.86	
湖北省	松滋县	0.70	阔叶林	适宜	234.81	湖北省松滋县，全县绝大部分地区为松材线虫的适宜分布区，东北部为最适宜分布区，主要林分为：针叶林、阔叶林、针阔混交林，其中16.8%的区域为适宜针叶林区，主要分布在该县的西部、中部地区，风险等级较高，为重点防控区域
湖北省	松滋县	0.70	其他	适宜	1393.69	
湖北省	松滋县	0.70	水体	适宜	47.37	
湖北省	松滋县	0.70	针阔混交林	适宜	10.10	
湖北省	松滋县	0.70	针叶林	适宜	353.99	
湖北省	松滋县	0.85	其他	最适宜	24.97	
湖北省	随州市	0.85	阔叶林	最适宜	1478.15	湖北省随州市，全市为松材线虫的最适宜分布区，主要林分为：针阔混交林、针叶林、阔叶林，其中25.4%的区域为最适宜针叶林区，主要分布在该市的东北部和南部地区，风险等级高，为重点防控区域
湖北省	随州市	0.85	其他	最适宜	1888.37	
湖北省	随州市	0.85	针阔混交林	最适宜	1676.92	
湖北省	随州市	0.85	针叶林	最适宜	1739.39	
湖北省	随州市	0.85	水体	最适宜	53.02	
湖北省	随州市	0.85	竹林	最适宜	17.14	
湖北省	天门市	0.85	其他	最适宜	2705.20	湖北省天门市，全市为松材线虫的最适宜分布区，主要林分为：其他林分，该市虽然为高风险区，但因针叶林分布极少，所以不是重点防控区域，但应注意新造人工林的树种选择
湖北省	通城县	0.70	针叶林	适宜	9.89	湖北省通城县，全县为松材线虫的最适宜分布区，主要林分为：针叶林、阔叶林、针阔混交林、竹林，其中32.4%的区域为最适宜针叶林区，主要分布在该县的东部和中部地区，风险等级高，为重点防控区域
湖北省	通城县	0.85	阔叶林	最适宜	257.40	
湖北省	通城县	0.85	其他	最适宜	464.51	
湖北省	通城县	0.85	针阔混交林	最适宜	0.66	
湖北省	通城县	0.85	针叶林	最适宜	312.96	
湖北省	通城县	0.85	竹林	最适宜	31.65	

省份	县(市、区)	适生值	森林类型	风险等级	面积/km²	风险评价
湖北省	通山县	0.70	阔叶林	适宜	286.05	湖北省通山县,全县为松材线虫的适宜分布区,主要林分为:针叶林、阔叶林、竹林,其中32.5%的区域为适宜针叶林区,全县各地区均有分布,风险等级较高,为重点防控区域
湖北省	通山县	0.70	其他	适宜	1024.51	
湖北省	通山县	0.70	针叶林	适宜	826.73	
湖北省	通山县	0.70	竹林	适宜	406.92	
湖北省	通山县	0.70	针阔混交林	适宜	6.06	
湖北省	五峰土家族自治县	0.70	阔叶林	适宜	811.65	湖北省五峰土家族自治县,全县为松材线虫的适宜分布区,主要林分为:针叶林、阔叶林、针阔混交林、竹林,其中31.7%的区域为适宜针叶林区,主要分布在该县的东南部地区,风险等级较高,为重点防控区域
湖北省	五峰土家族自治县	0.70	其他	适宜	826.56	
湖北省	五峰土家族自治县	0.70	针阔混交林	适宜	44.21	
湖北省	五峰土家族自治县	0.70	针叶林	适宜	804.40	
湖北省	五峰土家族自治县	0.70	竹林	适宜	25.13	
湖北省	武昌市	0.70	其他	适宜	1159.69	湖北省武昌市,全市大部分地区为松材线虫的适宜分布区,西北部为最适宜分布区,主要林分为:其他林分,该市虽然为高、较高风险区,但因针叶林分布极少,所以不是重点防控区域,但应注意新造人工林的树种选择
湖北省	武昌市	0.70	水体	适宜	303.58	
湖北省	武昌市	0.85	其他	最适宜	458.41	
湖北省	武昌市	0.85	水体	最适宜	140.28	
湖北省	武汉市	0.70	其他	适宜	22.11	湖北省武汉市(洪山区为全国的调查新疫点),全市大部分地区为松材线虫的最适宜分布区,东北部为适宜分布区,主要林分为:其他林分,该市虽然为高、较高风险区,但因针叶林分布极少,所以不是重点防控区域,但应注意新造人工林的树种选择
湖北省	武汉市	0.70	水体	适宜	14.78	
湖北省	武汉市	0.85	其他	最适宜	2514.94	
湖北省	武汉市	0.85	水体	最适宜	285.31	
湖北省	武穴市	0.70	其他	适宜	988.61	湖北省武穴市,全市为松材线虫的适宜分布区,主要林分为:针叶林,风险等级为较高风险区,因树种单一,缺少阔叶林和针阔混交林,所以该市的针叶林区都为重点防控区域
湖北省	武穴市	0.70	水体	适宜	106.63	
湖北省	武穴市	0.70	针叶林	适宜	75.70	
湖北省	浠水县	0.70	其他	适宜	1658.07	湖北省浠水县,全县为松材线虫的适宜分布区,主要林分为:针叶林,风险等级为较高风险区,因树种单一,缺少阔叶林和针阔混交林,所以该县的针叶林区都为重点防控区域
湖北省	浠水县	0.70	水体	适宜	20.06	
湖北省	浠水县	0.70	针叶林	适宜	219.29	
湖北省	仙桃市	0.85	其他	最适宜	2508.51	湖北省仙桃市,全市为松材线虫的最适宜分布区,主要林分为:其他林分,该市虽然为高风险区,但因针叶林分布极少,所以不是重点防控区域,但应注意新造人工林的树种选择
湖北省	咸丰县	0.70	阔叶林	适宜	599.24	湖北省咸丰县,全县为松材线虫的适宜分布区,主要林分为:针叶林、阔叶林、
湖北省	咸丰县	0.70	其他	适宜	1335.11	

省份	县(市、区)	适生值	森林类型	风险等级	面积/km²	风险评价
湖北省	咸丰县	0.70	针阔混交林	适宜	0.35	针阔混交林、竹林，其中 22.1%的区域
湖北省	咸丰县	0.70	针叶林	适宜	519.90	为适宜针叶林区，主要分布在该县的西
湖北省	咸丰县	0.70	竹林	适宜	3.95	北部地区，风险等级较高，为重点防控区域
湖北省	咸宁市	0.70	阔叶林	适宜	209.96	湖北省咸宁市，全市为松材线虫的适宜
湖北省	咸宁市	0.70	其他	适宜	671.00	分布区，主要林分为：针叶林、阔叶林、
湖北省	咸宁市	0.70	水体	适宜	88.25	针阔混交林、竹林，其中 22.7%的区域
湖北省	咸宁市	0.70	针阔混交林	适宜	10.55	为适宜针叶林区，主要分布在该市的中
湖北省	咸宁市	0.70	针叶林	适宜	367.20	部地区，风险等级高，为重点防控区域
湖北省	咸宁市	0.70	竹林	适宜	273.83	
湖北省	襄樊市	0.85	阔叶林	最适宜	0.90	湖北省襄樊市，全市为松材线虫的最适
湖北省	襄樊市	0.85	其他	最适宜	300.26	宜分布区，主要林分为：针叶林、阔叶
湖北省	襄樊市	0.85	水体	最适宜	12.39	林，其中0.3%的区域为最适宜针叶林区，主要分布在该市的西南部和东南部地
湖北省	襄樊市	0.85	针叶林	最适宜	0.95	区，风险等级高，为重点防控区域
湖北省	襄阳县	0.85	阔叶林	最适宜	183.96	湖北省襄阳县，全县为松材线虫的最适
湖北省	襄阳县	0.85	其他	最适宜	3029.98	宜分布区，主要林分为：针叶林、阔叶
湖北省	襄阳县	0.85	水体	最适宜	30.52	林、针阔混交林，其中 2.3%的区域为最
湖北省	襄阳县	0.85	针阔混交林	最适宜	59.80	适宜针叶林区，主要分布在该县的西南部和东南部地区，风险等级高，为重点
湖北省	襄阳县	0.85	针叶林	最适宜	76.29	防控区域
湖北省	孝昌县	0.85	阔叶林	最适宜	15.56	湖北省孝昌县，全县为松材线虫的最适
湖北省	孝昌县	0.85	其他	最适宜	1235.42	宜分布区，主要林分为针叶林、阔叶林，其中 3.0%的区域为最适宜针叶林区，主
湖北省	孝昌县	0.85	针叶林	最适宜	38.30	要分布在该县的东北部地区，风险等级高，为重点防控区域
湖北省	孝感市	0.85	其他	最适宜	829.17	湖北省孝感市，全市为松材线虫的最适宜分布区，主要林分为：其他林分，该市虽然为高风险区，但因针叶林分布极
湖北省	孝感市	0.85	水体	最适宜	38.59	少，所以不是重点防控区域
湖北省	新洲县	0.70	其他	适宜	96.47	湖北省新洲县，全县大部分地区为松材
湖北省	新洲县	0.70	水体	适宜	56.37	线虫的最适宜分布区，东南部和东北部
湖北省	新洲县	0.70	针叶林	适宜	53.16	为适宜分布区，主要林分为：针叶林，风险等级为高、较高风险区，因树种单
湖北省	新洲县	0.85	其他	最适宜	1220.24	一，缺少阔叶林和针阔混交林，所以该
湖北省	新洲县	0.85	水体	最适宜	70.96	县的针叶林区都为重点防控区域
湖北省	新洲县	0.85	针叶林	最适宜	22.30	
湖北省	兴山县	0.70	阔叶林	适宜	945.75	湖北省兴山县，全县为松材线虫的适宜
湖北省	兴山县	0.70	其他	适宜	400.44	分布区，主要林分为：针叶林、阔叶林、
湖北省	兴山县	0.70	针阔混交林	适宜	287.12	针阔混交林，其中 34.3%的区域为适宜
湖北省	兴山县	0.70	针叶林	适宜	852.12	针叶林区，全县各地区均有分布，风险等级较高，为重点防控区域
湖北省	宣恩县	0.70	灌木林	适宜	10.64	湖北省宣恩县，全县为松材线虫的适宜
湖北省	宣恩县	0.70	阔叶林	适宜	241.82	分布区，主要林分为：针叶林、阔叶林、
湖北省	宣恩县	0.70	其他	适宜	1756.07	竹林、灌木林，其中 25.4%的区域为适
湖北省	宣恩县	0.70	针叶林	适宜	676.35	宜针叶林区，全县各地区均有分布，风险等级较高，为重点防控区域
湖北省	宣恩县	0.70	竹林	适宜	12.00	

省份	县(市、区)	适生值	森林类型	风险等级	面积/km²	风险评价
湖北省	阳新县	0.70	阔叶林	适宜	136.21	湖北省阳新县,全县为松材线虫的适宜分布区,主要林分为:针叶林、阔叶林、针阔混交林、竹林,其中 16.7%的区域为适宜针叶林区,主要分布在该县的西部和东南部地区,风险等级较高,为重点防控区域
湖北省	阳新县	0.70	其他	适宜	2031.53	
湖北省	阳新县	0.70	针阔混交林	适宜	14.85	
湖北省	阳新县	0.70	针叶林	适宜	504.27	
湖北省	阳新县	0.70	竹林	适宜	229.99	
湖北省	宜昌市	0.70	阔叶林	适宜	11.56	湖北省宜昌市(西陵区,点军区,猇亭区,夷陵区为2007年全国调查新疫点),全市为松材线虫的适宜分布区,主要林分为:针叶林、阔叶林、针阔混交林,其中2.5%的区域为适宜针叶林区,主要分布在该市的东部地区,风险等级较高,为重点防控区域
湖北省	宜昌市	0.70	其他	适宜	325.71	
湖北省	宜昌市	0.70	针阔混交林	适宜	22.84	
湖北省	宜昌市	0.70	针叶林	适宜	9.09	
湖北省	宜昌县	0.70	阔叶林	适宜	874.51	湖北省宜昌县,全县为松材线虫的适宜分布区,主要林分为:针叶林、阔叶林、针阔混交林、竹林,其中24.0%的区域为适宜针叶林区,主要分布在该县的西北部和西南部地区,风险等级较高,为重点防控区域
湖北省	宜昌县	0.70	其他	适宜	1572.17	
湖北省	宜昌县	0.70	针阔混交林	适宜	285.64	
湖北省	宜昌县	0.70	针叶林	适宜	870.73	
湖北省	宜昌县	0.70	竹林	适宜	58.55	
湖北省	宜城市	0.85	阔叶林	最适宜	370.62	湖北省宜城市,全市为松材线虫的最适宜分布区,主要林分为:针叶林、阔叶林、针阔混交林、竹林,其中12.0%的区域为最适宜针叶林区,主要分布在该市的西部、东部和东北部地区,风险等级高,为重点防控区域
湖北省	宜城市	0.85	其他	最适宜	1319.12	
湖北省	宜城市	0.85	针阔混交林	最适宜	257.40	
湖北省	宜城市	0.85	针叶林	最适宜	267.64	
湖北省	宜城市	0.85	竹林	最适宜	20.61	
湖北省	应城市	0.85	其他	最适宜	889.38	湖北省应城市,全市为松材线虫的最适宜分布区,主要林分为:其他林分,该市虽然为高风险区,但因针叶林分布极少,所以不是重点防控区域,但应注意新造人工林的树种选择
湖北省	应城市	0.85	水体	最适宜	99.13	
湖北省	应城市	0.85	针阔混交林	最适宜	7.93	
湖北省	英山县	0.70	阔叶林	适宜	10.65	湖北省英山县,全县为松材线虫的适宜分布区,主要林分为:针叶林、阔叶林,其中41.4%的区域为适宜针叶林区,主要分布在该县的中部地区,风险等级较高,为重点防控区域
湖北省	英山县	0.70	其他	适宜	875.45	
湖北省	英山县	0.70	水体	适宜	24.46	
湖北省	英山县	0.70	针叶林	适宜	630.39	
湖北省	云梦县	0.85	其他	最适宜	611.64	湖北省云梦县,全县为松材线虫的最适宜分布区,主要林分为:其他林分,该县虽然为高风险区,但因针叶林分布极少,所以不是重点防控区域,但应注意新造人工林的树种选择
湖北省	郧西县	0.70	阔叶林	适宜	673.39	湖北省郧西县,全县为松材线虫的适宜分布区,主要林分为:针叶林、阔叶林、针阔混交林,其中12.0%的区域为适宜针叶林区,全县各地区均有分布,风险等级较高,为重点防控区域
湖北省	郧西县	0.70	其他	适宜	2230.10	
湖北省	郧西县	0.70	针阔混交林	适宜	42.50	
湖北省	郧西县	0.70	针叶林	适宜	404.01	
湖北省	郧县	0.70	其他	适宜	1311.11	湖北省郧县,全县为松材线虫的适宜分布区,主要林分为:针叶林、阔叶林、针阔混交林,其中32.7%的区域为适宜
湖北省	郧县	0.70	阔叶林	适宜	1128.32	
湖北省	郧县	0.70	水体	适宜	64.79	

省份	县(市、区)	适生值	森林类型	风险等级	面积/km²	风险评价
湖北省	郧县	0.70	针阔混交林	适宜	67.81	针叶林区,主要分布在该县的南部和中
湖北省	郧县	0.70	针叶林	适宜	1224.49	部地区,风险等级较高,为重点防控区域
湖北省	枣阳市	0.85	阔叶林	最适宜	220.43	湖北省枣阳市,全市为松材线虫的最适
湖北省	枣阳市	0.85	水体	最适宜	15.79	宜分布区,主要林分为:针叶林、阔叶
湖北省	枣阳市	0.85	针阔混交林	最适宜	132.22	林、针阔混交林、竹林,其中 18.8%的
湖北省	枣阳市	0.85	针叶林	最适宜	571.90	区域为最适宜针叶林区,主要分布在该
湖北省	枣阳市	0.85	竹林	最适宜	31.07	市的南部地区,风险等级较高,为重点
湖北省	枣阳市	0.85	其他	最适宜	2072.11	防控区域
湖北省	枝城市	0.70	阔叶林	适宜	371.36	湖北省宜都市为 2007 年全国调查新疫
湖北省	枝城市	0.70	其他	适宜	676.17	点,全市为松材线虫的适宜分布区,主
湖北省	枝城市	0.70	针阔混交林	适宜	42.15	要林分为:针叶林、阔叶林、针阔混交
湖北省	枝城市	0.70	针叶林	适宜	327.48	林、竹林,其中 23.1%的区域为适宜针
湖北省	枝城市	0.70	竹林	适宜	2.22	叶林区,全市各地区均有分布,风险等级较高,为重点防控区域
湖北省	枝江县	0.70	阔叶林	适宜	6.86	湖北省枝江县,全县大部分地区为松材
湖北省	枝江县	0.70	其他	适宜	881.37	线虫的适宜分布区,东北部地区为最适
湖北省	枝江县	0.70	水体	适宜	15.22	宜分布区,主要林分为:针叶林、阔叶
湖北省	枝江县	0.70	针叶林	适宜	127.30	林,其中 8.7%的区域为适宜针叶林区,
湖北省	枝江县	0.85	其他	最适宜	423.58	主要分布在该县的西部地区,风险等级较高,为重点防控区域;0.7%的区域为
湖北省	枝江县	0.85	针叶林	最适宜	10.58	最适宜针叶林区,主要分布在该县的北部地区,风险等级高,为重点防控区域
湖北省	钟祥市	0.85	阔叶林	最适宜	752.18	湖北省钟祥市,全市为松材线虫的最适
湖北省	钟祥市	0.85	其他	最适宜	2833.67	宜分布区,主要林分为:针叶林、阔叶
湖北省	钟祥市	0.85	水体	最适宜	20.44	林、针阔混交林、竹林,其中 10.2%的
湖北省	钟祥市	0.85	针阔混交林	最适宜	372.60	区域为最适宜针叶林区,主要分布在该
湖北省	钟祥市	0.85	针叶林	最适宜	453.86	市的东北部和东部地区,风险等级高,
湖北省	钟祥市	0.85	竹林	最适宜	7.75	为重点防控区域
湖北省	竹山县	0.70	阔叶林	适宜	451.74	湖北省竹山县,全县为松材线虫的适宜
湖北省	竹山县	0.70	其他	适宜	1563.49	分布区,主要林分为:针叶林、阔叶林、
湖北省	竹山县	0.70	针阔混交林	适宜	21.42	针阔混交林,其中 42.3%的区域为适宜
湖北省	竹山县	0.70	针叶林	适宜	1480.26	针叶林区,全县各地区均有分布,风险等级较高,为重点防控区域
湖北省	竹溪县	0.70	阔叶林	适宜	721.06	湖北省竹溪县,全县为松材线虫的适宜
湖北省	竹溪县	0.70	其他	适宜	807.46	分布区,主要林分为:针叶林、阔叶林、
湖北省	竹溪县	0.70	针阔混交林	适宜	172.63	针阔混交林,其中 47.5%的区域为适宜
湖北省	竹溪县	0.70	针叶林	适宜	1378.26	针叶林区,全县各地区均有分布,风险等级较高,为重点防控区域
湖北省	秭归县	0.70	阔叶林	适宜	602.51	湖北省秭归县为 2007 年全国调查新疫
湖北省	秭归县	0.70	其他	适宜	921.54	点,全县为松材线虫的适宜分布区,主
湖北省	秭归县	0.70	针阔混交林	适宜	142.32	要林分为:针叶林、阔叶林、针阔混交
湖北省	秭归县	0.70	针叶林	适宜	595.63	林,其中 26.3%的区域为适宜针叶林区,风险等级较高,为重点防控区域
湖南省	安化县	0.70	阔叶林	适宜	1267.49	湖南省安化县,全县为松材线虫的适宜
湖南省	安化县	0.70	其他	适宜	1627.10	分布区,主要林分为:针叶林、阔叶林、

省份	县(市、区)	适生值	森林类型	风险等级	面积/km²	风险评价
湖南省	安化县	0.70	针阔混交林	适宜	828.24	针阔混交林、竹林,其中 18.0%的区域
湖南省	安化县	0.70	针叶林	适宜	941.43	为适宜针叶林区,全县各地区均有分布,
湖南省	安化县	0.70	竹林	适宜	537.46	风险等级较高,为重点防控区域
湖南省	安仁县	0.70	阔叶林	适宜	362.95	湖南省安仁县,全县为松材线虫的适宜
湖南省	安仁县	0.70	其他	适宜	706.49	分布区,主要林分为:针叶林、阔叶林、
湖南省	安仁县	0.70	针叶林	适宜	294.83	竹林,其中 21.6%的区域为适宜针叶林
湖南省	安仁县	0.70	竹林	适宜	8.04	区,主要分布在该县的北部地区,风险 等级较高,为重点防控区域
湖南省	安乡县	0.85	其他	最适宜	927.29	湖南省安乡县,全县为松材线虫最适宜 分布区,主要林分为:其他林分。该县 虽然为高风险区,但因针叶林分布极少,
湖南省	安乡县	0.85	水体	最适宜	147.00	所以不是重点防控区域,但应注意新造 人工林的树种选择
湖南省	保靖县	0.70	阔叶林	适宜	330.11	湖南省保靖县,全县为松材线虫的适宜
湖南省	保靖县	0.70	其他	适宜	757.77	分布区,主要林分为:针叶林、阔叶林,
湖南省	保靖县	0.70	针叶林	适宜	791.95	其中 43.0%的区域为适宜针叶林区,全 县各地均有分布,风险等级较高,为重 点防控区域
湖南省	茶陵县	0.70	灌木林	适宜	0.74	湖南省茶陵县,全县为松材线虫的适宜
湖南省	茶陵县	0.70	阔叶林	适宜	818.82	分布区,主要林分为:针叶林、竹林、
湖南省	茶陵县	0.70	其他	适宜	890.14	阔叶林、灌木林、针阔混交林,其中30.5%
湖南省	茶陵县	0.70	针阔混交林	适宜	10.90	的区域为适宜针叶林区,主要分布在该
湖南省	茶陵县	0.70	针叶林	适宜	764.80	县西北地区,分先等级较高,为重点防
湖南省	茶陵县	0.70	竹林	适宜	19.31	控区域
湖南省	长沙市	0.70	其他	适宜	359.10	湖南省长沙市,全市为松材线虫的适宜 分布区,主要林分为针叶林,该市虽然 为较高风险区,但因树种单一,缺少阔
湖南省	长沙市	0.70	针叶林	适宜	18.70	叶林和针阔混交林,所以该市的针叶林 区都为重点防控区域
湖南省	长沙县	0.70	阔叶林	适宜	162.75	湖南省长沙县,全县为松材线虫的适宜
湖南省	长沙县	0.70	其他	适宜	1413.29	分布区,主要林分为:针叶林、阔叶林、
湖南省	长沙县	0.70	针阔混交林	适宜	92.72	针阔混交林,其中 25.5%的区域为适宜
湖南省	长沙县	0.70	针叶林	适宜	570.85	针叶林区,主要分布在该县东部和南部 地区,风险等级较高,为重点防控区域
湖南省	常德市	0.70	阔叶林	适宜	0.63	湖南省常德市为 2007 年全国调查疫区,
湖南省	常德市	0.70	其他	适宜	1100.74	全市大部分地区为松材线虫的适宜分布
湖南省	常德市	0.70	水体	适宜	20.93	区,东北部为最适宜分布区,主要林分
湖南省	常德市	0.70	针叶林	适宜	409.83	为:针叶林、阔叶林、竹林,其中14.7%
湖南省	常德市	0.70	竹林	适宜	131.77	为适宜针叶林区,主要分布在该市的南
湖南省	常德市	0.85	其他	最适宜	1007.58	部地区,风险等级较高,为重点防控区 域;3.9%为最适宜针叶林区,主要分布
湖南省	常德市	0.85	针叶林	最适宜	108.40	在该市的东北地区,风险等级高,为重 点防控区域
湖南省	常宁县	0.70	阔叶林	适宜	260.65	湖南省常宁县,全县为松材线虫的适宜
湖南省	常宁县	0.70	其他	适宜	1603.67	分布区,主要林分为:针叶林、阔叶林、
湖南省	常宁县	0.70	针阔混交林	适宜	15.47	竹林、针阔混交林,其中 1.2%的区域为

省份	县(市、区)	适生值	森林类型	风险等级	面积/km²	风险评价
湖南省	常宁县	0.70	针叶林	适宜	25.70	适宜针叶林区，全县各地区均有分布，
湖南省	常宁县	0.70	竹林	适宜	135.65	风险等级较高，为重点防控区域
湖南省	郴县	0.70	灌木林	适宜	2.76	
湖南省	郴县	0.70	阔叶林	适宜	413.84	湖南省郴县，全县中部、北部为松材线
湖南省	郴县	0.70	其他	适宜	339.04	虫的适宜分布区，南部为最适宜分布区，
湖南省	郴县	0.70	针阔混交林	适宜	53.99	主要林分为：针叶林、阔叶林、针阔混
湖南省	郴县	0.70	针叶林	适宜	514.72	交林、灌木林、竹林，其中28.3%的区
湖南省	郴县	0.70	竹林	适宜	36.72	域为适宜针叶林区，主要分布在该县的
湖南省	郴县	0.85	阔叶林	最适宜	29.12	中部地区，风险等级较高，为重点防控
湖南省	郴县	0.85	其他	最适宜	110.69	区域；12.7%的区域为最适宜针叶林区，
湖南省	郴县	0.85	针阔混交林	最适宜	40.94	主要分布在该县的南部地区，风险等级
湖南省	郴县	0.85	针叶林	最适宜	231.05	高，为重点防控区域
湖南省	郴县	0.85	竹林	最适宜	45.19	
湖南省	郴州市	0.70	阔叶林	适宜	82.55	湖南省郴州市(北湖区、苏仙区为 2007
湖南省	郴州市	0.70	其他	适宜	48.38	年全国调查疫点)，本市为松材线虫的适宜分布区，主要林分为：针叶林、阔叶林，其中35.5%的区域为适宜针叶林区，
湖南省	郴州市	0.70	针叶林	适宜	72.24	主要分布在该市的南部地区，风险等级较高，为重点防控区域
湖南省	辰溪县	0.70	阔叶林	适宜	5.93	湖南省辰溪县，本县为松材线虫的适宜
湖南省	辰溪县	0.70	其他	适宜	1766.64	分布区，主要林分为：针叶林、阔叶林，其中8.6%的区域为适宜针叶林区，主要
湖南省	辰溪县	0.70	针叶林	适宜	167.00	分布在该县的南部地区，风险等级较高，为重点防控区域
湖南省	城步苗族自治县	0.70	灌木林	适宜	9.28	
湖南省	城步苗族自治县	0.70	阔叶林	适宜	502.61	湖南省城步苗族自治县，全县为松材线
湖南省	城步苗族自治县	0.70	其他	适宜	287.76	虫的适宜分布区，主要林分为：针叶林、阔叶林、针阔混交林、灌木林，其中69.3%
湖南省	城步苗族自治县	0.70	针阔混交林	适宜	29.06	的区域为适宜针叶林区，全县各地区均
湖南省	城步苗族自治县	0.70	针叶林	适宜	1819.95	有分布，风险等级较高，为重点防控区域
湖南省	城步苗族自治县	0.70	灌木林	适宜	0.34	
湖南省	慈利县	0.70	阔叶林	适宜	637.87	湖南省慈利县，全县为松材线虫的适宜
湖南省	慈利县	0.70	其他	适宜	2010.95	分布区，主要林分为：针叶林、阔叶林，其中23.7%的区域为适宜针叶林区，主
湖南省	慈利县	0.70	针叶林	适宜	822.58	要分布在该县的西部和中部地区，风险等级较高，为重点防控区域
湖南省	大庸市(张家界市)	0.70	灌木林	适宜	21.58	湖南省大庸市，全市为松材线虫的适宜分布区，主要林分为：针叶林、阔叶林、
湖南省	大庸市(张家界市)	0.70	阔叶林	适宜	426.27	灌木林，其中30.6%的区域为适宜针叶林区，主要分布在该市西北部和中部地

省份	县(市、区)	适生值	森林类型	风险等级	面积/km²	风险评价
湖南省	大庸市(张家界市)	0.70	其他	适宜	1236.63	区,风险等级较高,为重点防控区域
湖南省	大庸市(张家界市)	0.70	针叶林	适宜	743.22	
湖南省	道县	0.85	阔叶林	最适宜	45.39	湖南省道县,全县为松材线虫的最适宜
湖南省	道县	0.85	其他	最适宜	1245.19	分布区,主要林分为:针阔混交林、针
湖南省	道县	0.85	针阔混交林	最适宜	188.11	叶林、阔叶林、竹林,其中 38.7%的区
湖南省	道县	0.85	针叶林	最适宜	995.48	域为最适宜针叶林区,主要分布在该县
湖南省	道县	0.85	竹林	最适宜	62.28	西部、北部和东南部地区,风险等级高,为重点防控区域
湖南省	东安县	0.70	阔叶林	适宜	24.47	湖南省东安县,全县为松材线虫的适宜
湖南省	东安县	0.70	其他	适宜	1326.37	分布区,主要林分为:针叶林、阔叶林、
湖南省	东安县	0.70	针阔混交林	适宜	106.82	针阔混交林和竹林,其中 32.0%的区域
湖南省	东安县	0.70	针叶林	适宜	716.01	为适宜针叶林区,主要分布在该县西北
湖南省	东安县	0.70	竹林	适宜	22.78	部地区,风险等级较高,为重点防控区域
湖南省	洞口县	0.70	阔叶林	适宜	64.33	湖南省洞口县,全县为松材线虫的适宜
湖南省	洞口县	0.70	其他	适宜	1108.09	分布区,主要林分为:针叶林、阔叶林、
湖南省	洞口县	0.70	针阔混交林	适宜	22.86	竹林和针阔混交林,其中 36.3%的区域
湖南省	洞口县	0.70	针叶林	适宜	761.87	为适宜针叶林区,主要分布在该县的西
湖南省	洞口县	0.70	竹林	适宜	142.94	北部地区,风险等级较高,为重点防控区域
湖南省	凤凰县	0.70	阔叶林	适宜	2.17	湖南省凤凰县,全县为松材线虫的适宜
湖南省	凤凰县	0.70	其他	适宜	1251.53	分布区,主要林分为:针叶林、阔叶林,其中 25.9%的区域为适宜针叶林区,主
湖南省	凤凰县	0.70	针叶林	适宜	429.41	要分布在该县的东南部地区,风险等级较高,为重点防控区域
湖南省	古丈县	0.70	阔叶林	适宜	2.96	湖南省古丈县,全县为松材线虫的适宜分布区,主要林分为:针叶林、阔叶林,
湖南省	古丈县	0.70	其他	适宜	557.38	其中 56.5%的区域飞适宜针叶林区,全县各地区均有分布,风险等级较高,为
湖南省	古丈县	0.70	针叶林	适宜	728.06	重点防控区域
湖南省	桂东县	0.70	阔叶林	适宜	441.44	湖南省桂东县,全县为松材线虫的适宜
湖南省	桂东县	0.70	其他	适宜	436.38	分布区,主要林分为:针叶林、阔叶林、
湖南省	桂东县	0.70	针阔混交林	适宜	15.46	针阔混交林,其中 37.9%的区域为适宜
湖南省	桂东县	0.70	针叶林	适宜	600.25	针叶林区,主要分布在该县的南部地区,
湖南省	桂东县	0.70	竹林	适宜	18.15	风险等级较高,为重点防控区域
湖南省	桂阳县	0.70	阔叶林	适宜	285.76	湖南省桂阳县,全县中部、北部地区为
湖南省	桂阳县	0.70	其他	适宜	1342.35	松材线虫的适宜分布区,南部地区为最
湖南省	桂阳县	0.70	水体	适宜	132.41	适宜分布区,主要林分为:针叶林、阔
湖南省	桂阳县	0.70	针阔混交林	适宜	36.96	叶林、针阔混交林、竹林,其中 19.5%
湖南省	桂阳县	0.70	针叶林	适宜	553.88	的区域为适宜针叶林区,主要分布在该
湖南省	桂阳县	0.85	阔叶林	最适宜	7.80	县的中部和北部地区,风险等级较高,
湖南省	桂阳县	0.85	其他	最适宜	167.72	为重点防控区域;1.0%的区域为最适宜
湖南省	桂阳县	0.85	水体	最适宜	3.60	针叶林区,主要分布在该县的南部地区,
湖南省	桂阳县	0.85	针阔混交林	最适宜	0.62	风险等级高,为重点防控区域

省份	县(市、区)	适生值	森林类型	风险等级	面积/km²	风险评价
湖南省	桂阳县	0.85	针叶林	最适宜	297.21	
湖南省	桂阳县	0.85	竹林	最适宜	9.59	
湖南省	汉寿县	0.70	阔叶林	适宜	44.15	湖南省汉寿县为2007年全国调查疫点，大部分地区为松材线虫的适宜分布区，北部地区为最适宜分布区，主要林分为：阔叶林、针叶林、竹林，其中1.0%的区域为适宜针叶林区，主要分布在该县的中部和南部地区，风险等级较高，为重点防控区域
湖南省	汉寿县	0.70	其他	适宜	1246.17	
湖南省	汉寿县	0.70	水体	适宜	262.18	
湖南省	汉寿县	0.70	针叶林	适宜	21.28	
湖南省	汉寿县	0.70	竹林	适宜	81.92	
湖南省	汉寿县	0.85	其他	最适宜	358.34	
湖南省	汉寿县	0.85	水体	最适宜	6.64	
湖南省	衡东县	0.70	阔叶林	适宜	6.52	湖南省衡东县，全县为松材线虫的适宜分布区，主要林分为：针叶林、阔叶林、竹林，其中21.1%的区域飞适宜针叶林区，主要分布在该县的东北部和中部地区，风险等级较高，为重点防控区域
湖南省	衡东县	0.70	其他	适宜	1358.93	
湖南省	衡东县	0.70	针叶林	适宜	407.26	
湖南省	衡东县	0.70	竹林	适宜	159.08	
湖南省	衡南县	0.70	其他	适宜	2291.74	湖南省衡南县，全县为松材线虫的适宜分布区，主要林分为：针叶林、竹林，其中11.4%的区域为适宜针叶林区，主要分布在该县的东部和南部地区，风险等级较高，为重点防控区域
湖南省	衡南县	0.70	针叶林	适宜	312.58	
湖南省	衡南县	0.70	竹林	适宜	140.92	
湖南省	衡山县	0.70	阔叶林	适宜	120.22	湖南省衡山县，全县为松材线虫的适宜分布区，主要林分为：针叶林、阔叶林、竹林，其中31.3%的区域为适宜针叶林区，主要分布在该县的东南部和西北部，风险等级较高，为重点防控区域
湖南省	衡山县	0.70	其他	适宜	427.65	
湖南省	衡山县	0.70	针叶林	适宜	370.55	
湖南省	衡山县	0.70	竹林	适宜	265.82	
湖南省	衡阳市	0.70	其他	适宜	1731.13	湖南省衡阳县，全县为松材线虫的适宜分布区，主要林分为：针叶林、竹林，其中30.0%的区域为适宜针叶林区，主要分布在该县西部地区，风险等级较高，为重点防控区域
湖南省	衡阳市	0.70	针叶林	适宜	837.37	
湖南省	衡阳市	0.70	竹林	适宜	220.83	
湖南省	洪江市	0.70	其他	适宜	103.36	湖南省洪江市，全市为松材线虫的适宜分布区，主要林分为：针叶林、竹林，其中12.2%的区域为适宜针叶林区，全市各地区均有分布，风险等级较高，为重点防控区域
湖南省	洪江市	0.70	针叶林	适宜	26.62	
湖南省	洪江市	0.70	竹林	适宜	87.30	
湖南省	花垣县	0.70	阔叶林	适宜	34.93	湖南省花垣县，全县为松材线虫的适宜分布区，主要林分为：针叶林、阔叶林，其中57.2%的区域飞适宜针叶林区，主要分布在该县的中部地区，风险等级较高，为重点防控区域
湖南省	花垣县	0.70	其他	适宜	420.42	
湖南省	花垣县	0.70	针叶林	适宜	600.93	
湖南省	华容县	0.85	阔叶林	最适宜	2.30	湖南省华容县，全县为松材线虫的最适宜分布区，主要林分为：针叶林、竹林，其中6.5%的区域为最适宜针叶林区，主要分布在该县的东北部地区，风险等级高，为重点防控区域
湖南省	华容县	0.85	其他	最适宜	1399.04	
湖南省	华容县	0.85	水体	最适宜	50.15	
湖南省	华容县	0.85	针叶林	最适宜	98.56	
湖南省	华容县	0.85	竹林	最适宜	26.70	
湖南省	怀化市	0.70	阔叶林	适宜	51.38	湖南省怀化市，全市为松材线虫的适宜

省份	县(市、区)	适生值	森林类型	风险等级	面积/km²	风险评价
湖南省	怀化市	0.70	其他	适宜	1453.46	分布区,主要林分为:针叶林、阔叶林,其中 34.5%的区域飞适宜针叶林区,主要分布在该市的西部和中部地区,风险等级较高,为重点防控区域
湖南省	怀化市	0.70	针叶林	适宜	793.14	
湖南省	会同县	0.70	阔叶林	适宜	347.16	湖南省会同县,全县为松材线虫的适宜分布区,主要林分为:针叶林、阔叶林、针阔混交林、竹林,其中 40.0%的区域为适宜针叶林区,主要分布在该县的西部和东部地区,风险等级较高,为重点防控区域
湖南省	会同县	0.70	其他	适宜	907.23	
湖南省	会同县	0.70	针阔混交林	适宜	13.95	
湖南省	会同县	0.70	针叶林	适宜	832.45	
湖南省	会同县	0.70	竹林	适宜	24.49	
湖南省	吉首市	0.70	阔叶林	适宜	0.89	湖南省吉首市,全市为松材线虫的适宜分布区,主要林分为:针叶林、阔叶林,其中 64.1%的区域为适宜针叶林区,主要分布在该市的东部和西部地区,风险等级较高,为重点防控区域
湖南省	吉首市	0.70	其他	适宜	394.77	
湖南省	吉首市	0.70	针叶林	适宜	707.69	
湖南省	嘉禾县	0.85	其他	最适宜	612.00	湖南省嘉禾县,全县为松材线虫的最适宜分布区,主要林分为针叶林,该县为高风险区,但因树种单一,缺少阔叶林和针阔混交林,所以该县的针叶林区都为重点防控区域
湖南省	嘉禾县	0.85	针叶林	最适宜	105.27	
湖南省	江华瑶族自治县	0.85	阔叶林	最适宜	942.05	湖南省江华瑶族自治县,全县为松材线虫的最适宜分布区,主要林分为:针叶林、阔叶林、针阔混交林,其中 40.0%的区域为最适宜针叶林区,主要分布在该县的东北部和南部地区,风险等级高,为重点防控区域
湖南省	江华瑶族自治县	0.85	其他	最适宜	932.80	
湖南省	江华瑶族自治县	0.85	针阔混交林	最适宜	283.59	
湖南省	江华瑶族自治县	0.85	针叶林	最适宜	1351.44	
湖南省	江华瑶族自治县	0.85	灌木林	最适宜	6.22	
湖南省	江永县	0.85	阔叶林	最适宜	400.79	江永县,全县为松材线虫的最适宜分布区,主要林分为:针叶林、针阔混交林、阔叶林,其中 30.6%的区域为最适宜针叶林区,主要分布在该县的西北部地区,风险等级高,为重点防控区域
湖南省	江永县	0.85	其他	最适宜	560.47	
湖南省	江永县	0.85	针阔混交林	最适宜	94.70	
湖南省	江永县	0.85	针叶林	最适宜	457.81	
湖南省	津市市	0.85	其他	最适宜	245.58	湖南省靖市市,全市为松材线虫最适宜分布区,主要林分为:针叶林,该市虽风险等级为高风险,但因树种单一,缺少针阔混交林和阔叶林,所以该市的针叶林分布区都为重点防控区域
湖南省	津市市	0.85	针叶林	最适宜	6.81	
湖南省	靖州苗族侗族自治县	0.70	阔叶林	适宜	499.40	湖南省靖州苗族侗族自治县,全县为松材线虫的适宜分布区,主要林分为:针叶林、阔叶林、针阔混交林、竹林,其中 44.6%的区域为适宜针叶林区,全县各地区均有分布,风险等级较高,为重点防控区域
湖南省	靖州苗族侗族自治县	0.70	其他	适宜	606.11	
湖南省	靖州苗族侗族自治县	0.70	针阔混交林	适宜	33.10	
湖南省	靖州苗族侗族自治县	0.70	针叶林	适宜	962.99	
湖南省	靖州苗族侗族自治县	0.70	竹林	适宜	78.51	

省份	县(市、区)	适生值	森林类型	风险等级	面积/km²	风险评价
湖南省	蓝山县	0.85	阔叶林	最适宜	325.76	湖南省蓝山县，全县为松材线虫的最适
湖南省	蓝山县	0.85	其他	最适宜	464.51	宜分布区，主要林分为：阔叶林、针叶
湖南省	蓝山县	0.85	针阔混交林	最适宜	138.09	林、针阔混交林、竹林，其中52.6%的
湖南省	蓝山县	0.85	针叶林	最适宜	988.33	区域为最适宜针叶林区，全县各地区均
湖南省	蓝山县	0.85	竹林	最适宜	6.30	有分布，风险等级高，为重点防控区域
湖南省	耒阳市	0.70	其他	适宜	2604.57	湖南省耒阳市，全市为松材线虫的适宜
湖南省	耒阳市	0.70	针叶林	适宜	68.00	分布区，主要林分为：针叶林、竹林，其中2.5%的区域为适宜针叶林区，主要
湖南省	耒阳市	0.70	竹林	适宜	89.85	分布在该市的北部地区，风险等级较高，为重点防控区域
湖南省	冷水江市	0.70	阔叶林	适宜	176.25	湖南省冷水江市，全市为松材线虫的适
湖南省	冷水江市	0.70	其他	适宜	103.78	宜分布区，主要林分为：阔叶林、针叶
湖南省	冷水江市	0.70	针叶林	适宜	32.16	林、竹林，其中9.1%的区域为适宜针叶林区，主要分布在该市南部地区，风险
湖南省	冷水江市	0.70	竹林	适宜	41.63	等级较高，为重点防控区域
湖南省	冷水滩市	0.70	其他	适宜	1087.74	湖南省冷水滩市，全市为松材线虫的适宜分布区，主要林分为：针叶林，该县虽风险等级为较高，但因树种单一，缺
湖南省	冷水滩市	0.70	针叶林	适宜	106.82	少针阔混交林、阔叶林，所以该市的针叶林分布区都为重点防控区域
湖南省	澧县	0.70	阔叶林	适宜	119.43	湖南省澧县，该县西部为松材线虫的适
湖南省	澧县	0.70	其他	适宜	854.03	宜分布区，东部为最适宜分布区，主要
湖南省	澧县	0.70	针叶林	适宜	404.72	林分为：针叶林、阔叶林，其中16.2%
湖南省	澧县	0.85	阔叶林	最适宜	4.91	的区域为适宜针叶林区，主要分布在该
湖南省	澧县	0.85	其他	最适宜	864.49	县的西部地区，风险等级较高，为重点
湖南省	澧县	0.85	水体	最适宜	47.84	防控区域；7.8%为最适宜针叶林区，主
湖南省	澧县	0.85	针叶林	最适宜	193.74	要分布在该县的东部地区，风险等级高，为重点防控区域
湖南省	醴陵市	0.70	阔叶林	适宜	58.20	湖南省醴陵市，全市为松材线虫的适宜
湖南省	醴陵市	0.70	其他	适宜	1581.98	分布区，主要林分为：针叶林、阔叶林、
湖南省	醴陵市	0.70	针叶林	适宜	533.08	竹林，其中24.4%的区域为适宜针叶林区，主要分布在该市的北部地区，风险
湖南省	醴陵市	0.70	竹林	适宜	8.77	等级较高，为重点防控区域
湖南省	涟源市	0.70	阔叶林	适宜	571.59	湖南省涟源市，全市为松材线虫的适宜
湖南省	涟源市	0.70	其他	适宜	956.59	分布区，主要林分为：针叶林、阔叶林、
湖南省	涟源市	0.70	针叶林	适宜	306.10	竹林，其中43.9%的区域飞适宜针叶林区，全市各地区均有分布，风险等级较
湖南省	涟源市	0.70	竹林	适宜	164.91	高，为重点防控区域
湖南省	临澧县	0.70	其他	适宜	616.16	湖南省临澧县，西部地区为松材线虫的
湖南省	临澧县	0.70	针叶林	适宜	192.78	适宜分布区，东部为最适宜分布区，主要林分为：针叶林，该县虽风险等级为
湖南省	临澧县	0.85	其他	最适宜	316.15	较高、高风险，但因树种单一，缺少针阔混交林和阔叶林，所以该县的针叶林
湖南省	临澧县	0.85	针叶林	最适宜	36.36	分布区都为重点防控区域
湖南省	临武县	0.85	阔叶林	最适宜	132.39	湖南省临武县，全县为松材线虫的最适
湖南省	临武县	0.85	其他	最适宜	352.36	宜分布区，只要林分为：针叶林、阔叶

省份	县(市、区)	适生值	森林类型	风险等级	面积/km²	风险评价
湖南省	临武县	0.85	针阔混交林	最适宜	27.96	林、针阔混交林、竹林,其中62.9%的
湖南省	临武县	0.85	针叶林	最适宜	889.88	区域为最适宜针叶林区,全县各地区均
湖南省	临武县	0.85	竹林	最适宜	57.15	有分布,风险等级高,为重点防控区域
湖南省	临湘市	0.85	阔叶林	最适宜	58.12	湖南省临湘市,全市为松材线虫的最适
湖南省	临湘市	0.85	其他	最适宜	939.36	宜分布区,主要林分为:阔叶林、针叶
湖南省	临湘市	0.85	水体	最适宜	160.09	林、竹林、针阔混交林,其中28.5%的
湖南省	临湘市	0.85	针叶林	最适宜	668.17	区域为最适宜针叶林区,全市各地区均
湖南省	临湘市	0.85	针阔混交林	最适宜	48.27	有分布,风险等级高,为重点防控区域
湖南省	临湘市	0.85	竹林	最适宜	37.35	
湖南省	酃县	0.70	阔叶林	适宜	1862.76	湖南省酃县(炎陵县),全县为松材线虫
湖南省	酃县	0.70	其他	适宜	163.52	的适宜分布区,主要林分为:针叶林、
湖南省	酃县	0.70	针阔混交林	适宜	9.40	阔叶林、针阔混交林,其中1.6%的区域
湖南省	酃县	0.70	针叶林	适宜	39.88	为适宜针叶林区,主要分布在该县的东
湖南省	酃县	0.70	竹林	适宜	17.66	北部和西北部地区,风险等级较高,为
						重点防控区域
湖南省	浏阳县	0.70	阔叶林	适宜	900.69	湖南省浏阳县,全县为松材线虫的适宜
湖南省	浏阳县	0.70	其他	适宜	1502.53	分布区,主要林分为:竹林、阔叶林、
湖南省	浏阳县	0.70	针阔混交林	适宜	82.03	针阔混交林、针叶林,其中52.0%的
湖南省	浏阳县	0.70	针叶林	适宜	2786.34	区域为适宜针叶林区,全县各地区均有分
湖南省	浏阳县	0.70	竹林	适宜	56.84	布,风险等级较高,为重点防控区域
湖南省	龙山县	0.70	其他	适宜	1146.31	湖南省龙山县,全县为松材线虫的适宜
湖南省	龙山县	0.70	针叶林	适宜	802.84	分布区,主要林分为:针叶林、灌木林、
湖南省	龙山县	0.70	灌木林	适宜	20.54	阔叶林,其中27.7%的区域为适宜针叶
湖南省	龙山县	0.70	阔叶林	适宜	944.64	林区,全县各地区均有分布,风险等级
						较高,为重点防控区域
湖南省	隆回县	0.70	灌木林	适宜	4.84	湖南省隆回县,全县为松材线虫的适宜
湖南省	隆回县	0.70	阔叶林	适宜	588.84	分布区,主要林分为:针叶林、竹林、
湖南省	隆回县	0.70	其他	适宜	1342.01	灌木林、阔叶林、针阔混交林,其中20.8%
湖南省	隆回县	0.70	针阔混交林	适宜	12.07	的区域为适宜针叶林区,主要分布在该
湖南省	隆回县	0.70	针叶林	适宜	578.57	县的北部和中部地区,风险等级较高,
湖南省	隆回县	0.70	竹林	适宜	193.28	为重点防控区域
湖南省	娄底市	0.70	阔叶林	适宜	25.97	湖南省娄底市,全市为松材线虫的适宜
湖南省	娄底市	0.70	其他	适宜	222.96	分布区,主要林分为:针叶林、阔叶林,
湖南省	娄底市	0.70	水体	适宜	6.64	其中16.4%的区域为适宜针叶林区,主
湖南省	娄底市	0.70	针叶林	适宜	50.04	要分布在该市的东北部和西南部,风险
						等级较高,为重点防控区域
湖南省	泸溪县	0.70	其他	适宜	1098.15	湖南省泸溪县,全县为松材线虫的适宜
						分布区,主要林分为:针叶林,虽该县
						风险等级为较高,但因树种单一,缺少
湖南省	泸溪县	0.70	针叶林	适宜	501.68	阔叶林、针阔混交林,所以该县的针叶
						林分布区都为重点防控区域
湖南省	麻阳苗族自治县	0.70	阔叶林	适宜	6.66	湖南省麻阳苗族自治县,该县为松材线 虫的适宜分布区,主要林分为:针叶林、

省份	县(市、区)	适生值	森林类型	风险等级	面积/km²	风险评价
湖南省	麻阳苗族自治县	0.70	其他	适宜	1183.67	阔叶林,其中 20.6%的区域为适宜针叶林区,主要分布在该县的西北部和南部地区,风险等级较高,为重点防控区域
湖南省	麻阳苗族自治县	0.70	针叶林	适宜	308.44	
湖南省	汨罗市	0.70	阔叶林	适宜	30.93	湖南省汨罗市,全市大部分区域为松材线虫的适宜分布区,北部地区为最适宜分布区,主要林分为:阔叶林、针叶林、针阔混交林、竹林,其中 10.2%的区域为适宜针叶林区,主要分布在该市的中部和南部地区,风险等级较高,为重点防控区域
湖南省	汨罗市	0.70	其他	适宜	1273.82	
湖南省	汨罗市	0.70	水体	适宜	41.87	
湖南省	汨罗市	0.70	针阔混交林	适宜	17.44	
湖南省	汨罗市	0.70	针叶林	适宜	160.72	
湖南省	汨罗市	0.70	竹林	适宜	23.58	
湖南省	汨罗市	0.85	其他	最适宜	29.49	
湖南省	南县	0.85	其他	最适宜	1304.77	湖南省南县,全县为松材线虫的最适宜分布区,主要林分为:其他林分,该县虽然为高风险区,但因针叶林分布极少,所以不是重点防控区域。但应注意新造人工林的树种选择
湖南省	南县	0.85	水体	最适宜	140.84	
湖南省	宁乡县	0.70	阔叶林	适宜	449.37	湖南省宁乡县,全县为松材线虫的适宜分布区,主要林分为:针叶林、阔叶林、针阔混交林、竹林,其中 11.5%的区域为适宜针叶林区,主要分布在该县的西北部地区,风险等级较高,为重点防控区域
湖南省	宁乡县	0.70	其他	适宜	1994.83	
湖南省	宁乡县	0.70	针阔混交林	适宜	222.90	
湖南省	宁乡县	0.70	针叶林	适宜	347.68	
湖南省	宁乡县	0.70	竹林	适宜	11.20	
湖南省	宁远县	0.70	阔叶林	适宜	340.82	湖南省宁远县,该县北部地区为松材线虫适宜分布区,中部和南部地区为最适宜分布区,主要林分为:针叶林、阔叶林、针阔混交林,其中 0.4%的区域为适宜针叶林区,主要分布在该县的北部地区,风险等级较高,为重点防控区域;19.4%的区域为最适宜针叶林区,主要分布在该县的中部和南部地区,风险等级高,为重点防控区域
湖南省	宁远县	0.70	其他	适宜	48.58	
湖南省	宁远县	0.70	针阔混交林	适宜	13.22	
湖南省	宁远县	0.70	针叶林	适宜	11.23	
湖南省	宁远县	0.85	阔叶林	最适宜	278.18	
湖南省	宁远县	0.85	其他	最适宜	1152.56	
湖南省	宁远县	0.85	针阔混交林	最适宜	180.03	
湖南省	宁远县	0.85	针叶林	最适宜	488.25	
湖南省	祁东县	0.70	其他	适宜	1294.34	湖南省祁东县,全县为松材线虫的适宜分布区,主要林分为:针叶林、竹林、针阔混交林,其中 30.3%的区域为适宜针叶林区,主要分布在该县的东部、北部和东北部地区,风险等级较高,为重点防控区域
湖南省	祁东县	0.70	针阔混交林	适宜	7.54	
湖南省	祁东县	0.70	针叶林	适宜	574.93	
湖南省	祁东县	0.70	竹林	适宜	22.46	
湖南省	祁阳县	0.70	阔叶林	适宜	460.81	湖南省祁阳县,全县为松材线虫的适宜分布区,主要林分为:针叶林、竹林、阔叶林、针阔混交林,其中 10.2%的区域为适宜针叶林区,主要分布在该县的西南部和中部地区,风险等级较高,为重点防控区域
湖南省	祁阳县	0.70	其他	适宜	1516.14	
湖南省	祁阳县	0.70	针阔混交林	适宜	104.32	
湖南省	祁阳县	0.70	针叶林	适宜	240.54	
湖南省	祁阳县	0.70	竹林	适宜	37.75	
湖南省	黔阳县	0.70	阔叶林	适宜	112.55	湖南省黔阳县,全县为松材线虫的适宜分布区,主要林分为:阔叶林、针叶林、竹林,其中 40.7%的区域为适宜针叶林
湖南省	黔阳县	0.70	其他	适宜	1056.68	
湖南省	黔阳县	0.70	针叶林	适宜	882.25	

省份	县(市、区)	适生值	森林类型	风险等级	面积/km²	风险评价
湖南省	黔阳县	0.70	竹林	适宜	115.57	区,主要分布在该县的中部和东部地区,风险等级较高,为重点防控区域
湖南省	汝城县	0.70	阔叶林	适宜	8.07	湖南省汝城县,该县南部地区为松材线虫的最适宜分布区,北部地区为适宜分布区,主要林分为:针叶林、阔叶林、竹林、针阔混交林,其中54.0%的区域为最适宜针叶林区,主要分布在该县的南部地区,风险等级高,为重点防控区域;22.1%的区域为适宜针叶林区,主要分布在该县的北部地区,风险等级较高,为重点防控区域
湖南省	汝城县	0.70	其他	适宜	106.27	
湖南省	汝城县	0.70	针阔混交林	适宜	3.19	
湖南省	汝城县	0.70	针叶林	适宜	600.88	
湖南省	汝城县	0.85	阔叶林	最适宜	93.68	
湖南省	汝城县	0.85	其他	最适宜	379.19	
湖南省	汝城县	0.85	针叶林	最适宜	1322.98	
湖南省	汝城县	0.85	竹林	最适宜	76.74	
湖南省	汝城县	0.85	针阔混交林	最适宜	20.38	
湖南省	桑植县	0.70	阔叶林	适宜	417.44	湖南省桑植县,全县为松材线虫的适宜分布区,主要林分为:针叶林、阔叶林、灌木林,其中42.9%的区域为适宜针叶林区,全县各地区均有分布,风险等级较高,为重点防控区域
湖南省	桑植县	0.70	其他	适宜	1551.75	
湖南省	桑植县	0.70	灌木林	适宜	14.02	
湖南省	桑植县	0.70	针叶林	适宜	1475.65	
湖南省	韶山市	0.70	阔叶林	适宜	262.67	湖南省韶山市,全市为松材线虫的适宜分布区,主要林分为:针叶林、阔叶林、竹林,其中14.8%的区域为适宜针叶林区,主要分布在该市的中部地区,风险等级较高,为重点防控区域
湖南省	韶山市	0.70	其他	适宜	1613.16	
湖南省	韶山市	0.70	针叶林	适宜	351.51	
湖南省	韶山市	0.70	竹林	适宜	119.43	
湖南省	邵东县	0.70	阔叶林	适宜	72.74	湖南省邵东县,全县为松材线虫的适宜分布区,主要林分为:阔叶林、针叶林、竹林、针阔混交林,其中17.9%的区域为适宜针叶林区,主要分布在该县的东南部和北部地区,风险等级较高,为重点防控区域
湖南省	邵东县	0.70	其他	适宜	1375.68	
湖南省	邵东县	0.70	针阔混交林	适宜	5.27	
湖南省	邵东县	0.70	针叶林	适宜	320.41	
湖南省	邵东县	0.70	竹林	适宜	16.51	
湖南省	邵阳市	0.70	其他	适宜	207.66	湖南省邵阳市,全市为松材线虫的适宜分布区,主要林分为:针叶林,该市虽风险等级较高,但因树种单一,缺少针阔混交林和阔叶林,所以该市针叶林分布都为重点防控区域
湖南省	邵阳市	0.70	针叶林	适宜	66.30	
湖南省	邵阳县	0.70	阔叶林	适宜	48.26	湖南省邵阳县,全县为松材线虫的适宜分布区,主要林分为:针叶林、阔叶林、针阔混交林、竹林,其中25.5%的区域为适宜针叶林区,主要分布在该县的西南地区,风险等级较高,为重点防控区域
湖南省	邵阳县	0.70	其他	适宜	1617.21	
湖南省	邵阳县	0.70	针阔混交林	适宜	7.53	
湖南省	邵阳县	0.70	针叶林	适宜	575.85	
湖南省	邵阳县	0.70	竹林	适宜	8.58	
湖南省	石门县	0.70	阔叶林	适宜	764.07	湖南省石门县,全县为松材线虫的适宜分布区,主要林分为:针叶林、阔叶林,其中37.3%的区域为适宜针叶林区,全县各地区均有分布,风险等级较高,为重点防控区域
湖南省	石门县	0.70	其他	适宜	1770.67	
湖南省	石门县	0.70	针叶林	适宜	1538.90	
湖南省	双峰县	0.70	其他	适宜	1239.19	湖南省双峰县,全县为松材线虫的适宜分布区,主要林分为:针叶林、竹林,其中24.1%的区域为适宜针叶林区,主
湖南省	双峰县	0.70	水体	适宜	4.68	
湖南省	双峰县	0.70	针叶林	适宜	430.13	

省份	县(市、区)	适生值	森林类型	风险等级	面积/km²	风险评价
湖南省	双峰县	0.70	竹林	适宜	110.42	要分布在该县的东北部和东南部地区，风险等级较高，为重点防控区域
湖南省	双牌县	0.70	阔叶林	适宜	400.28	湖南省双牌县，该县北部地区为松材线虫的适宜分布区，南部为最适宜分布区，主要林分为：阔叶林、针叶林、针阔混交林和竹林，其中2.0%的区域为适宜针叶林区，主要分布在该县的中部地区，风险等级较高，为重点防控区域；30.1%的区域为最适宜分布区，主要分布在该县的南部地区，风险等级高，为重点防控区域
湖南省	双牌县	0.70	其他	适宜	70.16	
湖南省	双牌县	0.70	针阔混交林	适宜	71.51	
湖南省	双牌县	0.70	针叶林	适宜	32.15	
湖南省	双牌县	0.70	竹林	适宜	6.01	
湖南省	双牌县	0.85	阔叶林	最适宜	170.04	
湖南省	双牌县	0.85	其他	最适宜	75.37	
湖南省	双牌县	0.85	针阔混交林	最适宜	264.09	
湖南省	双牌县	0.85	针叶林	最适宜	474.91	
湖南省	双牌县	0.85	竹林	最适宜	11.00	
湖南省	绥宁县	0.70	阔叶林	适宜	254.05	湖南省绥宁县，全县为松材线虫的适宜分布区，主要林分为：针叶林、针阔混交林、阔叶林，其中68.8%的区域为适宜针叶林区，全县各地区均有分布，风险等级较高，为重点防控区域
湖南省	绥宁县	0.70	其他	适宜	595.39	
湖南省	绥宁县	0.70	针阔混交林	适宜	42.28	
湖南省	绥宁县	0.70	针叶林	适宜	1982.48	
湖南省	绥宁县	0.70	竹林	适宜	4.81	
湖南省	桃江县	0.70	阔叶林	适宜	133.28	湖南省桃江县，全县为松材线虫的适宜分布区，主要林分为：竹林、阔叶林、针叶林、针阔混交林，其中6.3%的区域为适宜针叶林区，主要分布在该县的南部地区，风险等级较高，为重点防控区域
湖南省	桃江县	0.70	其他	适宜	835.10	
湖南省	桃江县	0.70	针阔混交林	适宜	152.45	
湖南省	桃江县	0.70	针叶林	适宜	126.07	
湖南省	桃江县	0.70	竹林	适宜	753.97	
湖南省	桃源县	0.70	灌木林	适宜	12.51	湖南省桃源县，全县为松材线虫的适宜分布区，主要林分为：针叶林、阔叶林、灌木林、竹林、针阔混交林，其中11.5%的区域为适宜针叶林区，主要分布在该县的中部和西北部地区，风险等级较高，为重点防控区域
湖南省	桃源县	0.70	阔叶林	适宜	369.14	
湖南省	桃源县	0.70	其他	适宜	3139.69	
湖南省	桃源县	0.70	针阔混交林	适宜	25.75	
湖南省	桃源县	0.70	针叶林	适宜	579.43	
湖南省	桃源县	0.70	竹林	适宜	249.74	
湖南省	通道侗族自治县	0.70	阔叶林	适宜	482.29	湖南省通道侗族自治县，全县绝大部分地区为松材线虫的适宜分布区，南部为最适宜分布区，主要林分为：针叶林、阔叶林、针阔混交林、竹林，其中60.4%的区域为适宜针叶林区，全县绝大部分地区均有分布，风险等级较高，为重点防控区域；2.8%的区域为最适宜针叶林区，主要分布在该县的南部地区，风险等级高，为重点防控区域
湖南省	通道侗族自治县	0.70	其他	适宜	356.37	
湖南省	通道侗族自治县	0.70	针阔混交林	适宜	35.98	
湖南省	通道侗族自治县	0.70	针叶林	适宜	1451.64	
湖南省	通道侗族自治县	0.70	竹林	适宜	9.34	
湖南省	通道侗族自治县	0.85	阔叶林	最适宜	38.96	
湖南省	通道侗族自治县	0.85	针叶林	最适宜	73.51	
湖南省	望城县	0.70	阔叶林	适宜	33.12	湖南省望城县，全县为松材线虫的适宜

省份	县(市、区)	适生值	森林类型	风险等级	面积/km²	风险评价
湖南省	望城县	0.70	其他	适宜	1084.08	分布区,主要林分为:阔叶林、针叶林和竹林,其中18.4%的区域为适宜针叶林区,主要分布在该县的中南部和北部地区,风险等级较高,为重点防控区域
湖南省	望城县	0.70	水体	适宜	20.02	
湖南省	望城县	0.70	针叶林	适宜	260.28	
湖南省	望城县	0.70	竹林	适宜	14.03	
湖南省	武冈市	0.70	阔叶林	适宜	80.38	湖南省武冈市,全市为松材线虫的适宜分布区,主要林分为:针叶林、阔叶林、针阔混交林,其中19.4%的区域为适宜针叶林区,全市各地区均有分布,风险等级较高,为重点防控区域
湖南省	武冈市	0.70	其他	适宜	1115.62	
湖南省	武冈市	0.70	针阔混交林	适宜	1.81	
湖南省	武冈市	0.70	针叶林	适宜	293.48	
湖南省	湘潭市	0.70	阔叶林	适宜	13.44	湖南省湘潭市,全市为松材线虫的适宜分布区,主要林分为:针叶林、阔叶林,其中21.5%的区域为适宜针叶林区,主要分布在该市的北部地区,风险等级较高,为重点防控区域
湖南省	湘潭市	0.70	其他	适宜	450.80	
湖南省	湘潭市	0.70	针叶林	适宜	127.51	
湖南省	湘乡市	0.70	阔叶林	适宜	378.08	湖南省湘乡市,全市为松材线虫的适宜分布区,主要林分为:针叶林、针阔混交林、竹林、阔叶林,其中15.4%的区域为适宜针叶林区,主要分布在该市的东部和西南部地区,风险等级较高,为重点防控区域
湖南省	湘乡市	0.70	其他	适宜	1141.14	
湖南省	湘乡市	0.70	水体	适宜	61.68	
湖南省	湘乡市	0.70	针阔混交林	适宜	46.24	
湖南省	湘乡市	0.70	针叶林	适宜	302.87	
湖南省	湘乡市	0.70	竹林	适宜	37.72	
湖南省	湘阴县	0.70	阔叶林	适宜	4.83	湖南省湘阴县,全县为松材线虫的适宜分布区,主要林分为:针叶林、阔叶林,其中0.3%的区域为适宜针叶林区,主要分布在该县的南部地区,风险等级较高,为重点防控区域
湖南省	湘阴县	0.70	其他	适宜	1190.64	
湖南省	湘阴县	0.70	水体	适宜	307.78	
湖南省	湘阴县	0.70	针叶林	适宜	4.72	
湖南省	新化县	0.70	灌木林	适宜	9.33	湖南省新化县,全县为松材线虫的适宜分布区,主要林分为:针叶林、竹林、阔叶林、针阔混交林、灌木林,其中16.0%的区域为适宜针叶林区,主要分布在该县的中部和西北部地区,风险等级较高,为重点防控区域
湖南省	新化县	0.70	阔叶林	适宜	1330.15	
湖南省	新化县	0.70	其他	适宜	1366.92	
湖南省	新化县	0.70	针阔混交林	适宜	22.56	
湖南省	新化县	0.70	针叶林	适宜	564.19	
湖南省	新化县	0.70	竹林	适宜	303.76	
湖南省	新晃侗族自治县	0.70	阔叶林	适宜	125.93	湖南省新晃侗族自治县,全县为松材线虫的适宜分布区,主要林分为:针叶林、阔叶林、竹林,其中25.6%的区域为适宜针叶林区,全县各地区均有分布,风险等级较高,为重点防控区域
湖南省	新晃侗族自治县	0.70	其他	适宜	796.82	
湖南省	新晃侗族自治县	0.70	针叶林	适宜	340.11	
湖南省	新晃侗族自治县	0.70	竹林	适宜	47.54	
湖南省	新宁县	0.70	阔叶林	适宜	763.01	湖南省新宁县,全县为松材线虫的适宜分布区,主要林分为:竹林、针叶林、阔叶林、针阔混交林,其中65.9%的区域为适宜针叶林区,主要分布在该县的东部和北部地区,风险等级较高,为重
湖南省	新宁县	0.70	其他	适宜	1014.98	
湖南省	新宁县	0.70	针阔混交林	适宜	35.04	
湖南省	新宁县	0.70	针叶林	适宜	915.92	
湖南省	新宁县	0.70	竹林	适宜	81.58	

省份	县(市、区)	适生值	森林类型	风险等级	面积/km²	风险评价
湖南省	新宁县	0.70	灌木林	适宜	1.00	点防控区域
湖南省	新邵县	0.70	阔叶林	适宜	165.01	湖南省新邵县，全县为松材线虫的适宜
湖南省	新邵县	0.70	其他	适宜	922.73	分布区，主要林分为：针叶林、阔叶林、
湖南省	新邵县	0.70	针叶林	适宜	501.90	竹林，其中 28.3%的区域为适宜针叶林
湖南省	新邵县	0.70	竹林	适宜	185.49	区，主要分布在该县的西北部和东部地区，风险等级较高，为重点防控区域
湖南省	新田县	0.70	阔叶林	适宜	217.31	湖南省新田县，该县北部地区为松材线
湖南省	新田县	0.70	其他	适宜	228.29	虫的适宜分布区，南部地区为最适宜分
湖南省	新田县	0.70	针阔混交林	适宜	37.34	布区，主要林分为：针叶林、阔叶林、
湖南省	新田县	0.70	针叶林	适宜	54.01	针阔混交林，其中 5.5%的区域为适宜针
湖南省	新田县	0.85	其他	最适宜	429.05	叶林区，主要分布在该县的中部地区，
湖南省	新田县	0.85	针阔混交林	最适宜	18.05	风险等级较高，为重点风控区域
湖南省	溆浦县	0.70	阔叶林	适宜	686.81	湖南省溆浦县，全县为松材线虫的适宜
湖南省	溆浦县	0.70	其他	适宜	2130.29	分布区，主要林分为：阔叶林、针叶林、
湖南省	溆浦县	0.70	针阔混交林	适宜	36.45	竹林、针阔混交林，其中 17.8%的区域
湖南省	溆浦县	0.70	针叶林	适宜	622.96	为适宜针叶林区，全县各地区均有分布，
湖南省	溆浦县	0.70	竹林	适宜	16.03	风险等级较高，为重点防控区域
湖南省	宜章县	0.70	阔叶林	适宜	0.13	湖南省宜章县，全县大部分地区为松材
湖南省	宜章县	0.70	其他	适宜	39.92	线虫的最适宜分布区，北部地区为适宜
湖南省	宜章县	0.70	针叶林	适宜	11.42	分布区，主要林分为：针叶林、阔叶林、
湖南省	宜章县	0.70	竹林	适宜	13.10	竹林、针阔混交林，其中 0.5%的区域为
湖南省	宜章县	0.85	阔叶林	最适宜	964.14	适宜针叶林区，主要分布在该县的北部
湖南省	宜章县	0.85	其他	最适宜	608.21	地区，风险等级较高，为重点防控区域；
湖南省	宜章县	0.85	针阔混交林	最适宜	120.65	24.2%的区域为最适宜针叶林区，主要分
湖南省	宜章县	0.85	针叶林	最适宜	558.73	布在该县的南部和西部地区，风险等级
湖南省	宜章县	0.85	竹林	最适宜	36.31	高，为重点防控区域
湖南省	益阳市	0.70	其他	适宜	264.61	湖南省益阳市(资阳区为 2007 年全国调
湖南省	益阳市	0.70	水体	适宜	4.47	查疫点，桃江区为新疫点)，全市为松材
湖南省	益阳市	0.70	针叶林	适宜	28.12	线虫的适宜分布区，主要林分为：针叶
湖南省	益阳市	0.70	竹林	适宜	47.37	林、竹林，其中 8.2%的区域为适宜针叶 林区，分布在该市的中部地区，风险等 级较高，为重点防控区域
湖南省	益阳县	0.70	阔叶林	适宜	45.85	湖南省益阳县，全县为松材线虫的适宜
湖南省	益阳县	0.70	针阔混交林	适宜	2.72	分布区，主要林分为：其他林分，该县
湖南省	益阳县	0.70	水体	适宜	150.50	虽然为较高风险区，但因针叶林分布极
湖南省	益阳县	0.70	竹林	适宜	152.89	少，所以不是重点防控区域，但应注意
湖南省	益阳县	0.70	针叶林	适宜	0.24	新造人工林的树种选择
湖南省	益阳县	0.70	其他	适宜	1195.36	
湖南省	永顺县	0.70	阔叶林	适宜	311.48	湖南省永顺县，全县为松材线虫的适宜
湖南省	永顺县	0.70	其他	适宜	1196.97	分布区，主要林分为：针叶林、阔叶林，

省份	县(市、区)	适生值	森林类型	风险等级	面积/km²	风险评价
湖南省	永顺县	0.70	针叶林	适宜	2051.62	其中 57.6%的区域为适宜针叶林区,全县各地区均有分布,风险等级较高,为重点防控区域
湖南省	永兴县	0.70	阔叶林	适宜	714.16	湖南省永兴县,全县为松材线虫的适宜分布区,主要林分为:阔叶林、针叶林、竹林,其中 6.3%的区域为适宜针叶林区,主要分布在该县的北部和东南部地区,风险等级较高,为重点防控区域
湖南省	永兴县	0.70	其他	适宜	1007.25	
湖南省	永兴县	0.70	针叶林	适宜	125.99	
湖南省	永兴县	0.70	竹林	适宜	149.86	
湖南省	永州市	0.70	阔叶林	适宜	159.00	湖南省永州市,全市南部地区为松材线虫的最适宜分布区,北部和中部地区为适宜分布区,主要林分为:阔叶林、针叶林、针阔混交林、竹林,其中 8.0%的区域为适宜针叶林区,主要分布在该市的东部地区,风险等级较高,为重点防控区域;3.5%的区域为最适宜针叶林区,主要分布在该市的南部地区,风险等级高,为重点防控区域
湖南省	永州市	0.70	其他	适宜	1296.09	
湖南省	永州市	0.70	针阔混交林	适宜	194.47	
湖南省	永州市	0.70	针叶林	适宜	162.17	
湖南省	永州市	0.70	竹林	适宜	33.56	
湖南省	永州市	0.85	阔叶林	最适宜	25.29	
湖南省	永州市	0.85	其他	最适宜	68.02	
湖南省	永州市	0.85	针阔混交林	最适宜	14.20	
湖南省	永州市	0.85	针叶林	最适宜	89.82	
湖南省	攸县	0.70	阔叶林	适宜	38.34	湖南省攸县,全县为松材线虫的适宜分布区,主要林分为:针叶林、阔叶林、针阔混交林、竹林,其中 39.6%的区域为适宜针叶林区,主要分布在该县的西北部和东南部地区,风险等级较高,为重点防控区域
湖南省	攸县	0.70	其他	适宜	1490.75	
湖南省	攸县	0.70	针阔混交林	适宜	77.15	
湖南省	攸县	0.70	针叶林	适宜	1078.05	
湖南省	攸县	0.70	竹林	适宜	43.80	
湖南省	沅江市	0.70	其他	适宜	632.46	湖南省沅江市为 2007 年全国调查疫点,北部地区为松材线虫的最适宜分布区,中部和南部地区为适宜分布区,主要林分为:其他林分,该县虽然为较高、高风险区,但因针叶林分布极少,所以不是重点防控区域,但应注意新造人工林的树种选择
湖南省	沅江市	0.70	水体	适宜	635.90	
湖南省	沅江市	0.85	其他	最适宜	655.23	
湖南省	沅江市	0.85	水体	最适宜	76.51	
湖南省	沅陵县	0.70	阔叶林	适宜	414.88	湖南省沅陵县,全县为松材线虫适宜分布区,主要林分为:针叶林、阔叶林、针阔混交林,其中 12.0%的区域为适宜针叶林区,主要分布在该县的西部和东南部地区,风险等级较高,为重点防控区域
湖南省	沅陵县	0.70	其他	适宜	4510.87	
湖南省	沅陵县	0.70	针阔混交林	适宜	32.53	
湖南省	沅陵县	0.70	针叶林	适宜	674.47	
湖南省	岳阳市	0.85	其他	最适宜	247.74	湖南省岳阳市,全市为松材线虫的最适宜分布区,主要林分为:针叶林,该市虽风险等级高,但因树种单一,缺少针阔混交林和阔叶林,所以该针叶林分布区都为重点防控区域
湖南省	岳阳市	0.85	水体	最适宜	209.45	
湖南省	岳阳市	0.85	针叶林	最适宜	54.49	
湖南省	岳阳县	0.70	其他	适宜	114.75	湖南省岳阳县,全县大部分地区为松材线虫的最适宜分布区,南部地区为适宜分布区,主要林分为:针叶林、阔叶林、针阔混交林,其中 6.2%的区域为最适宜针叶林区,主要分布在该县的东部和中
湖南省	岳阳县	0.70	水体	适宜	26.65	
湖南省	岳阳县	0.85	阔叶林	最适宜	59.82	
湖南省	岳阳县	0.85	其他	最适宜	2682.31	
湖南省	岳阳县	0.85	水体	最适宜	467.43	

省份	县(市、区)	适生值	森林类型	风险等级	面积/km²	风险评价
湖南省	岳阳县	0.85	针阔混交林	最适宜	19.79	部地区，风险等级高，为重点防控区域
湖南省	岳阳县	0.85	针叶林	最适宜	223.55	
湖南省	芷江侗族自治县	0.70	阔叶林	适宜	365.35	湖南省芷江侗族自治县，全县为松材线虫的适宜分布区，主要林分为：针叶林、阔叶林，其中24.1%的区域为适宜针叶林区，主要分布在该县的北部地区，风险等级较高，为重点防控区域
湖南省	芷江侗族自治县	0.70	其他	适宜	1104.01	
湖南省	芷江侗族自治县	0.70	针叶林	适宜	467.19	
湖南省	株洲	0.70	阔叶林	适宜	18.74	湖南省株洲市，全市松材线虫的适宜分布区，主要林分为：阔叶林、针叶林、竹林、针阔混交林，其中21.1%的区域为适宜针叶林区，主要分布在该市的北部和南部地区，风险等级较高，为重点防控区域
湖南省	株洲	0.70	其他	适宜	341.78	
湖南省	株洲	0.70	针叶林	适宜	8.69	
湖南省	株洲	0.70	阔叶林	适宜	14.17	
湖南省	株洲	0.70	其他	适宜	1024.88	
湖南省	株洲	0.70	针阔混交林	适宜	5.80	
湖南省	株洲	0.70	针叶林	适宜	370.13	
湖南省	株洲	0.70	竹林	适宜	14.49	
湖南省	资兴市	0.70	灌木林	适宜	8.53	湖南省资兴市，全市大部分地区为松材线虫的适宜分布区，南部地区为最适宜分布区，主要林分为：针叶林、阔叶林、针阔混交林、竹林、灌木林，其中58.3%的区域为适宜针叶林区，主要分布在该市的西南部和东南部地区，风险等级较高，为重点防控区域；0.5%的区域为最适宜针叶林区，重要分布在该市南部地区，风险等级高，为重点防控区域
湖南省	资兴市	0.70	阔叶林	适宜	746.28	
湖南省	资兴市	0.70	其他	适宜	369.37	
湖南省	资兴市	0.70	针阔混交林	适宜	52.83	
湖南省	资兴市	0.70	针叶林	适宜	1685.60	
湖南省	资兴市	0.70	竹林	适宜	12.98	
湖南省	资兴市	0.85	针叶林	最适宜	14.14	
湖南省	平江县	0.70	其他	适宜	1874.85	湖南省平江县，该县北部地区为松材线虫最适宜分布区，中部和南部地区为适宜分布区，主要林分为：阔叶林、针阔混交林、针叶林、竹林，其中0.6%的区域为最适宜针叶林区，主要分布在该县的北部地区，风险等级高，为重点防控区域；16.0%的区域为适宜针叶林区，主要分布在该县的中部和南部地区，风险等级较高，为重点防控区域
湖南省	平江县	0.70	针叶林	适宜	676.78	
湖南省	平江县	0.85	阔叶林	最适宜	28.64	
湖南省	平江县	0.85	其他	最适宜	643.46	
湖南省	平江县	0.70	阔叶林	适宜	549.96	
湖南省	平江县	0.70	针阔混交林	适宜	388.01	
湖南省	平江县	0.70	竹林	适宜	37.92	
湖南省	平江县	0.85	针阔混交林	最适宜	2.47	
湖南省	平江县	0.85	针叶林	最适宜	24.49	
吉林省	安图县	0.13	阔叶林	极不适宜	4410.02	吉林省安图县，全县为松材线虫的极不适宜分布区，主要林分为：针叶林、阔叶林、针阔混交林，风险等级低，不是重点防控区域
吉林省	安图县	0.13	其他	极不适宜	510.23	
吉林省	安图县	0.13	针阔混交林	极不适宜	307.93	
吉林省	安图县	0.13	针叶林	极不适宜	2342.51	
吉林省	长白朝鲜族自治县	0.13	阔叶林	极不适宜	765.70	吉林省长白朝鲜族自治县，全县为松材线虫的极不适宜分布区，主要林分为：针叶林、阔叶林、针阔混交林，风险等级低，不是重点防控区域
吉林省	长白朝鲜族自治县	0.13	其他	极不适宜	273.83	

省份	县(市、区)	适生值	森林类型	风险等级	面积/km²	风险评价
吉林省	长白朝鲜族自治县	0.13	针阔混交林	极不适宜	28.75	
吉林省	长白朝鲜族自治县	0.13	针叶林	极不适宜	1129.12	
吉林省	长春市	0.40	阔叶林	不适宜	25.98	吉林省长春市，全市为松材线虫的不适宜分布区，主要林分为：针叶林、阔叶林，风险等级低，不是重点防控区域
吉林省	长春市	0.40	其他	不适宜	1554.09	
吉林省	长春市	0.40	水体	不适宜	40.66	
吉林省	长春市	0.40	针叶林	不适宜	59.65	
吉林省	长岭县	0.40	阔叶林	不适宜	619.01	吉林省长岭县，全县为松材线虫的不适宜分布区，主要林分为：阔叶林，风险等级低，不是重点防控区域
吉林省	长岭县	0.40	其他	不适宜	5063.85	
吉林省	大安市	0.40	其他	不适宜	4927.36	吉林省大安市，全市为松材线虫的不适宜分布区，主要林分为：阔叶林，风险等级低，不是重点防控区域
吉林省	大安市	0.40	阔叶林	不适宜	72.21	
吉林省	大安市	0.40	水体	不适宜	184.92	
吉林省	德惠市	0.40	灌木林	不适宜	1.04	吉林省德惠市，全市为松材线虫的不适宜分布区，主要林分为：灌木林，风险等级低，不是重点防控区域
吉林省	德惠市	0.40	其他	不适宜	3656.00	
吉林省	东丰县	0.40	阔叶林	不适宜	875.15	吉林省东丰县，全县为松材线虫的不适宜分布区，主要林分为：针叶林、阔叶林，风险等级低，不是重点防控区域
吉林省	东丰县	0.40	其他	不适宜	835.96	
吉林省	东丰县	0.40	针叶林	不适宜	569.49	
吉林省	东辽县	0.40	阔叶林	不适宜	379.08	吉林省东辽县，全县为松材线虫的不适宜分布区，主要林分为：针叶林、阔叶林、针阔混交林，风险等级低，不是重点防控区域
吉林省	东辽县	0.40	其他	不适宜	1042.70	
吉林省	东辽县	0.40	针阔混交林	不适宜	11.53	
吉林省	东辽县	0.40	针叶林	不适宜	699.12	
吉林省	敦化市	0.13	阔叶林	极不适宜	7895.73	吉林省敦化市，全市为松材线虫的极不适宜分布区，主要林分为：针叶林、阔叶林、针阔混交林，风险等级低，不是重点防控区域
吉林省	敦化市	0.13	其他	极不适宜	1656.93	
吉林省	敦化市	0.13	针阔混交林	极不适宜	899.77	
吉林省	敦化市	0.13	针叶林	极不适宜	1140.72	
吉林省	敦化市	0.40	其他	不适宜	0.91	
吉林省	敦化市	0.13	灌木林	极不适宜	17.89	
吉林省	抚松县	0.13	阔叶林	极不适宜	3744.30	吉林省抚松县，全县为松材线虫的极不适宜分布区，主要林分为：针叶林、阔叶林、针阔混交林，风险等级低，不是重点防控区域
吉林省	抚松县	0.13	其他	极不适宜	534.39	
吉林省	抚松县	0.13	针阔混交林	极不适宜	210.53	
吉林省	抚松县	0.13	针叶林	极不适宜	2028.64	
吉林省	公主岭市	0.40	阔叶林	不适宜	68.69	吉林省公主岭市，全市为松材线虫的不适宜分布区，主要林分为：针叶林、阔叶林，风险等级低，不是重点防控区域
吉林省	公主岭市	0.40	其他	不适宜	3656.75	
吉林省	公主岭市	0.40	水体	不适宜	6.68	
吉林省	公主岭市	0.40	针叶林	不适宜	70.32	
吉林省	和龙市	0.13	灌木林	极不适宜	8.65	吉林省和龙市，全市为松材线虫的极不适宜分布区，主要林分为：针叶林、阔叶林、针阔混交林、灌木林，风险等级
吉林省	和龙市	0.13	阔叶林	极不适宜	2024.41	
吉林省	和龙市	0.13	其他	极不适宜	527.76	

省份	县(市、区)	适生值	森林类型	风险等级	面积/km²	风险评价
吉林省	和龙市	0.13	针阔混交林	极不适宜	318.38	低，不是重点防控区域
吉林省	和龙市	0.13	针叶林	极不适宜	1955.35	
吉林省	桦甸市	0.13	灌木林	极不适宜	12.44	
吉林省	桦甸市	0.13	阔叶林	极不适宜	3703.50	
吉林省	桦甸市	0.13	其他	极不适宜	594.20	
吉林省	桦甸市	0.13	水体	极不适宜	26.46	吉林省桦甸市，该市的西北部为松材线
吉林省	桦甸市	0.13	针阔混交林	极不适宜	89.17	虫的不适宜分布区，其余地区为松材线
吉林省	桦甸市	0.13	针叶林	极不适宜	213.22	虫的极不适宜分布区。主要林分为：针
吉林省	桦甸市	0.40	阔叶林	不适宜	1600.72	叶林、阔叶林、针阔混交林，风险等级
吉林省	桦甸市	0.40	其他	不适宜	210.87	低，不是重点防控区域
吉林省	桦甸市	0.40	水体	不适宜	11.41	
吉林省	桦甸市	0.40	针阔混交林	不适宜	34.01	
吉林省	桦甸市	0.40	针叶林	不适宜	0.11	
吉林省	珲春市	0.13	阔叶林	极不适宜	4535.16	
吉林省	珲春市	0.13	其他	极不适宜	515.40	吉林省珲春市，全市为松材线虫的极不
吉林省	珲春市	0.13	针阔混交林	极不适宜	179.72	适宜分布区，主要林分为：针叶林、阔
吉林省	珲春市	0.13	灌木林	极不适宜	59.48	叶林、针阔混交林，风险等级低，不是
吉林省	珲春市	0.13	针叶林	极不适宜	17.29	重点防控区域
吉林省	辉南县	0.13	阔叶林	极不适宜	578.41	
吉林省	辉南县	0.13	其他	极不适宜	60.82	吉林省辉南县，该县的东北部、东部、
吉林省	辉南县	0.13	针叶林	极不适宜	114.71	东南部为松材线虫的极不适宜分布区，
吉林省	辉南县	0.40	阔叶林	不适宜	533.33	其余地区为松材线虫的不适宜分布区。
吉林省	辉南县	0.40	其他	不适宜	754.92	主要林分为：针叶林、阔叶林，风险等
吉林省	辉南县	0.40	针叶林	不适宜	167.15	级低，不是重点防控区域
吉林省	浑江县	0.13	灌木林	极不适宜	33.32	
吉林省	浑江县	0.13	阔叶林	极不适宜	1900.81	
吉林省	浑江县	0.13	其他	极不适宜	300.60	
吉林省	浑江县	0.13	水体	极不适宜	1.72	吉林省浑江县，该县的西南部为松材线
吉林省	浑江县	0.13	针阔混交林	极不适宜	53.61	虫的不适宜分布区，其余地区为松材线
吉林省	浑江县	0.13	针叶林	极不适宜	107.82	虫的极不适宜分布区。主要林分为：针
吉林省	浑江县	0.40	阔叶林	不适宜	202.07	叶林、阔叶林、针阔混交林，风险等级
吉林省	浑江县	0.40	其他	不适宜	28.61	低，不是重点防控区域
吉林省	浑江县	0.40	针叶林	不适宜	22.75	
吉林省	吉林市	0.40	阔叶林	不适宜	521.73	
吉林省	吉林市	0.40	其他	不适宜	645.15	吉林省吉林市，全市为松材线虫的不适
吉林省	吉林市	0.40	水体	不适宜	1.47	宜分布区，主要林分为：针叶林、阔叶
吉林省	吉林市	0.40	针叶林	不适宜	26.05	林，风险等级低，不是重点防控区域
吉林省	集安市	0.13	阔叶林	极不适宜	196.18	吉林省集安市，该市的东北部为松材线
吉林省	集安市	0.13	水体	极不适宜	37.19	虫的极不适宜分布区，其余地区为松材

省份	县(市、区)	适生值	森林类型	风险等级	面积/km²	风险评价
吉林省	集安市	0.40	灌木林	不适宜	17.47	线虫的不适宜分布区。主要林分为：针叶林、阔叶林，风险等级低，不是重点防控区域
吉林省	集安市	0.40	阔叶林	不适宜	2487.72	
吉林省	集安市	0.40	其他	不适宜	245.90	
吉林省	集安市	0.40	水体	不适宜	56.68	
吉林省	集安市	0.40	针叶林	不适宜	335.56	
吉林省	集安市	0.40	河流	不适宜	0.20	
吉林省	蛟河县	0.13	针叶林	极不适宜	85.54	吉林省蛟河县，该县的西部、西北部为松材线虫的不适宜分布区，其余地区为松材线虫的极不适宜分布区，主要林分为：针叶林、阔叶林、针阔混交林，风险等级低，不是重点防控区域
吉林省	蛟河县	0.13	阔叶林	极不适宜	2742.34	
吉林省	蛟河县	0.13	其他	极不适宜	757.24	
吉林省	蛟河县	0.13	针阔混交林	极不适宜	74.36	
吉林省	蛟河县	0.40	阔叶林	不适宜	2121.30	
吉林省	蛟河县	0.40	其他	不适宜	397.21	
吉林省	蛟河县	0.40	水体	不适宜	141.28	
吉林省	蛟河县	0.40	针叶林	不适宜	11.16	
吉林省	靖宇县	0.13	阔叶林	极不适宜	2615.11	吉林省靖宇县，全县为松材线虫的极不适宜分布区，主要林分为：针叶林、阔叶林、针阔混交林，风险等级低，不是重点防控区域
吉林省	靖宇县	0.13	其他	极不适宜	74.74	
吉林省	靖宇县	0.13	针阔混交林	极不适宜	72.32	
吉林省	靖宇县	0.13	针叶林	极不适宜	309.89	
吉林省	九台市	0.40	阔叶林	不适宜	370.87	吉林省九台市，全市为松材线虫的不适宜分布区，主要林分为：针叶林、阔叶林，风险等级低，不是重点防控区域
吉林省	九台市	0.40	其他	不适宜	2838.20	
吉林省	九台市	0.40	水体	不适宜	45.92	
吉林省	九台市	0.40	针叶林	不适宜	253.98	
吉林省	梨树县	0.40	阔叶林	不适宜	455.32	吉林省梨树县，全县为松材线虫的不适宜分布区，主要林分为：针叶林、阔叶林，风险等级低，不是重点防控区域
吉林省	梨树县	0.40	其他	不适宜	3653.16	
吉林省	梨树县	0.40	水体	不适宜	7.09	
吉林省	梨树县	0.40	针叶林	不适宜	232.88	
吉林省	辽源市	0.40	其他	不适宜	299.14	吉林省辽源市，全市为松材线虫的不适宜分布区，主要林分为：针叶林，风险等级低，不是重点防控区域
吉林省	辽源市	0.40	针叶林	不适宜	13.81	
吉林省	临江市	0.13	阔叶林	极不适宜	2083.30	吉林省临江市，全市为松材线虫的极不适宜分布区，主要林分为：针叶林、阔叶林、针阔混交林，风险等级低，不是重点防控区域
吉林省	临江市	0.13	其他	极不适宜	246.22	
吉林省	临江市	0.13	针阔混交林	极不适宜	60.93	
吉林省	临江市	0.13	针叶林	极不适宜	727.39	
吉林省	柳河县	0.13	阔叶林	极不适宜	341.55	吉林省柳河县，该县的东部、东北部为松材线虫的极不适宜分布区，其余地区为松材线虫的不适宜分布区，主要林分为：针叶林、阔叶林、针阔混交林，风险等级低，不是重点防控区域
吉林省	柳河县	0.13	其他	极不适宜	14.53	
吉林省	柳河县	0.13	针叶林	极不适宜	88.06	
吉林省	柳河县	0.40	阔叶林	不适宜	1794.94	
吉林省	柳河县	0.40	其他	不适宜	874.10	
吉林省	柳河县	0.40	针阔混交林	不适宜	11.82	
吉林省	柳河县	0.40	针叶林	不适宜	277.21	

省份	县(市、区)	适生值	森林类型	风险等级	面积/km²	风险评价
吉林省	龙井市	0.13	灌木林	极不适宜	120.99	吉林省龙井市,全市为松材线虫的极不适宜分布区,主要林分为:针叶林、阔叶林、针阔混交林,风险等级低,不是重点防控区域
吉林省	龙井市	0.13	阔叶林	极不适宜	1952.38	
吉林省	龙井市	0.13	其他	极不适宜	631.57	
吉林省	龙井市	0.13	针阔混交林	极不适宜	21.85	
吉林省	龙井市	0.13	针叶林	极不适宜	606.35	
吉林省	梅河口市	0.40	阔叶林	不适宜	499.96	吉林省梅河口市,全市为松材线虫的不适宜分布区,主要林分为:针叶林、阔叶林,风险等级低,不是重点防控区域
吉林省	梅河口市	0.40	其他	不适宜	1056.77	
吉林省	梅河口市	0.40	针叶林	不适宜	593.24	
吉林省	梅河口市	0.40	针阔混交林	不适宜	23.66	
吉林省	农安县	0.40	阔叶林	不适宜	0.38	吉林省农安县,全县为松材线虫的不适宜分布区,主要林分为:阔叶林,风险等级低,不是重点防控区域
吉林省	农安县	0.40	其他	不适宜	5410.92	
吉林省	磐石县	0.13	阔叶林	极不适宜	225.89	吉林省磐石县,该县的东南部为松材线虫的极不适宜分布区,其余地区为松材线虫的不适宜分布区,主要林分为:针叶林、阔叶林、针阔混交林,风险等级低,不是重点防控区域
吉林省	磐石县	0.13	其他	极不适宜	16.37	
吉林省	磐石县	0.13	针叶林	极不适宜	4.93	
吉林省	磐石县	0.40	阔叶林	不适宜	2650.36	
吉林省	磐石县	0.40	其他	不适宜	1173.22	
吉林省	磐石县	0.40	针阔混交林	不适宜	13.72	
吉林省	磐石县	0.40	针叶林	不适宜	63.73	
吉林省	前郭尔罗斯蒙古族自治州	0.40	灌木林	不适宜	60.91	吉林省前郭尔罗斯蒙古族自治州,全州为松材线虫的不适宜分布区,主要林分为:阔叶林、灌木林,风险等级低,不是重点防控区域
吉林省	前郭尔罗斯蒙古族自治州	0.40	阔叶林	不适宜	355.20	
吉林省	前郭尔罗斯蒙古族自治州	0.40	其他	不适宜	5695.43	
吉林省	前郭尔罗斯蒙古族自治州	0.40	水体	不适宜	303.21	
吉林省	乾安县	0.40	灌木林	不适宜	3.72	吉林省乾安县,全县为松材线虫的不适宜分布区,主要林分为:阔叶林、灌木林,风险等级低,不是重点防控区域
吉林省	乾安县	0.40	阔叶林	不适宜	57.15	
吉林省	乾安县	0.40	其他	不适宜	3470.08	
吉林省	乾安县	0.40	水体	不适宜	5.08	
吉林省	舒兰市	0.13	针叶林	极不适宜	0.99	吉林省舒兰市,全市大部分地区为松材线虫的不适宜分布区,东部部分地区为极不适宜分布区,主要林分为:针叶林、阔叶林,风险等级低,不是重点防控区域
吉林省	舒兰市	0.40	阔叶林	不适宜	2797.18	
吉林省	舒兰市	0.40	其他	不适宜	1538.96	
吉林省	舒兰市	0.40	针阔混交林	不适宜	3.86	
吉林省	舒兰市	0.13	阔叶林	极不适宜	246.06	
吉林省	舒兰市	0.13	其他	极不适宜	2.84	
吉林省	舒兰市	0.40	水体	不适宜	21.03	
吉林省	舒兰市	0.40	针叶林	不适宜	30.88	
吉林省	双辽县	0.40	阔叶林	不适宜	123.97	吉林省双辽县,全县为松材线虫的不适宜分布区,主要林分为:阔叶林,风险等级低,不是重点防控区域
吉林省	双辽县	0.40	其他	不适宜	2841.53	
吉林省	双辽县	0.40	沙漠	不适宜	0.13	

省份	县(市、区)	适生值	森林类型	风险等级	面积/km²	风险评价
吉林省	双阳县	0.40	阔叶林	不适宜	320.81	吉林省双阳县，全县为松材线虫的不适宜分布区，主要林分为：针叶林、阔叶林，风险等级低，不是重点防控区域
吉林省	双阳县	0.40	其他	不适宜	1431.65	
吉林省	双阳县	0.40	水体	不适宜	12.65	
吉林省	双阳县	0.40	针叶林	不适宜	261.61	
吉林省	四平市	0.40	阔叶林	不适宜	50.11	吉林省四平市，全市为松材线虫的不适宜分布区，主要林分为：针叶林、阔叶林，风险等级低，不是重点防控区域
吉林省	四平市	0.40	其他	不适宜	231.33	
吉林省	四平市	0.40	针叶林	不适宜	52.47	
吉林省	松原市	0.40	其他	不适宜	5334.57	吉林省松原市，全市为松材线虫的不适宜分布区，主要林分为：阔叶林、灌木林，风险等级低，不是重点防控区域
吉林省	松原市	0.40	灌木林	不适宜	62.76	
吉林省	松原市	0.40	阔叶林	不适宜	153.00	
吉林省	通化市	0.40	灌木林	不适宜	221.58	吉林省通化市，该市西部有极少部分为松材线虫的极不适宜分布区，其余地区为松材线虫的不适宜分布区，主要林分为：针叶林、阔叶林、针阔混交林，风险等级低，不是重点防控区域
吉林省	通化市	0.40	阔叶林	不适宜	2663.11	
吉林省	通化市	0.40	其他	不适宜	326.74	
吉林省	通化市	0.40	针阔混交林	不适宜	56.69	
吉林省	通化市	0.40	针叶林	不适宜	868.06	
吉林省	通化县	0.40	阔叶林	不适宜	56.84	
吉林省	通化县	0.40	针叶林	不适宜	18.77	
吉林省	通化县	0.13	阔叶林	极不适宜	32.12	
吉林省	通榆县	0.40	灌木林	不适宜	68.82	吉林省通榆县，全县为松材线虫的不适宜分布区，主要林分为：阔叶林、灌木林，风险等级低，不是重点防控区域
吉林省	通榆县	0.40	阔叶林	不适宜	340.34	
吉林省	通榆县	0.40	其他	不适宜	8367.87	
吉林省	图们市	0.13	灌木林	极不适宜	38.26	吉林省图们市，全市为松材线虫的极不适宜分布区，主要林分为：针叶林、阔叶林，风险等级低，不是重点防控区域
吉林省	图们市	0.13	阔叶林	极不适宜	336.60	
吉林省	图们市	0.13	其他	极不适宜	86.09	
吉林省	图们市	0.13	针叶林	极不适宜	79.46	
吉林省	汪清县	0.13	阔叶林	极不适宜	7145.05	吉林省汪清县，全县为松材线虫的极不适宜分布区，主要林分为：针叶林、阔叶林、针阔混交林，风险等级低，不是重点防控区域
吉林省	汪清县	0.13	其他	极不适宜	591.08	
吉林省	汪清县	0.13	针阔混交林	极不适宜	278.84	
吉林省	汪清县	0.13	灌木林	极不适宜	8.32	
吉林省	汪清县	0.13	针叶林	极不适宜	799.86	
吉林省	延吉市	0.13	灌木林	极不适宜	24.26	吉林省延吉市，全市为松材线虫的极不适宜分布区，主要林分为：针叶林、阔叶林，风险等级低，不是重点防控区域
吉林省	延吉市	0.13	阔叶林	极不适宜	407.07	
吉林省	延吉市	0.13	其他	极不适宜	327.52	
吉林省	延吉市	0.13	针叶林	极不适宜	90.13	
吉林省	伊通满族自治县	0.40	阔叶林	不适宜	869.40	吉林省伊通满族自治县，全县为松材线虫的不适宜分布区，主要林分为：针叶林、阔叶林，风险等级低，不是重点防控区域
吉林省	伊通满族自治县	0.40	其他	不适宜	1378.66	
吉林省	伊通满族自治县	0.40	水体	不适宜	7.58	
吉林省	伊通满族自治县	0.40	针叶林	不适宜	129.34	

省份	县(市、区)	适生值	森林类型	风险等级	面积/km²	风险评价
吉林省	永吉县	0.40	阔叶林	不适宜	2716.26	吉林省永吉县，全县为松材线虫的不适宜分布区，主要林分为：针叶林、阔叶林，风险等级低，不是重点防控区域
吉林省	永吉县	0.40	其他	不适宜	2058.37	
吉林省	永吉县	0.40	水体	不适宜	146.64	
吉林省	永吉县	0.40	针叶林	不适宜	348.46	
吉林省	榆树市	0.40	其他	不适宜	4592.76	吉林省榆树市，全市为松材线虫的不适宜分布区，主要林分为：阔叶林，风险等级低，不是重点防控区域
吉林省	榆树市	0.40	灌木林	不适宜	3.15	
吉林省	榆树市	0.40	阔叶林	不适宜	64.87	
吉林省	镇赉县	0.40	其他	不适宜	5149.65	吉林省镇赉县，全县为松材线虫的不适宜分布区，主要林分为阔叶林，风险等级低，不是重点防控区域
吉林省	镇赉县	0.40	阔叶林	不适宜	287.70	
吉林省	镇赉县	0.40	水体	不适宜	63.47	
吉林省	洮南县	0.40	灌木林	不适宜	17.25	吉林省洮南县，全县为松材线虫的不适宜分布区，主要林分为阔叶林，风险等级低，不是重点防控区域
吉林省	洮南县	0.40	阔叶林	不适宜	482.35	
吉林省	洮南县	0.40	其他	不适宜	4290.18	
吉林省	洮南县	0.40	水体	不适宜	197.83	
江苏省	宝应县	0.85	阔叶林	最适宜	9.19	江苏省宝应县，全县为松材线虫的最适宜分布区，主要林分为：其他林分，该县虽然为高风险区，但因针叶林分布极少，所以不是重点防控区域，但应注意新造人工林的树种选择
江苏省	宝应县	0.85	其他	最适宜	1273.45	
江苏省	宝应县	0.85	水体	最适宜	86.32	
江苏省	滨海县	0.70	其他	适宜	1852.92	江苏省滨海县，全县为松材线虫的适宜分布区，主要林分为：其他林分，该县虽然为较高风险区，但因针叶林分布极少，所以不是重点防控区域，但应注意新造人工林的树种选择
江苏省	常熟市	0.70	其他	适宜	499.77	江苏省常熟市为2007年全国调查疫点，该市北部为松材线虫的最适宜分布区，南部为适宜分布区，主要林分为：针叶林，该市虽风险等级为高、较高风险，但因树种单一，加上目前已有传染源，缺少阔叶林和针阔混交林，所以该市的针叶林区都为重点防控区域
江苏省	常熟市	0.70	水体	适宜	53.41	
江苏省	常熟市	0.70	针叶林	适宜	11.04	
江苏省	常熟市	0.85	其他	最适宜	620.20	
江苏省	常熟市	0.85	水体	最适宜	17.34	
江苏省	常熟市	0.85	针叶林	最适宜	1.49	
江苏省	常州市	0.70	其他	适宜	185.55	江苏省常州市为2007年全国调查疫点，全市为松材线虫的适宜分布区，主要林分为：其他林分，该市虽然为较高风险区，但因针叶林分布极少，所以不是重点防控区域，但应注意新造人工林的树种选择
江苏省	大丰县	0.70	其他	适宜	522.51	江苏省大丰县，全县大部分地区为松材线虫的最适宜分布区，东部和东北部为适宜分布，主要林分为：针叶林，该县虽风险等级为高、较高风险，但因树种
江苏省	大丰县	0.70	针叶林	适宜	14.74	
江苏省	大丰县	0.85	其他	最适宜	1804.63	

省份	县(市、区)	适生值	森林类型	风险等级	面积/km²	风险评价
江苏省	大丰县	0.85	针叶林	最适宜	37.40	单一,缺少阔叶林和针阔混交林,所以该县的针叶林区都为重点防控区域
江苏省	丹徒县	0.70	阔叶林	适宜	20.32	江苏省丹徒县为2007年全国调查疫点,全县大部分地区为松材线虫的最适宜分布区,南部为适宜分布,主要林分为:针叶林、阔叶林,其中7.0%的区域为最适宜针叶林区,主要分布在该县的西部地区,风险等级高,为重点防控区域;0.9%的区域为适宜针叶林区,主要分布在该县的南部地区,风险等级较高,为重点防控区域
江苏省	丹徒县	0.70	其他	适宜	89.50	
江苏省	丹徒县	0.70	针叶林	适宜	14.66	
江苏省	丹徒县	0.85	其他	最适宜	493.66	
江苏省	丹徒县	0.85	水体	最适宜	113.95	
江苏省	丹徒县	0.85	针叶林	最适宜	55.52	
江苏省	丹阳市	0.70	其他	适宜	212.11	江苏省丹阳县,全县大部分地区为松材线虫的最适宜分布区,南部为适宜分布,主要林分为:针叶林、阔叶林,其中0.04%的区域为最适宜针叶林区,主要分布在该县的西北部地区,风险等级高,为重点防控区域
江苏省	丹阳市	0.85	阔叶林	最适宜	86.27	
江苏省	丹阳市	0.85	其他	最适宜	668.25	
江苏省	丹阳市	0.85	水体	最适宜	26.65	
江苏省	丹阳市	0.85	针叶林	最适宜	0.40	
江苏省	东海县	0.70	阔叶林	适宜	65.30	江苏省东海县,全县为松材线虫的适宜分布区,主要林分为:其他林分,该县虽然为较高风险区,但因针叶林分布极少,所以不是重点防控区域,但应注意新造人工林的树种选择
江苏省	东海县	0.70	其他	适宜	2067.46	
江苏省	东海县	0.70	水体	适宜	3.68	
江苏省	东台市	0.70	其他	适宜	45.88	江苏省东台市,全市大部分地区为松材线虫的最适宜分布区,东北部为适宜分布,主要林分为:针叶林,该市虽风险等级为高、较高风险,但因树种单一,缺少阔叶林和针阔混交林,所以该市的针叶林区都为重点防控区域
江苏省	东台市	0.70	针叶林	适宜	0.77	
江苏省	东台市	0.85	其他	最适宜	2258.56	
江苏省	东台市	0.85	针叶林	最适宜	10.14	
江苏省	丰县	0.70	阔叶林	适宜	257.29	江苏省丰县,该县东北部为松材线虫的适宜分布区,西南部为最适宜分布区,主要林分为:其他林分,该县虽然为高、较高风险区,但因针叶林分布极少,所以不是重点防控区域,但应注意新造人工林的树种选择
江苏省	丰县	0.70	其他	适宜	476.85	
江苏省	丰县	0.85	阔叶林	最适宜	239.12	
江苏省	丰县	0.85	其他	最适宜	290.61	
江苏省	阜宁县	0.70	其他	适宜	477.46	江苏省阜宁县,该县北部地区为松材线虫的适宜分布区,南部为最适宜分布区,主要林分为:其他林分,该县虽然为高、较高风险区,但因针叶林分布极少,所以不是重点防控区域,但应注意新造人工林的树种选择
江苏省	阜宁县	0.85	阔叶林	最适宜	298.19	
江苏省	阜宁县	0.85	其他	最适宜	689.01	
江苏省	赣榆县	0.70	阔叶林	适宜	38.33	江苏省赣榆县,全县为松材线虫的适宜分布区,主要林分为:针叶林、阔叶林,其中3.2%的区域为适宜针叶林区,主要分布在该县的西北部地区,风险等级较高,为重点防控区域
江苏省	赣榆县	0.70	其他	适宜	1148.65	
江苏省	赣榆县	0.70	水体	适宜	56.03	
江苏省	赣榆县	0.70	针叶林	适宜	40.97	

省份	县(市、区)	适生值	森林类型	风险等级	面积/km²	风险评价
江苏省	高淳县	0.70	其他	适宜	661.26	江苏省高淳县为2007年全国调查疫点，全县为松材线虫的适宜分布区，主要林
江苏省	高淳县	0.70	水体	适宜	106.10	分为：针叶林，该县虽风险等级为较高风险，但因树种单一，加上目前已有传
江苏省	高淳县	0.70	针叶林	适宜	42.74	染源，缺少阔叶林和针阔混交林，所以该县的针叶林区都为重点防控区域
江苏省	高邮市	0.85	阔叶林	最适宜	6.73	江苏省高邮市，全市为松材线虫的最适宜分布，主要林分为：其他林分，该市
江苏省	高邮市	0.85	其他	最适宜	1438.88	虽然为高风险，但因针叶林分布极少，所以不是重点防控区域，但应注意新造
江苏省	高邮市	0.85	水体	最适宜	474.31	人工林的树种选择
江苏省	灌南县	0.70	阔叶林	适宜	85.58	江苏省灌南县，全县为松材线虫的适宜分布区，主要林分为：其他林分，该县
江苏省	灌南县	0.70	其他	适宜	963.96	虽然为较高风险区，但因针叶林分布极少，所以不是重点防控区域，但应注意新造人工林的树种选择
江苏省	灌云县	0.70	阔叶林	适宜	16.40	江苏省灌云县，全县为松材线虫的适宜分布，主要林分为：针叶林、阔叶林，其中1.1%的区域为适宜针叶林区，主要
江苏省	灌云县	0.70	其他	适宜	1953.38	分布在该县的西北部地区，风险等级较
江苏省	灌云县	0.70	针叶林	适宜	22.13	高，为重点防控区域
江苏省	海安县	0.85	其他	最适宜	1182.11	江苏省海安县，全县为松材线虫的最适宜分布区，主要林分为：其他林分，该县虽然为高风险区，但因针叶林分布极少，所以不是重点防控区域，但应注意新造人工林的树种选择
江苏省	海门市	0.70	其他	适宜	553.56	江苏省海门市，该市西部地区为松材线虫的最适宜分布区，东部为适宜分布区，主要林分为：其他林分，该市虽然为高、较高风险区，但因针叶林分布极少，所
江苏省	海门市	0.85	其他	最适宜	425.82	以不是重点防控区域，但应注意新造人工林的树种选择
江苏省	邗江县	0.85	其他	最适宜	784.50	江苏省邗江县，全县为松材线虫的最适宜分布区，主要林分为：其他林分，该县虽然为高风险区，但因针叶林分布极
江苏省	邗江县	0.85	水体	最适宜	80.14	少，所以不是重点防控区域，但应注意新造人工林的树种选择
江苏省	洪泽县	0.85	阔叶林	最适宜	100.28	江苏省洪泽县，全县为松材线虫的最适宜分布区，主要林分为：其他林分，该县虽然为高风险区，但因针叶林分布极
江苏省	洪泽县	0.85	其他	最适宜	513.68	少，所以不是重点防控区域，但应注意
江苏省	洪泽县	0.85	水体	最适宜	31.97	新造人工林的树种选择
江苏省	淮安市	0.85	阔叶林	最适宜	100.02	江苏省淮安市为2007年全国调查疫点，全市为松材线虫的最适宜分布区，主要
江苏省	淮安市	0.85	其他	最适宜	1515.65	林分为：其他林分，该市虽然为高风险

省份	县(市、区)	适生值	森林类型	风险等级	面积/km²	风险评价
江苏省	淮安市	0.85	水体	最适宜	1.62	区,但因针叶林分布极少,所以不是重点防控区域,但应注意新造人工林的树种选择
江苏省	淮阴市	0.85	阔叶林	最适宜	377.96	江苏省淮阴市,全县为松材线虫的最适宜分布区,主要林分为:其他林分,该县虽然为高风险区,但因针叶林分布极少,所以不是重点防控区域,但应注意新造人工林的树种选择
江苏省	淮阴市	0.85	其他	最适宜	1184.35	
江苏省	淮阴市	0.85	水体	最适宜	5.68	
江苏省	建湖县	0.70	其他	适宜	0.21	江苏省建湖县,全县大部分地区为松材线虫的最适宜分布区,北部为适宜分布区,主要林分为:其他林分,该县虽然为高、较高风险区,但因针叶林分布极少,所以不是重点防控区域,但应注意新造人工林的树种选择
江苏省	建湖县	0.85	阔叶林	最适宜	13.06	
江苏省	建湖县	0.85	其他	最适宜	1091.91	
江苏省	江都市	0.85	阔叶林	最适宜	10.43	江苏省江都市,全市为松材线虫的最适宜分布区,主要林分为:其他林分,该市虽然为高风险区,但因针叶林分布极少,所以不是重点防控区域,但应注意新造人工林的树种选择
江苏省	江都市	0.85	其他	最适宜	1304.18	
江苏省	江都市	0.85	水体	最适宜	50.07	
江苏省	江宁县	0.70	阔叶林	适宜	19.31	江苏省江宁县为2007年全国调查疫点,该县南部地区为松材线虫的适宜分布区,北部为最适宜分布区,主要林分为:针叶林、阔叶林、针阔混交林,其中8.6%的区域为适宜针叶林区,主要分布在该县的南部地区,风险等级较高,为重点防控区域;8.3%的区域为最适宜针叶林区,主要分布在该县的北部地区,风险等级高,为重点防控区域
江苏省	江宁县	0.70	其他	适宜	954.70	
江苏省	江宁县	0.70	水体	适宜	81.14	
江苏省	江宁县	0.70	针阔混交林	适宜	12.13	
江苏省	江宁县	0.70	针叶林	适宜	146.41	
江苏省	江宁县	0.85	阔叶林	最适宜	18.51	
江苏省	江宁县	0.85	其他	最适宜	199.92	
江苏省	江宁县	0.85	针阔混交林	最适宜	9.83	
江苏省	江宁县	0.85	针叶林	最适宜	127.06	
江苏省	江浦县	0.70	其他	适宜	89.56	江苏省江浦县,全县大部分地区为松材线虫的最适宜分布区,南部为适宜分布区,主要林分为:其他林分,该县虽然为高、较高风险区,但因针叶林分布极少,所以不是重点防控区域,但应注意新造人工林的树种选择
江苏省	江浦县	0.85	阔叶林	最适宜	97.18	
江苏省	江浦县	0.85	其他	最适宜	425.41	
江苏省	江阴市	0.70	其他	适宜	229.30	江苏省江阴市,该市北部地区为松材线虫的最适宜分布区,南部和西南部为适宜分布区,主要林分为:针叶林,该市虽风险等级为较高、高风险,但因树种单一,缺少阔叶林和针阔混交林,所以该市的针叶林区都为重点防控区域
江苏省	江阴市	0.85	其他	最适宜	688.99	
江苏省	江阴市	0.85	水体	最适宜	95.84	
江苏省	江阴市	0.85	针叶林	最适宜	35.96	
江苏省	金湖县	0.85	阔叶林	最适宜	58.64	江苏省金湖县,全县为松材线虫的最适宜分布区,主要林分为:其他林分,该县虽然为高风险区,但因针叶林分布极少,所以不是重点防控区域,但应注意新造人工林的树种选择
江苏省	金湖县	0.85	其他	最适宜	969.80	
江苏省	金湖县	0.85	水体	最适宜	271.44	

省份	县(市、区)	适生值	森林类型	风险等级	面积/km²	风险评价
江苏省	金坛市	0.70	阔叶林	适宜	93.48	江苏省金坛市为2007年全国调查疫点，全市为松材线虫的适宜分布区，主要林分为：针叶林、阔叶林，其中5.9%的区域为适宜针叶林区，主要分布在该市的西南部地区，风险等级较高，为重点防控区域
江苏省	金坛市	0.70	其他	适宜	796.76	
江苏省	金坛市	0.70	水体	适宜	72.62	
江苏省	金坛市	0.70	针叶林	适宜	59.53	
江苏省	靖江市	0.85	其他	最适宜	689.62	江苏省靖江市，全市为松材线虫的最适宜分布区，主要林分为：其他林分，该市虽然为高风险区，但因针叶林分布极少，所以不是重点防控区域，但应注意新造人工林的树种选择
江苏省	靖江市	0.85	水体	最适宜	27.26	
江苏省	句容市	0.70	阔叶林	适宜	9.49	江苏省句容市为2007年全国调查疫点，该县北部地区为松材线虫的最适宜分布区，南部为适宜分布区，主要林分为：针叶林、阔叶林，其中4.8%的区域为最适宜针叶林区，主要分布在该市的东北部地区，风险等级高，为重点防控区域；1.0%的区域为适宜针叶林区，主要分布在该市的南部地区，风险等级较高，为重点防控区域
江苏省	句容市	0.70	其他	适宜	566.17	
江苏省	句容市	0.70	针叶林	适宜	12.92	
江苏省	句容市	0.85	阔叶林	最适宜	133.92	
江苏省	句容市	0.85	其他	最适宜	447.87	
江苏省	句容市	0.85	水体	最适宜	1.84	
江苏省	句容市	0.85	针叶林	最适宜	59.52	
江苏省	昆山市	0.70	其他	适宜	930.18	江苏省昆山市，全市为松材线虫的适宜分布区，主要林分为：其他林分，该市虽然为较高风险区，但因针叶林分布极少，所以不是重点防控区域，但应注意新造人工林的树种选择
江苏省	昆山市	0.70	水体	适宜	195.27	
江苏省	溧阳市	0.70	阔叶林	适宜	107.07	江苏省溧阳市为2007年全国调查疫点，全市为松材线虫的适宜分布，主要林分为：针叶林、阔叶林、竹林，其中4.8%的区域为适宜针叶林区，主要分布在该市的西北部和东南部地区，风险等级较高，为重点防控区域
江苏省	溧阳市	0.70	其他	适宜	1426.82	
江苏省	溧阳市	0.70	水体	适宜	26.74	
江苏省	溧阳市	0.70	针叶林	适宜	81.85	
江苏省	溧阳市	0.70	竹林	适宜	33.35	
江苏省	连云港市	0.70	阔叶林	适宜	78.65	江苏省连云港市连云区为2007年全国调查疫点，新浦区为2007年全国调查新疫点，全市为松材线虫的适宜分布区，主要林分为：针叶林、阔叶林，其中7.5%的区域为适宜针叶林区，主要分布在该市的东部地区，风险等级较高，为重点防控区域
江苏省	连云港市	0.70	其他	适宜	515.24	
江苏省	连云港市	0.70	针叶林	适宜	47.92	
江苏省	涟水县	0.70	阔叶林	适宜	21.45	江苏省涟水县，该县南部地区为松材线虫的最适宜分布区，北部为适宜分布区，主要林分为：其他林分，该县虽然为高、较高风险区，但因针叶林分布极少，所以不是重点防控区域，但应注意新造人工林的树种选择
江苏省	涟水县	0.70	其他	适宜	634.00	
江苏省	涟水县	0.85	阔叶林	最适宜	218.47	
江苏省	涟水县	0.85	其他	最适宜	995.97	
江苏省	六合县	0.85	阔叶林	最适宜	59.17	江苏省六合县为2007年全国调查疫点，全县为松材线虫的最适宜分布区，主要林分为：其他林分，该县虽然为高风险
江苏省	六合县	0.85	其他	最适宜	1158.18	

省份	县(市、区)	适生值	森林类型	风险等级	面积/km²	风险评价
江苏省	六合县	0.85	水体	最适宜	0.36	区,但因针叶林分布极少,所以不是重点防控区域,但应注意新造人工林的树种选择
江苏省	南京市	0.70	其他	适宜	13.02	江苏省南京市雨花台区、栖霞区、玄武区、浦口区为2007年全国调查疫点,全市大部分地区为松材线虫的最适宜分布,南部为适宜分布,主要林分为:针叶林、阔叶林、针阔混交林,其中0.7%的区域为最适宜针叶林区,主要分布在该市的东北部地区,风险等级高,为重点防控区域
江苏省	南京市	0.70	水体	适宜	8.26	
江苏省	南京市	0.85	阔叶林	最适宜	28.82	
江苏省	南京市	0.85	其他	最适宜	734.03	
江苏省	南京市	0.85	水体	最适宜	230.76	
江苏省	南京市	0.85	针阔混交林	最适宜	34.33	
江苏省	南京市	0.85	针叶林	最适宜	7.73	
江苏省	南通市	0.85	其他	最适宜	204.35	江苏省南通市崇州区为2007年全国调查疫点,全市为松材线虫的最适宜分布,主要林分为:其他林分,该市虽然为高风险区,但因针叶林分布极少,所以不是重点防控区域,但应注意新造人工林的树种选择
江苏省	南通市	0.85	水体	最适宜	11.14	
江苏省	邳州市	0.70	阔叶林	适宜	166.53	江苏省邳州市,全市大部分地区为松材线虫的最适宜分布,东北部为适宜分布区,主要林分为:其他林分,该市虽然为较高、高风险区,但因针叶林分布极少,所以不是重点防控区域,但应注意新造人工林的树种选择
江苏省	邳州市	0.70	其他	适宜	362.35	
江苏省	邳州市	0.85	阔叶林	最适宜	15.20	
江苏省	邳州市	0.85	其他	最适宜	1287.88	
江苏省	邳州市	0.85	针叶林	最适宜	7.45	
江苏省	启东市	0.70	其他	适宜	1168.10	江苏省启东市,全市为松材线虫的适宜分布区,主要林分为:其他林分,该市虽然为较高风险区,但因针叶林分布极少,所以不是重点防控区域,但应注意新造人工林的树种选择
江苏省	如东县	0.70	其他	适宜	56.82	江苏省如东县,全县大部分地区为松材线虫的最适宜分布区,东部为适宜分布区,主要林分为:其他林分,该县虽然为高、较高风险区,但因针叶林分布极少,所以不是重点防控区域,但应注意新造人工林的树种选择
江苏省	如东县	0.85	其他	最适宜	1760.35	
江苏省	沛县	0.70	阔叶林	适宜	117.74	江苏省沛县,全县大部分地区为松材线虫的适宜分布区,南部地区为最适宜分布区,主要林分为:其他林分,该县虽然为、较高、高风险区,但因针叶林分布极少,所以不是重点防控区域,但应注意新造人工林的树种选择
江苏省	沛县	0.70	其他	适宜	1057.99	
江苏省	沛县	0.85	其他	最适宜	108.69	
江苏省	沛县	0.70	水体	适宜	5.42	
江苏省	如皋市	0.85	其他	最适宜	1462.26	江苏省如皋市,全市为松材线虫的最适宜分布区,主要林分为:其他林分,该市虽然为高风险区,但因针叶林分布极少,所以不是重点防控区域,但应注意新造人工林的树种选择
江苏省	如皋市	0.85	水体	最适宜	8.06	
江苏省	射阳县	0.70	阔叶林	适宜	7.14	江苏省射阳县,全县大部分地区为松材

省份	县(市、区)	适生值	森林类型	风险等级	面积/km²	风险评价
江苏省	射阳县	0.70	其他	适宜	2222.75	线虫的适宜分布区，西南部为最适宜分布区，主要林分为：针叶林、阔叶林，其中0.6%的区域为适宜针叶林区，主要分布在该县的东部地区，风险等级较高，为重点防控区域
江苏省	射阳县	0.70	针叶林	适宜	16.01	
江苏省	射阳县	0.85	其他	最适宜	405.09	
江苏省	沭阳县	0.70	阔叶林	适宜	590.40	江苏省沭阳县，该县北部地区为松材线虫的适宜分布区，南部为最适宜分布区，主要林分为：其他林分，该县虽然为较高、高风险区，但因针叶林分布极少，所以不是重点防控区域，但应注意新造人工林的树种选择
江苏省	沭阳县	0.70	其他	适宜	881.77	
江苏省	沭阳县	0.85	阔叶林	最适宜	260.37	
江苏省	沭阳县	0.85	其他	最适宜	587.38	
江苏省	泗洪县	0.85	阔叶林	最适宜	4.15	江苏省泗洪县，全县为松材线虫的最适宜分布区，主要林分为：其他林分，该县虽然为高风险区，但因针叶林分布极少，所以不是重点防控区域，但应注意新造人工林的树种选择
江苏省	泗洪县	0.85	其他	最适宜	2480.21	
江苏省	泗洪县	0.85	水体	最适宜	200.82	
江苏省	泗阳县	0.85	阔叶林	最适宜	347.34	江苏省泗阳县，全县为松材线虫的最适宜分布区，主要林分为：其他林分，该县虽然为高风险区，但因针叶林分布极少，所以不是重点防控区域，但应注意新造人工林的树种选择
江苏省	泗阳县	0.85	其他	最适宜	1073.05	
江苏省	泗阳县	0.85	水体	最适宜	20.60	
江苏省	苏州市	0.70	其他	适宜	235.64	江苏省苏州市吴中区为2007年全国调查疫点，全市为松材线虫的适宜分布区，主要林分为：针叶林、针阔混交林，其中6.8%的区域为适宜针叶林区，主要分布在该市的西南部和南部地区，风险等级较高，为重点防控区域
江苏省	苏州市	0.70	针阔混交林	适宜	3.05	
江苏省	苏州市	0.70	针叶林	适宜	17.30	
江苏省	宿迁市	0.85	阔叶林	最适宜	131.38	江苏省宿迁市，全市为松材线虫的最适宜分布区，主要林分为：其他林分，该市虽然为高风险区，但因针叶林分布极少，所以不是重点防控区域，但应注意新造人工林的树种选择
江苏省	宿迁市	0.85	其他	最适宜	1323.39	
江苏省	宿迁市	0.85	水体	最适宜	235.51	
江苏省	睢宁县	0.85	阔叶林	最适宜	260.39	江苏省睢宁县，全县为松材线虫的最适宜分布区，主要林分为：其他林分，该县虽然为高风险区，但因针叶林分布极少，所以不是重点防控区域，但应注意新造人工林的树种选择
江苏省	睢宁县	0.85	其他	最适宜	1657.02	
江苏省	太仓市	0.70	其他	适宜	751.86	江苏省太仓市，全市大部分地区为松材线虫适宜区，西北部为最适宜分布区，主要林分为：其他林分。该市虽然为高风险区，但因针叶林分布极少，所以不是重点防控区域，但应注意新造人工林树种的选择
江苏省	太仓市	0.85	其他	最适宜	70.78	
江苏省	泰兴县	0.85	其他	最适宜	1237.36	江苏省泰兴县，全县为松材线虫的最适宜分布区，主要林分为：其他林分，该县虽然为高风险区，但因针叶林分布极少，所以不是重点防控区域，但应注意新造人工林的树种选择
江苏省	泰兴县	0.85	阔叶林	最适宜	24.30	
江苏省	泰兴县	0.85	水体	最适宜	67.36	

省份	县(市、区)	适生值	森林类型	风险等级	面积/km²	风险评价
江苏省	泰县	0.85	阔叶林	最适宜	4.44	江苏省泰县,全县为松材线虫的最适宜分布区,主要林分为:其他林分,该县虽然为高风险区,但因针叶林分布极少,所以不是重点防控区域,但应注意新造人工林的树种选择
江苏省	泰县	0.85	其他	最适宜	1149.55	
江苏省	泰州市	0.85	阔叶林	最适宜	1.48	江苏省泰州市,全市为松材线虫的最适宜分布区,主要林分为:其他林分,该市虽然为高风险区,但因针叶林分布极少,所以不是重点防控区域,但应注意新造人工林的树种选择
江苏省	泰州市	0.85	其他	最适宜	181.29	
江苏省	通州市	0.70	其他	适宜	48.03	江苏省通州市,全市大部分地区为松材线虫的最适宜分布区,东部为适宜分布区,主要林分为:其他林分,该市虽然为高、较高风险区,但因针叶林分布极少,所以不是重点防控区域,但应注意新造人工林的树种选择
江苏省	通州市	0.85	其他	最适宜	1411.40	
江苏省	通州市	0.85	水体	最适宜	4.98	
江苏省	铜山县	0.70	其他	适宜	5.18	江苏省铜山县,全县为松材线虫的最适宜分布区,主要林分为:针叶林、阔叶林,其中8.5%的区域为适宜针叶林区,主要分布在该县的北部地区,风险等级高,为重点防控区域
江苏省	铜山县	0.85	阔叶林	最适宜	288.65	
江苏省	铜山县	0.85	其他	最适宜	2285.94	
江苏省	铜山县	0.85	针叶林	最适宜	235.80	
山东省	铜山县	0.85	水体	最适宜	23.54	
江苏省	无锡市	0.70	阔叶林	适宜	2.35	江苏省无锡市滨湖区、惠山区为2007年全国调查疫点,全市为松材线虫的适宜分布区,主要林分为:针叶林、阔叶林,其中19.4%的区域为适宜针叶林区,主要分布在该市的南部地区,风险等级较高,为重点防控区域
江苏省	无锡市	0.70	其他	适宜	171.04	
江苏省	无锡市	0.70	水体	适宜	47.42	
江苏省	无锡市	0.70	针叶林	适宜	53.33	
江苏省	无锡县	0.85	其他	最适宜	10.96	江苏省无锡县,全县大部分地区为松材线虫的适宜分布,东北部为最适宜分布区,主要林分为:针叶林,该县虽风险等级为较高、高风险,但因树种单一,缺少阔叶林和针阔混交林,所以该县的针叶林区都为重点防控区域
江苏省	无锡县	0.70	针叶林	适宜	21.23	
江苏省	无锡县	0.70	水体	适宜	18.74	
江苏省	无锡县	0.70	其他	适宜	998.24	
江苏省	吴江市	0.70	阔叶林	适宜	7.29	江苏省吴江市,全市为松材线虫的适宜分布区,主要林分为:其他林分,该市虽然为较高风险区,但因针叶林分布极少,所以不是重点防控区域,但应注意新造人工林的树种选择
江苏省	吴江市	0.70	其他	适宜	1067.13	
江苏省	吴江市	0.70	水体	适宜	268.03	
江苏省	吴县	0.70	阔叶林	适宜	3.81	江苏省吴县,全县为松材线虫的适宜分布区,主要林分为:针叶林、阔叶林、针阔混交林、竹林,其中4.4%的区域为适宜针叶林区,主要分布在该县的中部地区,风险等级较高,为重点防控区域
江苏省	吴县	0.70	其他	适宜	1082.40	
江苏省	吴县	0.70	水体	适宜	161.14	
江苏省	吴县	0.70	针阔混交林	适宜	3.89	
江苏省	吴县	0.70	针叶林	适宜	57.40	
江苏省	吴县	0.70	竹林	适宜	3.88	
江苏省	武进县	0.70	阔叶林	适宜	12.24	江苏省武进县,全县大部分地区为松材

省份	县(市、区)	适生值	森林类型	风险等级	面积/km²	风险评价
江苏省	武进县	0.70	其他	适宜	1106.43	线虫的适宜分布区,北部及东北部为最适宜分布区,主要林分为:其他林分,该县虽然为较高、高风险区,但因针叶林分布极少,所以不是重点防控区域,但应注意新造人工林的树种选择
江苏省	武进县	0.70	水体	适宜	116.23	
江苏省	武进县	0.85	其他	最适宜	361.76	
江苏省	武进县	0.85	水体	最适宜	21.58	
江苏省	响水县	0.70	其他	适宜	1348.42	江苏省响水县,全县为松材线虫的适宜分布区,主要林分为:其他林分,该县虽然为较高风险区,但因针叶林分布极少,所以不是重点防控区域,但应注意新造人工林的树种选择
江苏省	新沂市	0.70	阔叶林	适宜	116.16	江苏省新沂市,该市北部地区为松材线虫的适宜分布区,南部为最适宜分布区,主要林分为:其他林分,该市虽然为较高、高风险区,但因针叶林分布极少,所以不是重点防控区域,但应注意新造人工林的树种选择
江苏省	新沂市	0.70	其他	适宜	717.64	
江苏省	新沂市	0.85	阔叶林	最适宜	165.06	
江苏省	新沂市	0.85	其他	最适宜	420.55	
江苏省	新沂市	0.85	水体	最适宜	53.79	
江苏省	兴化市	0.85	其他	最适宜	2344.84	江苏省兴化市,全市为松材线虫的最适宜分布区,主要林分为:其他林分,该市虽然为高风险区,但因针叶林分布极少,所以不是重点防控区域,但应注意新造人工林的树种选择
江苏省	兴化市	0.85	水体	最适宜	35.14	
江苏省	盱眙县	0.85	阔叶林	最适宜	287.23	江苏省盱眙县为2007年全国调查新疫点,全县为松材线虫的最适宜分布区,主要林分为:针叶林、阔叶林,其中0.3%的区域为最适宜针叶林区,主要分布在该县的西北部地区,风险等级高,为重点防控区域
江苏省	盱眙县	0.85	其他	最适宜	1387.57	
江苏省	盱眙县	0.85	水体	最适宜	229.95	
江苏省	盱眙县	0.85	针叶林	最适宜	5.03	
江苏省	徐州市	0.85	其他	最适宜	208.37	江苏省徐州市,全市为松材线虫的最适宜分布区,主要林分为:其他林分,该市虽然为高风险区,但因针叶林分布极少,所以不是重点防控区域,但应注意新造人工林的树种选择
江苏省	盐城市	0.85	其他	最适宜	1759.90	江苏省盐城市,全市为松材线虫的最适宜分布区,主要林分为:其他林分,该市虽然为高风险区,但因针叶林分布极少,所以不是重点防控区域,但应注意新造人工林的树种选择
江苏省	盐城市	0.85	水体	最适宜	4.87	
江苏省	扬中市	0.85	其他	最适宜	20.32	江苏省扬中市,全市为松材线虫的最适宜分布区,主要林分为:其他林分,该市虽然为高风险区,但因针叶林分布极少,所以不是重点防控区域,但应注意新造人工林的树种选择
江苏省	扬中市	0.85	水体	最适宜	247.64	
江苏省	扬州市	0.85	其他	最适宜	163.73	江苏申扬州市为2007年全国调查疫点,全市为松材线虫的最适宜分布区,主要林分为:其他林分,该市虽然为高风险区,但因针叶林分布极少,所以不是重点防控区域,但应注意新造人工林的树种选择

省份	县(市、区)	适生值	森林类型	风险等级	面积/km²	风险评价
江苏省	仪征市	0.85	阔叶林	最适宜	37.32	江苏省仪征市为2007年全国调查疫点，全市为松材线虫的最适宜分布区，主要林分为：其他林分，该市虽然为高风险区，但因针叶林分布极少，所以不是重点防控区域，但应注意新造人工林的树种选择
江苏省	仪征市	0.85	其他	最适宜	860.37	
江苏省	仪征市	0.85	水体	最适宜	15.94	
江苏省	宜兴市	0.70	阔叶林	适宜	184.32	江苏省宜兴市为2007年全国调查疫点，全市为松材线虫的适宜分布区，主要林分为：其他林分，该市虽然为较高风险区，但因针叶林分布极少，所以不是重点防控区域，但应注意新造人工林的树种选择
江苏省	宜兴市	0.70	其他	适宜	1356.39	
江苏省	宜兴市	0.70	水体	适宜	448.14	
江苏省	宜兴市	0.70	针叶林	适宜	5.51	
江苏省	宜兴市	0.70	竹林	适宜	9.37	
江苏省	张家港市	0.85	其他	最适宜	701.63	江苏省张家港市，全市为松材线虫的最适宜分布区，主要林分为：其他林分，该市虽然为高风险区，但因针叶林分布极少，所以不是重点防控区域，但应注意新造人工林的树种选择
江苏省	张家港市	0.85	水体	最适宜	29.51	
江苏省	镇江市	0.85	阔叶林	最适宜	6.48	江苏省镇江市润州区、京口区为2007年全国调查疫点，新区为新疫点，全市为松材线虫的最适宜分布区，主要林分为：针叶林、阔叶林，其中11.0%的区域为最适宜针叶林区，主要分布在该市的西南部和中部地区，风险等级高，为重点防控区域
江苏省	镇江市	0.85	其他	最适宜	174.81	
江苏省	镇江市	0.85	水体	最适宜	102.96	
江苏省	镇江市	0.85	针叶林	最适宜	35.13	
江西省	安福县	0.70	阔叶林	适宜	680.37	江西省安福县为2007年全国调查新疫点，全县为松材线虫的适宜分布区，主要林分为：租赁、阔叶林、租赁，其中29.8%的区域为适宜针叶林区，主要分布在该县的北部和南部地区，风险等级较高，为重点防控区域
江西省	安福县	0.70	其他	适宜	1132.35	
江西省	安福县	0.70	水体	适宜	10.90	
江西省	安福县	0.70	针叶林	适宜	777.88	
江西省	安福县	0.70	竹林	适宜	10.38	
江西省	安义县	0.70	其他	适宜	512.60	江西省安义县，全县为松材线虫的适宜分布区，主要林分为：针叶林，风险等级为较高风险区，因树种单一，缺少阔叶林和针阔混交林，所以该县的针叶林区都为重点防控区域
江西省	安义县	0.70	针叶林	适宜	185.34	
江西省	安远县	0.85	阔叶林	最适宜	886.87	江西省安远县，全县为松材线虫的最适宜分布区，主要林分为：针叶林、阔叶林、针阔混交林，其中50.6%的区域为最适宜针叶林区，主要分布在该县的北部和西部地区，风险等级高，为重点防控区域
江西省	安远县	0.85	其他	最适宜	246.11	
江西省	安远县	0.85	针阔混交林	最适宜	6.12	
江西省	安远县	0.85	针叶林	最适宜	1169.00	
江西省	波阳县	0.70	阔叶林	适宜	178.40	江西省波阳县，全县为松材线虫的适宜分布区，主要林分为：针叶林、阔叶林、针阔混交林，其中25.5%的区域为适宜针叶林区，主要分布在该县的东部和北部地区，风险等级较高，为重点防控区域
江西省	波阳县	0.70	其他	适宜	2324.07	
江西省	波阳县	0.70	水体	适宜	520.55	
江西省	波阳县	0.70	针阔混交林	适宜	49.27	
江西省	波阳县	0.70	针叶林	适宜	1053.52	
江西省	崇仁县	0.70	阔叶林	适宜	29.58	江西省崇仁县，该县南部为松材线虫的

省份	县(市、区)	适生值	森林类型	风险等级	面积/km²	风险评价
江西省	崇仁县	0.70	其他	适宜	320.97	最适宜分布区，北部为适宜分布区，主要林分为：针叶林、阔叶林、竹林，其中28.8%的区域为最适宜针叶林区，主要分布在该县南部地区，风险等级高，为重点防控区域；24.3%的区域为适宜分布区，主要分布区在该县的北部地区，风险等级较高，为重点防控区域
江西省	崇仁县	0.70	针叶林	适宜	375.96	
江西省	崇仁县	0.85	阔叶林	最适宜	206.88	
江西省	崇仁县	0.85	其他	最适宜	121.87	
江西省	崇仁县	0.85	针叶林	最适宜	444.85	
江西省	崇仁县	0.85	竹林	最适宜	44.82	
江西省	崇义县	0.70	其他	适宜	66.19	江西省崇义县，全县大部分地区为松材线虫的适宜分布区，西北部为最适宜分布区，主要林分为：针叶林、阔叶林、针阔混交林、竹林，其中25.9%的区域为适宜针叶林区，主要分布在该县的中部、东北部、东部、南部和西南部地区，风险等级较高，为重点防控区域；30%的区域为最适宜针叶林区，主要分布在该县的西北部地区，风险等级高，为重点防控区域
江西省	崇义县	0.70	针叶林	适宜	564.08	
江西省	崇义县	0.85	其他	最适宜	231.10	
江西省	崇义县	0.85	针叶林	最适宜	696.05	
江西省	崇义县	0.85	竹林	最适宜	246.48	
江西省	崇义县	0.70	水体	适宜	1.77	
江西省	崇义县	0.70	针阔混交林	适宜	11.46	
江西省	崇义县	0.70	竹林	适宜	20.82	
江西省	崇义县	0.85	阔叶林	最适宜	302.45	
江西省	崇义县	0.85	水体	最适宜	36.85	
江西省	崇义县	0.85	针阔混交林	最适宜	27.44	
江西省	大余县	0.85	阔叶林	最适宜	360.51	江西省大余县，全县为松材线虫的最适宜分布区，主要林分为：针叶林、阔叶林、针阔混交林、竹林，其中49.0%的区域为最适宜针叶林区，全县各地区均有分布，风险等级高，为重点防控区域
江西省	大余县	0.85	其他	最适宜	369.57	
江西省	大余县	0.85	针阔混交林	最适宜	0.80	
江西省	大余县	0.85	针叶林	最适宜	711.08	
江西省	大余县	0.85	竹林	最适宜	79.45	
江西省	德安县	0.70	阔叶林	适宜	80.43	江西省德安县，全县为松材线虫的适宜分布区，主要林分为：针叶林、阔叶林、针阔混交林，其中63.6%的区域为适宜针叶林区，全县各地区均有分布，风险等级较高，为重点防控区域
江西省	德安县	0.70	其他	适宜	232.29	
江西省	德安县	0.70	水体	适宜	3.07	
江西省	德安县	0.70	针阔混交林	适宜	46.52	
江西省	德安县	0.70	针叶林	适宜	634.24	
江西省	德兴市	0.70	阔叶林	适宜	1596.19	江西省德兴市，全市为松材线虫的适宜分布区，主要林分为：针叶林、阔叶林、针阔混交林，其中14.7%的区域为适宜针叶林区，主要分布在该市的西部地区，风险等级较高，为重点防控区域
江西省	德兴市	0.70	其他	适宜	139.98	
江西省	德兴市	0.70	针阔混交林	适宜	42.91	
江西省	德兴市	0.70	针叶林	适宜	306.04	
江西省	定南县	0.85	阔叶林	最适宜	627.03	江西省定南县，全县为松材线虫的最适宜分布区，主要林分为：针叶林、阔叶林、针阔混交林，其中40.9%的区域为最适宜针叶林区，主要分布在该县的西部地区，风险等级高，为重点防控区域
江西省	定南县	0.85	其他	最适宜	231.54	
江西省	定南县	0.85	针阔混交林	最适宜	58.87	
江西省	定南县	0.85	针叶林	最适宜	610.66	
江西省	东乡县	0.70	阔叶林	适宜	33.51	江西省东乡县，全县为松材线虫的适宜分布区，主要林分为：针叶林、阔叶林，其中50.6%的区域为适宜针叶林区，全县各地区均有分布，风险等级较高，为重点防控区域
江西省	东乡县	0.70	其他	适宜	632.40	
江西省	东乡县	0.70	水体	适宜	0.98	
江西省	东乡县	0.70	针叶林	适宜	685.22	

省份	县(市、区)	适生值	森林类型	风险等级	面积/km²	风险评价
江西省	都昌县	0.70	阔叶林	适宜	3.23	江西省都昌县,全县为松材线虫的适宜分布区,主要林分为:针叶林、阔叶林、针阔混交林,其中24.5%的区域为适宜针叶林区,主要分布在该县的中部和东部地区,风险等级较高,为重点防控区域
江西省	都昌县	0.70	其他	适宜	848.10	
江西省	都昌县	0.70	水体	适宜	570.56	
江西省	都昌县	0.70	针阔混交林	适宜	0.91	
江西省	都昌县	0.70	针叶林	适宜	461.34	
江西省	分宜县	0.70	阔叶林	适宜	504.28	江西省分宜县,全县为松材线虫的适宜分布区,主要林分为:针叶林、阔叶林、针阔混交林,其中42.6%的区域为适宜针叶林区,主要分布在该县的中部和东北部地区,风险等级较高,为重点防控区域
江西省	分宜县	0.70	其他	适宜	293.77	
江西省	分宜县	0.70	水体	适宜	21.69	
江西省	分宜县	0.70	针叶林	适宜	613.08	
江西省	分宜县	0.70	竹林	适宜	4.49	
江西省	丰城市	0.70	阔叶林	适宜	41.05	江西省丰城市,全市为松材线虫的适宜分布区,主要林分为:针叶林、阔叶林,其中37.7%的区域为适宜针叶林区,主要分布在该市的南部和东部地区,风险等级较高,为重点防控区域
江西省	丰城市	0.70	其他	适宜	1673.06	
江西省	丰城市	0.70	针叶林	适宜	1036.96	
江西省	奉新县	0.70	阔叶林	适宜	32.45	江西省奉新县,全县为松材线虫的适宜分布区,主要林分为:针叶林、阔叶林、针阔混交林、竹林,其中33.0%的区域为适宜针叶林区,主要分布在该县的中部地区,风险等级较高,为重点防控区域
江西省	奉新县	0.70	其他	适宜	487.54	
江西省	奉新县	0.70	针阔混交林	适宜	41.73	
江西省	奉新县	0.70	针叶林	适宜	490.70	
江西省	奉新县	0.70	竹林	适宜	436.22	
江西省	浮梁县	0.70	阔叶林	适宜	212.64	江西省浮梁县,全县为松材线虫的适宜分布区,主要林分为:针叶林、阔叶林、针阔混交林、竹林,其中68.0%的区域为适宜针叶林区,全县各地区均有分布,风险等级较高,为重点防控区域
江西省	浮梁县	0.70	其他	适宜	283.39	
江西省	浮梁县	0.70	针阔混交林	适宜	360.37	
江西省	浮梁县	0.70	针叶林	适宜	1854.35	
江西省	浮梁县	0.70	竹林	适宜	30.50	
江西省	赣县	0.70	其他	适宜	21.08	江西省赣县,全县大部分地区为松材线虫的最适宜分布区,西北部为适宜分布区,主要林分为:针叶林、阔叶林,其中58.9%的区域为最适宜针叶林区,主要分布在该县除西北部以外的各地区,风险等级高,为重点防控区域;3.6%的区域为适宜针叶林区,主要分布在该县的西北部地区,风险等级较高,为重点防控区域
江西省	赣县	0.70	针叶林	适宜	108.89	
江西省	赣县	0.85	阔叶林	最适宜	20.93	
江西省	赣县	0.85	其他	最适宜	1103.20	
江西省	赣县	0.85	针叶林	最适宜	1797.96	
江西省	赣州市	0.85	阔叶林	最适宜	9.23	江西省赣州市章贡区为2007年全国调查疫点,全市为松材线虫的最适宜分布区,主要林分为:针叶林、阔叶林,其中36.9%的区域为最适宜针叶林区,主要分布在该市的南部地区,风险等级高,为重点防控区域
江西省	赣州市	0.85	其他	最适宜	247.00	
江西省	赣州市	0.85	针叶林	最适宜	149.71	
江西省	高安市	0.70	阔叶林	适宜	237.52	江西省高安市,全市为松材线虫的适宜分布区,主要林分为:针叶林、阔叶林,其中26.3%的区域为适宜针叶林区,主
江西省	高安市	0.70	其他	适宜	1462.63	

省份	县(市、区)	适生值	森林类型	风险等级	面积/km²	风险评价
江西省	高安市	0.70	针叶林	适宜	607.66	要分布在该市的西北部和南部地区,风险等级较高,为重点防控区域
江西省	广昌县	0.85	针叶林	最适宜	636.97	江西省广昌县,全县为松材线虫的最适宜分布区,主要林分为:针叶林、阔叶林,其中39.4%的区域为最适宜针叶林区,主要分布在该县的西北部地区,风险等级高,为重点防控区域
江西省	广昌县	0.85	阔叶林	最适宜	783.87	
江西省	广昌县	0.85	其他	最适宜	195.82	
江西省	广丰县	0.70	阔叶林	适宜	148.40	江西省广丰县,全县为松材线虫的适宜分布区,主要林分为:针叶林、阔叶林、针阔混交林,其中65.3%的区域为适宜针叶林区,全县各地区均有分布,风险等级较高,为重点防控区域
江西省	广丰县	0.70	其他	适宜	365.62	
江西省	广丰县	0.70	针阔混交林	适宜	28.89	
江西省	广丰县	0.70	针叶林	适宜	925.30	
江西省	广丰县	0.70	竹林	适宜	0.13	
江西省	贵溪县	0.70	阔叶林	适宜	962.42	江西省贵溪县,全县为松材线虫的适宜分布区,主要林分为:针叶林、阔叶林、针阔混交林、竹林,其中26.9%的区域为适宜针叶林区,主要分布在该县的北部和中部地区,风险等级较高,为重点防控区域
江西省	贵溪县	0.70	其他	适宜	380.33	
江西省	贵溪县	0.70	针阔混交林	适宜	133.67	
江西省	贵溪县	0.70	针叶林	适宜	572.53	
江西省	贵溪县	0.70	竹林	适宜	100.86	
江西省	横峰县	0.70	阔叶林	适宜	313.26	江西省横峰县,全县为松材线虫的适宜分布区,主要林分为:针叶林、阔叶林、针阔混交林、竹林,其中31.4%的区域为适宜针叶林区,主要分布在该县的南部地区,风险等级较高,为重点防控区域
江西省	横峰县	0.70	其他	适宜	94.60	
江西省	横峰县	0.70	针阔混交林	适宜	10.96	
江西省	横峰县	0.70	针叶林	适宜	191.97	
江西省	横峰县	0.70	竹林	适宜	1.28	
江西省	湖口县	0.70	其他	适宜	449.60	江西省湖口县为2007年全国调查疫点,全县为松材线虫的适宜分布区,主要林分为:针叶林,风险等级为较高风险区,因树种单一,缺少阔叶林和针阔混交林,所以该县的针叶林区都为重点防控区域
江西省	湖口县	0.70	水体	适宜	235.47	
江西省	湖口县	0.70	针叶林	适宜	60.36	
江西省	会昌县	0.85	阔叶林	最适宜	951.88	江西省会昌县,全县为松材线虫的最适宜分布区,主要林分为:针叶林、阔叶林,其中43.3%的区域为最适宜针叶林区,主要分布在该县的西北部地区,风险等级高,为重点防控区域
江西省	会昌县	0.85	其他	最适宜	593.86	
江西省	会昌县	0.85	针叶林	最适宜	1193.68	
江西省	会昌县	0.85	针阔混交林	最适宜	7.77	
江西省	吉安市	0.70	其他	适宜	286.93	江西省吉安市吉州县为2007年全国调查新疫点,全县为松材线虫的适宜分布区,主要林分为:针叶林,风险等级为较高风险区,因树种单一,缺少阔叶林和针阔混交林,所以该市的针叶林区都为重点防控区域
江西省	吉安市	0.70	针叶林	适宜	47.01	
江西省	吉安县	0.85	其他	最适宜	24.67	江西省吉安县,全县大部分地区为松材线虫的适宜分布区,东南部为最适宜分布区,主要林分为:针叶林、阔叶林,其中41.9%的区域为适宜针叶林区,主要分布在中部地区,风险等级较高,为
江西省	吉安县	0.85	针叶林	最适宜	330.95	
江西省	吉安县	0.70	阔叶林	适宜	497.05	
江西省	吉安县	0.70	针叶林	适宜	1238.97	

省份	县(市、区)	适生值	森林类型	风险等级	面积/km²	风险评价
江西省	吉安县	0.70	其他	适宜	865.16	重点防控区域；11.2%的区域为最适宜针叶林区，主要分布在该县的东南部地区，风险等级高，为重点防控区域
江西省	吉水县	0.70	阔叶林	适宜	29.32	江西省吉水县，该县西部为松材线虫的适宜分布区，东部为最适宜分布区，主要林分为：针叶林、阔叶林、针阔混交林，其中7.2%的区域为适宜针叶林区，主要分布在该县的中部地区，风险等级较高，为重点防控区域；22.1%的区域为最适宜针叶林区，主要分布在该县的东部地区，风险等级高，为重点防控区域
江西省	吉水县	0.70	其他	适宜	929.42	
江西省	吉水县	0.70	针阔混交林	适宜	24.59	
江西省	吉水县	0.70	针叶林	适宜	903.04	
江西省	吉水县	0.85	阔叶林	最适宜	70.10	
江西省	吉水县	0.85	其他	最适宜	179.29	
江西省	吉水县	0.85	针叶林	最适宜	605.39	
江西省	金溪县	0.70	阔叶林	适宜	27.60	江西省金溪县，全县为松材线虫的适宜分布区，主要林分为：针叶林、阔叶林、竹林，其中60.0%的区域为适宜针叶林区，全县各地区均有分布，风险等级较高，为重点防控区域
江西省	金溪县	0.70	其他	适宜	468.59	
江西省	金溪县	0.70	针叶林	适宜	810.17	
江西省	金溪县	0.70	竹林	适宜	43.99	
江西省	进贤县	0.70	其他	适宜	1309.56	江西省进贤县为2007年全国调查新疫点，全县为松材线虫的适宜分布区，主要林分为：针叶林，风险等级为较高风险区，因树种单一，缺少阔叶林和针阔混交林，所以该县的针叶林区都为重点防控区域
江西省	进贤县	0.70	水体	适宜	337.89	
江西省	进贤县	0.70	针叶林	适宜	255.66	
江西省	井冈山市	0.70	阔叶林	适宜	565.49	江西省井冈山市，全市为松材线虫的适宜分布区，主要林分为：针叶林、阔叶林、竹林，其中31.7%的区域为适宜针叶林区，主要分布在该市的西南部和西北部地区，风险等级较高，为重点防控区域
江西省	井冈山市	0.70	针阔混交林	适宜	1.28	
江西省	井冈山市	0.70	针叶林	适宜	270.62	
江西省	井冈山市	0.70	其他	适宜	42.45	
江西省	井冈山市	0.70	竹林	适宜	5.47	
江西省	景德镇市	0.70	其他	适宜	172.32	江西省景德镇市，全市为松材线虫的适宜分布区，主要林分为：针叶林、针阔混交林，其中57.3%的区域为适宜针叶林区，全市各地区均有分布，风险等级较高，为重点防控区域
江西省	景德镇市	0.70	针阔混交林	适宜	30.53	
江西省	景德镇市	0.70	针叶林	适宜	272.47	
江西省	靖安县	0.70	阔叶林	适宜	135.44	江西省靖安县，全县为松材线虫的适宜分布区，主要林分为：针叶林、阔叶林、针阔混交林、竹林，其中61.6%的区域为适宜针叶林区，全县各地区均有分布，风险等级较高，为重点防控区域
江西省	靖安县	0.70	其他	适宜	160.33	
江西省	靖安县	0.70	针阔混交林	适宜	54.58	
江西省	靖安县	0.70	针叶林	适宜	717.66	
江西省	靖安县	0.70	竹林	适宜	97.06	
江西省	九江市	0.70	其他	适宜	413.40	江西省九江市(庐山区)为2007年全国调查疫点，全市为松材线虫的适宜分布区，主要林分为：针叶林、阔叶林、针阔混交林，其中18.2%的区域为适宜针叶林区，主要分布在该市的中部地区，风险等级较高，为重点防控区域
江西省	九江市	0.70	水体	适宜	86.92	
江西省	九江市	0.70	阔叶林	适宜	37.18	
江西省	九江市	0.70	针阔混交林	适宜	87.16	
江西省	九江市	0.70	针叶林	适宜	136.18	
江西省	九江县	0.70	其他	适宜	520.84	江西省九江县，全县为松材线虫的适宜分布区，主要林分为：针叶林、阔叶林，其中33.6%的区域为适宜针叶林区，全
江西省	九江县	0.70	水体	适宜	83.21	

省份	县(市、区)	适生值	森林类型	风险等级	面积/km²	风险评价
江西省	九江县	0.70	阔叶林	适宜	9.07	县各地区均有分布，风险等级较高，为重点防控区域
江西省	九江县	0.70	针叶林	适宜	264.96	
江西省	乐安县	0.70	其他	适宜	3.96	江西省乐安县，全县大部分地区为松材线虫的最适宜分布区，北部为适宜分布区，主要林分为：针叶林、阔叶林、针阔混交林、竹林，其中67.7%的区域为最适宜针叶林区，主要分布在该县除北部地区以外的大部分地区，风险等级高，为重点防控区域；2.8%的区域为适宜针叶林区，主要分布在该县的北部地区，风险等级较高，为重点防控区域
江西省	乐安县	0.70	针叶林	适宜	70.97	
江西省	乐安县	0.85	阔叶林	最适宜	151.33	
江西省	乐安县	0.85	其他	最适宜	426.35	
江西省	乐安县	0.85	水体	最适宜	20.93	
江西省	乐安县	0.85	针阔混交林	最适宜	36.69	
江西省	乐安县	0.85	针叶林	最适宜	1718.69	
江西省	乐安县	0.85	竹林	最适宜	109.83	
江西省	乐平市	0.70	阔叶林	适宜	79.01	江西省乐平市，全市为松材线虫的适宜分布区，主要林分为：针叶林、阔叶林、针阔混交林，其中50.3%的区域为适宜针叶林区，全市各地区均有分布，风险等级较高，为重点防控区域
江西省	乐平市	0.70	其他	适宜	813.85	
江西省	乐平市	0.70	针阔混交林	适宜	78.55	
江西省	乐平市	0.70	针叶林	适宜	984.01	
江西省	黎川县	0.70	阔叶林	适宜	595.81	江西省黎川县，该县南部为松材线虫的最适宜分布区，北部为适宜分布区，主要林分为：针叶林、阔叶林、针阔混交林、竹林，其中5.8%的区域为最适宜针叶林区，主要分布在该县的南部地区，风险等级高，为重点防控区域；7.6%的区域为适宜针叶林区，主要分布在该县的中部地区，风险等级较高，为重点防控区域
江西省	黎川县	0.70	其他	适宜	204.14	
江西省	黎川县	0.70	针阔混交林	适宜	32.87	
江西省	黎川县	0.70	针叶林	适宜	133.65	
江西省	黎川县	0.70	竹林	适宜	1.09	
江西省	黎川县	0.85	阔叶林	最适宜	574.18	
江西省	黎川县	0.85	其他	最适宜	32.40	
江西省	黎川县	0.85	针阔混交林	最适宜	42.62	
江西省	黎川县	0.85	针叶林	最适宜	101.30	
江西省	黎川县	0.85	竹林	最适宜	43.11	
江西省	溧水县	0.70	阔叶林	适宜	10.46	江西省溧水县为2007年全国调查疫点，全县为松材线虫的适宜分布区，主要林分为：针叶林、阔叶林，其中11.1%的区域为适宜针叶林区，主要分布在该县的西部和东部地区，风险等级较高，为重点防控区域
江西省	溧水县	0.70	其他	适宜	804.78	
江西省	溧水县	0.70	水体	适宜	128.04	
江西省	溧水县	0.70	针叶林	适宜	117.30	
江西省	莲花县	0.70	灌木林	适宜	2.99	江西省莲花县，全县为松材线虫的适宜分布区，主要林分为：针叶林、阔叶林，其中46.0%的区域为适宜针叶林区，全县各地区均有分布，风险等级较高，为重点防控区域
江西省	莲花县	0.70	阔叶林	适宜	261.72	
江西省	莲花县	0.70	其他	适宜	286.75	
江西省	莲花县	0.70	针阔混交林	适宜	0.58	
江西省	莲花县	0.70	针叶林	适宜	465.58	
江西省	临川市	0.70	阔叶林	适宜	39.32	江西省临川市(抚州市)，全市大部分地区为松材线虫的适宜分布区，南部为最适宜分布区，主要林分为：针叶林、阔叶林、针阔混交林、竹林，其中47.2%的区域为适宜针叶林区，主要分布在该
江西省	临川市	0.70	其他	适宜	1025.94	
江西省	临川市	0.70	针阔混交林	适宜	18.35	
江西省	临川市	0.70	针叶林	适宜	1089.67	
江西省	临川市	0.70	竹林	适宜	61.98	

省份	县(市、区)	适生值	森林类型	风险等级	面积/km²	风险评价
江西省	临川市	0.85	其他	最适宜	7.13	市除南部以外的大部分地区，风险等级
江西省	临川市	0.85	针叶林	最适宜	27.90	较高，为重点防控区域；1.2%的区域为
江西省	临川市	0.85	竹林	最适宜	39.63	最适宜针叶林区，主要分布在该市的南部地区，风险等级高，为重点防控区域
江西省	龙南县	0.85	阔叶林	最适宜	571.13	江西省龙南县，全县为松材线虫的最适
江西省	龙南县	0.85	其他	最适宜	295.87	宜分布区，主要林分为：针叶林、阔叶
江西省	龙南县	0.85	针阔混交林	最适宜	77.82	林、针阔混交林、竹林，其中49.0%的
江西省	龙南县	0.85	针叶林	最适宜	876.96	区域为最适宜针叶林区，全县各地区均
江西省	龙南县	0.85	竹林	最适宜	17.30	有分布，风险等级较高，为重点防控区域
江西省	南昌市	0.70	阔叶林	适宜	42.49	江西省南昌市，全市为松材线虫的适宜
江西省	南昌市	0.70	其他	适宜	2289.55	分布区，主要林分为：针叶林、阔叶林、
江西省	南昌市	0.70	水体	适宜	92.44	竹林，其中6.8%的区域为适宜针叶林区，
江西省	南昌市	0.70	针叶林	适宜	178.14	主要分布在该市的西部和东南部地区，
江西省	南昌市	0.70	竹林	适宜	20.54	风险等级较高，为重点防控区域
江西省	南城县	0.70	阔叶林	适宜	202.43	
江西省	南城县	0.70	其他	适宜	245.28	江西省南城县，该县北部为松材线虫的
江西省	南城县	0.70	水体	适宜	30.43	适宜分布区，南部为最适宜分布区，主
江西省	南城县	0.70	针阔混交林	适宜	84.45	要林分为：针叶林、阔叶林、针阔混交
江西省	南城县	0.70	针叶林	适宜	658.44	林、竹林，其中36.7%的区域为适宜针
江西省	南城县	0.70	竹林	适宜	56.76	叶林区，主要分布在该县的北部地区，
江西省	南城县	0.85	阔叶林	最适宜	26.56	风险等级较高，为重点防控区域；19.6%
江西省	南城县	0.85	其他	最适宜	66.56	的区域为最适宜针叶林区，主要分布在
江西省	南城县	0.85	针叶林	最适宜	351.25	该县的南部地区，风险等级高，为重点
江西省	南城县	0.85	竹林	最适宜	71.48	防控区域
江西省	南丰县	0.85	阔叶林	最适宜	652.76	江西省南丰县，全县为松材线虫的最适
江西省	南丰县	0.85	其他	最适宜	187.07	宜分布区，主要林分为：针叶林、阔叶
江西省	南丰县	0.85	针叶林	最适宜	1035.31	林、竹林，其中54.1%的区域为最适宜
江西省	南丰县	0.85	竹林	最适宜	37.00	针叶林区，主要分布在该县的西部地区，风险等级高，为重点防控区域
江西省	南康市	0.70	其他	适宜	112.80	江西省南康市，全市大部分地区为松材
江西省	南康市	0.70	针叶林	适宜	292.09	线虫的最适宜分布区，北部地区为适宜
江西省	南康市	0.85	阔叶林	最适宜	30.69	分布区，主要林分为：针叶林，风险等
江西省	南康市	0.85	其他	最适宜	885.66	级为高、较高风险，因树种单一，缺
江西省	南康市	0.85	针叶林	最适宜	399.31	少阔叶林和针阔混交林，所以该市的针叶林区都为重点防控区域
江西省	宁都县	0.85	阔叶林	最适宜	1047.16	江西省宁都县，全县为松材线虫的最适
江西省	宁都县	0.85	其他	最适宜	719.30	宜分布区，主要林分为：针叶林、阔叶
江西省	宁都县	0.85	针阔混交林	最适宜	8.91	林、针阔混交林、竹林，其中53.8%的
江西省	宁都县	0.85	针叶林	最适宜	2085.65	区域为最适宜针叶林区，全县各地区均
江西省	宁都县	0.85	竹林	最适宜	17.28	有分布，风险等级高，为重点防控区域
江西省	宁冈县	0.70	阔叶林	适宜	90.35	江西省宁冈县，全县为松材线虫的适宜
江西省	宁冈县	0.70	针叶林	适宜	396.00	分布区，主要林分为：针叶林、阔叶林、
江西省	宁冈县	0.70	其他	适宜	44.69	针阔混交林，其中81.6%的区域为适宜

省份	县(市、区)	适生值	森林类型	风险等级	面积/km²	风险评价
江西省	宁冈县	0.70	针叶混交林	适宜	21.97	针叶林区,全县各地均有分布,风险等级较高,为重点防控区域
江西省	彭泽县	0.70	阔叶林	适宜	37.12	江西省彭泽县为2007年全国调查疫点,全县为松材线虫的适宜分布区,主要林分为:针叶林、阔叶林、针阔混交林,其中34.9%的区域为适宜针叶林区,主要分布在该县的东部和南部地区,分先等级较高,为重点防控区域
江西省	彭泽县	0.70	其他	适宜	692.74	
江西省	彭泽县	0.70	水体	适宜	97.50	
江西省	彭泽县	0.70	针阔混交林	适宜	240.10	
江西省	彭泽县	0.70	针叶林	适宜	530.29	
江西省	萍乡市	0.70	阔叶林	适宜	1527.32	江西省萍乡市,全市为松材线虫的适宜分布区,主要林分为:针叶林、阔叶林、针阔混交林、竹林、灌木林,其中20.0%的区域为适宜针叶林区,主要分布在该市的西北部地区,风险等级较高,为重点防控区域
江西省	萍乡市	0.70	其他	适宜	564.75	
江西省	萍乡市	0.70	针叶林	适宜	521.19	
江西省	萍乡市	0.70	灌木林	适宜	9.08	
江西省	萍乡市	0.70	针阔混交林	适宜	9.74	
江西省	萍乡市	0.70	竹林	适宜	27.68	
江西省	铅山县	0.70	阔叶林	适宜	783.82	江西省铅山县,全县为松材线虫的适宜分布区,主要林分为:针叶林、阔叶林、针阔混交林、竹林,其中26.6%的区域为适宜针叶林区,主要分布在该县的东北部地区,风险等级较高,为重点防控区域
江西省	铅山县	0.70	其他	适宜	683.30	
江西省	铅山县	0.70	针阔混交林	适宜	219.90	
江西省	铅山县	0.70	针叶林	适宜	632.65	
江西省	铅山县	0.70	竹林	适宜	40.51	
江西省	全南县	0.85	阔叶林	最适宜	176.52	江西省全南县,全县为松材线虫的最适宜分布区,主要林分为:针叶林、阔叶林、针阔混交林,其中71.1%的区域为最适宜针叶林区,全县各地均有分布,风险等级高,为重点防控区域
江西省	全南县	0.85	其他	最适宜	206.36	
江西省	全南县	0.85	针阔混交林	最适宜	22.62	
江西省	全南县	0.85	针叶林	最适宜	968.05	
江西省	瑞昌市	0.70	阔叶林	适宜	32.78	江西省瑞昌市,全市为松材线虫的适宜分布区,主要林分为:针叶林、阔叶林、针阔混交林、灌木林,其中37.7%的区域为适宜针叶林区,全市各地区均有分布,风险等级较高,为重点防控区域
江西省	瑞昌市	0.70	其他	适宜	655.54	
江西省	瑞昌市	0.70	水体	适宜	4.32	
江西省	瑞昌市	0.70	针阔混交林	适宜	127.70	
江西省	瑞昌市	0.70	针叶林	适宜	484.84	
江西省	瑞昌市	0.70	灌木林	适宜	6.37	
江西省	瑞金市	0.85	阔叶林	最适宜	1569.14	江西省瑞金市,全市为松材线虫的最适宜分布区,主要林分为:针叶林、阔叶林、针阔混交林,其中16.6%的区域为最适宜针叶林区,主要分布在该市的西北部和西部地区,风险等级高,为重点防控区域
江西省	瑞金市	0.85	其他	最适宜	544.45	
江西省	瑞金市	0.85	针阔混交林	最适宜	30.51	
江西省	瑞金市	0.85	针叶林	最适宜	435.01	
江西省	瑞金市	0.85	竹林	最适宜	12.88	
江西省	上高县	0.70	阔叶林	适宜	159.84	江西省上高县,全县为松材线虫的适宜分布区,主要林分为:针叶林、阔叶林、竹林,其中52.8%的区域为适宜针叶林区,全县各地区均有分布,风险等级较高,为重点防控区域
江西省	上高县	0.70	其他	适宜	470.08	
江西省	上高县	0.70	针叶林	适宜	705.16	
江西省	上高县	0.70	竹林	适宜	0.91	
江西省	上饶市	0.70	阔叶林	适宜	62.36	江西省上饶市,全市为松材线虫的适宜分布区,主要林分为阔叶林、针叶林。其中,73.1%的区域为适宜针叶林区,风险等级高,为重点防控区域
江西省	上饶市	0.70	其他	适宜	36.19	
江西省	上饶市	0.70	针叶林	适宜	79.32	

省份	县(市、区)	适生值	森林类型	风险等级	面积/km²	风险评价
江西省	上饶县	0.70	阔叶林	适宜	775.96	江西省上饶县，全县为松材线虫的适宜分布区，主要林分为：针叶林、阔叶林、针阔混交林、竹林，其中56.4%的区域为适宜针叶林区，主要分布在该县的南部地区，风险等级较高，为重点防控区域
江西省	上饶县	0.70	其他	适宜	217.74	
江西省	上饶县	0.70	针阔混交林	适宜	112.33	
江西省	上饶县	0.70	针叶林	适宜	1481.11	
江西省	上饶县	0.70	竹林	适宜	57.86	
江西省	上犹县	0.70	其他	适宜	163.22	江西省上犹县，该县西北部为松材线虫的适宜分布区，东南部为最适宜分布区，主要林分为：针叶林、针阔混交林、竹林，其中55.9%的区域为适宜针叶林区，主要分布在该县的西北部地区，风险等级较高，为重点防控区域；17.8%的区域为最适宜，主要分布在该县的东南部地区，风险等级高，为重点防控区域
江西省	上犹县	0.70	针叶林	适宜	845.28	
江西省	上犹县	0.70	水体	适宜	7.48	
江西省	上犹县	0.70	针阔混交林	适宜	13.14	
江西省	上犹县	0.70	竹林	适宜	20.60	
江西省	上犹县	0.85	其他	最适宜	187.07	
江西省	上犹县	0.85	水体	最适宜	6.36	
江西省	上犹县	0.85	针叶林	最适宜	265.92	
江西省	石城县	0.85	阔叶林	最适宜	1010.94	江西省石城县，全县为松材线虫的最适宜分布区，主要林分为：针叶林、阔叶林，其中20.8%的区域为最适宜针叶林区，主要分布在该县的北部和东北部地区，风险等级高，为重点防控区域
江西省	石城县	0.85	其他	最适宜	305.08	
江西省	石城县	0.85	针叶林	最适宜	346.70	
江西省	遂川县	0.70	阔叶林	适宜	1031.86	江西省遂川县，全县为松材线虫的适宜分布区，主要林分为：针叶林、阔叶林、针阔混交林、竹林，其中42.4%的区域为适宜针叶林区，主要分布在该县的西南部、南部和东南部地区，风险等级较高，为重点防控区域
江西省	遂川县	0.70	其他	适宜	565.03	
江西省	遂川县	0.70	针阔混交林	适宜	67.13	
江西省	遂川县	0.70	针叶林	适宜	1213.44	
江西省	遂川县	0.70	竹林	适宜	17.88	
江西省	泰和县	0.70	阔叶林	适宜	625.87	江西省泰和县，全县大部分地区为松材线虫的适宜分布，东部为最适宜分布区，主要林分为：针叶林、阔叶林、针阔混交林、竹林，其中26.4%的区域为适宜针叶林区，主要分布在该县的中部地区，风险等级较高，为重点防控区域；11.8%的区域为最适宜针叶林区，主要分布在该县的东部地区，风险等级高，为重点防控区域
江西省	泰和县	0.70	其他	适宜	798.38	
江西省	泰和县	0.70	针阔混交林	适宜	0.76	
江西省	泰和县	0.70	针叶林	适宜	678.01	
江西省	泰和县	0.70	竹林	适宜	5.60	
江西省	泰和县	0.85	阔叶林	最适宜	100.02	
江西省	泰和县	0.85	其他	最适宜	55.14	
江西省	泰和县	0.85	针叶林	最适宜	302.86	
江西省	铜鼓县	0.70	阔叶林	适宜	38.08	江西省铜鼓县，全县为松材线虫的适宜分布区，主要林分为：针叶林、阔叶林、针阔混交林、竹林，其中73.6%的区域为适宜针叶林区，全县各地区均有分布，风险等级较高，为重点防控区域
江西省	铜鼓县	0.70	针叶林	适宜	1028.73	
江西省	铜鼓县	0.70	其他	适宜	160.03	
江西省	铜鼓县	0.70	针阔混交林	适宜	91.78	
江西省	铜鼓县	0.70	竹林	适宜	78.68	
江西省	万安县	0.70	阔叶林	适宜	550.10	江西省万安县，全县大部分地区为松材线虫的适宜分布，东南部为最适宜分布区，主要林分为：针叶林、阔叶林、针阔混交林、竹林，其中34.6%的区域为适宜针叶林区，主要分布在该县除东
江西省	万安县	0.70	其他	适宜	584.79	
江西省	万安县	0.70	针阔混交林	适宜	27.34	
江西省	万安县	0.70	针叶林	适宜	729.95	
江西省	万安县	0.70	竹林	适宜	44.18	

省份	县(市、区)	适生值	森林类型	风险等级	面积/km²	风险评价
江西省	万安县	0.85	阔叶林	最适宜	22.40	南部以外的大部分地区，风险等级较高，为重点防控区域；3.9%的区域为最适宜针叶林区，主要分布在该县的东南部地区，风险等级高，为重点防控区域
江西省	万安县	0.85	其他	最适宜	71.26	
江西省	万安县	0.85	针叶林	最适宜	81.78	
江西省	万年县	0.70	阔叶林	适宜	11.99	江西省万年县，全县为松材线虫的适宜分布区，主要林分为：针叶林、阔叶林、针阔混交林，其中54.5%的区域为适宜针叶林区，全县各地区均有分布，风险等级较高，为重点防控区域
江西省	万年县	0.70	其他	适宜	411.59	
江西省	万年县	0.70	针阔混交林	适宜	100.37	
江西省	万年县	0.70	针叶林	适宜	627.10	
江西省	万载县	0.70	阔叶林	适宜	210.68	江西省万载县，全县为松材线虫的适宜分布区，主要林分为：针叶林、阔叶林、针阔混交林、竹林，其中53.9%的区域为适宜针叶林区，全县各地区均有分布，风险等级较高，为重点防控区域
江西省	万载县	0.70	其他	适宜	421.14	
江西省	万载县	0.70	针叶林	适宜	872.74	
江西省	万载县	0.70	针阔混交林	适宜	21.02	
江西省	万载县	0.70	竹林	适宜	116.09	
江西省	武宁县	0.70	阔叶林	适宜	1123.37	江西省武宁县，全县为松材线虫的适宜分布区，主要林分为：针叶林、阔叶林、针阔混交林、竹林，其中35.4%的区域为适宜针叶林区，全县各地区均有分布，风险等级较高，为重点防控区域
江西省	武宁县	0.70	其他	适宜	628.31	
江西省	武宁县	0.70	水体	适宜	205.43	
江西省	武宁县	0.70	针阔混交林	适宜	259.25	
江西省	武宁县	0.70	针叶林	适宜	1231.57	
江西省	武宁县	0.70	竹林	适宜	50.54	
江西省	婺源县	0.70	阔叶林	适宜	1563.43	江西省婺源县，全县为松材线虫的适宜分布区，主要林分为：针叶林、阔叶林、针阔混交林、竹林，其中6.9%的区域为适宜针叶林区，主要分布在该县的西南部和中部地区，风险等级较高，为重点防控区域
江西省	婺源县	0.70	其他	适宜	325.49	
江西省	婺源县	0.70	针阔混交林	适宜	708.65	
江西省	婺源县	0.70	针叶林	适宜	199.28	
江西省	婺源县	0.70	竹林	适宜	43.97	
江西省	峡江县	0.70	阔叶林	适宜	463.54	江西省峡江县，全县大部分地区为松材线虫的适宜分布区，东南部为最适宜分布区，主要林分为：针叶林、阔叶林，其中30.3%的区域为适宜针叶林区，主要分布在该县的中部地区，风险等级较高，为重点防控区域；12.6%的区域为最适宜针叶林区，主要分布在该县的东南部地区，风险等级高，为重点防控区域
江西省	峡江县	0.70	其他	适宜	225.95	
江西省	峡江县	0.70	针叶林	适宜	375.17	
江西省	峡江县	0.85	阔叶林	最适宜	3.23	
江西省	峡江县	0.85	其他	最适宜	12.83	
江西省	峡江县	0.85	针叶林	最适宜	156.62	
江西省	新干县	0.70	其他	适宜	506.65	江西省新干县，全县大部分地区为松材线虫的适宜分布区，南部为最适宜分布区，主要林分为：针叶林、阔叶林，其中53.1%的区域为适宜针叶林区，主要分布在该县除南部以外的大部分地区，风险等级较高，为重点防控区域；3.1%的区域为最适宜针叶林区，主要分布在该县的南部地区，风险等级高，为重点防控区域
江西省	新干县	0.70	针叶林	适宜	630.36	
江西省	新干县	0.85	阔叶林	最适宜	1.25	
江西省	新干县	0.85	其他	最适宜	12.57	
江西省	新干县	0.85	针叶林	最适宜	36.54	
江西省	新建县	0.70	阔叶林	适宜	43.78	江西省新建县，全县为松材线虫的适宜分布区，主要林分为：针叶林、阔叶林、
江西省	新建县	0.70	其他	适宜	1535.39	

省份	县(市、区)	适生值	森林类型	风险等级	面积/km²	风险评价
江西省	新建县	0.70	水体	适宜	498.69	针阔混交林,其中14.8%的区域为适宜
江西省	新建县	0.70	针阔混交林	适宜	6.70	针叶林区,主要分布在该县的南部地区,
江西省	新建县	0.70	针叶林	适宜	361.64	风险等级较高,为重点防控区域
江西省	新余市	0.70	阔叶林	适宜	495.21	江西省新余市,全市为松材线虫的适宜
江西省	新余市	0.70	其他	适宜	751.23	分布区,主要林分为:针叶林、阔叶林、
江西省	新余市	0.70	水体	适宜	62.30	竹林,其中32.8%的区域为适宜针叶林
江西省	新余市	0.70	针叶林	适宜	644.02	区,主要分布在该市的西北部地区,风
江西省	新余市	0.70	竹林	适宜	8.68	险等级较高,为重点防控区域
江西省	信丰县	0.85	阔叶林	最适宜	11.70	江西省信丰县,全县为松材线虫的最适
江西省	信丰县	0.85	其他	最适宜	1148.39	宜分布区,主要林分为:针叶林、阔叶
江西省	信丰县	0.85	针阔混交林	最适宜	8.29	林、针阔混交林,其中59.0%的区域为
江西省	信丰县	0.85	针叶林	最适宜	1665.24	最适宜针叶林区,全县各地区均有分布,
江西省	信丰县	0.85	竹林	最适宜	6.33	风险等级高,为重点防控区域
江西省	兴国县	0.70	阔叶林	适宜	43.39	
江西省	兴国县	0.70	其他	适宜	10.96	江西省兴国县,全县大部分地区为松材
江西省	兴国县	0.70	针叶林	适宜	0.70	线虫的最适宜分布区,西部为适宜分布
江西省	兴国县	0.85	阔叶林	最适宜	219.85	区,主要林分为:针叶林、阔叶林、针
江西省	兴国县	0.85	其他	最适宜	1234.45	阔混交林、竹林,其中49.4%的区域为
江西省	兴国县	0.85	水体	最适宜	30.58	最适宜针叶林区,主要分布在该县除西
江西省	兴国县	0.85	针阔混交林	最适宜	8.03	部以外的大部分地区,风险等级高,为
江西省	兴国县	0.85	针叶林	最适宜	1519.04	重点防控区域;0.02%的区域为适宜针
江西省	兴国县	0.85	竹林	最适宜	6.74	叶林区,主要分布在该县的西部地区,风险等级较高,为重点防控区域
江西省	星子县	0.70	阔叶林	适宜	16.36	江西省星子县,全县为松材线虫的适宜
江西省	星子县	0.70	其他	适宜	437.05	分布区,主要林分为:针叶林、阔叶林,
江西省	星子县	0.70	水体	适宜	75.97	其中20.5%的区域为适宜针叶林区,主
江西省	星子县	0.70	针叶林	适宜	136.85	要分布在该县的西北部地区,风险等级较高,为重点防控区域
江西省	修水县	0.85	其他	最适宜	361.05	江西省修水县,全县大部分地区为松材
江西省	修水县	0.70	其他	适宜	862.71	线虫的适宜分布区,西部为最适宜分布
江西省	修水县	0.70	针叶林	适宜	2029.75	区,主要林分为:针叶林、阔叶林、针
江西省	修水县	0.70	阔叶林	适宜	682.46	阔混交林、竹林,其中47.9%的区域为
江西省	修水县	0.70	针阔混交林	适宜	237.64	适宜针叶林区,主要分布在该县除西部
江西省	修水县	0.70	竹林	适宜	0.06	以外的大部分地区,风险等级较高,为
江西省	修水县	0.85	阔叶林	最适宜	18.41	重点防控区域;2.0%的区域为最适宜针
江西省	修水县	0.85	针叶林	最适宜	82.86	叶林区,主要分布在该县的西部地区,风险等级高,为重点防控区域
江西省	寻乌县	0.85	阔叶林	最适宜	1140.22	江西省寻乌县,全县为松材线虫的最适
江西省	寻乌县	0.85	其他	最适宜	779.36	宜分布区,主要林分为:针叶林、阔叶
江西省	寻乌县	0.85	针阔混交林	最适宜	74.12	林、针阔混交林,其中19.4%的区域为
江西省	寻乌县	0.85	针叶林	最适宜	495.52	最适宜针叶林区,主要分布在该县的东南部和中部地区,风险等级高,为重点防控区域
江西省	宜春市	0.70	阔叶林	适宜	1452.11	江西省宜春市,全市为松材线虫的适宜

省份	县(市、区)	适生值	森林类型	风险等级	面积/km²	风险评价
江西省	宜春市	0.70	其他	适宜	376.80	分布区, 主要林分为: 针叶林、阔叶林、针阔混交林、竹林, 其中 27.0%的区域为适宜针叶林区, 主要分布在该市的北部地区, 风险等级较高, 为重点防控区域
江西省	宜春市	0.70	针阔混交林	适宜	20.68	
江西省	宜春市	0.70	针叶林	适宜	696.00	
江西省	宜春市	0.70	竹林	适宜	36.44	
江西省	宜丰县	0.70	阔叶林	适宜	408.70	江西省宜丰县, 全县为松材线虫的适宜分布区, 主要林分为: 针叶林、阔叶林、针阔混交林、竹林, 其中 27.9%的区域为适宜针叶林区, 全县各地区均有分布, 风险等级较高, 为重点防控区域
江西省	宜丰县	0.70	其他	适宜	326.84	
江西省	宜丰县	0.70	针阔混交林	适宜	129.92	
江西省	宜丰县	0.70	针叶林	适宜	511.41	
江西省	宜丰县	0.70	竹林	适宜	456.24	
江西省	宜黄县	0.70	其他	适宜	0.34	江西省宜黄县, 全县大部分地区为松材线虫的最适宜分布区, 西北部为适宜分布区, 主要林分为: 针叶林、阔叶林、针阔混交林、竹林, 其中 56.4%的区域为最适宜针叶林区, 主要分布在该县除西北部以外的各地区, 风险等级高, 为重点防控区域
江西省	宜黄县	0.70	竹林	适宜	0.32	
江西省	宜黄县	0.85	阔叶林	最适宜	229.45	
江西省	宜黄县	0.85	其他	最适宜	84.85	
江西省	宜黄县	0.85	针阔混交林	最适宜	55.29	
江西省	宜黄县	0.85	针叶林	最适宜	1149.66	
江西省	宜黄县	0.85	竹林	最适宜	518.82	
江西省	弋阳县	0.70	阔叶林	适宜	595.66	江西省弋阳县, 全县为松材线虫的适宜分布区, 主要林分为: 针叶林、阔叶林、针阔混交林、竹林, 其中 38.5%的区域为适宜针叶林区, 全县各地区均有分布, 风险等级较高, 为重点防控区域
江西省	弋阳县	0.70	其他	适宜	275.36	
江西省	弋阳县	0.70	针阔混交林	适宜	138.23	
江西省	弋阳县	0.70	针叶林	适宜	634.87	
江西省	弋阳县	0.70	竹林	适宜	4.29	
江西省	鹰潭市	0.70	阔叶林	适宜	1.02	江西省鹰潭市, 全市为松材线虫的适宜分布区, 主要林分为: 针叶林、阔叶林, 其中 46.3%的区域为适宜针叶林区, 全市各地区均有分布, 风险等级较高, 为重点防控区域
江西省	鹰潭市	0.70	其他	适宜	79.71	
江西省	鹰潭市	0.70	针叶林	适宜	69.62	
江西省	永丰县	0.70	其他	适宜	0.50	江西省永丰县, 全县大部分地区为松材线虫的最适宜分布区, 西北部为适宜分布区, 主要林分为: 针叶林、阔叶林、针阔混交林、竹林, 其中 61.9%的区域为最适宜针叶林区, 主要分布在该县除西北部以外的大部分地区, 风险等级高, 为重点防控区域; 3.1%的区域为适宜针叶林区, 主要分布在该县的西北部地区, 风险等级较高, 为重点防控区域
江西省	永丰县	0.70	针叶林	适宜	82.07	
江西省	永丰县	0.85	阔叶林	最适宜	94.10	
江西省	永丰县	0.85	其他	最适宜	747.37	
江西省	永丰县	0.85	针阔混交林	最适宜	40.22	
江西省	永丰县	0.85	针叶林	最适宜	1620.68	
江西省	永丰县	0.85	竹林	最适宜	34.20	
江西省	永新县	0.70	阔叶林	适宜	297.05	江西省永新县, 全县为松材线虫的适宜分布区, 主要林分为: 针叶林、阔叶林、针阔混交林、竹林, 其中 54.4%的区域为适宜针叶林区, 全县各地区均有分布, 风险等级较高, 为重点防控区域
江西省	永新县	0.70	其他	适宜	723.25	
江西省	永新县	0.70	针阔混交林	适宜	25.30	
江西省	永新县	0.70	针叶林	适宜	1229.21	
江西省	永新县	0.70	竹林	适宜	8.09	
江西省	永修县	0.70	阔叶林	适宜	293.26	江西省永修县, 全县为松材线虫的适宜分布区, 主要林分为: 针叶林、阔叶林、针阔混交林、竹林, 其中 23.2%的区域
江西省	永修县	0.70	其他	适宜	924.02	
江西省	永修县	0.70	水体	适宜	277.97	

省份	县(市、区)	适生值	森林类型	风险等级	面积/km²	风险评价
江西省	永修县	0.70	针阔混交林	适宜	9.21	为适宜针叶林区，主要分布在该县的西南部地区，风险等级较高，为重点防控区域
江西省	永修县	0.70	针叶林	适宜	463.36	
江西省	永修县	0.70	竹林	适宜	24.79	
江西省	于都县	0.85	阔叶林	最适宜	290.00	江西省于都县，全县为松材线虫的最适宜分布区，主要林分为：针叶林、阔叶林、竹林，其中55.4%的区域为最适宜针叶林区，全县各地区均有分布，风险等级高，为重点防控区域
江西省	于都县	0.85	其他	最适宜	974.60	
江西省	于都县	0.85	针叶林	最适宜	1610.66	
江西省	于都县	0.85	竹林	最适宜	34.28	
江西省	余干县	0.70	阔叶林	适宜	23.66	江西省余干县，全县为松材线虫的适宜分布区，主要林分为：针叶林、阔叶林、针阔混交林，其中12.0%的区域为适宜针叶林区，主要分布在该县的南部和东南部地区，风险等级较高，为重点防控区域
江西省	余干县	0.70	其他	适宜	1416.01	
江西省	余干县	0.70	水体	适宜	456.31	
江西省	余干县	0.70	针阔混交林	适宜	52.13	
江西省	余干县	0.70	针叶林	适宜	266.99	
江西省	余江县	0.70	阔叶林	适宜	111.72	江西省余江县，全县为松材线虫的适宜分布区，主要林分为：针叶林、阔叶林、针阔混交林，其中37.4%的区域为适宜针叶林区，全县各地区均有分布，风险等级较高，为重点防控区域
江西省	余江县	0.70	其他	适宜	702.57	
江西省	余江县	0.70	针阔混交林	适宜	10.07	
江西省	余江县	0.70	针叶林	适宜	492.65	
江西省	玉山县	0.70	阔叶林	适宜	532.91	江西省玉山县，全县为松材线虫的适宜分布区，主要林分为：针叶林、阔叶林、针阔混交林，其中42.4%的区域为适宜针叶林区，全县各地区均有分布，风险等级较高，为重点防控区域
江西省	玉山县	0.70	其他	适宜	432.29	
江西省	玉山县	0.70	针阔混交林	适宜	20.50	
江西省	玉山县	0.70	针叶林	适宜	746.81	
江西省	樟树市	0.70	阔叶林	适宜	106.57	江西省樟树市，全市为松材线虫的适宜分布区，主要林分为：针叶林、阔叶林，其中12.7%的区域为适宜针叶林区，主要分布在该市的西北部和东南部地区，风险等级较高，为重点防控区域
江西省	樟树市	0.70	其他	适宜	1038.20	
江西省	樟树市	0.70	针叶林	适宜	170.39	
江西省	樟树市	0.70	竹林	适宜	26.95	
江西省	资溪县	0.70	阔叶林	适宜	222.58	江西省资溪县，全县为松材线虫的适宜分布区，主要林分为：针叶林、阔叶林、针阔混交林、竹林，其中23.8%的区域为适宜针叶林区，全县各地区均有分布，风险等级较高，为重点防控区域
江西省	资溪县	0.70	其他	适宜	72.35	
江西省	资溪县	0.70	针阔混交林	适宜	179.51	
江西省	资溪县	0.70	针叶林	适宜	319.61	
江西省	资溪县	0.70	竹林	适宜	600.87	
辽宁省	鞍山市	0.40	其他	不适宜	394.81	辽宁省鞍山市，全市为松材线虫的不适宜分布区，主要林分为：针叶林、阔叶林，风险等级低，不是重点防控区域
辽宁省	鞍山市	0.40	阔叶林	不适宜	99.60	
辽宁省	鞍山市	0.40	针叶林	不适宜	17.59	
辽宁省	北票市	0.40	阔叶林	不适宜	653.34	辽宁省北票市，全市为松材线虫的不适宜分布区，主要林分为：针叶林、阔叶林、针阔混交林，风险等级低，不是重点防控区域
辽宁省	北票市	0.40	灌木林	不适宜	469.72	
辽宁省	北票市	0.40	针叶林	不适宜	307.95	
辽宁省	北票市	0.40	其他	不适宜	2441.24	
辽宁省	北票市	0.40	针阔混交林	不适宜	480.65	
辽宁省	北镇满族自治县	0.40	阔叶林	不适宜	478.38	辽宁省北镇满族自治县，全县为松材线虫的不适宜分布区，主要林分为：针叶

省份	县(市、区)	适生值	森林类型	风险等级	面积/km²	风险评价
辽宁省	北镇满族自治县	0.40	针阔混交林	不适宜	7.29	林、阔叶林、针阔混交林，风险等级低，不是重点防控区域
辽宁省	北镇满族自治县	0.40	其他	不适宜	1200.88	
辽宁省	北镇满族自治县	0.40	针叶林	不适宜	16.56	
辽宁省	本溪市	0.40	阔叶林	不适宜	509.29	辽宁省本溪市，全市为松材线虫的不适宜分布区，主要林分为：针叶林、阔叶林、针阔混交林，风险等级低，不是重点防控区域
辽宁省	本溪市	0.40	针叶林	不适宜	665.17	
辽宁省	本溪市	0.40	其他	不适宜	114.50	
辽宁省	本溪市	0.40	针阔混交林	不适宜	18.33	
辽宁省	本溪市	0.40	灌木林	不适宜	23.17	
辽宁省	本溪满族自治县	0.40	阔叶林	不适宜	2137.92	辽宁省本溪满族自治县，全县为松材线虫的不适宜分布区，主要林分为：针叶林、阔叶林、针阔混交林，风险等级低，不是重点防控区域
辽宁省	本溪满族自治县	0.40	针叶林	不适宜	1112.39	
辽宁省	本溪满族自治县	0.40	其他	不适宜	50.28	
辽宁省	本溪满族自治县	0.40	针阔混交林	不适宜	19.95	
辽宁省	长海	0.40	针叶林	不适宜	46.11	辽宁省长海县，全县为松材线虫的不适宜分布区，主要林分为：针叶林，风险等级低，不是重点防控区域
辽宁省	长海	0.40	其他	不适宜	26.46	
辽宁省	昌图	0.40	阔叶林	不适宜	135.50	辽宁省昌图县，全县为松材线虫的不适宜分布区，主要林分为：针叶林、阔叶林，风险等级低，不是重点防控区域
辽宁省	昌图	0.40	针叶林	不适宜	199.85	
辽宁省	昌图	0.40	其他	不适宜	3930.81	
辽宁省	朝阳市	0.40	灌木林	不适宜	4.10	辽宁省朝阳市，全市为松材线虫的不适宜分布区，主要林分为：灌木林、阔叶林，风险等级低，不是重点防控区域
辽宁省	朝阳市	0.40	其他	不适宜	301.29	
辽宁省	朝阳市	0.40	阔叶林	不适宜	1.32	
辽宁省	朝阳县	0.40	针叶林	不适宜	149.85	辽宁省朝阳县，全县为松材线虫的不适宜分布区，主要林分为：针叶林、阔叶林、针阔混交林、灌木林，风险等级低，不是重点防控区域
辽宁省	朝阳县	0.40	针阔混交林	不适宜	49.74	
辽宁省	朝阳县	0.40	阔叶林	不适宜	282.00	
辽宁省	朝阳县	0.40	灌木林	不适宜	864.80	
辽宁省	朝阳县	0.40	其他	不适宜	3352.78	
辽宁省	大连市	0.55	阔叶林	次适宜	45.48	辽宁省大连市，该市的西南部为松材线虫的次适宜分布区，其余地区为松材线虫的不适宜分布区，主要林分为：针叶林、阔叶林、针阔混交林，其中19.7%为次适宜针叶林区，风险等级中，是重点防控区域
辽宁省	大连市	0.40	阔叶林	不适宜	224.53	
辽宁省	大连市	0.40	针叶林	不适宜	24.81	
辽宁省	大连市	0.55	针叶林	次适宜	199.84	
辽宁省	大连市	0.55	针阔混交林	次适宜	308.35	
辽宁省	大连市	0.40	针阔混交林	不适宜	108.75	
辽宁省	大连市	0.40	其他	不适宜	755.39	
辽宁省	大连市	0.55	其他	次适宜	459.74	
辽宁省	丹东市	0.40	针叶林	不适宜	113.95	辽宁省丹东市，全市为松材线虫的不适宜分布区，主要林分为：针叶林、阔叶
辽宁省	丹东市	0.40	其他	不适宜	116.37	

省份	县(市、区)	适生值	森林类型	风险等级	面积/km²	风险评价
辽宁省	丹东市	0.40	阔叶林	不适宜	320.58	林，风险等级低，不是重点防控区域
辽宁省	大石桥市	0.40	阔叶林	不适宜	320.89	辽宁省大石桥市，全市为松材线虫的不
辽宁省	大石桥市	0.40	针叶林	不适宜	107.79	适宜分布区，主要林分为：针叶林、阔
辽宁省	大石桥市	0.40	其他	不适宜	1062.36	叶林，风险等级低，不是重点防控区域
辽宁省	大洼县	0.40	其他	不适宜	1063.10	辽宁省大洼县，全县为松材线虫的不适宜分布区，主要林分为：其他，风险等级低，不是重点防控区域
辽宁省	灯塔县	0.40	阔叶林	不适宜	47.60	辽宁省灯塔县，全县为松材线虫的不适
辽宁省	灯塔县	0.40	针叶林	不适宜	145.17	宜分布区，主要林分为：针叶林、阔叶
辽宁省	灯塔县	0.40	灌木林	不适宜	4.08	林、灌木林，风险等级低，不是重点防
辽宁省	灯塔县	0.40	其他	不适宜	1052.71	控区域
辽宁省	东港市	0.40	阔叶林	不适宜	498.48	辽宁省东港市，全市为松材线虫的不适
辽宁省	东港市	0.40	针叶林	不适宜	230.57	宜分布区，主要林分为：针叶林、阔叶
辽宁省	东港市	0.40	其他	不适宜	1431.68	林，风险等级低，不是重点防控区域
辽宁省	法库县	0.40	阔叶林	不适宜	242.38	辽宁省法库县，全县为松材线虫的不适
辽宁省	法库县	0.40	针阔混交林	不适宜	49.78	宜分布区，主要林分为：针叶林、阔叶
辽宁省	法库县	0.40	针叶林	不适宜	103.72	林、针阔混交林，风险等级低，不是重
辽宁省	法库县	0.40	其他	不适宜	1782.08	点防控区域
辽宁省	凤城满族自治县	0.40	针叶林	不适宜	1260.02	
辽宁省	凤城满族自治县	0.40	其他	不适宜	491.50	辽宁省凤城满族自治县，全县为松材线虫的不适宜分布区，主要林分为：针叶
辽宁省	凤城满族自治县	0.40	阔叶林	不适宜	3848.29	林、阔叶林、针阔混交林，风险等级低，不是重点防控区域
辽宁省	凤城满族自治县	0.40	针阔混交林	不适宜	5.44	
辽宁省	抚顺市	0.40	阔叶林	不适宜	119.58	辽宁省抚顺市，全市为松材线虫的不适
辽宁省	抚顺市	0.40	针叶林	不适宜	325.31	宜分布区，主要林分为：针叶林、阔叶
辽宁省	抚顺市	0.40	针阔混交林	不适宜	1.38	林、针阔混交林，风险等级低，不是重
辽宁省	抚顺市	0.40	其他	不适宜	445.61	点防控区域
辽宁省	抚顺县	0.40	阔叶林	不适宜	1006.49	
辽宁省	抚顺县	0.40	针叶林	不适宜	957.53	辽宁省抚顺县，全县为松材线虫的不适宜分布区，主要林分为：针叶林、阔叶
辽宁省	抚顺县	0.40	其他	不适宜	130.19	林、针阔混交林，风险等级低，不是重点防控
辽宁省	抚顺县	0.40	针阔混交林	不适宜	12.94	
辽宁省	抚顺县	0.40	水体	不适宜	114.18	
辽宁省	阜新蒙古族自治县	0.40	阔叶林	不适宜	777.90	辽宁省阜新蒙古族自治县，全县为松材线虫的不适宜分布区，主要林分为：针
辽宁省	阜新蒙古族自治县	0.40	针叶林	不适宜	214.23	叶林、阔叶林、针阔混交林，风险等级低，不是重点防控区域

省份	县(市、区)	适生值	森林类型	风险等级	面积/km²	风险评价
辽宁省	阜新蒙古族自治县	0.40	针阔混交林	不适宜	369.26	
辽宁省	阜新蒙古族自治县	0.40	其他	不适宜	4827.01	
辽宁省	阜新市	0.40	针阔混交林	不适宜	13.31	辽宁省阜新市，全市为松材线虫的不适宜分布区，主要林分为：阔叶林、针阔混交林，风险等级低，不是重点防控区域
辽宁省	阜新市	0.40	其他	不适宜	390.13	
辽宁省	阜新市	0.40	阔叶林	不适宜	0.82	
辽宁省	盖州市	0.40	针叶林	不适宜	327.98	辽宁省盖州市，全市为松材线虫的不适宜分布区，主要林分为：针叶林、阔叶林、灌木林，风险等级低，不是重点防控区域
辽宁省	盖州市	0.40	其他	不适宜	1210.41	
辽宁省	盖州市	0.40	灌木林	不适宜	6.58	
辽宁省	盖州市	0.40	阔叶林	不适宜	1542.22	
辽宁省	海城市	0.40	阔叶林	不适宜	374.14	辽宁省海城市，全市为松材线虫的不适宜分布区，主要林分为：针叶林、阔叶林，风险等级低，不是重点防控区域
辽宁省	海城市	0.40	针叶林	不适宜	308.15	
辽宁省	海城市	0.40	其他	不适宜	1979.23	
辽宁省	黑山县	0.40	阔叶林	不适宜	147.63	辽宁省黑山县，全县为松材线虫的不适宜分布区，主要林分为：阔叶林、针阔混交林，风险等级低，不是重点防控区域
辽宁省	黑山县	0.40	针阔混交林	不适宜	49.58	
辽宁省	黑山县	0.40	其他	不适宜	2255.29	
辽宁省	桓仁满族自治县	0.40	针叶林	不适宜	296.59	辽宁省桓仁满族自治县，全县为松材线虫的不适宜分布区，主要林分为：针叶林、阔叶林，风险等级低，不是重点防控区域
辽宁省	桓仁满族自治县	0.40	其他	不适宜	108.97	
辽宁省	桓仁满族自治县	0.40	阔叶林	不适宜	3408.14	
辽宁省	建昌县	0.40	阔叶林	不适宜	382.30	辽宁省建昌县，全县为松材线虫的不适宜分布区，主要林分为：针叶林、阔叶林、灌木林，风险等级低，不是重点防控区域
辽宁省	建昌县	0.40	灌木林	不适宜	95.85	
辽宁省	建昌县	0.40	针叶林	不适宜	392.92	
辽宁省	建昌县	0.40	其他	不适宜	2182.70	
辽宁省	建平县	0.40	阔叶林	不适宜	382.36	辽宁省建平县，全县为松材线虫的不适宜分布区，主要林分为：针叶林、阔叶林、针阔混交林，风险等级低，不是重点防控区域
辽宁省	建平县	0.40	针阔混交林	不适宜	42.16	
辽宁省	建平县	0.40	灌木林	不适宜	63.70	
辽宁省	建平县	0.40	针叶林	不适宜	689.76	
辽宁省	建平县	0.40	其他	不适宜	3524.48	
辽宁省	锦西市	0.40	其他	不适宜	855.27	辽宁省锦西市，全市为松材线虫的不适宜分布区，主要林分为：针叶林、阔叶林、针阔混交林，风险等级低，不是重点防控区域
辽宁省	锦西市	0.40	针叶林	不适宜	557.97	
辽宁省	锦西市	0.40	针阔混交林	不适宜	24.27	
辽宁省	锦西市	0.40	水体	不适宜	13.02	
辽宁省	锦西市	0.40	阔叶林	不适宜	731.56	
辽宁省	锦州市	0.40	其他	不适宜	282.65	辽宁省锦州市，全市为松材线虫的不适宜分布区，主要林分为：针叶林、阔叶林，风险等级低，不是重点防控区域
辽宁省	锦州市	0.40	阔叶林	不适宜	33.57	
辽宁省	锦州市	0.40	针叶林	不适宜	45.12	
辽宁省	开原市	0.40	针叶林	不适宜	500.94	辽宁省开原市，全市为松材线虫的不适

省份	县(市、区)	适生值	森林类型	风险等级	面积/km²	风险评价
辽宁省	开原市	0.40	阔叶林	不适宜	1464.66	宜分布区，主要林分为：针叶林、阔叶林、针阔混交林，风险等级低，不是重点防控区域
辽宁省	开原市	0.40	水体	不适宜	38.40	
辽宁省	开原市	0.40	其他	不适宜	986.23	
辽宁省	开原市	0.40	针阔混交林	不适宜	167.89	
辽宁省	喀喇沁左翼蒙古族自治县	0.40	针阔混交林	不适宜	4.66	
辽宁省	喀喇沁左翼蒙古族自治县	0.40	灌木林	不适宜	34.33	辽宁省喀喇沁左翼蒙古族自治县，全县为松材线虫的不适宜分布区，主要林分为：针叶林、阔叶林、针阔混交林，风险等级低，不是重点防控区域
辽宁省	喀喇沁左翼蒙古族自治县	0.40	针叶林	不适宜	200.51	
辽宁省	喀喇沁左翼蒙古族自治县	0.40	阔叶林	不适宜	124.99	
辽宁省	喀喇沁左翼蒙古族自治县	0.40	其他	不适宜	1885.51	
辽宁省	康平县	0.40	沙漠	不适宜	6.00	辽宁省康平县，全县为松材线虫的不适宜分布区，主要林分为：针叶林、阔叶林，风险等级低，不是重点防控区域
辽宁省	康平县	0.40	其他	不适宜	1792.10	
辽宁省	康平县	0.40	针叶林	不适宜	54.94	
辽宁省	康平县	0.40	阔叶林	不适宜	97.03	
辽宁省	宽甸满族自治县	0.40	针叶林	不适宜	1271.41	
辽宁省	宽甸满族自治县	0.40	其他	不适宜	219.59	辽宁省宽甸满族自治县，全县为松材线虫的不适宜分布区，主要林分为：针叶林、阔叶林、针阔混交林，风险等级低，不是重点防控区域
辽宁省	宽甸满族自治县	0.40	针阔混交林	不适宜	30.65	
辽宁省	宽甸满族自治县	0.40	阔叶林	不适宜	4662.31	
辽宁省	宽甸满族自治县	0.40	河流	不适宜	53.92	
辽宁省	辽阳市	0.40	阔叶林	不适宜	129.15	辽宁省辽阳市，全市为松材线虫的不适宜分布区，主要林分为：针叶林、阔叶林，风险等级低，不是重点防控区域
辽宁省	辽阳市	0.40	针叶林	不适宜	35.94	
辽宁省	辽阳市	0.40	其他	不适宜	280.16	
辽宁省	辽阳县	0.40	其他	不适宜	1142.18	辽宁省辽阳县，全县为松材线虫的不适宜分布区，主要林分为：针叶林、阔叶林、灌木林，风险等级低，不是重点防控区域
辽宁省	辽阳县	0.40	灌木林	不适宜	29.77	
辽宁省	辽阳县	0.40	水体	不适宜	38.94	
辽宁省	辽阳县	0.40	阔叶林	不适宜	1579.06	
辽宁省	辽阳县	0.40	针叶林	不适宜	109.53	
辽宁省	辽中县	0.40	其他	不适宜	1747.63	辽宁省辽中县，全县为松材线虫的不适宜分布区，主要林分为：阔叶林，风险等级低，不是重点防控区域
辽宁省	辽中县	0.40	水体	不适宜	14.74	
辽宁省	辽中县	0.40	阔叶林	不适宜	13.87	
辽宁省	凌源市	0.40	针叶林	不适宜	774.57	辽宁省凌源市，全市为松材线虫的不适宜分布区，主要林分为：针叶林、阔叶林、针阔混交林、灌木林，风险等级低，不是重点防控区域
辽宁省	凌源市	0.40	阔叶林	不适宜	235.48	
辽宁省	凌源市	0.40	灌木林	不适宜	895.38	
辽宁省	凌源市	0.40	针阔混交林	不适宜	8.23	
辽宁省	凌源市	0.40	其他	不适宜	1234.05	

省份	县(市、区)	适生值	森林类型	风险等级	面积/km²	风险评价
辽宁省	凌源市	0.70	其他	适宜	485.47	
辽宁省	凌海市	0.40	阔叶林	不适宜	609.14	辽宁省凌海市，全市为松材线虫的不适宜分布区，主要林分为：针叶林、阔叶林、针阔混交林，风险等级低，不是重点防控区域
辽宁省	凌海市	0.40	针叶林	不适宜	78.47	
辽宁省	凌海市	0.40	其他	不适宜	2556.82	
辽宁省	凌海市	0.40	针阔混交林	不适宜	4.81	
辽宁省	盘锦市	0.40	其他	不适宜	86.00	辽宁省盘锦市，全市为松材线虫的不适宜分布区，主要林分为：其他，风险等级低，不是重点防控区域
辽宁省	盘山县	0.40	其他	不适宜	1476.14	辽宁省盘山县，全县为松材线虫的不适宜分布区，主要林分为：其他，风险等级低，不是重点防控区域
辽宁省	普兰店市	0.40	其他	不适宜	1647.43	辽宁省普兰店市，全市为松材线虫的不适宜分布区，主要林分为：针叶林、阔叶林、针阔混交林，风险等级低，不是重点防控区域
辽宁省	普兰店市	0.40	针叶林	不适宜	246.80	
辽宁省	普兰店市	0.40	阔叶林	不适宜	828.63	
辽宁省	普兰店市	0.40	针阔混交林	不适宜	40.21	
辽宁省	清原满族自治县	0.40	针叶林	不适宜	1206.88	辽宁省清原满族自治县，全县为松材线虫的不适宜分布区，主要林分为：针叶林、阔叶林、针阔混交林，风险等级低，不是重点防控区域
辽宁省	清原满族自治县	0.40	阔叶林	不适宜	2795.41	
辽宁省	清原满族自治县	0.40	针阔混交林	不适宜	159.35	
辽宁省	清原满族自治县	0.40	其他	不适宜	43.38	
辽宁省	沈阳市	0.40	针阔混交林	不适宜	11.93	辽宁省沈阳市，全市为松材线虫的不适宜分布区，主要林分为：针叶林、阔叶林、针阔混交林，风险等级低，不是重点防控区域
辽宁省	沈阳市	0.40	其他	不适宜	3089.11	
辽宁省	沈阳市	0.40	针叶林	不适宜	116.17	
辽宁省	沈阳市	0.40	阔叶林	不适宜	73.73	
辽宁省	沈阳市	0.40	针叶林	不适宜	43.66	
辽宁省	绥中县	0.40	阔叶林	不适宜	455.26	辽宁省绥中县，全县为松材线虫的不适宜分布区，主要林分为：针叶林、阔叶林，风险等级低，不是重点防控区域
辽宁省	绥中县	0.40	针叶林	不适宜	346.44	
辽宁省	绥中县	0.40	其他	不适宜	1845.51	
辽宁省	绥中县	0.55	其他	次适宜	42.74	
辽宁省	绥中县	0.55	针叶林	次适宜	2.36	
辽宁省	台安县	0.40	其他	不适宜	1332.37	辽宁省台安县，全县为松材线虫的不适宜分布区，主要林分为：其他，风险等级低，不是重点防控区域
辽宁省	铁法市	0.40	其他	不适宜	227.40	辽宁省铁法市，全市为松材线虫的不适宜分布区，主要林分为：针叶林、阔叶林、针阔混交林，风险等级低，不是重点防控区域
辽宁省	铁法市	0.40	阔叶林	不适宜	66.86	
辽宁省	铁法市	0.40	针叶林	不适宜	22.65	
辽宁省	铁法市	0.40	针阔混交林	不适宜	36.36	
辽宁省	铁岭市	0.40	其他	不适宜	126.57	辽宁省铁岭市，全市为松材线虫的不适宜分布区，主要林分为：阔叶林，风险等级低，不是重点防控区域
辽宁省	铁岭市	0.40	阔叶林	不适宜	70.89	

省份	县(市、区)	适生值	森林类型	风险等级	面积/km²	风险评价
辽宁省	铁岭县	0.40	针阔混交林	不适宜	73.84	辽宁省铁岭县,全县为松材线虫的不适宜分布区,主要林分为:针叶林、阔叶林、针阔混交林,风险等级低,不是重点防控区域
辽宁省	铁岭县	0.40	阔叶林	不适宜	815.66	
辽宁省	铁岭县	0.40	水体	不适宜	69.52	
辽宁省	铁岭县	0.40	针叶林	不适宜	79.80	
辽宁省	铁岭县	0.40	其他	不适宜	1109.85	
辽宁省	瓦房店市	0.40	阔叶林	不适宜	1196.56	辽宁省瓦房店市,全市为松材线虫的不适宜分布区,主要林分为:针叶林、阔叶林、针阔混交林、灌木林,风险等级低,不是重点防控区域
辽宁省	瓦房店市	0.40	其他	不适宜	1905.17	
辽宁省	瓦房店市	0.40	针叶林	不适宜	111.91	
辽宁省	瓦房店市	0.40	灌木林	不适宜	12.78	
辽宁省	瓦房店市	0.40	针阔混交林	不适宜	90.26	
辽宁省	西丰县	0.40	针叶林	不适宜	533.13	辽宁省西丰县,全县为松材线虫的不适宜分布区,主要林分为:针叶林、阔叶林、针阔混交林,风险等级低,不是重点防控区域
辽宁省	西丰县	0.40	其他	不适宜	274.96	
辽宁省	西丰县	0.40	阔叶林	不适宜	1827.63	
辽宁省	西丰县	0.40	针阔混交林	不适宜	7.89	
辽宁省	新宾满族自治县	0.40	水体	不适宜	1.30	辽宁省新宾满族自治县,全县为松材线虫的不适宜分布区,主要林分为:针叶林、阔叶林、针阔混交林,风险等级低,不是重点防控区域
辽宁省	新宾满族自治县	0.40	阔叶林	不适宜	3559.15	
辽宁省	新宾满族自治县	0.40	其他	不适宜	51.10	
辽宁省	新宾满族自治县	0.40	针叶林	不适宜	948.55	
辽宁省	新宾满族自治县	0.40	针阔混交林	不适宜	0.01	
辽宁省	兴城市	0.40	针阔混交林	不适宜	93.78	辽宁省兴城市,全市为松材线虫的不适宜分布区,主要林分为:针叶林、阔叶林、针阔混交林,风险等级低,不是重点防控区域
辽宁省	兴城市	0.40	针叶林	不适宜	85.79	
辽宁省	兴城市	0.40	阔叶林	不适宜	310.92	
辽宁省	兴城市	0.40	其他	不适宜	1492.68	
辽宁省	新民市	0.40	阔叶林	不适宜	455.62	辽宁省新民市,全市为松材线虫的不适宜分布区,主要林分为:阔叶林,风险等级低,不是重点防控区域
辽宁省	新民市	0.40	水体	不适宜	23.01	
辽宁省	新民市	0.40	其他	不适宜	3080.23	
辽宁省	营口市	0.40	其他	不适宜	399.84	辽宁省营口市,全市为松材线虫的不适宜分布区,主要林分为:其他,风险等级低,不是重点防控区域
辽宁省	义县	0.40	其他	不适宜	1815.16	辽宁省义县,全县为松材线虫的不适宜分布区,主要林分为:针叶林、阔叶林、针阔混交林,风险等级低,不是重点防控区域
辽宁省	义县	0.40	针阔混交林	不适宜	43.12	
辽宁省	义县	0.40	阔叶林	不适宜	443.40	
辽宁省	义县	0.40	针叶林	不适宜	54.30	
辽宁省	岫岩满族自治县	0.40	针叶林	不适宜	418.54	辽宁省岫岩满族自治县,全县为松材线虫的不适宜分布区,主要林分为:针叶林、阔叶林、针阔混交林,风险等级低,为重点防控区域
辽宁省	岫岩满族自治县	0.40	阔叶林	不适宜	3053.71	

省份	县(市、区)	适生值	森林类型	风险等级	面积/km²	风险评价
辽宁省	岫岩满族自治县	0.40	其他	不适宜	991.12	
辽宁省	岫岩满族自治县	0.40	针阔混交林	不适宜	34.58	
辽宁省	彰武县	0.40	针叶林	不适宜	8.52	辽宁省彰武县，全县为松材线虫的不适宜分布区，主要林分为：阔叶林，风险等级低，不是重点防控区域
辽宁省	彰武县	0.40	其他	不适宜	2530.37	
辽宁省	彰武县	0.40	沙漠	不适宜	419.89	
辽宁省	彰武县	0.40	阔叶林	不适宜	325.64	
辽宁省	庄河市	0.40	阔叶林	不适宜	1531.49	辽宁省庄河市，全市为松材线虫的不适宜分布区，主要林分为：针叶林、阔叶林、针阔混交林、灌木林，风险等级低，不是重点防控区域
辽宁省	庄河市	0.40	水体	不适宜	15.43	
辽宁省	庄河市	0.40	其他	不适宜	1927.84	
辽宁省	庄河市	0.40	灌木林	不适宜	13.88	
辽宁省	庄河市	0.40	针叶林	不适宜	245.31	
辽宁省	庄河市	0.40	针阔混交林	不适宜	35.44	
内蒙古自治区	陈巴尔虎旗	0.13	针阔混交林	极不适宜	66.51	内蒙古自治区陈巴尔虎旗，全旗为松材线虫的极不适宜分布区，主要林分为：针叶林、阔叶林、灌木林、针阔混交林，风险等级低，不是重点防控区域
内蒙古自治区	陈巴尔虎旗	0.13	灌木林	极不适宜	23.47	
内蒙古自治区	陈巴尔虎旗	0.13	针叶林	极不适宜	338.93	
内蒙古自治区	陈巴尔虎旗	0.13	沙漠	极不适宜	583.53	
内蒙古自治区	陈巴尔虎旗	0.13	水体	极不适宜	23.99	
内蒙古自治区	陈巴尔虎旗	0.13	其他	极不适宜	16280.51	
内蒙古自治区	陈巴尔虎旗	0.13	阔叶林	极不适宜	1314.60	
内蒙古自治区	阿巴嘎旗	0.13	其他	极不适宜	22736.06	内蒙古自治区阿巴嘎旗，全旗为松材线虫的极不适宜分布区，主要林分为：阔叶林、灌木林，风险等级低，不是重点防控区域
内蒙古自治区	阿巴嘎旗	0.13	沙漠	极不适宜	4485.14	
内蒙古自治区	阿巴嘎旗	0.13	水体	极不适宜	137.41	
内蒙古自治区	阿巴嘎旗	0.13	灌木林	极不适宜	27.62	
内蒙古自治区	阿巴嘎旗	0.13	阔叶林	极不适宜	267.58	
内蒙古自治区	阿拉善右旗	0.13	沙漠	极不适宜	21201.20	内蒙古自治区阿拉善右旗，该旗的南部、西南部为松材线虫的极不适宜分布区，其余地区为松材线虫的不适宜分布区，主要林分为：灌木林，风险等级低，不是重点防控区域
内蒙古自治区	阿拉善右旗	0.13	其他	极不适宜	5034.15	
内蒙古自治区	阿拉善右旗	0.40	其他	不适宜	8146.09	
内蒙古自治区	阿拉善右旗	0.40	沙漠	不适宜	43327.97	
内蒙古自治区	阿拉善右旗	0.40	灌木林	不适宜	56.13	
内蒙古自治区	阿拉善右旗	0.13	针叶林	极不适宜	5.30	
内蒙古自治区	阿拉善左旗	0.40	其他	不适宜	11839.01	内蒙古自治区阿拉善左旗，该旗东部、东北、南部、西南部为松材线虫的极不适宜分布区，其余地区为松材线虫的不适宜分布区，主要林分为：灌木林，风险等级低，不是重点防控区域
内蒙古自治区	阿拉善左旗	0.13	其他	极不适宜	15525.08	
内蒙古自治区	阿拉善左旗	0.13	针叶林	极不适宜	257.32	
内蒙古自治区	阿拉善左旗	0.13	水体	极不适宜	6.18	
内蒙古自治区	阿拉善左旗	0.13	灌木林	极不适宜	641.32	
内蒙古自治区	阿拉善左旗	0.40	灌木林	不适宜	650.85	
内蒙古自治区	阿拉善左旗	0.13	沙漠	极不适宜	29897.87	
内蒙古自治区	阿拉善左旗	0.40	沙漠	不适宜	20801.69	

省份	县（市、区）	适生值	森林类型	风险等级	面积/km²	风险评价
内蒙古自治区	阿鲁科尔沁旗	0.13	阔叶林	极不适宜	1970.47	
内蒙古自治区	阿鲁科尔沁旗	0.13	灌木林	极不适宜	126.08	内蒙古自治区阿鲁科尔沁旗，全旗大部分地区为松材线虫的不适宜分布区，西北部为极不适宜分布区，主要林分为：阔叶林、灌木林，风险等级低，不是重点防控区域
内蒙古自治区	阿鲁科尔沁旗	0.13	其他	极不适宜	1447.26	
内蒙古自治区	阿鲁科尔沁旗	0.40	沙漠	不适宜	1368.10	
内蒙古自治区	阿鲁科尔沁旗	0.40	阔叶林	不适宜	787.56	
内蒙古自治区	阿鲁科尔沁旗	0.40	灌木林	不适宜	254.37	
内蒙古自治区	阿鲁科尔沁旗	0.40	其他	不适宜	7575.86	
内蒙古自治区	敖汉旗	0.40	灌木林	不适宜	123.42	
内蒙古自治区	敖汉旗	0.40	针叶林	不适宜	12.47	
内蒙古自治区	敖汉旗	0.40	水体	不适宜	46.94	内蒙古自治区敖汉旗，全旗为松材线虫的不适宜分布区，主要林分为：阔叶林、灌木林，风险等级低，不是重点防控区域
内蒙古自治区	敖汉旗	0.40	沙漠	不适宜	785.82	
内蒙古自治区	敖汉旗	0.40	其他	不适宜	6461.95	
内蒙古自治区	敖汉旗	0.40	阔叶林	不适宜	726.88	
内蒙古自治区	敖汉旗	0.40	针阔混交林	不适宜	56.68	
内蒙古自治区	阿荣旗	0.40	其他	不适宜	1148.24	
内蒙古自治区	阿荣旗	0.13	其他	极不适宜	2408.49	
内蒙古自治区	阿荣旗	0.13	灌木林	极不适宜	350.81	内蒙古自治区阿荣旗，全旗为松材线虫的极不适宜分布区，主要林分为：阔叶林、针阔混交林、灌木林，风险等级低，不是重点防控区域
内蒙古自治区	阿荣旗	0.40	灌木林	不适宜	222.46	
内蒙古自治区	阿荣旗	0.13	阔叶林	极不适宜	5351.57	
内蒙古自治区	阿荣旗	0.40	阔叶林	不适宜	57.81	
内蒙古自治区	阿荣旗	0.13	针阔混交林	极不适宜	1629.10	
内蒙古自治区	巴林右旗	0.13	灌木林	极不适宜	868.26	
内蒙古自治区	巴林右旗	0.13	阔叶林	极不适宜	788.52	
内蒙古自治区	巴林右旗	0.13	沙漠	极不适宜	0.01	内蒙古自治区巴林右旗，全旗大部分地区为松材线虫的极不适宜分布区，东部为不适宜分布区，主要林分为：阔叶林、灌木林，风险等级低，不是重点防控区域
内蒙古自治区	巴林右旗	0.13	其他	极不适宜	6212.03	
内蒙古自治区	巴林右旗	0.40	其他	不适宜	2037.13	
内蒙古自治区	巴林右旗	0.40	灌木林	不适宜	9.37	
内蒙古自治区	巴林右旗	0.40	沙漠	不适宜	0.84	
内蒙古自治区	巴林右旗	0.40	阔叶林	不适宜	64.22	
内蒙古自治区	巴林左旗	0.13	灌木林	极不适宜	752.11	
内蒙古自治区	巴林左旗	0.13	阔叶林	极不适宜	1804.10	内蒙古自治区巴林左旗，全旗大部分地区为松材线虫的极不适宜分布区，东南部为不适宜分布区，主要林分为：针叶林、阔叶林、灌木林，风险等级低，不是重点防控区域
内蒙古自治区	巴林左旗	0.13	其他	极不适宜	3174.70	
内蒙古自治区	巴林左旗	0.13	针叶林	极不适宜	46.11	
内蒙古自治区	巴林左旗	0.40	灌木林	不适宜	17.28	
内蒙古自治区	巴林左旗	0.40	其他	不适宜	622.93	
内蒙古自治区	巴林左旗	0.40	阔叶林	不适宜	45.10	
内蒙古自治区	包头市	0.13	其他	极不适宜	1914.73	
内蒙古自治区	包头市	0.13	针阔混交林	极不适宜	20.00	内蒙古自治区包头市，全市为松材线虫的极不适宜分布区，主要林分为：阔叶林、灌木林，风险等级低，不是重点防控区域
内蒙古自治区	包头市	0.13	灌木林	极不适宜	256.66	
内蒙古自治区	包头市	0.13	阔叶林	极不适宜	18.29	

省份	县(市、区)	适生值	森林类型	风险等级	面积/km²	风险评价
内蒙古自治区	察哈尔右翼后旗	0.13	其他	极不适宜	4051.19	内蒙古自治区察哈尔右翼后旗，全旗为松材线虫的极不适宜分布区，主要林分为：阔叶林、灌木林，风险等级低，不是重点防控区域
内蒙古自治区	察哈尔右翼后旗	0.13	灌木林	极不适宜	13.28	
内蒙古自治区	察哈尔右翼后旗	0.13	阔叶林	极不适宜	38.66	
内蒙古自治区	察哈尔右翼前旗	0.13	水体	极不适宜	118.68	内蒙古自治区察哈尔右翼前旗，全旗为松材线虫的极不适宜分布区，主要林分为：针叶林、灌木林，风险等级低，不是重点防控区域
内蒙古自治区	察哈尔右翼前旗	0.13	针叶林	极不适宜	0.09	
内蒙古自治区	察哈尔右翼前旗	0.13	其他	极不适宜	2468.16	
内蒙古自治区	察哈尔右翼前旗	0.13	灌木林	极不适宜	23.37	
内蒙古自治区	察哈尔右翼中旗	0.13	针叶林	极不适宜	161.05	内蒙古自治区察哈尔右翼中旗，全旗为松材线虫的极不适宜分布区，主要林分为：针叶林、阔叶林、灌木林，风险等级低，不是重点防控区域
内蒙古自治区	察哈尔右翼中旗	0.13	灌木林	极不适宜	102.04	
内蒙古自治区	察哈尔右翼中旗	0.13	阔叶林	极不适宜	279.69	
内蒙古自治区	察哈尔右翼中旗	0.13	其他	极不适宜	3573.98	
内蒙古自治区	赤峰市	0.13	灌木林	极不适宜	356.95	内蒙古自治区赤峰市，全市西部、西南部、西北部为松材线虫的极不适宜分布区，其余地区为松材线虫的不适宜分布区，主要林分为：阔叶林、灌木林，风险等级低，不是重点防控区域
内蒙古自治区	赤峰市	0.13	阔叶林	极不适宜	841.92	
内蒙古自治区	赤峰市	0.13	其他	极不适宜	2759.09	
内蒙古自治区	赤峰市	0.40	其他	不适宜	2516.42	
内蒙古自治区	赤峰市	0.40	阔叶林	不适宜	474.66	
内蒙古自治区	达尔罕茂明安联合旗	0.13	沙漠	极不适宜	7135.02	内蒙古自治区达尔罕茂明安联合旗，全旗为松材线虫的极不适宜分布区，主要林分为：阔叶林，风险等级低，不是重点防控区域
内蒙古自治区	达尔罕茂明安联合旗	0.13	其他	极不适宜	10565.66	
内蒙古自治区	达尔罕茂明安联合旗	0.13	阔叶林	极不适宜	87.35	
内蒙古自治区	达拉特旗	0.13	水体	极不适宜	112.33	内蒙古自治区达拉特旗，全旗为松材线虫的极不适宜分布区，主要林分为：阔叶林、灌木林、针阔混交林，风险等级低，不是重点防控区域
内蒙古自治区	达拉特旗	0.13	灌木林	极不适宜	32.59	
内蒙古自治区	达拉特旗	0.13	其他	极不适宜	4722.15	
内蒙古自治区	达拉特旗	0.13	沙漠	极不适宜	3093.97	
内蒙古自治区	达拉特旗	0.13	阔叶林	极不适宜	51.48	
内蒙古自治区	达拉特旗	0.13	针阔混交林	极不适宜	65.62	
内蒙古自治区	磴口县	0.13	水体	极不适宜	12.12	内蒙古自治区磴口县，全县为松材线虫的极不适宜分布区，主要林分为：其他，风险等级低，不是重点防控区域
内蒙古自治区	磴口县	0.13	其他	极不适宜	1175.62	
内蒙古自治区	磴口县	0.13	沙漠	极不适宜	2393.64	
内蒙古自治区	东胜市	0.13	沙漠	极不适宜	27.31	内蒙古自治区东胜市，全市为松材线虫的极不适宜分布区，主要林分为：阔叶林、灌木林，风险等级低，不是重点防
内蒙古自治区	东胜市	0.13	其他	极不适宜	2197.70	
内蒙古自治区	东胜市	0.13	阔叶林	极不适宜	6.52	

省份	县(市、区)	适生值	森林类型	风险等级	面积/km²	风险评价
内蒙古自治区	东胜市	0.13	灌木林	极不适宜	25.03	控区域
内蒙古自治区	东乌珠穆沁旗	0.13	水体	极不适宜	228.84	内蒙古自治区东乌珠穆沁旗，全旗为松材线虫的极不适宜分布区，主要林分为：阔叶林、针阔混交林，风险等级低，不是重点防控区域
内蒙古自治区	东乌珠穆沁旗	0.13	其他	极不适宜	44190.43	
内蒙古自治区	东乌珠穆沁旗	0.13	阔叶林	极不适宜	84.70	
内蒙古自治区	东乌珠穆沁旗	0.13	针阔混交林	极不适宜	726.52	
内蒙古自治区	多伦县	0.13	其他	极不适宜	3321.51	内蒙古自治区多伦县，全县为松材线虫的极不适宜分布区，主要林分为：阔叶林、灌木林，风险等级低，不是重点防控区域
内蒙古自治区	多伦县	0.13	沙漠	极不适宜	491.88	
内蒙古自治区	多伦县	0.13	灌木林	极不适宜	42.86	
内蒙古自治区	多伦县	0.13	阔叶林	极不适宜	84.15	
内蒙古自治区	额尔古纳右旗	0.13	针叶林	极不适宜	14076.76	内蒙古自治区额尔古纳右旗，全旗为松材线虫的极不适宜分布区，主要林分为：针叶林、阔叶林、针阔混交林，风险等级低，不是重点防控区域
内蒙古自治区	额尔古纳右旗	0.13	其他	极不适宜	6095.02	
内蒙古自治区	额尔古纳右旗	0.13	灌木林	极不适宜	74.71	
内蒙古自治区	额尔古纳右旗	0.13	阔叶林	极不适宜	4866.57	
内蒙古自治区	额尔古纳右旗	0.13	针阔混交林	极不适宜	1789.57	
内蒙古自治区	额济纳旗	0.40	阔叶林	不适宜	29.54	内蒙古自治区额济纳旗，该旗的西部、西北部、西南部为松材线虫的极不适宜分布区，其余地区为松材线虫的不适宜分布区，主要林分为：阔叶林、针阔混交林、灌木林，风险等级低，不是重点防控区域
内蒙古自治区	额济纳旗	0.13	其他	极不适宜	6948.35	
内蒙古自治区	额济纳旗	0.13	沙漠	极不适宜	22844.45	
内蒙古自治区	额济纳旗	0.40	沙漠	不适宜	51640.08	
内蒙古自治区	额济纳旗	0.40	其他	不适宜	2839.23	
内蒙古自治区	额济纳旗	0.40	水体	不适宜	298.79	
内蒙古自治区	额济纳旗	0.13	灌木林	极不适宜	9.88	
内蒙古自治区	额济纳旗	0.40	灌木林	不适宜	859.52	
内蒙古自治区	额济纳旗	0.40	针阔混交林	不适宜	58.38	
内蒙古自治区	鄂伦春自治旗	0.13	针叶林	极不适宜	17320.76	内蒙古自治区鄂伦春自治旗，全旗为松材线虫的极不适宜分布区，主要林分为：针叶林、阔叶林、灌木林、针阔混交林，风险等级低，不是重点防控区域
内蒙古自治区	鄂伦春自治旗	0.13	阔叶林	极不适宜	21520.83	
内蒙古自治区	鄂伦春自治旗	0.13	其他	极不适宜	6007.00	
内蒙古自治区	鄂伦春自治旗	0.13	灌木林	极不适宜	561.71	
内蒙古自治区	鄂伦春自治旗	0.13	针阔混交林	极不适宜	8885.46	
内蒙古自治区	二连浩特市	0.13	其他	极不适宜	149.97	内蒙古自治区二连浩特市，全市为松材线虫的极不适宜分布区，主要林分为：其他，风险等级低，不是重点防控区域
内蒙古自治区	二连浩特市	0.13	沙漠	极不适宜	366.17	
内蒙古自治区	鄂托克旗	0.13	其他	极不适宜	14187.89	内蒙古自治区鄂托克旗，全旗为松材线虫的极不适宜分布区，主要林分为：阔叶林，风险等级低，不是重点防控区域
内蒙古自治区	鄂托克旗	0.13	沙漠	极不适宜	4090.96	
内蒙古自治区	鄂托克旗	0.13	水体	极不适宜	134.82	
内蒙古自治区	鄂托克旗	0.13	阔叶林	极不适宜	11.94	
内蒙古自治区	鄂托克前旗	0.13	其他	极不适宜	5257.94	内蒙古自治区鄂托克前旗，全旗为松材线虫的极不适宜分布区，主要林分为：灌木林，风险等级低，不是重点防控区域
内蒙古自治区	鄂托克前旗	0.13	沙漠	极不适宜	8350.43	
内蒙古自治区	鄂托克前旗	0.13	灌木林	极不适宜	60.41	
内蒙古自治区	鄂温克族自治旗	0.13	阔叶林	极不适宜	3683.38	内蒙古自治区鄂温克族自治旗，全旗为松材线虫的极不适宜分布区，主要林分

省份	县(市、区)	适生值	森林类型	风险等级	面积/km²	风险评价
内蒙古自治区	鄂温克族自治旗	0.13	其他	极不适宜	12558.00	为：针叶林、阔叶林、针阔混交林、灌木林，风险等级低，不是重点防控区域
内蒙古自治区	鄂温克族自治旗	0.13	针叶林	极不适宜	1500.69	
内蒙古自治区	鄂温克族自治旗	0.13	灌木林	极不适宜	193.61	
内蒙古自治区	鄂温克族自治旗	0.13	针阔混交林	极不适宜	193.62	
内蒙古自治区	丰镇	0.13	灌木林	极不适宜	35.98	
内蒙古自治区	丰镇	0.13	其他	极不适宜	2913.80	内蒙古自治区丰镇市，全市为松材线虫的极不适宜分布区，主要林分为：针叶林、阔叶林、灌木林，风险等级低，不是重点防控区域
内蒙古自治区	丰镇	0.13	阔叶林	极不适宜	29.54	
内蒙古自治区	丰镇	0.13	针叶林	极不适宜	22.91	
内蒙古自治区	根河市	0.13	针阔混交林	极不适宜	2597.90	
内蒙古自治区	根河市	0.13	阔叶林	极不适宜	1664.37	内蒙古自治区根河市，全市为松材线虫的极不适宜分布区，主要林分为：针叶林、阔叶林、针阔混交林、灌木林，风险等级低，不是重点防控区域
内蒙古自治区	根河市	0.13	其他	极不适宜	1202.97	
内蒙古自治区	根河市	0.13	灌木林	极不适宜	131.52	
内蒙古自治区	根河市	0.13	针叶林	极不适宜	14176.01	
内蒙古自治区	固阳县	0.13	其他	极不适宜	4605.41	内蒙古自治区固阳县，全县为松材线虫的极不适宜分布区，主要林分为：阔叶林、灌木林，风险等级低，不是重点防控区域
内蒙古自治区	固阳县	0.13	阔叶林	极不适宜	77.52	
内蒙古自治区	固阳县	0.13	灌木林	极不适宜	611.63	
内蒙古自治区	海拉尔市	0.13	其他	极不适宜	709.69	内蒙古自治区海拉尔市，全市为松材线虫的极不适宜分布区，主要林分为：针叶林，风险等级低，不是重点防控区域
内蒙古自治区	海拉尔市	0.13	针叶林	极不适宜	9.58	
内蒙古自治区	杭锦后旗	0.13	其他	极不适宜	1539.88	内蒙古自治区杭锦后旗，全旗为松材线虫的极不适宜分布区，主要林分为：其他，风险等级低，不是重点防控区域
内蒙古自治区	杭锦后旗	0.13	沙漠	极不适宜	30.95	
内蒙古自治区	杭锦旗	0.13	水体	极不适宜	526.80	
内蒙古自治区	杭锦旗	0.13	沙漠	极不适宜	10112.87	内蒙古自治区杭锦旗，全旗为松材线虫的极不适宜分布区，主要林分为：阔叶林、灌木林，风险等级低，不是重点防控区域
内蒙古自治区	杭锦旗	0.13	其他	极不适宜	7937.50	
内蒙古自治区	杭锦旗	0.13	阔叶林	极不适宜	38.89	
内蒙古自治区	杭锦旗	0.13	灌木林	极不适宜	26.77	
内蒙古自治区	和林格尔县	0.13	沙漠	极不适宜	289.32	
内蒙古自治区	和林格尔县	0.13	其他	极不适宜	2433.57	内蒙古自治区和林格尔县，全县为松材线虫的极不适宜分布区，主要林分为：针叶林、阔叶林、灌木林，风险等级低，不是重点防控区域
内蒙古自治区	和林格尔县	0.13	针叶林	极不适宜	220.62	
内蒙古自治区	和林格尔县	0.13	阔叶林	极不适宜	128.28	
内蒙古自治区	和林格尔县	0.13	灌木林	极不适宜	172.10	
内蒙古自治区	化德县	0.13	其他	极不适宜	2730.72	内蒙古自治区化德县，全县为松材线虫的极不适宜分布区，主要林分为：其他，风险等级低，不是重点防控区域

省份	县(市、区)	适生值	森林类型	风险等级	面积/km²	风险评价
内蒙古自治区	呼和浩特市	0.13	水体	极不适宜	183.76	
内蒙古自治区	呼和浩特市	0.13	灌木林	极不适宜	43.67	内蒙古自治区呼和浩特市,全市为松材线虫的极不适宜分布区,主要林分为:针叶林、阔叶林、灌木林,风险等级低,不是重点防控区域
内蒙古自治区	呼和浩特市	0.13	其他	极不适宜	1438.37	
内蒙古自治区	呼和浩特市	0.13	阔叶林	极不适宜	460.86	
内蒙古自治区	呼和浩特市	0.13	针叶林	极不适宜	68.32	
内蒙古自治区	霍林郭勒市	0.13	其他	极不适宜	1508.34	内蒙古自治区霍林郭勒市,全市为松材线虫的极不适宜分布区,主要林分为:阔叶林,风险等级低,不是重点防控区域
内蒙古自治区	霍林郭勒市	0.13	阔叶林	极不适宜	0.08	
内蒙古自治区	集宁市	0.13	其他	极不适宜	160.70	内蒙古自治区集宁市,全市为松材线虫的极不适宜分布区,主要林分为:其他,风险等级低,不是重点防控区域
内蒙古自治区	开鲁县	0.40	其他	不适宜	2901.74	内蒙古自治区开鲁县,全县为松材线虫的不适宜分布区,主要林分为:阔叶林,风险等级低,不是重点防控区域
内蒙古自治区	开鲁县	0.40	沙漠	不适宜	1577.38	
内蒙古自治区	开鲁县	0.40	阔叶林	不适宜	88.35	
内蒙古自治区	科尔沁右翼前旗	0.13	灌木林	极不适宜	323.79	
内蒙古自治区	科尔沁右翼前旗	0.13	针叶林	极不适宜	1097.08	
内蒙古自治区	科尔沁右翼前旗	0.13	其他	极不适宜	7938.81	
内蒙古自治区	科尔沁右翼前旗	0.13	阔叶林	极不适宜	8188.71	
内蒙古自治区	科尔沁右翼前旗	0.13	针阔混交林	极不适宜	2475.89	内蒙古自治区科尔沁右翼前旗,全旗大部地区为松材线虫的极不适宜分布区,东南部为不适宜分布区,主要林分为:针叶林、阔叶林、针阔混交林、灌木林,风险等级低,不是重点防控区域
内蒙古自治区	科尔沁右翼前旗	0.40	灌木林	不适宜	18.09	
内蒙古自治区	科尔沁右翼前旗	0.40	水体	不适宜	46.14	
内蒙古自治区	科尔沁右翼前旗	0.40	其他	不适宜	4061.98	
内蒙古自治区	科尔沁右翼前旗	0.40	阔叶林	不适宜	893.14	
内蒙古自治区	科尔沁右翼前旗	0.40	针阔混交林	不适宜	171.30	
内蒙古自治区	科尔沁右翼中旗	0.13	其他	极不适宜	2934.72	
内蒙古自治区	科尔沁右翼中旗	0.13	阔叶林	极不适宜	169.45	内蒙古自治区科尔沁右翼中旗,全旗大部地区为松材线虫的不适宜分布区,西北部为极不适宜分布区,主要林分为:阔叶林、灌木林,风险等级低,不是重点防控区域
内蒙古自治区	科尔沁右翼中旗	0.40	阔叶林	不适宜	1477.43	
内蒙古自治区	科尔沁右翼中旗	0.40	灌木林	不适宜	298.60	
内蒙古自治区	科尔沁右翼中旗	0.40	沙漠	不适宜	16.32	

省份	县(市、区)	适生值	森林类型	风险等级	面积/km²	风险评价
内蒙古自治区	科尔沁右翼中旗	0.13	其他	不适宜	7009.63	
内蒙古自治区	科尔沁左翼中旗	0.40	其他	不适宜	6692.79	内蒙古自治区科尔沁左翼中旗，全旗为松材线虫的不适宜分布区，主要林分为：阔叶林，风险等级低，不是重点防控区域
内蒙古自治区	科尔沁左翼中旗	0.40	沙漠	不适宜	1568.09	
内蒙古自治区	科尔沁左翼中旗	0.40	阔叶林	不适宜	446.91	
内蒙古自治区	科尔沁左翼后旗	0.40	沙漠	不适宜	9345.26	内蒙古自治区科尔沁右翼后旗，全旗为松材线虫的不适宜分布区，主要林分为：阔叶林、灌木林，风险等级低，不是重点防控区域
内蒙古自治区	科尔沁左翼后旗	0.40	灌木林	不适宜	4.11	
内蒙古自治区	科尔沁左翼后旗	0.40	其他	不适宜	1851.49	
内蒙古自治区	科尔沁左翼后旗	0.40	阔叶林	不适宜	236.93	
内蒙古自治区	科尔沁左翼后旗	0.40	针叶林	不适宜	31.24	
内蒙古自治区	喀喇沁旗	0.40	其他	不适宜	1566.11	内蒙古自治区喀喇沁旗，全旗大部分地区为松材线虫的不适宜分布区，西北部为极不适宜分布区，主要林分为：阔叶林、灌木林，风险等级低，不是重点防控区域
内蒙古自治区	喀喇沁旗	0.13	其他	极不适宜	115.18	
内蒙古自治区	喀喇沁旗	0.13	阔叶林	极不适宜	151.97	
内蒙古自治区	喀喇沁旗	0.40	阔叶林	不适宜	1251.79	
内蒙古自治区	喀喇沁旗	0.13	灌木林	极不适宜	0.21	
内蒙古自治区	喀喇沁旗	0.40	灌木林	不适宜	51.24	
内蒙古自治区	克什克腾旗	0.13	其他	极不适宜	10993.39	内蒙古自治区克什克腾旗，全旗为松材线虫的极不适宜分布区，主要林分为：针叶林、阔叶林、灌木林，风险等级低，不是重点防控区域
内蒙古自治区	克什克腾旗	0.13	水体	极不适宜	252.63	
内蒙古自治区	克什克腾旗	0.13	针叶林	极不适宜	72.06	
内蒙古自治区	克什克腾旗	0.13	阔叶林	极不适宜	2780.08	
内蒙古自治区	克什克腾旗	0.13	沙漠	极不适宜	4718.04	
内蒙古自治区	克什克腾旗	0.13	灌木林	极不适宜	206.72	
内蒙古自治区	库伦旗	0.40	其他	不适宜	2265.65	内蒙古自治区库伦旗，全旗为松材线虫的不适宜分布区，主要林分为：阔叶林，风险等级低，不是重点防控区域
内蒙古自治区	库伦旗	0.40	沙漠	不适宜	2278.69	
内蒙古自治区	库伦旗	0.40	阔叶林	不适宜	281.98	
内蒙古自治区	库伦旗	0.40	针叶林	不适宜	13.43	
内蒙古自治区	凉城县	0.13	其他	极不适宜	2616.17	内蒙古自治区凉城县，全县为松材线虫的极不适宜分布区，主要林分为：针叶林、阔叶林、灌木林，风险等级低，不是重点防控区域
内蒙古自治区	凉城县	0.13	灌木林	极不适宜	108.08	
内蒙古自治区	凉城县	0.13	水体	极不适宜	173.69	
内蒙古自治区	凉城县	0.13	阔叶林	极不适宜	396.65	
内蒙古自治区	凉城县	0.13	针叶林	极不适宜	146.31	
内蒙古自治区	临河市	0.13	水体	极不适宜	16.16	内蒙古自治区临河市，全市为松材线虫的极不适宜分布区，主要林分为：针阔
内蒙古自治区	临河市	0.13	其他	极不适宜	2342.16	

省份	县(市、区)	适生值	森林类型	风险等级	面积/km²	风险评价
内蒙古自治区	临河市	0.13	针阔混交林	极不适宜	21.81	混交林，风险等级低，不是重点防控区域
内蒙古自治区	林西县	0.13	其他	极不适宜	3544.25	内蒙古自治区林西县，全县为松材线虫的极不适宜分布区，主要林分为：阔叶林、灌木林，风险等级低，不是重点防控区域
内蒙古自治区	林西县	0.13	阔叶林	极不适宜	476.36	
内蒙古自治区	林西县	0.13	灌木林	极不适宜	201.52	
内蒙古自治区	满洲里市	0.13	针阔混交林	极不适宜	42.99	内蒙古自治区满洲里市，全市为松材线虫的极不适宜分布区，主要林分为：针阔混交林，风险等级低，不是重点防控区域
内蒙古自治区	满洲里市	0.13	其他	极不适宜	896.02	
内蒙古自治区	满洲里市	0.13	水体	极不适宜	3.50	
内蒙古自治区	莫力达瓦达斡尔族自治旗	0.13	其他	极不适宜	3124.65	内蒙古自治区莫力达瓦达斡尔族自治旗，全旗大部分地区为松材线虫的极不适宜分布区，东南部为不适宜分布区，主要林分为：针叶林、阔叶林、灌木林，风险等级低，不是重点防控区域
内蒙古自治区	莫力达瓦达斡尔族自治旗	0.13	灌木林	极不适宜	1575.66	
内蒙古自治区	莫力达瓦达斡尔族自治旗	0.13	针叶林	极不适宜	13.79	
内蒙古自治区	莫力达瓦达斡尔族自治旗	0.13	阔叶林	极不适宜	3797.63	
内蒙古自治区	莫力达瓦达斡尔族自治旗	0.40	针叶林	不适宜	0.71	
内蒙古自治区	莫力达瓦达斡尔族自治旗	0.40	阔叶林	不适宜	166.19	
内蒙古自治区	莫力达瓦达斡尔族自治旗	0.40	灌木林	不适宜	263.54	
内蒙古自治区	莫力达瓦达斡尔族自治旗	0.40	其他	不适宜	830.25	
内蒙古自治区	奈曼旗	0.40	其他	不适宜	2539.18	内蒙古自治区奈曼旗，全旗为松材线虫的不适宜分布区，主要林分为：阔叶林，风险等级低，不是重点防控区域
内蒙古自治区	奈曼旗	0.40	沙漠	不适宜	5088.74	
内蒙古自治区	奈曼旗	0.40	阔叶林	不适宜	492.94	
内蒙古自治区	奈曼旗	0.40	针阔混交林	不适宜	6.13	
内蒙古自治区	宁城县	0.40	针叶林	不适宜	56.41	内蒙古自治区宁城县，全县为松材线虫的不适宜分布区，主要林分为：针叶林、阔叶林、灌木林，风险等级低，不是重点防控区域
内蒙古自治区	宁城县	0.40	阔叶林	不适宜	2041.37	
内蒙古自治区	宁城县	0.40	灌木林	不适宜	112.81	
内蒙古自治区	宁城县	0.40	其他	不适宜	2208.61	
内蒙古自治区	清水河县	0.13	针叶林	极不适宜	12.98	内蒙古自治区清水河县，全县为松材线虫的极不适宜分布区，主要林分为：阔叶林、灌木林，风险等级低，不是重点防控区域
内蒙古自治区	清水河县	0.13	其他	极不适宜	2370.75	
内蒙古自治区	清水河县	0.13	灌木林	极不适宜	61.43	
内蒙古自治区	清水河县	0.13	阔叶林	极不适宜	262.98	
内蒙古自治区	清水河县	0.13	沙漠	极不适宜	93.70	
内蒙古自治区	商都县	0.13	其他	极不适宜	4167.60	内蒙古自治区商都县，全县为松材线虫的极不适宜分布区，主要林分为：灌木林，风险等级低，不是重点防控区域
内蒙古自治区	商都县	0.13	灌木林	极不适宜	15.51	
内蒙古自治区	苏尼特右旗	0.13	灌木林	极不适宜	20.99	内蒙古自治区苏尼特右旗，全旗为松材线虫的极不适宜分布区，主要林分为：灌木林，风险等级低，不是重点防控区域
内蒙古自治区	苏尼特右旗	0.13	其他	极不适宜	16380.14	
内蒙古自治区	苏尼特右旗	0.13	沙漠	极不适宜	8400.29	

省份	县(市、区)	适生值	森林类型	风险等级	面积/km²	风险评价
内蒙古自治区	苏尼特左旗	0.13	沙漠	极不适宜	14401.79	内蒙古自治区苏尼特左旗，全旗为松材线虫的极不适宜分布区，主要林分为：阔叶林，风险等级低，不是重点防控区域
内蒙古自治区	苏尼特左旗	0.13	其他	极不适宜	19411.68	
内蒙古自治区	苏尼特左旗	0.13	阔叶林	极不适宜	17.12	
内蒙古自治区	四子王旗	0.13	其他	极不适宜	16634.05	内蒙古自治区四子王旗，全旗为松材线虫的极不适宜分布区，主要林分为：阔叶林，风险等级低，不是重点防控区域
内蒙古自治区	四子王旗	0.13	阔叶林	极不适宜	54.65	
内蒙古自治区	四子王旗	0.13	沙漠	极不适宜	7547.68	
内蒙古自治区	四子王旗	0.13	灌木林	极不适宜	13.74	
内蒙古自治区	太仆寺旗	0.13	其他	极不适宜	3528.35	内蒙古自治区太仆寺旗，全旗为松材线虫的极不适宜分布区，主要林分为：其他，风险等级低，不是重点防控区域
内蒙古自治区	太仆寺旗	0.13	阔叶林	极不适宜	20.37	
内蒙古自治区	通辽市	0.40	其他	不适宜	2588.81	内蒙古自治区通辽市，全市为松材线虫的不适宜分布区，主要林分为：阔叶林，风险等级低，不是重点防控区域
内蒙古自治区	通辽市	0.40	水体	不适宜	49.46	
内蒙古自治区	通辽市	0.40	阔叶林	不适宜	339.47	
内蒙古自治区	通辽市	0.40	沙漠	不适宜	1294.75	
内蒙古自治区	土默特右旗	0.13	其他	极不适宜	2035.22	内蒙古自治区土默特右旗，全旗为松材线虫的极不适宜分布区，主要林分为：阔叶林、灌木林，风险等级低，不是重点防控区域
内蒙古自治区	土默特右旗	0.13	灌木林	极不适宜	262.53	
内蒙古自治区	土默特右旗	0.13	阔叶林	极不适宜	37.74	
内蒙古自治区	土默特左旗	0.13	其他	极不适宜	33.52	内蒙古自治区土默特左旗，全旗为松材线虫的极不适宜分布区，主要林分为：阔叶林、灌木林，风险等级低，不是重点防控区域
内蒙古自治区	土默特左旗	0.13	针叶林	极不适宜	6.64	
内蒙古自治区	土默特左旗	0.13	水体	极不适宜	14.16	
内蒙古自治区	土默特左旗	0.13	其他	极不适宜	1856.60	
内蒙古自治区	土默特左旗	0.13	灌木林	极不适宜	205.71	
内蒙古自治区	土默特左旗	0.13	阔叶林	极不适宜	582.67	
内蒙古自治区	托克托县	0.13	沙漠	极不适宜	6.27	内蒙古自治区托克托县，全县为松材线虫的极不适宜分布区，主要林分为：阔叶林、灌木林，风险等级低，不是重点防控区域
内蒙古自治区	托克托县	0.13	其他	极不适宜	1198.93	
内蒙古自治区	托克托县	0.13	针叶林	极不适宜	3.74	
内蒙古自治区	托克托县	0.13	灌木林	极不适宜	76.95	
内蒙古自治区	托克托县	0.13	阔叶林	极不适宜	115.72	
内蒙古自治区	突泉县	0.13	其他	极不适宜	420.44	内蒙古自治区突泉县，该县大部分地区为松材线虫的不适宜分布区，在西北部与少部分地区为松材线虫的极不适宜分布区，主要林分为：阔叶林、灌木林，风险等级低，不是重点防控区域
内蒙古自治区	突泉县	0.13	阔叶林	极不适宜	303.04	
内蒙古自治区	突泉县	0.40	其他	不适宜	3108.77	
内蒙古自治区	突泉县	0.40	阔叶林	不适宜	685.56	
内蒙古自治区	突泉县	0.40	灌木林	不适宜	207.70	
内蒙古自治区	翁牛特旗	0.40	水体	不适宜	4.76	内蒙古自治区翁牛特旗，该旗的中部往东为松材线虫的不适宜分布区，中部往西为松材线虫的极不适宜分布区，主要林分为：阔叶林、灌木林，风险等级低，不是重点防控区域
内蒙古自治区	翁牛特旗	0.40	针叶林	不适宜	21.29	
内蒙古自治区	翁牛特旗	0.40	针阔混交林	不适宜	16.91	
内蒙古自治区	翁牛特旗	0.13	阔叶林	极不适宜	515.12	
内蒙古自治区	翁牛特旗	0.40	阔叶林	不适宜	389.45	
内蒙古自治区	翁牛特旗	0.13	其他	极不适宜	4731.11	

省份	县(市、区)	适生值	森林类型	风险等级	面积/km²	风险评价
内蒙古自治区	翁牛特旗	0.40	其他	不适宜	2913.69	
内蒙古自治区	翁牛特旗	0.13	灌木林	极不适宜	148.97	
内蒙古自治区	翁牛特旗	0.40	灌木林	不适宜	22.35	
内蒙古自治区	翁牛特旗	0.13	沙漠	极不适宜	12.43	
内蒙古自治区	翁牛特旗	0.40	沙漠	不适宜	3012.53	
内蒙古自治区	武川县	0.13	针叶林	极不适宜	11.97	内蒙古自治区武川县，全县为松材线虫的极不适宜分布区，主要林分为：阔叶林、灌木林，风险等级低，不是重点防控区域
内蒙古自治区	武川县	0.13	阔叶林	极不适宜	716.19	
内蒙古自治区	武川县	0.13	灌木林	极不适宜	114.96	
内蒙古自治区	武川县	0.13	其他	极不适宜	4022.90	
内蒙古自治区	乌海市	0.13	灌木林	极不适宜	15.91	内蒙古自治区乌海市，全市为松材线虫的极不适宜分布区，主要林分为：灌木林，风险等级低，不是重点防控区域
内蒙古自治区	乌海市	0.13	沙漠	极不适宜	25.06	
内蒙古自治区	乌海市	0.13	水体	极不适宜	92.31	
内蒙古自治区	乌海市	0.13	其他	极不适宜	1636.39	
内蒙古自治区	乌兰浩特市	0.40	针阔混交林	不适宜	12.01	内蒙古自治区乌兰浩特市，全市为松材线虫的不适宜分布区，主要林分为：阔叶林、针阔混交林，风险等级低，不是重点防控区域
内蒙古自治区	乌兰浩特市	0.40	其他	不适宜	620.81	
内蒙古自治区	乌兰浩特市	0.40	阔叶林	不适宜	9.25	
内蒙古自治区	乌拉特后旗	0.40	沙漠	不适宜	1833.98	内蒙古自治区乌拉特后旗，全旗大部分地区为松材线虫的极不适宜分布区，西部部分地区为不适宜分布区，主要林分为：灌木林，风险等级低，不是重点防控区域
内蒙古自治区	乌拉特后旗	0.13	沙漠	极不适宜	3578.76	
内蒙古自治区	乌拉特后旗	0.13	灌木林	极不适宜	459.15	
内蒙古自治区	乌拉特后旗	0.13	其他	极不适宜	16542.88	
内蒙古自治区	乌拉特后旗	0.40	其他	不适宜	446.30	
内蒙古自治区	乌拉特前旗	0.13	针阔混交林	极不适宜	95.92	内蒙古自治区乌拉特前旗，全旗为松材线虫的极不适宜分布区，主要林分为：针叶林、灌木林、针阔混交林，风险等级低，不是重点防控区域
内蒙古自治区	乌拉特前旗	0.13	针叶林	极不适宜	7.04	
内蒙古自治区	乌拉特前旗	0.13	阔叶林	极不适宜	3.55	
内蒙古自治区	乌拉特前旗	0.13	灌木林	极不适宜	324.91	
内蒙古自治区	乌拉特前旗	0.13	其他	极不适宜	6295.94	
内蒙古自治区	乌拉特前旗	0.13	沙漠	极不适宜	472.36	
内蒙古自治区	乌拉特前旗	0.13	水体	极不适宜	409.86	
内蒙古自治区	乌拉特中旗	0.13	灌木林	极不适宜	1.28	内蒙古自治区乌拉特中旗，全旗为松材线虫的极不适宜分布区，主要林分为：灌木林，风险等级低，不是重点防控区域
内蒙古自治区	乌拉特中旗	0.13	沙漠	极不适宜	7449.84	
内蒙古自治区	乌拉特中旗	0.13	其他	极不适宜	15647.72	
内蒙古自治区	乌审旗	0.13	沙漠	极不适宜	11647.16	内蒙古自治区乌审旗，全旗为松材线虫的极不适宜分布区，主要林分为：灌木林，风险等级低，不是重点防控区域
内蒙古自治区	乌审旗	0.13	其他	极不适宜	305.60	
内蒙古自治区	乌审旗	0.13	灌木林	极不适宜	157.64	
内蒙古自治区	五原县	0.13	针阔混交林	极不适宜	39.82	内蒙古自治区五原县，全县为松材线虫的极不适宜分布区，主要林分为：针阔混交林，风险等级低，不是重点防控区域
内蒙古自治区	五原县	0.13	其他	极不适宜	2286.99	
内蒙古自治区	五原县	0.13	水体	极不适宜	56.20	
内蒙古自治区	镶黄旗	0.13	其他	极不适宜	4700.47	内蒙古自治区镶黄旗，全旗为松材线虫

省份	县(市、区)	适生值	森林类型	风险等级	面积/km²	风险评价
内蒙古自治区	镶黄旗	0.13	沙漠	极不适宜	438.85	的极不适宜分布区，主要林分为：其他，风险等级低，不是重点防控区域
内蒙古自治区	锡林浩特市	0.13	灌木林	极不适宜	4.77	内蒙古自治区锡林浩特市，全市为松材线虫的极不适宜分布区，主要林分为：阔叶林、灌木林，风险等级低，不是重点防控区域
内蒙古自治区	锡林浩特市	0.13	其他	极不适宜	14691.16	
内蒙古自治区	锡林浩特市	0.13	阔叶林	极不适宜	0.78	
内蒙古自治区	锡林浩特市	0.13	沙漠	极不适宜	1024.87	
内蒙古自治区	新巴尔虎右旗	0.13	灌木林	极不适宜	614.06	内蒙古自治区新巴尔虎右旗，全旗为松材线虫的极不适宜分布区，主要林分为：针阔混交林、灌木林，风险等级低，不是重点防控区域
内蒙古自治区	新巴尔虎右旗	0.13	其他	极不适宜	21367.97	
内蒙古自治区	新巴尔虎右旗	0.13	水体	极不适宜	1830.16	
内蒙古自治区	新巴尔虎右旗	0.13	针阔混交林	极不适宜	423.64	
内蒙古自治区	新巴尔虎左旗	0.13	其他	极不适宜	15575.61	内蒙古自治区新巴尔虎左旗，全旗为松材线虫的极不适宜分布区，主要林分为：针叶林、阔叶林，风险等级低，不是重点防控区域
内蒙古自治区	新巴尔虎左旗	0.13	沙漠	极不适宜	1218.97	
内蒙古自治区	新巴尔虎左旗	0.13	阔叶林	极不适宜	2060.40	
内蒙古自治区	新巴尔虎左旗	0.13	针叶林	极不适宜	493.86	
内蒙古自治区	新巴尔虎左旗	0.13	水体	极不适宜	466.50	
内蒙古自治区	兴和县	0.13	其他	极不适宜	3369.48	内蒙古自治区兴和县，全县为松材线虫的极不适宜分布区，主要林分为：针叶林、灌木林，风险等级低，不是重点防控区域
内蒙古自治区	兴和县	0.13	针叶林	极不适宜	2.39	
内蒙古自治区	兴和县	0.13	灌木林	极不适宜	57.12	
内蒙古自治区	西乌珠穆沁旗	0.13	其他	极不适宜	21217.64	内蒙古自治区西乌珠穆沁旗，全旗为松材线虫的极不适宜分布区，主要林分为：阔叶林、灌木林，风险等级低，不是重点防控区域
内蒙古自治区	西乌珠穆沁旗	0.13	灌木林	极不适宜	22.05	
内蒙古自治区	西乌珠穆沁旗	0.13	阔叶林	极不适宜	264.04	
内蒙古自治区	西乌珠穆沁旗	0.13	沙漠	极不适宜	1322.26	
内蒙古自治区	牙克石市	0.13	针阔混交林	极不适宜	4238.07	内蒙古自治区牙克石市，全市为松材线虫的极不适宜分布区，主要林分为：针叶林、针阔混交林、阔叶林、灌木林，风险等级低，不是重点防控区域
内蒙古自治区	牙克石市	0.13	针叶林	极不适宜	7394.24	
内蒙古自治区	牙克石市	0.13	其他	极不适宜	4275.28	
内蒙古自治区	牙克石市	0.13	阔叶林	极不适宜	12099.19	
内蒙古自治区	牙克石市	0.13	灌木林	极不适宜	26.21	
内蒙古自治区	伊金霍洛旗	0.13	其他	极不适宜	4434.84	内蒙古自治区伊金霍洛旗，全旗为松材线虫的极不适宜分布区，主要林分为：阔叶林、灌木林，风险等级低，不是重点防控区域
内蒙古自治区	伊金霍洛旗	0.13	针叶林	极不适宜	13.98	
内蒙古自治区	伊金霍洛旗	0.13	灌木林	极不适宜	133.02	
内蒙古自治区	伊金霍洛旗	0.13	阔叶林	极不适宜	12.79	
内蒙古自治区	伊金霍洛旗	0.13	沙漠	极不适宜	1354.95	
内蒙古自治区	扎兰屯市	0.13	针阔混交林	极不适宜	862.84	内蒙古自治区扎兰屯市，该市的大部分地区为松材线虫的极不适宜分布区，东北极少部分地区为松材线虫的不适宜分布区，主要林分为：阔叶林、针阔混交林、灌木林，风险等级低，不是重点防控区域
内蒙古自治区	扎兰屯市	0.13	针叶林	极不适宜	1560.22	
内蒙古自治区	扎兰屯市	0.13	其他	极不适宜	1763.04	
内蒙古自治区	扎兰屯市	0.40	其他	不适宜	208.22	
内蒙古自治区	扎兰屯市	0.13	灌木林	极不适宜	19.31	
内蒙古自治区	扎兰屯市	0.13	阔叶林	极不适宜	11952.78	
内蒙古自治区	扎兰屯市	0.40	阔叶林	不适宜	96.88	
内蒙古自治区	扎鲁特旗	0.40	沙漠	不适宜	336.45	内蒙古自治区扎鲁特旗，该旗的大部分

省份	县(市、区)	适生值	森林类型	风险等级	面积/km²	风险评价
内蒙古自治区	扎鲁特旗	0.13	阔叶林	极不适宜	1114.78	地区为松材线虫的不适宜分布区,西北少部分地区为松材线虫的极不适宜分布区,主要林分为:阔叶林、灌木林,风险等级低,不是重点防控区域
内蒙古自治区	扎鲁特旗	0.40	阔叶林	不适宜	2359.23	
内蒙古自治区	扎鲁特旗	0.13	其他	极不适宜	2830.24	
内蒙古自治区	扎鲁特旗	0.40	其他	不适宜	8189.02	
内蒙古自治区	扎鲁特旗	0.13	灌木林	极不适宜	187.33	
内蒙古自治区	扎鲁特旗	0.40	灌木林	不适宜	850.47	
内蒙古自治区	扎赉特旗	0.40	针阔混交林	不适宜	122.45	内蒙古自治区扎赉特旗,该旗的西北部为松材线虫的极不适宜分布区,其余地区为松材线虫的不适宜分布区,主要林分为:阔叶林、针阔混交林、灌木林,风险等级低,不是重点防控区域
内蒙古自治区	扎赉特旗	0.13	其他	极不适宜	1320.22	
内蒙古自治区	扎赉特旗	0.40	其他	不适宜	6141.85	
内蒙古自治区	扎赉特旗	0.13	灌木林	极不适宜	192.45	
内蒙古自治区	扎赉特旗	0.40	灌木林	不适宜	210.33	
内蒙古自治区	扎赉特旗	0.13	阔叶林	极不适宜	3050.55	
内蒙古自治区	扎赉特旗	0.40	阔叶林	不适宜	920.00	
内蒙古自治区	正蓝旗	0.13	沙漠	极不适宜	5689.52	内蒙古自治区正蓝旗,全旗为松材线虫的极不适宜分布区,主要林分为:阔叶林、灌木林,风险等级低,不是重点防控区域
内蒙古自治区	正蓝旗	0.13	其他	极不适宜	4035.23	
内蒙古自治区	正蓝旗	0.13	阔叶林	极不适宜	213.14	
内蒙古自治区	正蓝旗	0.13	灌木林	极不适宜	34.32	
内蒙古自治区	正镶白旗	0.13	沙漠	极不适宜	2176.82	内蒙古自治区正镶白旗,全旗为松材线虫的极不适宜分布区,主要林分为:其他,风险等级低,不是重点防控区域
内蒙古自治区	正镶白旗	0.13	其他	极不适宜	3822.48	
内蒙古自治区	准格尔旗	0.13	针叶林	极不适宜	82.23	内蒙古自治区准格尔旗,全旗为松材线虫的极不适宜分布区,主要林分为:针叶林、阔叶林、灌木林,风险等级低,不是重点防控区域
内蒙古自治区	准格尔旗	0.13	其他	极不适宜	5926.13	
内蒙古自治区	准格尔旗	0.13	沙漠	极不适宜	1273.58	
内蒙古自治区	准格尔旗	0.13	阔叶林	极不适宜	205.98	
内蒙古自治区	准格尔旗	0.13	灌木林	极不适宜	293.91	
内蒙古自治区	卓资县	0.13	其他	极不适宜	4360.48	内蒙古自治区卓资县,全县为松材线虫的极不适宜分布区,主要林分为:针叶林、阔叶林、灌木林,风险等级低,不是重点防控区域
内蒙古自治区	卓资县	0.13	针叶林	极不适宜	27.15	
内蒙古自治区	卓资县	0.13	阔叶林	极不适宜	0.05	
内蒙古自治区	卓资县	0.13	灌木林	极不适宜	4.05	
山东省	安丘市	0.70	其他	适宜	1806.46	山东省安丘市,全市为松材线虫的适宜分布区,主要林分为:阔叶林,该市虽然为较高风险区,但因针叶林分布极少,所以不是重点防控区域,但应注意新造人工林的树种选择
山东省	安丘市	0.70	阔叶林	适宜	330.32	
山东省	安丘市	0.70	水体	适宜	15.47	
山东省	滨州市	0.70	其他	适宜	734.65	山东省滨州市,全市为松材线虫的适宜分布区,主要林分为:阔叶林,该市虽然为较高风险区,但因针叶林分布极少,所以不是重点防控区域,但应注意新造人工林的树种选择
山东省	滨州市	0.70	阔叶林	适宜	115.14	
山东省	博兴县	0.70	其他	适宜	975.19	山东省博兴县,全县为松材线虫的适宜分布区,主要林分为:阔叶林,该县虽

省份	县(市、区)	适生值	森林类型	风险等级	面积/km²	风险评价
山东省	博兴县	0.70	阔叶林	适宜	27.86	然为较高风险区，但因针叶林分布极少，所以不是重点防控区域，但应注意新造人工林的树种选择
山东省	长岛县	0.70	其他	适宜	1.20	山东省长岛县为2007年全国调查疫点，全县大部分地区为松材线虫的次适宜分布区，南部地区为适宜分布区，主要林分为：其他林分，该县虽然为中度、较高风险区，但因针叶林分布极少，所以不是重点防控区域，但应注意新造人工林的树种选择
山东省	长岛县	0.55	其他	次适宜	15.09	
山东省	昌乐县	0.70	其他	适宜	1030.30	山东省昌乐县，全县为松材线虫的适宜分布区，主要林分为：阔叶林，该县虽然为较高风险区，但因针叶林分布极少，所以不是重点防控区域，但应注意新造人工林的树种选择
山东省	昌乐县	0.70	阔叶林	适宜	39.84	
山东省	长清县	0.70	其他	适宜	574.57	山东省长清县，全县为松材线虫的适宜分布区，主要林分为：针叶林、阔叶林，其中17.3%的区域为适宜针叶林区，主要分布在该县的东部、南部地区，风险等级较高，为重点防控区域
山东省	长清县	0.70	阔叶林	适宜	501.74	
山东省	长清县	0.70	针叶林	适宜	225.69	
山东省	苍山县	0.70	其他	适宜	1591.54	山东省苍山县，全县为松材线虫的适宜分布区，主要林分为：针叶林、阔叶林，其中0.04%的区域为适宜针叶林区，主要分布在该县的西北部少数地区，风险等级较高，为重点防控区域
山东省	苍山县	0.70	针叶林	适宜	0.79	
山东省	苍山县	0.70	阔叶林	适宜	208.39	
山东省	曹县	0.85	其他	最适宜	1977.90	山东省曹县，全县为松材线虫的最适宜分布区，主要林分为：阔叶林，该县虽然为高风险区，但因针叶林分布极少，所以不是重点防控区域，但应注意新造人工林的树种选择
山东省	曹县	0.85	阔叶林	最适宜	31.54	
山东省	昌邑市	0.70	水体	适宜	30.59	山东省昌邑市，全市为松材线虫的适宜分布区，主要林分为：阔叶林，该市虽然为较高风险区，但因针叶林分布极少，所以不是重点防控区域，但应注意新造人工林的树种选择
山东省	昌邑市	0.70	其他	适宜	1408.39	
山东省	昌邑市	0.70	阔叶林	适宜	157.10	
山东省	成武县	0.85	其他	最适宜	287.89	山东省成武县，全县大部分地区为松材线虫的适宜分布区，西南部地区为最适宜分布区，主要林分为：阔叶林，该县虽然为较高、高风险区，但因针叶林分布极少，所以不是重点防控区域，但应注意新造人工林的树种选择
山东省	成武县	0.70	其他	适宜	697.13	
山东省	成武县	0.70	阔叶林	适宜	34.27	
山东省	成武县	0.85	阔叶林	最适宜	6.04	
山东省	德州市	0.70	其他	适宜	273.70	山东省德州市，全市为松材线虫的适宜分布区，主要林分为：其他林分，该市虽然为较高风险区，但因针叶林分布极少，所以不是重点防控区域，但应注意新造人工林的树种选择
山东省	定陶县	0.85	其他	最适宜	531.97	山东省定陶县，全县大部分地区为松材

省份	县(市、区)	适生值	森林类型	风险等级	面积/km²	风险评价
山东省	定陶县	0.70	其他	适宜	299.03	线虫的最适宜分布区,东北部地区为适宜分布区,主要林分为:阔叶林,该县虽然为较高、高风险区,但因针叶林分布极少,所以不是重点防控区域,但应注意新造人工林的树种选择
山东省	定陶县	0.70	阔叶林	适宜	9.59	
山东省	定陶县	0.85	阔叶林	最适宜	7.11	
山东省	东阿县	0.70	其他	适宜	725.86	山东省东阿县,全县为松材线虫的适宜分布区,主要林分为:阔叶林,该县虽然为较高风险区,但因针叶林分布极少,所以不是重点防控区域,但应注意新造人工林的树种选择
山东省	东阿县	0.70	阔叶林	适宜	8.01	
山东省	东明县	0.85	其他	最适宜	1166.14	山东省东明县,全县为松材线虫的最适宜分布区,主要林分为:阔叶林,该县虽然为高风险区,但因针叶林分布极少,所以不是重点防控区域,但应注意新造人工林的树种选择
山东省	东明县	0.85	水体	最适宜	93.18	
山东省	东明县	0.85	阔叶林	最适宜	26.28	
山东省	东平县	0.70	其他	适宜	1149.17	山东省东平县,全县为松材线虫的适宜分布区,主要林分为:针叶林、阔叶林,其中3.2%的区域为适宜针叶林区,主要分布在该县的北部地区,风险等级较高,为重点防控区域
山东省	东平县	0.70	针叶林	适宜	43.07	
山东省	东平县	0.70	水体	适宜	107.59	
山东省	东平县	0.70	阔叶林	适宜	32.58	
山东省	东营市	0.70	阔叶林	适宜	458.10	山东省东营市,全市为松材线虫的适宜分布区,主要林分为:阔叶林,该市虽然为较高风险区,但因针叶林分布极少,所以不是重点防控区域,但应注意新造人工林的树种选择
山东省	东营市	0.70	其他	适宜	2137.93	
山东省	肥城市	0.70	其他	适宜	711.68	山东省肥城市,全市为松材线虫的适宜分布区,主要林分为:针叶林、阔叶林,其中7.6%的区域为适宜针叶林区,主要分布在该市的北部地区,风险等级较高,为重点防控区域
山东省	肥城市	0.70	针叶林	适宜	86.45	
山东省	肥城市	0.70	阔叶林	适宜	340.21	
山东省	费县	0.70	针阔混交林	适宜	82.16	山东省费县,全县为松材线虫的适宜分布区,主要林分为:阔叶林、针阔混交林,该县虽然为较高风险区,但因针叶林分布极少,所以不是重点防控区域,但应注意新造人工林的树种选择
山东省	费县	0.70	其他	适宜	1712.98	
山东省	费县	0.70	阔叶林	适宜	248.82	
山东省	高密市	0.70	其他	适宜	1501.19	山东省高密市,全市为松材线虫的适宜分布区,主要林分为:阔叶林,该市虽然为较高风险区,但因针叶林分布极少,所以不是重点防控区域,但应注意新造人工林的树种选择
山东省	高密市	0.70	水体	适宜	55.69	
山东省	高密市	0.70	阔叶林	适宜	57.38	
山东省	高青县	0.70	其他	适宜	836.85	山东省高青县,全县为松材线虫的适宜分布区,主要林分为:阔叶林,该县虽然为较高风险区,但因针叶林分布极少,所以不是重点防控区域,但应注意新造人工林的树种选择
山东省	高青县	0.70	阔叶林	适宜	25.80	
山东省	高唐县	0.70	其他	适宜	953.95	山东省高唐县,全县为松材线虫的适宜分布区,主要林分为:阔叶林,该县虽

省份	县(市、区)	适生值	森林类型	风险等级	面积/km²	风险评价
山东省	高唐县	0.70	阔叶林	适宜	42.51	然为较高风险区,但因针叶林分布极少,所以不是重点防控区域,但应注意新造人工林的树种选择
山东省	广饶县	0.70	其他	适宜	1213.85	山东省广饶县,全县为松材线虫的适宜分布区,主要林分为:阔叶林,该县虽然为较高风险区,但因针叶林分布极少,所以不是重点防控区域,但应注意新造人工林的树种选择
山东省	广饶县	0.70	阔叶林	适宜	10.10	
山东省	冠县	0.70	其他	适宜	1095.08	山东省冠县,全县为松材线虫的适宜分布区,主要林分为:阔叶林,该县虽然为较高风险区,但因针叶林分布极少,所以不是重点防控区域,但应注意新造人工林的树种选择
山东省	冠县	0.70	阔叶林	适宜	30.34	
山东省	海阳县	0.70	针叶林	适宜	114.42	山东省海阳市,全市大部分地区为松材线虫的适宜分布区,东部为次适宜分布区,主要林分为:针叶林、阔叶林,其中3.0%的区域为次适宜针叶林区,主要分布在该市的东部地区,风险等级中度,为重点防控区域;5.9%的区域为适宜针叶林区,主要分布在该市的东部、西北部地区,风险等级较高,为重点防控区域
山东省	海阳县	0.55	针叶林	次适宜	59.04	
山东省	海阳县	0.55	阔叶林	次适宜	116.46	
山东省	海阳县	0.70	阔叶林	适宜	402.72	
山东省	海阳县	0.55	其他	次适宜	332.62	
山东省	海阳县	0.70	其他	适宜	919.94	
山东省	茌平县	0.70	其他	适宜	1042.62	山东省茌平县,全县为松材线虫的适宜分布区,主要林分为:阔叶林,该县虽然为较高风险区,但因针叶林分布极少,所以不是重点防控区域,但应注意新造人工林的树种选择
山东省	茌平县	0.70	阔叶林	适宜	62.73	
山东省	菏泽市	0.70	其他	适宜	732.21	山东省菏泽市,全市西、南部为松材线虫的最适宜分布区,东、北部为适宜分布区,主要林分为:阔叶林,该市虽然为较高、高风险区,但因针叶林分布极少,所以不是重点防控区域,但应注意新造人工林的树种选择
山东省	菏泽市	0.70	阔叶林	适宜	29.30	
山东省	菏泽市	0.85	其他	最适宜	668.69	
山东省	菏泽市	0.85	阔叶林	最适宜	29.09	
山东省	桓台县	0.70	其他	适宜	459.72	山东省桓台县,全县为松材线虫的适宜分布区,主要林分为:阔叶林,该县虽然为较高风险区,但因针叶林分布极少,所以不是重点防控区域,但应注意新造人工林的树种选择
山东省	桓台县	0.70	阔叶林	适宜	44.66	
山东省	惠民县	0.70	其他	适宜	1627.61	山东省惠民县,全县为松材线虫的适宜分布区,主要林分为:阔叶林,该县虽然为较高风险区,但因针叶林分布极少,所以不是重点防控区域,但应注意新造人工林的树种选择
山东省	惠民县	0.70	阔叶林	适宜	20.81	
山东省	胶南市	0.70	其他	适宜	1719.84	山东省胶南市,全市为松材线虫的适宜分布区,主要林分为:针叶林、阔叶林,其中5.5%的区域为适宜针叶林区,主要分布在该市的中部地区,风险等级较高,为重点防控区域
山东省	胶南市	0.70	针叶林	适宜	109.94	
山东省	胶南市	0.70	阔叶林	适宜	165.10	

省份	县(市、区)	适生值	森林类型	风险等级	面积/km²	风险评价
山东省	胶州市	0.70	其他	适宜	1144.87	山东省胶州市,全市为松材线虫的适宜分布区,主要林分为:阔叶林,该市虽然为较高风险区,但因针叶林分布极少,所以不是重点防控区域,但应注意新造人工林的树种选择
山东省	胶州市	0.70	阔叶林	适宜	133.60	
山东省	嘉祥县	0.70	其他	适宜	928.16	山东省嘉祥县,全县为松材线虫的适宜分布区,主要林分为:其他林分,该县虽然为较高风险区,但因针叶林分布极少,所以不是重点防控区域,但应注意新造人工林的树种选择
山东省	即墨市	0.70	其他	适宜	1815.05	山东省即墨市,全市为松材线虫的适宜分布区,主要林分为:针叶林、阔叶林,其中0.6%的区域为适宜针叶林区,主要分布在该市的东南部少数地区,风险等级较高,为重点防控区域
山东省	即墨市	0.70	针叶林	适宜	12.31	
山东省	即墨市	0.70	阔叶林	适宜	90.23	
山东省	济南市	0.70	其他	适宜	1093.71	山东省济南市,全市为松材线虫的适宜分布区,主要林分为:针叶林、阔叶林,其中6.4%的区域为适宜针叶林区,主要分布在该市的南部地区,风险等级较高,为重点防控区域
山东省	济南市	0.70	阔叶林	适宜	667.36	
山东省	济南市	0.70	针叶林	适宜	120.54	
山东省	济宁市	0.70	其他	适宜	851.39	山东省济宁市,全市为松材线虫的适宜分布区,主要林分为:阔叶林,该市虽然为较高风险区,但因针叶林分布极少,所以不是重点防控区域,但应注意新造人工林的树种选择
山东省	济宁市	0.70	水体	适宜	41.83	
山东省	济宁市	0.70	阔叶林	适宜	36.25	
山东省	金乡县	0.70	阔叶林	适宜	1.40	山东省金乡县,全县为松材线虫的适宜分布区,主要林分为:其他林分,该县虽然为较高风险区,但因针叶林分布极少,所以不是重点防控区域,但应注意新造人工林的树种选择
山东省	金乡县	0.70	其他	适宜	890.22	
山东省	济阳县	0.70	其他	适宜	1152.32	山东省济阳县,全县为松材线虫的适宜分布区,主要林分为:其他林分,全县虽然为较高风险区,但因针叶林分布极少,所以不是重点防控区域,但应注意新造人工林的树种选择
山东省	巨野县	0.70	其他	适宜	1238.60	山东省巨野县,全县为松材线虫的适宜分布区,主要林分为:阔叶林,该县虽然为较高风险区,但因针叶林分布极少,所以不是重点防控区域,但应注意新造人工林的树种选择
山东省	巨野县	0.70	阔叶林	适宜	58.16	
山东省	垦利县	0.70	其他	适宜	996.01	山东省垦利县,全县为松材线虫的适宜分布区,主要林分为:阔叶林,该县虽然为较高风险区,但因针叶林分布极少,所以不是重点防控区域,但应注意新造人工林的树种选择
山东省	垦利县	0.70	阔叶林	适宜	66.27	
山东省	莱芜市	0.70	水体	适宜	21.46	山东省莱芜市,全市为松材线虫的适宜分布区,主要林分为:针叶林、阔叶林,
山东省	莱芜市	0.70	针叶林	适宜	303.79	

省份	县(市、区)	适生值	森林类型	风险等级	面积/km²	风险评价
山东省	莱芜市	0.70	阔叶林	适宜	349.30	其中 14.7%的区域为适宜针叶林区，主要分布在该市的北部地区，风险等级较高，为重点防控区域
山东省	莱芜市	0.70	其他	适宜	1390.39	
山东省	莱西市	0.70	其他	适宜	1369.24	山东省莱西市，全市为松材线虫的适宜分布区，主要林分为：针叶林、阔叶林，其中 3.0%的区域为适宜针叶林区，主要分布在该市的西北地区，风险等级较高，为重点防控区域
山东省	莱西市	0.70	水体	适宜	15.91	
山东省	莱西市	0.70	针叶林	适宜	45.23	
山东省	莱西市	0.70	阔叶林	适宜	81.54	
山东省	莱阳市	0.70	其他	适宜	1338.21	山东省莱阳市，全市为松材线虫的适宜分布区，主要林分为：针叶林、阔叶林，其中 1.9%的区域为适宜针叶林区，主要分布在该市的北部地区，风险等级较高，为重点防控区域
山东省	莱阳市	0.70	针叶林	适宜	31.65	
山东省	莱阳市	0.70	阔叶林	适宜	291.28	
山东省	莱州市	0.70	其他	适宜	1133.79	山东省莱州市，全市为松材线虫的适宜分布区，主要林分为：针叶林、阔叶林，其中 7.4%的区域为适宜针叶林区，主要分布在该市的东南部地区，风险等级较高，为重点防控区域
山东省	莱州市	0.70	针叶林	适宜	114.42	
山东省	莱州市	0.70	阔叶林	适宜	294.15	
山东省	乐陵市	0.70	其他	适宜	1049.88	山东省乐陵市，全市为松材线虫的适宜分布区，主要林分为：其他林分，该市虽然为较高风险区，但因针叶林分布极少，所以不是重点防控区域，但应注意新造人工林的树种选择
山东省	梁山县	0.70	其他	适宜	879.40	山东省梁山县，全县为松材线虫的适宜分布区，主要林分为：阔叶林，该县虽然为较高风险区，但因针叶林分布极少，所以不是重点防控区域，但应注意新造人工林的树种选择
山东省	梁山县	0.70	阔叶林	适宜	27.09	
山东省	聊城市	0.70	其他	适宜	1230.09	山东省聊城市，全市为松材线虫的适宜分布区，主要林分为：阔叶林，该市虽然为较高风险区，但因针叶林分布极少，所以不是重点防控区域，但应注意新造人工林的树种选择
山东省	聊城市	0.70	阔叶林	适宜	53.65	
山东省	利津县	0.70	其他	适宜	1384.81	山东省利津县，全县为松材线虫的适宜分布区，主要林分为：阔叶林，该县虽然为较高风险区，但因针叶林分布极少，所以不是重点防控区域，但应注意新造人工林的树种选择
山东省	利津县	0.70	阔叶林	适宜	34.36	
山东省	陵县	0.70	其他	适宜	1418.70	山东省陵县，全县为松材线虫的适宜分布区，主要林分为：其他林分，该县虽然为较高风险区，但因针叶林分布极少，所以不是重点防控区域，但应注意新造人工林的树种选择
山东省	临朐县	0.70	针阔混交林	适宜	30.73	山东省临朐县，全县为松材线虫的适宜分布区，主要林分为：针叶林、阔叶林、
山东省	临朐县	0.70	其他	适宜	1169.83	

省份	县(市、区)	适生值	森林类型	风险等级	面积/km²	风险评价
山东省	临朐县	0.70	阔叶林	适宜	548.40	针阔混交林，其中6.2%的区域为适宜针叶林区，主要分布在该县的西南地区，风险等级较高，为重点防控区域
山东省	临朐县	0.70	针叶林	适宜	115.81	
山东省	临清市	0.70	其他	适宜	627.84	山东省临清市，全市为松材线虫的适宜分布区，主要林分为：阔叶林，该市虽然为较高风险区，但因针叶林分布极少，所以不是重点防控区域，但应注意新造人工林的树种选择
山东省	临清市	0.70	阔叶林	适宜	31.51	
山东省	临清市	0.70	其他	适宜	39.21	
山东省	临清市	0.70	阔叶林	适宜	5.67	
山东省	临沭县	0.70	其他	适宜	1136.42	山东省临沭县，全县为松材线虫的适宜分布区，主要林分为：阔叶林，该县虽然为较高风险区，但因针叶林分布极少，所以不是重点防控区域，但应注意新造人工林的树种选择
山东省	临沭县	0.70	阔叶林	适宜	38.13	
山东省	临沂市	0.70	其他	适宜	1578.65	山东省临沂市，全市为松材线虫的适宜分布区，主要林分为：阔叶林，该市虽然为较高风险区，但因针叶林分布极少，所以不是重点防控区域，但应注意新造人工林的树种选择
山东省	临沂市	0.70	阔叶林	适宜	139.52	
山东省	临邑县	0.70	其他	适宜	965.85	山东省临邑县，全县为松材线虫的适宜分布区，主要林分为：阔叶林，该县虽然为较高风险区，但因针叶林分布极少，所以不是重点防控区域，但应注意新造人工林的树种选择
山东省	临邑县	0.70	阔叶林	适宜	42.89	
山东省	龙口市	0.70	其他	适宜	426.53	山东省龙口市，全市为松材线虫的适宜分布区，主要林分为：针叶林、阔叶林，其中10.5%的区域为适宜针叶林区，主要分布在该市的东南部地区，风险等级较高，为重点防控区域
山东省	龙口市	0.70	阔叶林	适宜	293.44	
山东省	龙口市	0.70	针叶林	适宜	84.73	
山东省	莒南县	0.70	水体	适宜	13.39	山东省莒南县，全县为松材线虫的适宜分布区，主要林分为：针叶林、阔叶林，其中2.2%的区域为适宜针叶林区，主要分布在该县的东北部地区，风险等级较高，为重点防控区域
山东省	莒南县	0.70	其他	适宜	1653.13	
山东省	莒南县	0.70	针叶林	适宜	39.76	
山东省	莒南县	0.70	阔叶林	适宜	152.27	
山东省	莒县	0.70	其他	适宜	1498.69	山东省莒县，全县为松材线虫的适宜分布区，主要林分为：针叶林、阔叶林，其中3.9%的区域为适宜针叶林区，主要分布在该县的东部地区，风险等级较高，为重点防控区域
山东省	莒县	0.70	针叶林	适宜	80.09	
山东省	莒县	0.70	阔叶林	适宜	476.92	
山东省	蒙阴县	0.70	水体	适宜	30.73	山东省蒙阴县，全县为松材线虫的适宜分布区，主要林分为：针叶林、阔叶林、针阔混交林，其中2.2%的区域为适宜针叶林区，主要分布在该县的北部和南部边缘地带，风险等级较高，为重点防控区域
山东省	蒙阴县	0.70	其他	适宜	1262.22	
山东省	蒙阴县	0.70	针叶林	适宜	34.29	
山东省	蒙阴县	0.70	阔叶林	适宜	162.48	
山东省	蒙阴县	0.70	针阔混交林	适宜	89.26	
山东省	牟平县	0.55	其他	次适宜	626.67	山东省牟平县，全县西部为松材线虫的适宜分布区，东部次适宜分布区，主要林分为：针叶林、阔叶林、针阔混交
山东省	牟平县	0.70	其他	适宜	502.40	
山东省	牟平县	0.55	针叶林	次适宜	206.21	

省份	县(市、区)	适生值	森林类型	风险等级	面积/km²	风险评价
山东省	牟平县	0.70	针叶林	适宜	148.06	林，其中 10.8%的区域为次适宜针叶林
山东省	牟平县	0.55	针阔混交林	次适宜	21.56	区，主要分布在该县的东部地区，风险
山东省	牟平县	0.55	阔叶林	次适宜	36.90	等级中度，为重点防控区域；7.8%的区
山东省	牟平县	0.70	阔叶林	适宜	362.15	域为适宜针叶林区，主要分布在该县的西南部地区，风险等级较高，为重点防控区域
山东省	宁津县	0.70	其他	适宜	1633.33	山东省宁津县，全县为松材线虫的适宜分布区，主要林分为：阔叶林，该县虽然为较高风险区，但因针叶林分布极少，所以不是重点防控区域，但应注意新造人工林的树种选择
山东省	宁津县	0.70	阔叶林	适宜	73.86	
山东省	宁阳县	0.70	其他	适宜	1083.60	山东省宁阳县，全县为松材线虫的适宜分布区，主要林分为：针叶林、阔叶林，其中 0.4%的区域为适宜针叶林区，主要分布在该县的南部少数地区，风险等级较高，为重点防控区域
山东省	宁阳县	0.70	阔叶林	适宜	44.60	
山东省	宁阳县	0.70	针叶林	适宜	4.11	
山东省	蓬莱县	0.70	其他	适宜	832.67	山东省蓬莱市，全市为松材线虫的适宜分布区，主要林分为：针叶林、阔叶林、竹林，其中 5.7%的区域为适宜针叶林区，主要分布在该县的南部地区，风险等级较高，为重点防控区域
山东省	蓬莱县	0.70	竹林	适宜	6.86	
山东省	蓬莱县	0.70	阔叶林	适宜	387.29	
山东省	蓬莱县	0.70	针叶林	适宜	74.13	
山东省	平度市	0.70	其他	适宜	2483.50	山东省平度市，全市为松材线虫的适宜分布区，主要林分为：针叶林、阔叶林，其中 4.7%的区域为适宜针叶林区，主要分布在该市的东北部地区，风险等级较高，为重点防控区域
山东省	平度市	0.70	针叶林	适宜	140.66	
山东省	平度市	0.70	阔叶林	适宜	385.03	
山东省	平阴县	0.70	其他	适宜	650.79	山东省平阴县，全县为松材线虫的适宜分布区，主要林分为：针叶林、阔叶林，其中 8.8%的区域为适宜针叶林区，主要分布在该县的南部地区，风险等级较高，为重点防控区域
山东省	平阴县	0.70	阔叶林	适宜	23.36	
山东省	平阴县	0.70	针叶林	适宜	64.73	
山东省	平邑县	0.70	针阔混交林	适宜	17.60	山东省平邑县，全县为松材线虫的适宜分布区，主要林分为：针叶林、阔叶林、针阔混交林，其中 1.6%的区域为适宜针叶林区，主要分布在该县的中部、东北部、西南部少数地区，风险等级较高，为重点防控区域
山东省	平邑县	0.70	其他	适宜	1411.42	
山东省	平邑县	0.70	针叶林	适宜	27.50	
山东省	平邑县	0.70	阔叶林	适宜	252.59	
山东省	平原县	0.70	其他	适宜	1056.57	山东省平原县，全县为松材线虫的适宜分布区，主要林分为：阔叶林，该县虽然为较高风险区，但因针叶林分布极少，所以不是重点防控区域，但应注意新造人工林的树种选择
山东省	平原县	0.70	阔叶林	适宜	14.95	
山东省	齐河县	0.70	其他	适宜	1517.93	山东省齐河县，全县为松材线虫的适宜分布区，主要林分为：阔叶林，该县虽然为较高风险区，但因针叶林分布极少，所以不是重点防控区域，但应注意新造人工林的树种选择
山东省	齐河县	0.70	阔叶林	适宜	4.97	

省份	县(市、区)	适生值	森林类型	风险等级	面积/km²	风险评价
山东省	青岛市	0.70	其他	适宜	691.61	山东省青岛市(南区、北区为2007年全国调查疫点),全市为松材线虫的适宜分布区,主要林分为:针叶林、阔叶林,其中27.3%的区域为适宜针叶林区,主要分布在该市的东部地区,风险等级较高,为重点防控区域
山东省	青岛市	0.70	阔叶林	适宜	144.38	
山东省	青岛市	0.70	针叶林	适宜	313.46	
山东省	庆云县	0.70	其他	适宜	404.93	山东省庆云县,全县为松材线虫的适宜分布区,主要林分为:其他林分,该县虽然为较高风险区,但因针叶林分布极少,所以不是重点防控区域,但应注意新造人工林的树种选择
山东省	青州市	0.70	针阔混交林	适宜	39.46	山东省青州市,全市为松材线虫的适宜分布区,主要林分为:针叶林、阔叶林、针阔混交林,其中5.9%的区域为适宜针叶林区,主要分布在该市的西南部地区,风险等级较高,为重点防控区域
山东省	青州市	0.70	阔叶林	适宜	210.01	
山东省	青州市	0.70	针叶林	适宜	95.00	
山东省	青州市	0.70	其他	适宜	1256.70	
山东省	栖霞市	0.70	其他	适宜	626.57	山东省栖霞市,全市为松材线虫的适宜分布区,主要林分为:针叶林、阔叶林,其中12.2%的区域为适宜针叶林区,全市各地区均有分布,风险等级较高,为重点防控区域
山东省	栖霞市	0.70	针叶林	适宜	233.14	
山东省	栖霞市	0.70	阔叶林	适宜	1055.68	
山东省	曲阜市	0.70	其他	适宜	903.36	山东省曲阜市,全市为松材线虫的适宜分布区,主要林分为:针叶林、阔叶林,其中4.9%的区域为适宜针叶林区,主要分布在该市的北部和东南部部分地区,风险等级较高,为重点防控区域
山东省	曲阜市	0.70	阔叶林	适宜	6.85	
山东省	曲阜市	0.70	针叶林	适宜	46.61	
山东省	日照市	0.70	针阔混交林	适宜	4.71	山东省日照市,全市为松材线虫的适宜分布区,主要林分为:针叶林、阔叶林、针阔混交林,其中10.8%的区域为适宜针叶林区,全市各地区均有分布,风险等级较高,为重点防控区域
山东省	日照市	0.70	其他	适宜	1381.91	
山东省	日照市	0.70	水体	适宜	16.85	
山东省	日照市	0.70	针叶林	适宜	190.91	
山东省	日照市	0.70	阔叶林	适宜	181.18	
山东省	荣成市	0.55	其他	次适宜	1489.88	山东省荣成市,全市为松材线虫的次适宜分布区,主要林分为:针叶林、针阔混交林,其中3.4%的区域为次适宜针叶林区,主要分布在该市的北部地区,风险等级中度,为重点防控区域
山东省	荣成市	0.55	针叶林	次适宜	59.29	
山东省	荣成市	0.55	针阔混交林	次适宜	194.57	
山东省	乳山市	0.55	针阔混交林	次适宜	33.23	山东省乳山市,全市大部分地区为松材线虫的次适宜分布区,西北部地区为适宜分布区,主要林分为:针叶林、阔叶林、针阔混交林,其中3.0%的区域为次适宜针叶林区,主要分布在该市的东部、南部地区,风险等级中度,为重点防控区域;7.1%的区域为适宜针叶林区,主要分布在该市的西北地区,风险等级较高,为重点防控区域
山东省	乳山市	0.70	其他	适宜	115.81	
山东省	乳山市	0.55	其他	次适宜	962.28	
山东省	乳山市	0.70	阔叶林	适宜	9.85	
山东省	乳山市	0.55	阔叶林	次适宜	165.22	
山东省	乳山市	0.55	针叶林	次适宜	42.84	
山东省	乳山市	0.70	针叶林	适宜	101.41	
山东省	商河县	0.70	其他	适宜	1152.37	山东省商河县,全县为松材线虫的适宜分布区,主要林分为:阔叶林,该县虽

省份	县(市、区)	适生值	森林类型	风险等级	面积/km²	风险评价
山东省	商河县	0.70	阔叶林	适宜	16.36	然为较高风险区,但因针叶林分布极少,所以不是重点防控区域,但应注意新造人工林的树种选择
山东省	单县	0.70	其他	适宜	653.66	山东省单县,全县北部为松材线虫的适宜分布区,南部为最适宜分布区,主要林分为:阔叶林,该县虽然为较高、高风险区,但因针叶林分布极少,所以不是重点防控区域,但应注意新造人工林的树种选择
山东省	单县	0.85	其他	最适宜	1038.54	
山东省	单县	0.85	阔叶林	最适宜	13.87	
山东省	单县	0.55	阔叶林	适宜	1.64	
山东省	寿光市	0.70	其他	适宜	1987.34	山东省寿光市,全市为松材线虫的适宜分布区,主要林分为:阔叶林,该市虽然为较高风险区,但因针叶林分布极少,所以不是重点防控区域,但应注意新造人工林的树种选择
山东省	寿光市	0.70	阔叶林	适宜	57.31	
山东省	泗水县	0.70	其他	适宜	991.25	山东省泗水县,全县为松材线虫的适宜分布区,主要林分为:阔叶林,该县虽然为较高风险区,但因针叶林分布极少,所以不是重点防控区域,但应注意新造人工林的树种选择
山东省	泗水县	0.70	阔叶林	适宜	96.67	
山东省	泰安市	0.70	针阔混交林	适宜	9.17	山东省泰安市,全市为松材线虫的适宜分布区,主要林分为:针叶林、阔叶林、针阔混交林,其中 18.5%的区域为适宜针叶林区,主要分布在该市的北部、东南部地区,风险等级较高,为重点防控区域
山东省	泰安市	0.70	针叶林	适宜	374.90	
山东省	泰安市	0.70	其他	适宜	971.68	
山东省	泰安市	0.70	阔叶林	适宜	668.36	
山东省	滕州市	0.70	其他	适宜	1656.28	山东省滕州市,全市为松材线虫的适宜分布区,主要林分为:针叶林、阔叶林,其中1.2%的区域为适宜针叶林区,主要分布在该市的东部少数地区,风险等级较高,为重点防控区域
山东省	滕州市	0.70	水体	适宜	32.08	
山东省	滕州市	0.70	阔叶林	适宜	157.58	
山东省	滕州市	0.70	针叶林	适宜	22.40	
山东省	潍坊市	0.70	其他	适宜	1419.78	山东省潍坊市,全市为松材线虫的适宜分布区,主要林分为:阔叶林,该市虽然为较高风险区,但因针叶林分布极少,所以不是重点防控区域,但应注意新造人工林的树种选择
山东省	潍坊市	0.70	阔叶林	适宜	97.89	
山东省	威海市	0.55	其他	次适宜	294.02	山东省威海市,全市为松材线虫的次适宜分布区,主要林分为:针叶林、针阔混交林,其中 11.5%的区域为次适宜针叶林区,全市各地区均有分布,风险等级中度,为重点防控区域
山东省	威海市	0.55	针叶林	次适宜	51.46	
山东省	威海市	0.55	针阔混交林	次适宜	103.94	
山东省	微山县	0.85	水体	最适宜	118.46	山东省微山县,全县大部分地区为松材线虫的适宜分布区,南部部分地区为最适宜分布区,主要林分为:阔叶林,该县虽然为较高、高风险区,但因针叶林分布极少,所以不是重点防控区域,但应注意新造人工林的树种选择
山东省	微山县	0.70	水体	适宜	957.23	
山东省	微山县	0.70	阔叶林	适宜	25.83	
山东省	微山县	0.70	其他	适宜	657.56	
山东省	微山县	0.85	其他	最适宜	25.82	
山东省	文登市	0.55	阔叶林	次适宜	60.31	山东省文登市,全市为松材线虫的次适宜分布区,主要林分为:针叶林、阔叶
山东省	文登市	0.55	针叶林	次适宜	27.56	

省份	县(市、区)	适生值	森林类型	风险等级	面积/km²	风险评价
山东省	文登市	0.55	其他	次适宜	1424.18	林、针阔混交林,其中1.6%的区域为适宜针叶林区,全市各地区均有分布,风险等级中度,为重点防控区域
山东省	文登市	0.55	针阔混交林	次适宜	232.83	
山东省	汶上县	0.70	其他	适宜	841.86	山东省汶上县,全县为松材线虫的适宜分布区,主要林分为:阔叶林,该县虽然为较高风险区,但因针叶林分布极少,所以不是重点防控区域,但应注意新造人工林的树种选择
山东省	汶上县	0.70	阔叶林	适宜	57.00	
山东省	武城县	0.70	其他	适宜	613.33	山东省武城县,全县为松材线虫的适宜分布区,主要林分为:其他林分,该县虽然为较高风险区,但因针叶林分布极少,所以不是重点防控区域,但应注意新造人工林的树种选择
山东省	五莲县	0.70	其他	适宜	1312.73	山东省五莲县,全县为松材线虫的适宜分布区,主要林分为:针叶林、阔叶林,其中7.3%的区域为适宜针叶林区,主要分布在该县的南部地区,风险等级较高,为重点防控区域
山东省	五莲县	0.70	阔叶林	适宜	129.06	
山东省	五莲县	0.70	针叶林	适宜	112.95	
山东省	无棣县	0.70	其他	适宜	1405.63	山东省无棣县,全县为松材线虫的适宜分布区,主要林分为:阔叶林,该市虽然为较高风险区,但因针叶林分布极少,所以不是重点防控区域,但应注意新造人工林的树种选择
山东省	无棣县	0.70	阔叶林	适宜	266.44	
山东省	夏津县	0.70	其他	适宜	754.68	山东省夏津县,全县为松材线虫的适宜分布区,主要林分为:阔叶林,该县虽然为较高风险区,但因针叶林分布极少,所以不是重点防控区域,但应注意新造人工林的树种选择
山东省	夏津县	0.70	阔叶林	适宜	86.12	
山东省	新泰市	0.70	其他	适宜	1752.35	山东省新泰市,全市为松材线虫的适宜分布区,主要林分为:针叶林、阔叶林、针阔混交林,其中8.2%的区域为适宜针叶林区,主要分布在该市的北部地区,风险等级较高,为重点防控区域
山东省	新泰市	0.70	针阔混交林	适宜	0.14	
山东省	新泰市	0.70	阔叶林	适宜	92.99	
山东省	新泰市	0.70	针叶林	适宜	165.65	
山东省	莘县	0.70	其他	适宜	1181.35	山东省莘县,全县为松材线虫的适宜分布区,主要林分为:阔叶林,该县虽然为较高风险区,但因针叶林分布极少,所以不是重点防控区域,但应注意新造人工林的树种选择
山东省	莘县	0.70	阔叶林	适宜	16.31	
山东省	郯城县	0.70	其他	适宜	1256.31	山东省郯城县,全县为松材线虫的适宜分布区,主要林分为:阔叶林,该县虽然为较高风险区,但因针叶林分布极少,所以不是重点防控区域,但应注意新造人工林的树种选择
山东省	郯城县	0.70	阔叶林	适宜	49.27	
山东省	阳谷县	0.70	其他	适宜	1012.56	山东省阳谷县,全县为松材线虫的适宜分布区,主要林分为:其他林分,该县虽然为较高风险区,但因针叶林分布极少,所以不是重点防控区域,但应注意新造人工林的树种选择

省份	县(市、区)	适生值	森林类型	风险等级	面积/km²	风险评价
山东省	阳信县	0.70	其他	适宜	691.20	山东省阳信县，全县为松材线虫的适宜分布区，主要林分为：阔叶林，该县虽然为较高风险区，但因针叶林分布极少，所以不是重点防控区域，但应注意新造人工林的树种选择
山东省	阳信县	0.70	阔叶林	适宜	149.22	
山东省	烟台市	0.70	其他	适宜	519.86	山东省烟台市，全市为松材线虫的适宜分布区，主要林分为：针叶林、阔叶林，其中6.8%的区域为适宜针叶林区，主要分布在该市的北部地区，风险等级较高，为重点防控区域
山东省	烟台市	0.70	水体	适宜	13.98	
山东省	烟台市	0.70	针叶林	适宜	70.53	
山东省	烟台市	0.70	阔叶林	适宜	436.41	
山东省	兖州市	0.70	其他	适宜	645.88	山东省兖州市，全市为松材线虫的适宜分布区，主要林分为：阔叶林，该市虽然为较高风险区，但因针叶林分布极少，所以不是重点防控区域，但应注意新造人工林的树种选择
山东省	兖州市	0.70	阔叶林	适宜	4.54	
山东省	沂南县	0.70	水体	适宜	17.79	山东省沂南县，全县为松材线虫的适宜分布区，主要林分为：阔叶林、针阔混交林，该县虽然为较高风险区，但因针叶林分布极少，所以不是重点防控区域，但应注意新造人工林的树种选择
山东省	沂南县	0.70	其他	适宜	1569.76	
山东省	沂南县	0.70	针阔混交林	适宜	37.67	
山东省	沂南县	0.70	阔叶林	适宜	279.28	
山东省	沂水县	0.70	其他	适宜	2076.07	山东省沂水县，全县为松材线虫的适宜分布区，主要林分为：针叶林、阔叶林，其中0.7%的区域为适宜针叶林区，主要分布在该县的西北部少数地区，风险等级较高，为重点防控区域
山东省	沂水县	0.70	水体	适宜	17.90	
山东省	沂水县	0.70	针叶林	适宜	14.94	
山东省	沂水县	0.70	阔叶林	适宜	135.34	
山东省	沂源县	0.70	其他	适宜	924.03	山东省沂源县，全县为松材线虫的适宜分布区，主要林分为：针叶林、阔叶林，其中13.9%的区域为适宜针叶林区，主要分布在该县的周边地区，风险等级较高，为重点防控区域
山东省	沂源县	0.70	阔叶林	适宜	615.80	
山东省	沂源县	0.70	针叶林	适宜	248.73	
山东省	禹城市	0.70	其他	适宜	924.09	山东省禹城市，全市为松材线虫的适宜分布区，主要林分为：阔叶林，该市虽然为较高风险区，但因针叶林分布极少，所以不是重点防控区域，但应注意新造人工林的树种选择
山东省	禹城市	0.70	阔叶林	适宜	45.40	
山东省	郓城县	0.70	其他	适宜	1534.43	山东省郓城县，全县为松材线虫的适宜分布区，主要林分为：阔叶林，该县虽然为较高风险区，但因针叶林分布极少，所以不是重点防控区域，但应注意新造人工林的树种选择
山东省	郓城县	0.70	阔叶林	适宜	30.45	
山东省	鱼台县	0.70	其他	适宜	630.91	山东省鱼台县，全县为松材线虫的适宜分布区，主要林分为：阔叶林，该县虽然为较高风险区，但因针叶林分布极少，所以不是重点防控区域，但应注意新造人工林的树种选择
山东省	鱼台县	0.70	阔叶林	适宜	13.24	
山东省	章丘市	0.70	其他	适宜	1284.32	山东省章丘市，全市为松材线虫的适宜分布区，主要林分为：针叶林、阔叶林，其中4.5%的区域为适宜针叶林区，主要
山东省	章丘市	0.70	阔叶林	适宜	305.56	

省份	县(市、区)	适生值	森林类型	风险等级	面积/km²	风险评价
山东省	章丘市	0.70	针叶林	适宜	74.25	分布在该市的南部地区，风险等级较高，为重点防控区域
山东省	沾化县	0.70	其他	适宜	1120.17	山东省沾化县，全县为松材线虫的适宜分布区，主要林分为：阔叶林，该县虽然为较高风险区，但因针叶林分布极少，所以不是重点防控区域，但应注意新造人工林的树种选择
山东省	沾化县	0.70	阔叶林	适宜	157.14	
山东省	招远市	0.70	其他	适宜	1074.64	山东省招远市，全市为松材线虫的适宜分布区，主要林分为：针叶林、阔叶林，其中6.6%的区域为适宜针叶林区，主要分布在该市的中部、东北部地区，风险等级较高，为重点防控区域
山东省	招远市	0.70	针叶林	适宜	95.26	
山东省	招远市	0.70	阔叶林	适宜	279.33	
山东省	枣庄市	0.70	其他	适宜	2124.74	山东省枣庄市，全市大部分地区为松材线虫的适宜分布区，南部部分地区为最适宜分布区，主要林分为：针叶林、阔叶林、针阔混交林，其中2.4%的区域为适宜针叶林区，主要分布在该市的北部地区，风险等级较高，为重点防控区域
山东省	枣庄市	0.85	其他	最适宜	308.42	
山东省	枣庄市	0.70	水体	适宜	1.62	
山东省	枣庄市	0.70	针阔混交林	适宜	23.87	
山东省	枣庄市	0.70	针叶林	适宜	61.92	
山东省	枣庄市	0.70	阔叶林	适宜	156.56	
山东省	枣庄市	0.85	针叶林	最适宜	2.18	
山东省	鄄城县	0.70	其他	适宜	987.58	山东省鄄城县，全县为松材线虫的适宜分布区，主要林分为：阔叶林，该县虽然为较高风险区，但因针叶林分布极少，所以不是重点防控区域，但应注意新造人工林的树种选择
山东省	鄄城县	0.70	阔叶林	适宜	26.96	
山东省	邹城市	0.70	其他	适宜	1449.16	山东省邹城市，全市为松材线虫的适宜分布区，主要林分为：针叶林、阔叶林，其中1.4%的区域为适宜针叶林区，主要分布在该市的东北部地区，风险等级较高，为重点防控区域
山东省	邹城市	0.70	针叶林	适宜	21.15	
山东省	邹城市	0.70	阔叶林	适宜	96.11	
山东省	邹平县	0.70	阔叶林	适宜	149.89	山东省邹平县，全县为松材线虫的适宜分布区，主要林分为：阔叶林，该县虽然为较高风险区，但因针叶林分布极少，所以不是重点防控区域，但应注意新造人工林的树种选择
山东省	邹平县	0.70	其他	适宜	862.56	
山东省	诸城市	0.70	其他	适宜	1591.54	山东省诸城市，全市为松材线虫的适宜分布区，主要林分为：针叶林、阔叶林，其中0.3%的区域为适宜针叶林区，主要分布在该市的东南部地区，风险等级较高，为重点防控区域
山东省	诸城市	0.70	针叶林	适宜	6.05	
山东省	诸城市	0.70	阔叶林	适宜	379.30	
山东省	淄博市	0.70	其他	适宜	1958.45	山东省淄博市，全市为松材线虫的适宜分布区，主要林分为：针叶林、阔叶林，其中11.9%的区域为适宜针叶林区，主要分布在该市的南部地区，风险等级较高，为重点防控区域
山东省	淄博市	0.70	阔叶林	适宜	527.28	
山东省	淄博市	0.70	针叶林	适宜	335.79	
山西省	安泽县	0.40	针叶林	不适宜	2.89	山西省安泽县，全县大部分地区为松材线虫的不适宜分布区，南部为次适宜分
山西省	安泽县	0.40	其他	不适宜	1409.95	

省份	县(市、区)	适生值	森林类型	风险等级	面积/km²	风险评价
山西省	安泽县	0.55	其他	次适宜	287.02	布区,主要林分为:其他,该县次适宜
山西省	安泽县	0.40	阔叶林	不适宜	159.22	分布区虽然为中度风险区,但因阔叶林
山西省	安泽县	0.55	阔叶林	次适宜	160.15	分布极少,所以不是重点防控区域,但应注意新造人工林的树种选择
山西省	保德县	0.13	其他	极不适宜	842.29	山西省保德县,全县为松材线虫的极不
山西省	保德县	0.13	阔叶林	极不适宜	8.04	适宜分布区,主要林分为:阔叶林、灌
山西省	保德县	0.13	灌木林	极不适宜	0.23	木林,风险等级低,不是重点防控区域
山西省	长治市	0.40	其他	不适宜	760.50	山西省长治县,全县大部分地区为松材
山西省	长治市	0.40	阔叶林	不适宜	8.28	线虫的不适宜分布区,东南部为次适宜
山西省	长治市	0.40	针叶林	不适宜	10.30	分布区,主要林分为:针叶林、阔叶林,该县次适宜分布区虽然为中度风险区,
山西省	长治市	0.55	其他	次适宜	12.43	但因针叶林分布极少,所以不是重点防控区域,但应注意新造人工林的树种选
山西省	长治市	0.55	阔叶林	次适宜	12.99	择
山西省	太谷县	0.13	其他	极不适宜	730.79	
山西省	太谷县	0.13	针叶林	极不适宜	11.80	山西省太谷县,全县大部分地区为松材
山西省	太谷县	0.13	阔叶林	极不适宜	110.62	线虫的极不适宜分布区,东部为不适宜
山西省	太谷县	0.40	其他	不适宜	125.69	分布区,主要林分为:针叶林、阔叶林,
山西省	太谷县	0.40	针叶林	不适宜	0.01	风险等级低,不是重点防控区域
山西省	太谷县	0.40	阔叶林	不适宜	98.43	
山西省	代县	0.13	其他	极不适宜	1338.38	
山西省	代县	0.13	灌木林	极不适宜	2.22	山西省代县,全县为松材线虫的极不适
山西省	代县	0.13	针阔混交林	极不适宜	81.13	宜分布区,主要林分为:针叶林、阔叶
山西省	代县	0.13	针叶林	极不适宜	136.33	林、针阔混交林、灌木林,风险等级低,不是重点防控区域
山西省	代县	0.13	阔叶林	极不适宜	279.99	
山西省	大宁县	0.40	其他	不适宜	865.01	山西省大宁县,全县为松材线虫的不适
山西省	大宁县	0.40	针阔混交林	不适宜	17.24	宜分布区,主要林分为:针叶林、阔叶
山西省	大宁县	0.40	针叶林	不适宜	62.94	林、针阔混交林,风险等级低,不是重
山西省	大宁县	0.40	阔叶林	不适宜	11.65	点防控区域
山西省	大同市	0.13	其他	极不适宜	1656.09	山西省大同市,全市为松材线虫的极不
山西省	大同市	0.13	阔叶林	极不适宜	34.83	适宜分布区,主要林分为:针叶林、阔
山西省	大同市	0.13	针叶林	极不适宜	215.35	叶林、灌木林,风险等级低,不是重点
山西省	大同市	0.13	灌木林	极不适宜	67.72	防控区域
山西省	大同县	0.13	其他	极不适宜	1030.66	山西省大同县,全县为松材线虫的极不
山西省	大同县	0.13	灌木林	极不适宜	1.85	适宜分布区,主要林分为:针叶林、阔
山西省	大同县	0.13	阔叶林	极不适宜	21.54	叶林、灌木林,风险等级低,不是重点
山西省	大同县	0.13	针叶林	极不适宜	504.64	防控区域
山西省	定襄县	0.13	其他	极不适宜	723.15	山西省定襄县,全县为松材线虫的极不
山西省	定襄县	0.13	阔叶林	极不适宜	34.37	适宜分布区,主要林分为:针叶林、阔
山西省	定襄县	0.13	针叶林	极不适宜	16.20	叶林,风险等级低,不是重点防控区域
山西省	方山县	0.13	其他	极不适宜	804.40	山西省方山县,全县为松材线虫的极不
山西省	方山县	0.13	针阔混交林	极不适宜	11.89	适宜分布区,主要林分为:针叶林、阔

省份	县(市、区)	适生值	森林类型	风险等级	面积/km²	风险评价
山西省	方山县	0.13	阔叶林	极不适宜	197.72	叶林、针阔混交林,风险等级低,不是
山西省	方山县	0.13	针叶林	极不适宜	340.78	重点防控区域
山西省	繁峙县	0.40	其他	不适宜	19.62	山西省繁峙县,全县大部分地区为松材
山西省	繁峙县	0.13	其他	极不适宜	1983.31	线虫的极不适宜分布区,东北部小部分
山西省	繁峙县	0.13	阔叶林	极不适宜	299.88	地区为不适宜分布区,主要林分为:针
山西省	繁峙县	0.13	针叶林	极不适宜	101.65	叶林、阔叶林,风险等级低,不是重点
山西省	繁峙县	0.40	阔叶林	不适宜	0.35	防控区域
山西省	汾阳县	0.13	其他	极不适宜	273.06	
山西省	汾阳县	0.13	针叶林	极不适宜	116.11	山西省汾阳县,该县北部地区为松材线
山西省	汾阳县	0.13	阔叶林	极不适宜	66.30	虫的极不适宜分布区,南部为不适宜分
山西省	汾阳县	0.40	其他	不适宜	841.76	布区,主要林分为:针叶林、阔叶林,
山西省	汾阳县	0.40	阔叶林	不适宜	20.09	风险等级低,不是重点防控区域
山西省	汾阳县	0.40	针叶林	不适宜	6.97	
山西省	浮山县	0.55	其他	次适宜	826.18	山西省浮山县,全县为松材线虫的次适
山西省	浮山县	0.55	针叶林	次适宜	8.11	宜分布区,主要林分为:针叶林、阔叶 林,其中0.9%的区域为次适宜针叶林区, 主要分布在该县的西南部地区,风险等
山西省	浮山县	0.55	阔叶林	次适宜	38.02	级中度,为重点防控区域
山西省	高平市	0.40	其他	不适宜	288.59	山西省高平市,全市大部分地区为松材
山西省	高平市	0.40	阔叶林	不适宜	7.74	线虫的次适宜分布区,西北部为不适宜 分布区,主要林分为:阔叶林,该市次
山西省	高平市	0.55	其他	次适宜	653.89	适宜分布区虽然为中度风险区,但因针 叶林分布极少,所以不是重点防控区域,
山西省	高平市	0.55	阔叶林	次适宜	65.45	但应注意新造人工林的树种选择
山西省	广灵县	0.40	其他	不适宜	33.84	山西省广灵县,全县大部分地区为松材 线虫的极不适宜分布区,东南部的小部
山西省	广灵县	0.13	其他	极不适宜	1141.69	分地区为不适宜分布区,主要林分为: 阔叶林,风险等级低,不是重点防控区
山西省	广灵县	0.13	阔叶林	极不适宜	42.54	域
山西省	古交市	0.13	其他	极不适宜	1084.70	山西省古交市,全市为松材线虫的极不
山西省	古交市	0.13	阔叶林	极不适宜	222.10	适宜分布区,主要林分为:针叶林、阔 叶林,风险等级低,不是重点防控区域
山西省	古交市	0.13	针叶林	极不适宜	236.49	
山西省	古县	0.40	其他	不适宜	563.73	山西省古县,该县北部为松材线虫的不
山西省	古县	0.40	针叶林	不适宜	122.15	适宜分布区,南部为次适宜分布区,主 要林分为:针叶林、阔叶林,该县次适
山西省	古县	0.40	阔叶林	不适宜	67.07	宜分布区虽然为中度风险区,但因针叶
山西省	古县	0.55	其他	次适宜	441.89	林分布极少,所以不是重点防控区域,
山西省	古县	0.55	阔叶林	次适宜	14.54	但应注意新造人工林的树种选择
山西省	河津县	0.55	水体	次适宜	124.89	山西省河津县,全县为松材线虫的次适
山西省	河津县	0.55	针叶林	次适宜	7.57	宜分布区,主要林分为:针叶林、阔叶
山西省	河津县	0.55	其他	次适宜	486.50	林,其中1.2%的区域为次适宜针叶林区,
山西省	河津县	0.55	阔叶林	次适宜	30.32	风险等级中度,为重点防控区域
山西省	和顺县	0.40	其他	不适宜	776.70	山西省和顺县,全县大部分地区为松材

省份	县(市、区)	适生值	森林类型	风险等级	面积/km²	风险评价
山西省	和顺县	0.40	针阔混交林	不适宜	57.41	线虫的不适宜分布区，东部为次适宜分
山西省	和顺县	0.40	针叶林	不适宜	15.48	布区，主要林分为：针叶林、阔叶林、
山西省	和顺县	0.40	阔叶林	不适宜	726.62	针阔混交林，其中4.8%的区域为次适宜
山西省	和顺县	0.55	其他	次适宜	324.63	针叶林区，主要分布在该县的东部地区，
山西省	和顺县	0.55	阔叶林	次适宜	138.54	风险等级中度，为重点防控区域
山西省	和顺县	0.55	针叶林	次适宜	101.52	
山西省	洪洞县	0.55	其他	次适宜	658.19	山西省洪洞县，该县北部地区为松材线
山西省	洪洞县	0.55	阔叶林	次适宜	1.37	虫的不适宜分布区，南部为次适宜分布
山西省	洪洞县	0.40	针阔混交林	不适宜	8.93	区，主要林分为：针叶林、阔叶林、针
山西省	洪洞县	0.40	其他	不适宜	549.46	阔混交林，该县次适宜分布区虽然为中
山西省	洪洞县	0.40	针叶林	不适宜	80.92	度风险区，但因针叶林分布极少，所以
山西省	洪洞县	0.40	阔叶林	不适宜	110.88	不是重点防控区域，但应注意新造人工
						林的树种选择
山西省	侯马市	0.55	其他	次适宜	145.41	山西省侯马市，全市大部分地区为松材
山西省	侯马市	0.55	阔叶林	次适宜	4.32	线虫的次适宜分布区，南部为适宜分布
山西省	侯马市	0.70	其他	适宜	38.09	区，主要林分为：其他林分，该市虽然
						为中度、较高风险区，但因针叶林分布
山西省	侯马市	0.70	阔叶林	适宜	1.59	极少，所以不是重点防控区域，但应注
						意新造人工林的树种选择
山西省	河曲县	0.13	其他	极不适宜	1133.97	山西省河曲县，全县为松材线虫的极不
山西省	河曲县	0.13	灌木林	极不适宜	7.71	适宜分布区，主要林分为：针叶林、阔
山西省	河曲县	0.13	针叶林	极不适宜	16.41	叶林、灌木林，风险等级低，不是重点
山西省	河曲县	0.13	阔叶林	极不适宜	13.30	防控区域
山西省	怀仁县	0.13	其他	极不适宜	959.13	山西省怀仁县，全县为松材线虫的极不
山西省	怀仁县	0.13	灌木林	极不适宜	96.42	适宜分布区，主要林分为：针叶林、灌
山西省	怀仁县	0.13	针叶林	极不适宜	245.13	木林，风险等级低，不是重点防控区域
山西省	垣曲县	0.55	针叶林	次适宜	31.64	山西省垣曲县，全县大部分地区为松材
山西省	垣曲县	0.55	阔叶林	次适宜	0.76	线虫的适宜分布区，东北部为次适宜分
山西省	垣曲县	0.55	其他	次适宜	19.60	布区，主要林分为：针叶林、阔叶林、
山西省	垣曲县	0.70	其他	适宜	811.15	针阔混交林，其中46.7%的区域为适宜
						针叶林区，主要分布在该县的西南部和
山西省	垣曲县	0.70	针阔混交林	适宜	17.17	北部地区，风险等级较高，为重点防控
山西省	垣曲县	0.70	针叶林	适宜	703.20	区域；1.9%的区域为次适宜针叶林区，
						主要分布区该县的东北部地区，风险等
山西省	垣曲县	0.70	阔叶林	适宜	77.13	级中度，为重点防控区域
山西省	壶关县	0.40	其他	不适宜	236.87	山西省壶关县，全县大部分地区为松材
山西省	壶关县	0.40	阔叶林	不适宜	0.01	线虫的次适宜分布区，西北部为不适宜
山西省	壶关县	0.55	针阔混交林	次适宜	62.16	分布区，主要林分为：针叶林、阔叶林、
山西省	壶关县	0.55	针叶林	次适宜	75.76	针阔混交林，其中6.6%的区域为次适宜
山西省	壶关县	0.55	其他	次适宜	583.31	针叶林区，主要分布在该县的东部地区，
山西省	壶关县	0.55	阔叶林	次适宜	72.37	风险等级中度，为重点防控区域
山西省	浑源县	0.13	其他	极不适宜	1709.32	山西省浑源县，全县为松材线虫的极不
山西省	浑源县	0.13	针叶林	极不适宜	40.46	适宜分布区，主要林分为：针叶林、阔
山西省	浑源县	0.13	阔叶林	极不适宜	69.90	叶林，风险等级低，不是重点防控区域

省份	县(市、区)	适生值	森林类型	风险等级	面积/km²	风险评价
山西省	霍州市	0.40	其他	不适宜	603.86	山西省霍州市,全市为松材线虫的不适宜分布区,主要林分为:针叶林、阔叶林,风险等级低,不是重点防控区域
山西省	霍州市	0.40	针叶林	不适宜	109.14	
山西省	霍州市	0.40	阔叶林	不适宜	59.39	
山西省	绛县	0.55	其他	次适宜	256.11	山西省绛县,该县北部地区为松材线虫的次适宜分布区,南部为适宜分布区,主要林分为:针叶林,阔叶林,其中18.3%的区域为次适宜针叶林区,主要分布在该县的东北部地区,风险等级中度,为重点防控区域;21.7%的区域为适宜针叶林区,主要分布在该县的东南部地区,风险等级较高,为重点防控区域
山西省	绛县	0.55	针叶林	次适宜	161.26	
山西省	绛县	0.55	阔叶林	次适宜	10.78	
山西省	绛县	0.70	其他	适宜	259.42	
山西省	绛县	0.70	针叶林	适宜	190.83	
山西省	绛县	0.70	阔叶林	适宜	1.92	
山西省	交城县	0.13	其他	极不适宜	492.35	山西省交城县,全县为松材线虫的极不适宜分布区,主要林分为:针叶林、阔叶林、针阔混交林,风险等级低,不是重点防控区域
山西省	交城县	0.13	针叶林	极不适宜	246.79	
山西省	交城县	0.13	阔叶林	极不适宜	820.22	
山西省	交城县	0.13	针阔混交林	极不适宜	9.43	
山西省	交口县	0.40	其他	不适宜	581.58	山西省交口县,全县为松材线虫的不适宜分布区,主要林分为:针叶林、阔叶林,风险等级低,不是重点防控区域
山西省	交口县	0.40	针叶林	不适宜	140.22	
山西省	交口县	0.40	阔叶林	不适宜	321.67	
山西省	翼城县	0.55	其他	次适宜	833.21	山西省翼城县,全县大部分地区为松材线虫的次适宜分布区,西南部为适宜分布区,主要林分为:针叶林、阔叶林,其中18.1%的区域为次适宜针叶林区,主要分布在该县的南部地区,风险等级中度,为重点防控区域;1.2%的区域为适宜针叶林区,主要分布在该县的西南部地区,风险等级较高,为重点防控区域
山西省	翼城县	0.70	针叶林	适宜	13.37	
山西省	翼城县	0.55	针叶林	次适宜	205.81	
山西省	翼城县	0.55	阔叶林	次适宜	82.54	
山西省	晋城市	0.55	针阔混交林	次适宜	2.59	山西省晋城市,全市大部分地区为松材线虫的适宜分布区,西南部为适宜分布区,主要林分为:针叶林、阔叶林、针阔混交林,其中1.7%的区域为次适宜针叶林区,主要分布在该市南部地区,风险等级中度,为重点防控区域;0.8%的区域为适宜针叶林区,主要分布在该市的西南部地区,风险等级较高,为重点防控区域
山西省	晋城市	0.55	阔叶林	次适宜	35.23	
山西省	晋城市	0.55	其他	次适宜	2085.38	
山西省	晋城市	0.55	针叶林	次适宜	88.09	
山西省	晋城市	0.70	其他	适宜	79.66	
山西省	晋城市	0.70	针叶林	适宜	48.25	
山西省	晋城市	0.70	阔叶林	适宜	17.88	
山西省	静乐县	0.13	其他	极不适宜	1893.17	山西省静乐县,全县为松材线虫的极不适宜分布区,主要林分为:针叶林、阔叶林,风险等级低,不是重点防控区域
山西省	静乐县	0.13	阔叶林	极不适宜	155.44	
山西省	静乐县	0.13	针叶林	极不适宜	11.17	
山西省	吉县	0.55	其他	次适宜	21.86	山西省吉县,全县大部分地区为松材线虫的不适宜分布区,东南部为次适宜分布区,主要林分为:针叶林、阔叶林,其中0.2%的区域为次适宜针叶林区,主要分布在该县的东南部地区,风险等级中度,为重点防控区域
山西省	吉县	0.40	其他	不适宜	1360.00	
山西省	吉县	0.40	阔叶林	不适宜	145.67	
山西省	吉县	0.40	针叶林	不适宜	166.83	
山西省	吉县	0.55	针叶林	次适宜	3.23	
山西省	岢岚县	0.13	其他	极不适宜	1796.89	山西省岢岚县,全县为松材线虫的极不

省份	县(市、区)	适生值	森林类型	风险等级	面积/km²	风险评价
山西省	岢岚县	0.13	针叶林	极不适宜	100.73	适宜分布区，主要林分为：针叶林、阔叶林，风险等级低，不是重点防控区域
山西省	岢岚县	0.13	阔叶林	极不适宜	188.84	
山西省	岚县	0.13	其他	极不适宜	1325.67	山西省岚县，全县为松材线虫的极不适宜分布区，主要林分为：针叶林、阔叶林，风险等级低，不是重点防控区域
山西省	岚县	0.13	针叶林	极不适宜	105.50	
山西省	岚县	0.13	阔叶林	极不适宜	114.35	
山西省	黎城县	0.55	其他	次适宜	31.89	山西省黎城县，全县大部分地区为松材线虫的不适宜分布区，东南部为次适宜分布区，主要林分为：针叶林、阔叶林，该县次适宜分布区虽然为中度风险区，但因针叶林分布极少，所以不是重点防控区域，但应注意新造人工林的树种选择
山西省	黎城县	0.55	阔叶林	次适宜	14.22	
山西省	黎城县	0.40	其他	不适宜	829.35	
山西省	黎城县	0.40	阔叶林	不适宜	69.90	
山西省	黎城县	0.40	针叶林	不适宜	235.81	
山西省	临汾市	0.40	其他	不适宜	63.53	山西省临汾市，全市大部分地区为松材线虫的次适宜分布区，北部和西北部为不适宜分布区，主要林分为：针叶林、阔叶林，其中1.2%的区域为次适宜针叶林区，主要分布在该市的西部地区，风险等级中度，为重点防控区域
山西省	临汾市	0.40	阔叶林	不适宜	3.85	
山西省	临汾市	0.40	针叶林	不适宜	43.93	
山西省	临汾市	0.55	其他	次适宜	1108.47	
山西省	临汾市	0.55	阔叶林	次适宜	13.74	
山西省	临汾市	0.55	针叶林	次适宜	15.40	
山西省	陵川县	0.55	其他	次适宜	892.37	山西省陵川县，全县为松材线虫的次适宜分布区，主要林分为：针叶林、阔叶林，其中32.7%的区域为次适宜针叶林区，主要分布在该县的东南不地区，风险等级中度，为重点防控区域
山西省	陵川县	0.55	阔叶林	次适宜	332.37	
山西省	陵川县	0.55	针叶林	次适宜	675.77	
山西省	灵丘县	0.13	其他	极不适宜	968.67	山西省灵丘县，该县西部地区为松材线虫的极不适宜分布区，东部为不适宜分布区，主要林分为：阔叶林，风险等级低，不是重点防控区域
山西省	灵丘县	0.13	阔叶林	极不适宜	53.59	
山西省	灵丘县	0.40	其他	不适宜	1618.33	
山西省	灵丘县	0.40	阔叶林	不适宜	202.21	
山西省	灵石县	0.40	其他	不适宜	1054.25	山西省灵石县，全县为松材线虫的不适宜分布区，主要林分为：针叶林、阔叶林，风险等级低，不是重点防控区域
山西省	灵石县	0.40	针叶林	不适宜	128.07	
山西省	灵石县	0.40	阔叶林	不适宜	58.22	
山西省	临猗县	0.55	其他	次适宜	1224.95	山西省临猗县，全县为松材线虫的次适宜分布区，主要林分为：其他林分，该县虽然为中度风险区，但因针叶林分布极少，所以不是重点防控区域，但应注意新造人工林的树种选择
山西省	临猗县	0.55	水体	次适宜	124.29	
山西省	临猗县	0.55	阔叶林	次适宜	0.39	
山西省	离石县	0.13	其他	极不适宜	817.54	山西省离石县，全县为松材线虫的极不适宜分布区，主要林分为：针叶林、阔叶林，风险等级低，不是重点防控区域
山西省	离石县	0.13	阔叶林	极不适宜	276.40	
山西省	离石县	0.13	针叶林	极不适宜	320.80	
山西省	柳林县	0.13	其他	极不适宜	1139.19	山西省柳林县，全县为松材线虫的极不适宜分布区，主要林分为针叶林、阔叶林，风险等级低，不是重点防控区域
山西省	柳林县	0.13	针叶林	极不适宜	0.46	
山西省	柳林县	0.13	阔叶林	极不适宜	11.35	
山西省	娄烦县	0.13	针阔混交林	极不适宜	3.81	山西省娄烦县，全县为松材线虫的极不适宜分布区，主要林分为：针叶林、阔
山西省	娄烦县	0.13	水体	极不适宜	17.03	

省份	县（市、区）	适生值	森林类型	风险等级	面积/km²	风险评价
山西省	娄烦县	0.13	其他	极不适宜	1171.04	叶林、针阔混交林，风险等级低，不是
山西省	娄烦县	0.13	针叶林	极不适宜	81.80	重点防控区域
山西省	娄烦县	0.13	阔叶林	极不适宜	248.45	
山西省	潞城市	0.40	其他	不适宜	559.89	山西省潞城市，全市为松材线虫的不适
山西省	潞城市	0.40	阔叶林	不适宜	12.89	宜分布区，主要林分为：针叶林、阔叶林，风险等级低，不是重点防控区域
山西省	盂县	0.13	其他	极不适宜	275.19	
山西省	盂县	0.13	针叶林	极不适宜	13.07	山西省盂县，全县大部分地区为松材线
山西省	盂县	0.13	阔叶林	极不适宜	0.52	虫的不适宜分布区，西部为极不适宜分
山西省	盂县	0.40	其他	不适宜	1743.32	布区，主要林分为：针叶林、阔叶林，风险等级低，不是重点防控区域
山西省	盂县	0.40	针叶林	不适宜	101.77	
山西省	盂县	0.40	阔叶林	不适宜	441.35	
山西省	宁武县	0.13	其他	极不适宜	1167.45	山西省宁武县，全县为松材线虫的极不
山西省	宁武县	0.13	针叶林	极不适宜	216.43	适宜分布区，主要林分为：针叶林、阔
山西省	宁武县	0.13	阔叶林	极不适宜	885.37	叶林，风险等级低，不是重点防控区域
山西省	偏关县	0.13	其他	极不适宜	1550.55	山西省偏关县，全县为松材线虫的极不
山西省	偏关县	0.13	灌木林	极不适宜	8.11	适宜分布区，主要林分为：针叶林、阔
山西省	偏关县	0.13	阔叶林	极不适宜	61.75	叶林、灌木林，风险等级低，不是重点
山西省	偏关县	0.13	针叶林	极不适宜	37.86	防控区域
山西省	平定县	0.40	其他	不适宜	531.01	山西省平定县，该县西部地区为松材线
山西省	平定县	0.40	针叶林	不适宜	13.20	虫的不适宜分布区，东部为次适宜分布
山西省	平定县	0.40	阔叶林	不适宜	49.23	区，主要林分为：针叶林、阔叶林，该
山西省	平定县	0.55	其他	次适宜	666.72	县次适宜分布区虽然为中度风险区，但
山西省	平定县	0.55	阔叶林	次适宜	40.29	因针叶林分布极少，所以不是重点防控区域，但应注意新造人工林的树种选择
山西省	平陆县	0.55	其他	次适宜	128.95	山西省平陆县，全县大部分地区为松材
山西省	平陆县	0.55	阔叶林	次适宜	36.66	线虫的适宜分布区，西部为次适宜分布
山西省	平陆县	0.70	其他	适宜	954.43	区，主要林分为：针叶林、阔叶林，其
山西省	平陆县	0.70	阔叶林	适宜	70.71	中 13.2%的区域为适宜针叶林区，主要
山西省	平陆县	0.70	针叶林	适宜	154.22	分布在该县的东北部地区，风险等级较
山西省	平陆县	0.70	针阔混交林	适宜	1.88	高，为重点防控区域
山西省	平顺县	0.55	针阔混交林	次适宜	19.20	山西省平顺县，全县大部分地区为松材
山西省	平顺县	0.55	其他	次适宜	1049.41	线虫的次适宜分布区，西北部为不适宜
山西省	平顺县	0.40	其他	不适宜	486.39	分布区，主要林分为：针叶林、阔叶林、
山西省	平顺县	0.55	针叶林	次适宜	15.42	针阔混交林，其中 0.8%的区域为次适宜
山西省	平顺县	0.40	阔叶林	不适宜	11.88	针叶林区，主要分布在该县的东南部地
山西省	平顺县	0.55	阔叶林	次适宜	106.13	区，风险等级中度，为重点防控区域
山西省	平遥县	0.13	其他	极不适宜	226.21	山西省平遥县，全县大部分地区为松材
山西省	平遥县	0.40	其他	不适宜	830.20	线虫的不适宜分布区，北部地区为极不
山西省	平遥县	0.40	阔叶林	不适宜	152.79	适宜分布区，主要林分为：阔叶林，风险等级低，不是重点防控区域
山西省	蒲县	0.40	其他	不适宜	1023.57	山西省蒲县，全县大部分地区为松材线

省份	县(市、区)	适生值	森林类型	风险等级	面积/km²	风险评价
山西省	蒲县	0.40	阔叶林	不适宜	267.82	虫的不适宜分布区，南部地区为次适宜
山西省	蒲县	0.40	针叶林	不适宜	231.85	分布区，主要林分为：针叶林、阔叶林，
山西省	蒲县	0.55	其他	次适宜	17.04	其中0.7%的区域为次适宜针叶林区，主
山西省	蒲县	0.55	针叶林	次适宜	10.33	要分布在该县的南部地区，风险等级中度，为重点防控区域
山西省	清徐县	0.13	针叶林	极不适宜	0.50	山西省清徐县，全县为松材线虫的极不
山西省	清徐县	0.13	其他	极不适宜	549.55	适宜分布区，主要林分为：针叶林、阔
山西省	清徐县	0.13	阔叶林	极不适宜	34.24	叶林，风险等级低，不是重点防控区域
山西省	沁水县	0.55	针阔混交林	次适宜	24.34	山西省沁水县，全县大部分地区为松材
山西省	沁水县	0.40	其他	不适宜	189.62	线虫的次适宜分布区，东北部为不适宜
山西省	沁水县	0.55	其他	次适宜	1551.47	分布区，主要林分为：针叶林、阔叶林、
山西省	沁水县	0.40	阔叶林	不适宜	140.40	针阔混交林，其中4.5%的区域为次适宜
山西省	沁水县	0.55	阔叶林	次适宜	721.94	针叶林区，主要分布在该县的西南部地
山西省	沁水县	0.55	针叶林	次适宜	123.63	区，风险等级中度，为重点防控区域
山西省	沁县	0.40	其他	不适宜	968.58	山西省沁县，全县为松材线虫的不适宜
山西省	沁县	0.40	阔叶林	不适宜	320.00	分布区，主要林分为：针叶林、阔叶林，
山西省	沁县	0.40	针叶林	不适宜	64.86	风险等级低，不是重点防控区域
山西省	沁源县	0.40	针阔混交林	不适宜	19.50	山西省沁源县，全县为松材线虫的不适
山西省	沁源县	0.40	其他	不适宜	1463.44	宜分布区，主要林分为：针叶林、阔叶
山西省	沁源县	0.40	针叶林	不适宜	179.25	林、针阔混交林，风险等级低，不是重
山西省	沁源县	0.40	阔叶林	不适宜	750.31	点防控区域
山西省	祁县	0.13	其他	极不适宜	636.94	
山西省	祁县	0.13	针叶林	极不适宜	3.82	山西省祁县，全县大部分地区为松材线
山西省	祁县	0.13	阔叶林	极不适宜	56.96	虫的极不适宜分布区，西南部为不适宜
山西省	祁县	0.40	其他	不适宜	33.24	分布区，主要林分为：针叶林、阔叶林，风险等级低，不是重点防控区域
山西省	祁县	0.40	阔叶林	不适宜	0.59	
山西省	忻州市	0.13	其他	极不适宜	1740.46	山西省忻州市，全市为松材线虫的极不
山西省	忻州市	0.13	阔叶林	极不适宜	233.00	适宜分布区，主要林分为：针叶林、阔
山西省	忻州市	0.13	针叶林	极不适宜	78.77	叶林，风险等级低，不是重点防控区域
山西省	曲沃县	0.55	其他	次适宜	497.90	山西省曲沃县，全县为松材线虫的次适宜分布区，主要林分为：其他林分，该县虽然为中度风险区，但因针叶林分布极少，所以不是重点防控区域，但应注意新造人工林的树种选择
山西省	山阴县	0.13	灌木林	极不适宜	347.65	
山西省	山阴县	0.13	阔叶林	极不适宜	6.60	山西省山阴县，全县为松材线虫的极不
山西省	山阴县	0.13	其他	极不适宜	1064.86	适宜分布区，主要林分为：针叶林、阔
山西省	山阴县	0.13	针叶林	极不适宜	36.20	叶林、针阔混交林、灌木林，风险等级
山西省	山阴县	0.13	针阔混交林	极不适宜	4.31	低，不是重点防控区域
山西省	神池县	0.13	其他	极不适宜	1384.70	山西省神池县，全县为松材线虫的极不
山西省	神池县	0.13	灌木林	极不适宜	49.69	适宜分布区，主要林分为：针叶林、阔

省份	县(市、区)	适生值	森林类型	风险等级	面积/km²	风险评价
山西省	神池县	0.13	阔叶林	极不适宜	35.95	叶林、灌木林，风险等级低，不是重点
山西省	神池县	0.13	针叶林	极不适宜	94.41	防控区域
山西省	石楼县	0.13	其他	极不适宜	545.18	山西省石楼县，该县西北部地区为松材
山西省	石楼县	0.13	阔叶林	极不适宜	49.90	线虫的极不适宜分布区，东南部为不适
山西省	石楼县	0.40	其他	不适宜	966.13	宜分布区，主要林分为：针叶林、阔叶
山西省	石楼县	0.40	阔叶林	不适宜	27.46	林，风险等级低，不是重点防控区域
山西省	石楼县	0.40	针叶林	不适宜	51.32	
山西省	寿阳县	0.13	其他	极不适宜	193.49	
山西省	寿阳县	0.13	针叶林	极不适宜	6.91	山西省寿阳县，全县大部分地区为松材
山西省	寿阳县	0.13	阔叶林	极不适宜	72.39	线虫的不适宜分布区，西北部为极不适
山西省	寿阳县	0.40	其他	不适宜	1769.39	宜分布区，主要林分为：针叶林、阔叶
山西省	寿阳县	0.40	针叶林	不适宜	31.48	林，风险等级低，不是重点防控区域
山西省	寿阳县	0.40	阔叶林	不适宜	128.47	
山西省	朔州市	0.13	阔叶林	极不适宜	35.21	山西省朔州市，全市为松材线虫的极不
山西省	朔州市	0.13	其他	极不适宜	3096.75	适宜分布区，主要林分为：针叶林、阔
山西省	朔州市	0.13	灌木林	极不适宜	302.18	叶林、灌木林，风险等级低，不是重点
山西省	朔州市	0.13	针叶林	极不适宜	403.15	防控区域
山西省	太原市	0.13	其他	极不适宜	1082.02	山西省太原市，全市为松材线虫的极不
山西省	太原市	0.13	阔叶林	极不适宜	259.33	适宜分布区，主要林分为：针叶林、阔
山西省	太原市	0.13	针叶林	极不适宜	17.58	叶林，风险等级低，不是重点防控区域
山西省	天镇县	0.13	针叶林	极不适宜	6.04	
山西省	天镇县	0.13	阔叶林	极不适宜	307.79	山西省天镇县，全县为松材线虫的极不
山西省	天镇县	0.13	其他	极不适宜	1460.35	适宜分布区，主要林分为：针叶林、阔
山西省	天镇县	0.13	灌木林	极不适宜	7.11	叶林，风险等级低，不是重点防控区域
山西省	屯留县	0.40	其他	不适宜	1060.73	山西省屯留县，全县为松材线虫的不适
山西省	屯留县	0.40	针叶林	不适宜	10.71	宜分布区，主要林分为：针叶林、阔叶
山西省	屯留县	0.40	阔叶林	不适宜	36.29	林，风险等级低，不是重点防控区域
山西省	万荣县	0.55	水体	次适宜	120.76	山西省万荣县，全县为松材线虫的次适
山西省	万荣县	0.55	其他	次适宜	665.37	宜分布区，主要林分为：其他林分，该
						县虽然为中度风险区，但因针叶林分布
山西省	万荣县	0.55	阔叶林	次适宜	90.58	极少，所以不是重点防控区域，但应注
						意新造人工林的树种选择
山西省	稷山县	0.55	其他	次适宜	602.85	山西省稷山县，全县为松材线虫的次适
						宜分布区，主要林分为：针叶林、阔叶
山西省	稷山县	0.55	针叶林	次适宜	0.00	林，其中极少数地区为次适宜针叶林区，
						主要分布在该县的北部地区，风险等级
山西省	稷山县	0.55	阔叶林	次适宜	97.68	中度，为重点防控区域
山西省	文水县	0.13	其他	极不适宜	636.94	山西省文水县，全县为松材线虫的极不
山西省	文水县	0.13	针叶林	极不适宜	184.08	适宜分布区，主要林分为：针叶林、阔
山西省	文水县	0.13	阔叶林	极不适宜	237.63	叶林，风险等级低，不是重点防控区域
山西省	闻喜县	0.55	其他	次适宜	195.31	山西省闻喜县，全县大部分地区为松材
山西省	闻喜县	0.55	阔叶林	次适宜	71.78	线虫的适宜分布区，西部为次适宜分布

省份	县(市、区)	适生值	森林类型	风险等级	面积/km²	风险评价
山西省	闻喜县	0.70	其他	适宜	637.41	区,主要林分为:针叶林、阔叶林,其
山西省	闻喜县	0.70	针叶林	适宜	78.74	中7.0%的区域为适宜针叶林区,主要分
山西省	闻喜县	0.70	阔叶林	适宜	136.66	布在该县的东部地区,风险等级较高, 为重点防控区域
山西省	五台县	0.13	其他	极不适宜	2058.58	
山西省	五台县	0.40	其他	不适宜	413.01	山西省五台县,全县大部分地区为松材
山西省	五台县	0.40	阔叶林	不适宜	49.72	线虫的极不适宜分布区,东部为不适宜
山西省	五台县	0.13	阔叶林	极不适宜	392.43	分布区,主要林分为:针叶林、阔叶林, 风险等级低,不是重点防控区域
山西省	五台县	0.13	针叶林	极不适宜	131.81	
山西省	五台县	0.40	针叶林	不适宜	78.95	
山西省	武乡县	0.13	其他	极不适宜	3.80	
山西省	武乡县	0.13	阔叶林	极不适宜	2.39	山西省武乡县,全县大部分地区为松材 线虫的不适宜分布区,北部极少部分地
山西省	武乡县	0.40	水体	不适宜	1.11	区为极不适宜分布区,主要林分为:针
山西省	武乡县	0.40	其他	不适宜	1330.49	叶林、阔叶林,风险等级低,不是重点
山西省	武乡县	0.40	阔叶林	不适宜	162.45	防控区域
山西省	武乡县	0.40	针叶林	不适宜	68.60	
山西省	五寨县	0.13	其他	极不适宜	999.62	山西省五寨县,全县为松材线虫的极不
山西省	五寨县	0.13	阔叶林	极不适宜	92.09	适宜分布区,主要林分为:针叶林、阔
山西省	五寨县	0.13	针叶林	极不适宜	129.04	叶林,风险等级低,不是重点防控区域
山西省	汾西县	0.40	其他	不适宜	744.60	山西省汾西县,全县为松材线虫的不适
山西省	汾西县	0.40	针叶林	不适宜	11.96	宜分布区,主要林分为:针叶林、阔叶
山西省	汾西县	0.40	阔叶林	不适宜	64.30	林,风险等级低,不是重点防控区域
山西省	襄汾县	0.55	其他	次适宜	1002.27	山西省襄汾县,全县为松材线虫的次适 宜分布区,主要林分为:针叶林,该县 虽风险等级为中度风险,但因树种单一,
山西省	襄汾县	0.55	针叶林	次适宜	0.84	缺少阔叶林和针阔混交林,所以该市的 针叶林区都为重点防控区域
山西省	乡宁县	0.55	其他	次适宜	1627.22	山西省乡宁县,全县大部分地区为松材
山西省	乡宁县	0.40	其他	不适宜	375.63	线虫的次适宜分布区,西北为不适宜
山西省	乡宁县	0.40	阔叶林	不适宜	0.26	分布区,主要林分为:针叶林、阔叶林,
山西省	乡宁县	0.55	阔叶林	次适宜	62.25	其中5.8%的区域为次适宜针叶林区,主
山西省	乡宁县	0.40	针叶林	不适宜	0.69	要分布在该县的北部和南部地区,风险
山西省	乡宁县	0.55	针叶林	次适宜	122.21	等级中度,为重点防控区域
山西省	襄垣县	0.40	其他	不适宜	1182.26	山西省襄垣县,全县为松材线虫的不适
山西省	襄垣县	0.40	阔叶林	不适宜	3.45	宜分布区,主要林分为:阔叶林,风险 等级低,不是重点防控区域
山西省	孝义市	0.13	其他	极不适宜	6.51	
山西省	孝义市	0.13	阔叶林	极不适宜	6.54	山西省孝义市,全市大部分地区为松材
山西省	孝义市	0.40	其他	不适宜	975.13	线虫的不适宜分布区,西北为极不适 宜分布区,主要林分为:针叶林、阔叶
山西省	孝义市	0.40	阔叶林	不适宜	31.59	林,风险等级低,不是重点防控区域
山西省	孝义市	0.40	针叶林	不适宜	24.74	
山西省	夏县	0.55	其他	次适宜	67.62	山西省夏县,全县大部分地区为松材线

省份	县(市、区)	适生值	森林类型	风险等级	面积/km²	风险评价
山西省	夏县	0.55	水体	次适宜	8.87	虫的适宜分布区,西北部为次适宜分布
山西省	夏县	0.70	其他	适宜	786.33	区,主要林分为:针叶林、阔叶林,其
山西省	夏县	0.70	针叶林	适宜	548.91	中 37.3%的区域为适宜针叶林区,主要
山西省	夏县	0.70	阔叶林	适宜	83.66	分布在该县的东部和东南部地区,风险等级较高,为重点防控区域
山西省	兴县	0.13	其他	极不适宜	2508.54	山西省兴县,全县为松材线虫的极不适
山西省	兴县	0.13	针叶林	极不适宜	49.98	宜分布区,主要林分为:针叶林、阔叶
山西省	兴县	0.13	阔叶林	极不适宜	172.60	林,风险等级低,不是重点防控区域
山西省	新绛县	0.55	其他	次适宜	606.25	山西省新绛县,全县为松材线虫的次适
山西省	新绛县	0.55	针叶林	次适宜	16.78	宜分布区,主要林分为:针叶林、阔叶林,其中 2.5%的区域为次适宜针叶林区,主要分布在该县的南部地区,风险等级
山西省	新绛县	0.55	阔叶林	次适宜	55.48	中度,为重点防控区域
山西省	昔阳县	0.40	其他	不适宜	574.09	山西省昔阳县,该县西部地区为松材线
山西省	昔阳县	0.40	阔叶林	不适宜	303.82	虫的不适宜分布区,东部为次适宜分布
山西省	昔阳县	0.55	其他	次适宜	866.20	区,主要林分为:针叶林、阔叶林,其中 5.0%的区域为次适宜针叶林区,主要
山西省	昔阳县	0.55	阔叶林	次适宜	334.72	分布在该县的东部地区,风险等级中度,
山西省	昔阳县	0.55	针叶林	次适宜	110.32	为重点防控区域
山西省	阳城县	0.55	其他	次适宜	1074.34	山西省阳城县,全县大部分地区为松材
山西省	阳城县	0.55	针叶林	次适宜	290.72	线虫的次适宜分布区,南部地区为适宜
山西省	阳城县	0.55	阔叶林	次适宜	66.67	分布区,主要林分为:针叶林、阔叶林,其中 18.0%的区域为适宜针叶林区,主
山西省	阳城县	0.70	阔叶林	适宜	143.96	要分布在该县的南部地区,风险等级较
山西省	阳城县	0.70	针叶林	适宜	324.83	高,为重点防控区域
山西省	阳城县	0.70	其他	适宜	17.86	
山西省	阳高县	0.13	其他	极不适宜	1636.08	山西省阳高县,全县为松材线虫的极不
山西省	阳高县	0.13	阔叶林	极不适宜	65.11	适宜分布区,主要林分为:针叶林、阔
山西省	阳高县	0.13	灌木林	极不适宜	67.41	叶林、灌木林,风险等级低,不是重点
山西省	阳高县	0.13	针叶林	极不适宜	89.35	防控区域
山西省	阳泉市	0.40	针叶林	不适宜	22.57	山西省阳泉市,全市大部分地区为松材
山西省	阳泉市	0.40	其他	不适宜	553.58	线虫的不适宜分布区,东部为次适宜分布区,主要林分为:针叶林、阔叶林,
山西省	阳泉市	0.55	其他	次适宜	10.63	该市次适宜分布区虽然为中度风险区,但因针叶林分布极少,所以不是重点防
山西省	阳泉市	0.40	阔叶林	不适宜	200.26	控区域,但应注意新造人工林的树种选择
山西省	阳曲县	0.40	其他	不适宜	0.44	山西省阳曲县,全县大部分地区为松材
山西省	阳曲县	0.13	其他	极不适宜	1584.17	线虫的极不适宜分布区,东北部极小部
山西省	阳曲县	0.13	阔叶林	极不适宜	270.21	分区域为不适宜分布区,主要林分为:
山西省	阳曲县	0.40	阔叶林	不适宜	2.00	针叶林、阔叶林,风险等级低,不是重
山西省	阳曲县	0.13	针叶林	极不适宜	294.48	点防控区域
山西省	应县	0.13	水体	极不适宜	13.83	山西省应县,全县为松材线虫的极不适
山西省	应县	0.13	其他	极不适宜	1339.79	宜分布区,主要林分为:针叶林、阔叶
山西省	应县	0.13	针叶林	极不适宜	105.16	林、灌木林,风险等级低,不是重点防

省份	县(市、区)	适生值	森林类型	风险等级	面积/km²	风险评价
山西省	应县	0.13	灌木林	极不适宜	32.86	控区域
山西省	应县	0.13	阔叶林	极不适宜	114.49	
山西省	隰县	0.40	其他	不适宜	1285.64	山西省隰县，全县为松材线虫的不适宜分布区，主要林分为：针叶林、阔叶林，风险等级低，不是重点防控区域
山西省	隰县	0.40	针叶林	不适宜	176.46	
山西省	隰县	0.40	阔叶林	不适宜	139.14	
山西省	永和县	0.40	其他	不适宜	1261.48	山西省永和县，全县为松材线虫的不适宜分布区，主要林分为：针叶林、阔叶林，风险等级低，不是重点防控区域
山西省	永和县	0.40	针叶林	不适宜	56.68	
山西省	永和县	0.40	阔叶林	不适宜	26.14	
山西省	永济市	0.40	水体	不适宜	13.66	山西省永济市，全市大部分地区为松材线虫的次适宜分布区，西南部极小部分区域为不适宜分布区，主要林分为：阔叶林，该市次适宜分布区虽然为中度风险区，但因针叶林分布极少，所以不是重点防控区域，但应注意新造人工林的树种选择
山西省	永济市	0.55	其他	次适宜	819.27	
山西省	永济市	0.55	水体	次适宜	126.70	
山西省	永济市	0.55	阔叶林	次适宜	85.65	
山西省	永济市	0.40	其他	不适宜	5.68	
山西省	右玉县	0.13	其他	极不适宜	1390.59	山西省右玉县，全县为松材线虫的极不适宜分布区，主要林分为：针叶林、阔叶林，风险等级低，不是重点防控区域
山西省	右玉县	0.13	阔叶林	极不适宜	26.42	
山西省	右玉县	0.13	针叶林	极不适宜	450.61	
山西省	右玉县	0.13	灌木林	极不适宜	0.02	
山西省	原平市	0.13	其他	极不适宜	2140.97	山西省原平市，全市为松材线虫的极不适宜分布区，主要林分为：针叶林、阔叶林，风险等级低，不是重点防控区域
山西省	原平市	0.13	阔叶林	极不适宜	110.31	
山西省	原平市	0.13	针叶林	极不适宜	86.53	
山西省	榆次市	0.13	其他	极不适宜	583.92	山西省榆次市，该市西部地区为松材线虫的极不适宜分布区，东部为不适宜分布区，主要林分为：针叶林、阔叶林，风险等级低，不是重点防控区域
山西省	榆次市	0.13	阔叶林	极不适宜	24.37	
山西省	榆次市	0.40	其他	不适宜	465.48	
山西省	榆次市	0.40	针叶林	不适宜	25.44	
山西省	榆次市	0.40	阔叶林	不适宜	195.29	
山西省	运城市	0.55	其他	次适宜	729.24	山西省运城市，全市大部分地区为松材线虫的次适宜分布区，东部为适宜分布区，主要林分为：其他，该市虽然为中度、较高风险区，但因针叶林分布极少，所以不是重点防控区域，但应注意新造人工林的树种选择
山西省	运城市	0.55	水体	次适宜	10.50	
山西省	运城市	0.55	阔叶林	次适宜	100.12	
山西省	运城市	0.70	其他	适宜	205.12	
山西省	运城市	0.70	水体	适宜	40.64	
山西省	运城市	0.70	阔叶林	适宜	42.58	
山西省	芮城县	0.40	水体	不适宜	1.53	山西省芮城县，全县大部分地区为松材线虫的次适宜分布区，西部为不适宜分布区，主要林分为：阔叶林。该县次适宜分布区虽然为中度风险区，但因针叶林分布极少，所以不是重点防控区域，但应注意新造人工林的树种选择
山西省	芮城县	0.55	水体	次适宜	35.36	
山西省	芮城县	0.40	其他	不适宜	64.07	
山西省	芮城县	0.55	其他	次适宜	1052.48	
山西省	芮城县	0.55	阔叶林	次适宜	121.88	
山西省	榆社县	0.13	其他	极不适宜	128.70	山西省榆社县，全县大部分地区为松材线虫的不适宜分布区，西部为极不适宜分布区，主要林分为：针叶林、阔叶林，
山西省	榆社县	0.13	阔叶林	极不适宜	122.50	
山西省	榆社县	0.13	针叶林	极不适宜	8.40	

省份	县(市、区)	适生值	森林类型	风险等级	面积/km²	风险评价
山西省	榆社县	0.40	水体	不适宜	6.33	风险等级低,不是重点防控区域
山西省	榆社县	0.40	其他	不适宜	1241.52	
山西省	榆社县	0.40	针叶林	不适宜	9.62	
山西省	榆社县	0.40	阔叶林	不适宜	202.62	
山西省	中阳县	0.13	其他	极不适宜	593.31	山西省中阳县,该县北部地区为松材线虫的极不适宜分布区,南部为不适宜分布区,主要林分为:针叶林、阔叶林,风险等级低,不是重点防控区域
山西省	中阳县	0.13	针叶林	极不适宜	47.62	
山西省	中阳县	0.13	阔叶林	极不适宜	234.11	
山西省	中阳县	0.40	其他	不适宜	194.73	
山西省	中阳县	0.40	针叶林	不适宜	22.92	
山西省	中阳县	0.40	阔叶林	不适宜	297.47	
山西省	左权县	0.40	其他	不适宜	1016.55	山西省左权县,全县大部分地区为松材线虫的不适宜分布区,东部为次适宜分布区,主要林分为:针叶林、阔叶林、针阔混交林,其中3.4%的区域为次适宜针叶林区,主要分布在该县的东部地区,风险等级中度,为重点防控区域
山西省	左权县	0.40	阔叶林	不适宜	397.09	
山西省	左权县	0.40	针叶林	不适宜	184.08	
山西省	左权县	0.40	针阔混交林	不适宜	61.23	
山西省	左权县	0.55	针阔混交林	次适宜	17.90	
山西省	左权县	0.55	其他	次适宜	340.12	
山西省	左权县	0.55	针叶林	次适宜	79.43	
山西省	左权县	0.55	阔叶林	次适宜	83.60	
山西省	左云县	0.13	其他	极不适宜	1049.36	山西省左云县,全县为松材线虫的极不适宜分布区,主要林分为:针叶林、灌木林,风险等级低,不是重点防控区域
山西省	左云县	0.13	灌木林	极不适宜	23.47	
山西省	左云县	0.13	针叶林	极不适宜	442.81	
山西省	临县	0.13	其他	极不适宜	3317.00	山西省临县,全县为松材线虫的极不适宜分布区,主要林分为:针叶林、阔叶林,风险等级低,不是重点防控区域
山西省	临县	0.13	阔叶林	极不适宜	80.15	
山西省	临县	0.13	针叶林	极不适宜	19.77	
陕西省	安康市	0.70	其他	适宜	1532.52	陕西省安康市,全市为松材线虫的适宜分布区,主要林分为:针叶林、阔叶林、针阔混交林,其中5.6%的区域为适宜针叶林区,全市各地区均有分布,风险等级较高,为重点防控区域
陕西省	安康市	0.70	针阔混交林	适宜	82.22	
陕西省	安康市	0.70	针叶林	适宜	202.42	
陕西省	安康市	0.70	阔叶林	适宜	1811.03	
陕西省	安塞县	0.13	其他	极不适宜	2678.65	陕西省安塞县,全县为松材线虫的极不适宜分布区,主要林分为:阔叶林,风险等级低,不是重点防控区域
陕西省	安塞县	0.13	阔叶林	极不适宜	377.46	
陕西省	白河县	0.70	针叶林	适宜	213.50	陕西省白河县,全县为松材线虫的适宜分布区,主要林分为:针叶林、阔叶林、针阔混交林,其中10.3%的区域为适宜针叶林区,主要分布在该县的西北部地区,风险等级较高,为重点防控区域
陕西省	白河县	0.70	其他	适宜	251.21	
陕西省	白河县	0.70	阔叶林	适宜	1009.08	
陕西省	白河县	0.70	针阔混交林	适宜	39.30	
陕西省	白水县	0.40	其他	不适宜	929.08	陕西省白水县,全县为松材线虫的不适宜分布区,主要林分为:阔叶林,风险等级低,不是重点防控区域
陕西省	白水县	0.40	阔叶林	不适宜	111.18	
陕西省	宝鸡市	0.55	其他	次适宜	229.11	陕西省宝鸡市,全市为松材线虫的次适宜分布区,主要林分为:针叶林、阔叶林,其中21.6%的区域为次适宜针叶林
陕西省	宝鸡市	0.55	阔叶林	次适宜	163.72	

省份	县(市、区)	适生值	森林类型	风险等级	面积/km²	风险评价
陕西省	宝鸡市	0.55	针叶林	次适宜	108.51	区,主要分布在该市的南部地区,风险等级中度,为重点防控区域
陕西省	宝鸡县	0.40	针阔混交林	不适宜	1.08	陕西省宝鸡县,该县西部地区为松材线虫的不适宜分布区,东部为次适宜分布区,主要林分为:针叶林、阔叶林、针阔混交林,其中9.0%的区域为次适宜针叶林区,主要分布在该县的南部地区,风险等级中度,为重点防控区域
陕西省	宝鸡县	0.40	针叶林	不适宜	9.27	
陕西省	宝鸡县	0.55	针叶林	次适宜	281.66	
陕西省	宝鸡县	0.55	阔叶林	次适宜	677.45	
陕西省	宝鸡县	0.40	阔叶林	不适宜	689.42	
陕西省	宝鸡县	0.40	其他	不适宜	442.93	
陕西省	宝鸡县	0.55	其他	次适宜	1082.01	
陕西省	彬县	0.40	其他	不适宜	866.04	陕西省彬县,全县为松材线虫的不适宜分布区,主要林分为:阔叶林,风险等级低,不是重点防控区域
陕西省	彬县	0.40	阔叶林	不适宜	253.73	
陕西省	长安县	0.70	其他	适宜	109.82	陕西省长安县,全县大部分地区为松材线虫的次适宜分布区,南部为适宜分布区,主要林分为:针叶林、阔叶林,其中1.7%的区域为次适宜针叶林区,主要分布在该县的中部地区,风险等级中度,为重点防控区域
陕西省	长安县	0.70	阔叶林	适宜	82.85	
陕西省	长安县	0.55	其他	次适宜	1054.97	
陕西省	长安县	0.55	水体	次适宜	0.01	
陕西省	长安县	0.55	阔叶林	次适宜	386.54	
陕西省	长安县	0.55	针叶林	次适宜	28.10	
陕西省	长武县	0.40	其他	不适宜	422.87	陕西省长武县,全县为松材线虫的不适宜分布区,主要林分为:阔叶林,风险等级低,不是重点防控区域
陕西省	长武县	0.40	阔叶林	不适宜	127.61	
陕西省	澄城县	0.40	其他	不适宜	993.33	陕西省澄城县,全县为松材线虫的不适宜分布区,主要林分为:阔叶林,风险等级低,不是重点防控区域
陕西省	澄城县	0.40	阔叶林	不适宜	7.97	
陕西省	城固县	0.55	阔叶林	次适宜	523.73	陕西省城固县,该县北部地区为松材线虫的次适宜分布区,南部为适宜分布区,主要林分为:针叶林、阔叶林、针阔混交林,其中8.0%的区域为次适宜针叶林区,主要分布在该县的北部地区,风险等级中度,为重点防控区域;8.0%的区域为适宜针叶林区,主要分布在该县的南部地区,风险等级较高,为重点防控区域
陕西省	城固县	0.55	其他	次适宜	54.95	
陕西省	城固县	0.55	针叶林	次适宜	177.06	
陕西省	城固县	0.70	针阔混交林	适宜	6.98	
陕西省	城固县	0.70	其他	适宜	935.10	
陕西省	城固县	0.70	阔叶林	适宜	326.37	
陕西省	城固县	0.70	针叶林	适宜	176.41	
陕西省	淳化县	0.40	其他	不适宜	293.95	陕西省淳化县,该县北部地区为松材线虫的不适宜分布区,南部为次适宜分布区,主要林分为:阔叶林,该县次适宜分布区虽然为中度风险,但因针叶林分布极少,所以不是重点防控区域,但应注意新造人工林的树种选择
陕西省	淳化县	0.40	阔叶林	不适宜	42.57	
陕西省	淳化县	0.55	其他	次适宜	509.70	
陕西省	淳化县	0.55	阔叶林	次适宜	197.88	
陕西省	大荔县	0.55	其他	次适宜	150.86	陕西省大荔县,全县大部分地区为松材线虫的不适宜分布区,南部为次适宜分布区,主要林分为:阔叶林,该县次适宜分布区虽然为中度风险,但因针叶林分布极少,所以不是重点防控区域,但应注意新造人工林的树种选择
陕西省	大荔县	0.40	其他	不适宜	1654.23	
陕西省	大荔县	0.40	阔叶林	不适宜	87.39	
陕西省	大荔县	0.40	水体	不适宜	0.24	
陕西省	大荔县	0.55	水体	次适宜	10.15	

省份	县(市、区)	适生值	森林类型	风险等级	面积/km²	风险评价
陕西省	丹凤县	0.55	针叶林	次适宜	193.64	陕西省丹凤县，该县西北部地区为松材
陕西省	丹凤县	0.55	其他	次适宜	259.74	线虫的次适宜分布区，东南部为适宜分
陕西省	丹凤县	0.55	阔叶林	次适宜	1201.36	布区，主要林分为：针叶林、阔叶林、
陕西省	丹凤县	0.70	针阔混交林	适宜	13.94	针阔混交林，其中7.8%的区域为次适宜
陕西省	丹凤县	0.70	阔叶林	适宜	557.40	针叶林区，主要分布在该县的西北部地
陕西省	丹凤县	0.70	针叶林	适宜	96.26	区，风险等级中度，为重点防控区域；
陕西省	丹凤县	0.70	其他	适宜	174.36	3.8%的区域为适宜针叶林区，主要分布 在该县的东南部地区，风险等级较高， 为重点防控区域
陕西省	定边县	0.13	其他	极不适宜	5637.93	陕西省定边县，全县为松材线虫的极不
陕西省	定边县	0.13	沙漠	极不适宜	790.13	适宜分布区，主要林分为：阔叶林、灌
陕西省	定边县	0.13	灌木林	极不适宜	9.05	木林，风险等级低，不是重点防控区域
陕西省	定边县	0.13	阔叶林	极不适宜	6.76	
陕西省	凤县	0.55	针叶林	次适宜	921.73	陕西省凤县，全县为松材线虫的次适宜
陕西省	凤县	0.55	其他	次适宜	466.26	分布区，主要林分为：针叶林、阔叶林， 其中31.2%的区域为次适宜针叶林区，
陕西省	凤县	0.55	阔叶林	次适宜	1678.65	全县各地区均有分布，风险等级中度， 为重点防控区域
陕西省	凤翔县	0.40	其他	不适宜	34.31	陕西省凤翔县，全县大部分地区为松材
陕西省	凤翔县	0.40	阔叶林	不适宜	194.22	线虫的次适宜分布区，北部为不适宜分
陕西省	凤翔县	0.40	针叶林	不适宜	5.42	布区，主要林分为：针叶林、阔叶林，
陕西省	凤翔县	0.55	其他	次适宜	780.90	其中1.0%的区域为次适宜针叶林区，主
陕西省	凤翔县	0.55	阔叶林	次适宜	71.89	要分布在该县的东北部地区，风险等级
陕西省	凤翔县	0.55	针叶林	次适宜	11.39	中度，为重点防控区域
陕西省	佛坪县	0.55	阔叶林	次适宜	812.87	陕西省佛坪县，全县大部分地区为松材
陕西省	佛坪县	0.70	阔叶林	适宜	89.93	线虫的次适宜分布区，南部为适宜分布
陕西省	佛坪县	0.55	其他	次适宜	53.06	区，主要林分为：针叶林、阔叶林、灌 木林，其中22.5%的区域为次适宜针叶
陕西省	佛坪县	0.55	灌木林	次适宜	21.47	林区，主要分布在该县的北部地区，风
陕西省	佛坪县	0.55	针叶林	次适宜	283.12	险等级中度，为重点防控区域
陕西省	扶风县	0.55	其他	次适宜	553.76	陕西省扶风县，全县为松材线虫的次适
陕西省	扶风县	0.55	阔叶林	次适宜	90.66	宜分布区，主要林分为：阔叶林，该县 次适宜分布区虽然为中度风险区，但因
陕西省	扶风县	0.55	水体	次适宜	62.88	针叶林分布极少，所以不是重点防控区 域，但应注意新造人工林的树种选择
陕西省	府谷县	0.13	其他	极不适宜	3607.87	陕西省府谷县，全县为松材线虫的极
陕西省	府谷县	0.13	针叶林	极不适宜	8.16	适宜分布区，主要林分为：针叶林，风
陕西省	府谷县	0.13	阔叶林	极不适宜	2.49	险等级低，不是重点防控区域
陕西省	富平县	0.40	其他	不适宜	725.29	陕西省富平县，全县大部分地区为松材
陕西省	富平县	0.40	阔叶林	不适宜	109.20	线虫的不适宜分布区，西南部为次适宜 分布区，主要林分为：阔叶林，该县次
陕西省	富平县	0.55	其他	次适宜	400.88	适宜分布区虽然为中度风险区，但因针 叶林分布极少，所以不是重点防控区域， 但应注意新造人工林的树种选择
陕西省	富县	0.40	阔叶林	不适宜	13.21	陕西省富县，全县大部分地区为松材线

省份	县(市、区)	适生值	森林类型	风险等级	面积/km²	风险评价
陕西省	富县	0.40	其他	不适宜	6.74	虫的极不适宜分布区，东北部和东南部
陕西省	富县	0.13	阔叶林	极不适宜	2928.83	极小部分的区域为不适宜分布区，主要
陕西省	富县	0.13	针叶林	极不适宜	8.15	林分为：针叶林、阔叶林、针阔混交林、
陕西省	富县	0.13	灌木林	极不适宜	539.32	灌木林，风险等级低，不是重点防控区
陕西省	富县	0.13	其他	极不适宜	479.13	域
陕西省	富县	0.13	针阔混交林	极不适宜	48.32	
陕西省	甘泉县	0.13	针阔混交林	极不适宜	0.01	
陕西省	甘泉县	0.13	针叶林	极不适宜	5.57	陕西省甘泉县，全县为松材线虫的极不
陕西省	甘泉县	0.13	阔叶林	极不适宜	1820.56	适宜分布区，主要林分为：针叶林、阔
陕西省	甘泉县	0.13	其他	极不适宜	250.36	叶林、针阔混交林、灌木林，风险等级
陕西省	甘泉县	0.13	灌木林	极不适宜	44.16	低，不是重点防控区域
陕西省	高陵县	0.55	其他	次适宜	277.13	陕西省高陵县，全县为松材线虫的次适
陕西省	高陵县	0.55	针叶林	次适宜	7.84	宜分布区，主要林分为：针叶林、阔叶林，其中2.6%的区域为次适宜针叶林区，主要分布在该县的东南部地区，风险等
陕西省	高陵县	0.55	阔叶林	次适宜	11.55	级中度，为重点防控区域
陕西省	韩城市	0.40	针阔混交林	不适宜	33.91	陕西省韩城市，全市大部分地区为松材
陕西省	韩城市	0.40	阔叶林	不适宜	389.11	线虫的不适宜分布区，东南部为次适宜
陕西省	韩城市	0.40	其他	不适宜	753.39	分布区，主要林分为：阔叶林、针阔混
陕西省	韩城市	0.55	其他	次适宜	325.22	交林，该市次适宜分布区虽然为中度风险区，但因针叶林分布极少，所以不是
陕西省	韩城市	0.55	水体	次适宜	20.83	重点防控区域，但应注意新造人工林的树种选择
陕西省	汉阴县	0.70	针阔混交林	适宜	107.33	陕西省汉阴县，全县为松材线虫的适宜
陕西省	汉阴县	0.70	针叶林	适宜	34.14	分布区，主要林分为：针叶林、阔叶林、针阔混交林，其中2.5%的区域为适宜针
陕西省	汉阴县	0.70	其他	适宜	620.53	叶林区，全县各地区均有分布，风险等
陕西省	汉阴县	0.70	阔叶林	适宜	622.44	级较高，为重点防控区域
陕西省	汉中市	0.70	其他	适宜	479.54	陕西省汉中市，全市为松材线虫的适宜分布区，主要林分为：针叶林、阔叶林，
陕西省	汉中市	0.70	针叶林	适宜	66.98	其中11.0%的区域为适宜针叶林区，主要分布在该市的北部地区，风险等级较
陕西省	汉中市	0.70	阔叶林	适宜	66.31	高，为重点防控区域
陕西省	横山县	0.13	其他	极不适宜	2493.92	
陕西省	横山县	0.13	水体	极不适宜	0.57	陕西省横山县，全县为松材线虫的极不
陕西省	横山县	0.13	沙漠	极不适宜	1635.58	适宜分布区，主要林分为：针叶林、阔叶林、灌木林，风险等级低，不是重点
陕西省	横山县	0.13	针叶林	极不适宜	8.99	防控区域
陕西省	横山县	0.13	灌木林	极不适宜	8.30	
陕西省	合阳县	0.40	其他	不适宜	1234.66	陕西省合阳县，全县大部分地区为松材
陕西省	合阳县	0.40	阔叶林	不适宜	22.37	线虫的不适宜分布区，东部为次适宜分
陕西省	合阳县	0.55	其他	次适宜	245.07	布区，主要林分为：阔叶林，该县次适宜分布区虽然为中度风险区，但因针叶
陕西省	合阳县	0.55	阔叶林	次适宜	22.23	林分布极少，所以不是重点防控区域，
陕西省	合阳县	0.55	水体	次适宜	10.01	但应注意新造人工林的树种选择
陕西省	黄陵县	0.13	阔叶林	极不适宜	275.09	陕西省黄陵县，全县大部分地区为松材

省份	县(市、区)	适生值	森林类型	风险等级	面积/km²	风险评价
陕西省	黄陵县	0.13	灌木林	极不适宜	72.99	线虫的不适宜分布区，北部和东北部为极不适宜分布区，主要林分为：针叶林、阔叶林、灌木林，风险等级低，不是重点防控区域
陕西省	黄陵县	0.13	其他	极不适宜	35.36	
陕西省	黄陵县	0.40	灌木林	不适宜	94.23	
陕西省	黄陵县	0.40	针叶林	不适宜	345.88	
陕西省	黄陵县	0.40	其他	不适宜	369.14	
陕西省	黄陵县	0.40	阔叶林	不适宜	1243.86	
陕西省	黄龙县	0.40	其他	不适宜	299.96	陕西省黄龙县，全县为松材线虫的不适宜分布区，主要林分为：针叶林、阔叶林、针阔混交林、灌木林，风险等级低，不是重点防控区域
陕西省	黄龙县	0.40	阔叶林	不适宜	2196.63	
陕西省	黄龙县	0.40	灌木林	不适宜	39.93	
陕西省	黄龙县	0.40	针叶林	不适宜	341.11	
陕西省	黄龙县	0.40	针阔混交林	不适宜	22.02	
陕西省	华县	0.55	针阔混交林	次适宜	10.42	陕西省华县，全县为松材线虫的次适宜分布区，主要林分为：其他，该县虽然为中度风险区，但因针叶林分布极少，所以不是重点防控区域，但应注意新造人工林的树种选择
陕西省	华县	0.55	阔叶林	次适宜	627.68	
陕西省	华县	0.55	其他	次适宜	473.94	
陕西省	华阴市	0.40	其他	不适宜	2.18	陕西省华阴市，全市大部分地区为松材线虫的次适宜分布区，东北部极小的区域为不适宜分布区，主要林分为：针叶林、阔叶林，其中4.7%的区域为次适宜针叶林区，主要分布在该市的东南部地区，风险等级中度，为重点防控区域
陕西省	华阴市	0.55	阔叶林	次适宜	300.55	
陕西省	华阴市	0.55	其他	次适宜	376.29	
陕西省	华阴市	0.55	针叶林	次适宜	33.27	
陕西省	户县	0.55	水体	次适宜	2.69	陕西省户县，全县大部分地区为松材线虫的次适宜分布区，南部为适宜分布区，主要林分为：针叶林、阔叶林，其中1.1%的区域为次适宜针叶林区，主要分布在该县的西部和北部地区，风险等级中度，为重点防控区域
陕西省	户县	0.55	阔叶林	次适宜	501.08	
陕西省	户县	0.55	针叶林	次适宜	15.09	
陕西省	户县	0.55	其他	次适宜	586.24	
陕西省	户县	0.70	阔叶林	适宜	153.34	
陕西省	户县	0.70	其他	适宜	56.38	
陕西省	佳县	0.13	沙漠	极不适宜	140.05	陕西省佳县，全县为松材线虫的极不适宜分布区，主要林分为：阔叶林，风险等级低，不是重点防控区域
陕西省	佳县	0.13	阔叶林	极不适宜	178.19	
陕西省	佳县	0.13	其他	极不适宜	1706.73	
陕西省	靖边县	0.13	针叶林	极不适宜	9.52	陕西省靖边县，全县为松材线虫的极不适宜分布区，主要林分为：针叶林、阔叶林、灌木林，风险等级低，不是重点防控区域
陕西省	靖边县	0.13	其他	极不适宜	3335.56	
陕西省	靖边县	0.13	沙漠	极不适宜	1130.33	
陕西省	靖边县	0.13	灌木林	极不适宜	117.56	
陕西省	靖边县	0.13	阔叶林	极不适宜	189.43	
陕西省	泾阳县	0.55	其他	次适宜	726.00	陕西省泾阳县，全县为松材线虫的次适宜分布区，主要林分为：阔叶林，该县次适宜分布区虽然为中度风险区，但因针叶林分布极少，所以不是重点防控区域，但应注意新造人工林的树种选择
陕西省	泾阳县	0.55	阔叶林	次适宜	83.31	
陕西省	岚皋县	0.70	针阔混交林	适宜	49.08	陕西省岚皋县，全县为松材线虫的适宜分布区，主要林分为：针叶林、阔叶林、针阔混交林，其中19.3%的区域为适宜
陕西省	岚皋县	0.70	阔叶林	适宜	814.24	
陕西省	岚皋县	0.70	其他	适宜	867.00	

省份	县(市、区)	适生值	森林类型	风险等级	面积/km²	风险评价
陕西省	岚皋县	0.70	针叶林	适宜	378.64	针叶林区，全县各地区均有分布，风险等级较高，为重点防控区域
陕西省	蓝田县	0.55	针阔混交林	次适宜	11.00	陕西省蓝田县，全县为松材线虫的次适宜分布区，主要林分为：针叶林、阔叶林、针阔混交林，其中1.1%的区域为次适宜针叶林区，主要分布在该县的东部地区，风险等级中度，为重点防控区域
陕西省	蓝田县	0.55	阔叶林	次适宜	1008.27	
陕西省	蓝田县	0.55	其他	次适宜	963.48	
陕西省	蓝田县	0.55	针叶林	次适宜	21.41	
陕西省	临潼县	0.40	其他	不适宜	8.94	陕西省临潼县，全县大部分地区为松材线虫的次适宜分布区，北部极小部分区域为不适宜分布区，主要林分为：针叶林，该县虽风险等级为中度风险，但因树种单一，缺少阔叶林和针阔混交林，所以该市的针叶林区都为重点防控区域
陕西省	临潼县	0.55	其他	次适宜	995.97	
陕西省	临潼县	0.55	针叶林	次适宜	109.80	
陕西省	麟游县	0.40	针叶林	不适宜	2.76	陕西省麟游县，该县北部地区为松材线虫的不适宜分布区，南部为次适宜分布区，主要林分为：针叶林、阔叶林、灌木林，其中1.7%的区域为次适宜针叶林区，主要分布在该县的西南部地区，风险等级中度，为重点防控区域
陕西省	麟游县	0.40	阔叶林	不适宜	854.36	
陕西省	麟游县	0.40	其他	不适宜	293.20	
陕西省	麟游县	0.55	其他	次适宜	53.75	
陕西省	麟游县	0.55	灌木林	次适宜	7.57	
陕西省	麟游县	0.55	针叶林	次适宜	28.13	
陕西省	麟游县	0.55	阔叶林	次适宜	447.11	
陕西省	礼泉县	0.55	其他	次适宜	831.70	陕西省礼泉县，全县为松材线虫的次适宜分布区，主要林分为：阔叶林，该县虽然为中度风险区，但因针叶林分布极少，所以不是重点防控区域，但应注意新造人工林的树种选择
陕西省	礼泉县	0.55	阔叶林	次适宜	186.34	
陕西省	留坝县	0.55	针阔混交林	次适宜	20.24	陕西省留坝县，全县大部分地区为松材线虫的次适宜分布区，南部为适宜分布区，主要林分为：针叶林、阔叶林、针阔混交林，其中29.2%的区域为次适宜针叶林区，主要分布在该县除南部地区以外的大部分地区，风险等级中度，为重点防控区域；4.9%的区域为适宜针叶林区，主要分布在该县的南部地区，风险等级较高，为重点防控区域
陕西省	留坝县	0.55	其他	次适宜	213.46	
陕西省	留坝县	0.55	针叶林	次适宜	618.00	
陕西省	留坝县	0.55	阔叶林	次适宜	1030.09	
陕西省	留坝县	0.70	针叶林	适宜	104.21	
陕西省	留坝县	0.70	阔叶林	适宜	63.43	
陕西省	留坝县	0.70	其他	适宜	64.22	
陕西省	陇县	0.40	针阔混交林	不适宜	39.57	陕西省陇县，全县为松材线虫的适宜分布区，主要林分为：针叶林、阔叶林、针阔混交林，风险等级低，不是重点防控区域
陕西省	陇县	0.40	其他	不适宜	1070.72	
陕西省	陇县	0.40	针叶林	不适宜	8.83	
陕西省	陇县	0.40	阔叶林	不适宜	948.91	
陕西省	略阳县	0.55	针阔混交林	次适宜	14.03	陕西省略阳县，全县大部分地区为松材线虫的次适宜分布区，南部为适宜分布区，主要林分为：针叶林、阔叶林、针阔混交林，其中12.2%的区域为次适宜针叶林区，主要分布在该县的北部地区，风险等级中度，为重点防控区域；5.9%的区域为适宜针叶林区，主要分布在该县的南部地区，风险等级较高，为重点防控区域
陕西省	略阳县	0.55	针叶林	次适宜	363.07	
陕西省	略阳县	0.55	其他	次适宜	669.96	
陕西省	略阳县	0.55	阔叶林	次适宜	1228.70	
陕西省	略阳县	0.70	其他	适宜	361.64	
陕西省	略阳县	0.70	针叶林	适宜	167.71	
陕西省	略阳县	0.70	阔叶林	适宜	164.83	

省份	县(市、区)	适生值	森林类型	风险等级	面积/km²	风险评价
陕西省	洛川县	0.13	其他	极不适宜	38.45	陕西省洛川县,全县大部分地区为松材线虫的不适宜分布区,西北部为极不适宜分布区,主要林分为:针叶林、阔叶林、灌木林,风险等级低,不是重点防控区域
陕西省	洛川县	0.13	阔叶林	极不适宜	189.09	
陕西省	洛川县	0.13	针叶林	极不适宜	1.20	
陕西省	洛川县	0.13	灌木林	极不适宜	17.07	
陕西省	洛川县	0.40	其他	不适宜	575.65	
陕西省	洛川县	0.40	阔叶林	不适宜	696.02	
陕西省	洛川县	0.40	针叶林	不适宜	2.15	
陕西省	洛川县	0.40	灌木林	不适宜	35.48	
陕西省	洛南县	0.55	阔叶林	次适宜	1821.44	陕西省洛南县,全县为松材线虫的次适宜分布区,主要林分为:针叶林、阔叶林、针阔混交林,其中6.5%的区域为次适宜针叶林区,主要分布在该县的南部和北部地区,风险等级中度,为重点防控区域
陕西省	洛南县	0.55	针阔混交林	次适宜	49.91	
陕西省	洛南县	0.55	其他	次适宜	946.00	
陕西省	洛南县	0.55	针叶林	次适宜	195.14	
陕西省	眉县	0.55	灌木林	次适宜	19.61	陕西省眉县,全县为松材线虫的次适宜分布区,主要林分为:针叶林、阔叶林、灌木林,其中19.5%的区域为次适宜针叶林区,主要分布在该县的南部地区,风险等级中度,为重点防控区域
陕西省	眉县	0.55	水体	次适宜	12.60	
陕西省	眉县	0.55	阔叶林	次适宜	202.98	
陕西省	眉县	0.55	针叶林	次适宜	172.03	
陕西省	眉县	0.55	其他	次适宜	474.85	
陕西省	勉县	0.55	其他	次适宜	77.49	陕西省勉县,全县大部分地区为松材线虫的适宜分布区,北部地区为次适宜分布区,主要林分为:针叶林、阔叶林,其中17.3%的区域为适宜针叶林区,主要分布在该县的中部地区,风险等级较高,为重点防控区域;6.9%的区域为次适宜针叶林区,主要分布在该县的北部地区,风险等级中度,为重点防控区域
陕西省	勉县	0.55	针叶林	次适宜	157.48	
陕西省	勉县	0.55	阔叶林	次适宜	124.95	
陕西省	勉县	0.70	阔叶林	适宜	247.19	
陕西省	勉县	0.70	针叶林	适宜	396.77	
陕西省	勉县	0.70	其他	适宜	1297.96	
陕西省	米脂县	0.13	其他	极不适宜	1358.79	陕西省米脂县,全县为松材线虫的极不适宜分布区,主要林分为:阔叶林,风险等级低,不是重点防控区域
陕西省	米脂县	0.13	阔叶林	极不适宜	0.97	
陕西省	南郑县	0.70	阔叶林	适宜	631.35	陕西省南郑县,全县为松材线虫的适宜分布区,主要林分为:针叶林、阔叶林,其中18.8%的区域为适宜针叶林区,主要分布在该县的东南部和西部地区,风险等级较高,为重点防控区域
陕西省	南郑县	0.70	其他	适宜	1808.17	
陕西省	南郑县	0.70	针叶林	适宜	578.02	
陕西省	南郑县	0.70	针阔混交林	适宜	37.73	
陕西省	宁强县	0.70	其他	适宜	2372.65	陕西省宁强县,全县为松材线虫的适宜分布区,主要林分为:针叶林、阔叶林,其中18.3%的区域为适宜针叶林区,全县各地区均有分布,风险等级较高,为重点防控区域
陕西省	宁强县	0.70	针叶林	适宜	613.28	
陕西省	宁强县	0.70	阔叶林	适宜	513.26	
陕西省	宁强县	0.70	针阔混交林	适宜	0.49	
陕西省	宁陕县	0.55	灌木林	次适宜	9.34	陕西省宁陕县,全县大部分地区为松材线虫的适宜分布区,西北部为次适宜分布区,主要林分为:针叶林、阔叶林、针阔混交林、灌木林,其中6.5%的区域
陕西省	宁陕县	0.55	阔叶林	次适宜	499.31	
陕西省	宁陕县	0.55	针叶林	次适宜	21.45	
陕西省	宁陕县	0.55	其他	次适宜	24.59	

省份	县(市、区)	适生值	森林类型	风险等级	面积/km²	风险评价
陕西省	宁陕县	0.70	针叶林	适宜	237.15	为适宜针叶林区,主要分布在该县的中部地区,风险等级较高,为重点防控区域;0.6%的区域为次适宜针叶林区,主要分布在该县的西北部地区,风险等级中度,为重点防控区域
陕西省	宁陕县	0.70	灌木林	适宜	4.57	
陕西省	宁陕县	0.70	阔叶林	适宜	2505.44	
陕西省	宁陕县	0.70	其他	适宜	306.25	
陕西省	宁陕县	0.70	针阔混交林	适宜	16.98	
陕西省	平利县	0.70	其他	适宜	1266.63	陕西省平利县,全县为松材线虫的适宜分布区,主要林分为:针叶林、阔叶林、针阔混交林,其中7.6%的区域为适宜针叶林区,全县各地区均有分布,风险等级较高,为重点防控区域
陕西省	平利县	0.70	针阔混交林	适宜	0.01	
陕西省	平利县	0.70	针叶林	适宜	200.37	
陕西省	平利县	0.70	阔叶林	适宜	1248.77	
陕西省	蒲城县	0.40	其他	不适宜	1459.58	陕西省内蒲城县,全县为松材线虫的不适宜分布区,主要林分为:阔叶林,风险等级低,不是重点防控区域
陕西省	蒲城县	0.40	阔叶林	不适宜	43.27	
陕西省	乾县	0.55	其他	次适宜	942.11	陕西省乾县,全县为松材线虫的次适宜分布区,主要林分为:阔叶林,该县虽然为中度险区,但因针叶林分布极少,所以不是重点防控区域,但应注意新造人工林的树种选择
陕西省	乾县	0.55	阔叶林	次适宜	105.55	
陕西省	千阳县	0.55	其他	次适宜	8.49	陕西省千阳县,全县大部分地区为松材线虫的不适宜分布区,南部极小部分区域为次适宜分布区,主要林分为:针叶林、阔叶林,该县次适宜分布区虽然为中度风险区,但因针叶林分布极少,所以不是重点防控区域,但应注意新造人工林的树种选择
陕西省	千阳县	0.40	其他	不适宜	529.23	
陕西省	千阳县	0.40	针叶林	不适宜	38.12	
陕西省	千阳县	0.40	阔叶林	不适宜	422.87	
陕西省	清涧县	0.13	其他	极不适宜	1609.16	陕西省清涧县,全县为松材线虫的极不适宜分布区,主要林分为:阔叶林,风险等级低,不是重点防控区域
陕西省	清涧县	0.13	阔叶林	极不适宜	193.04	
陕西省	岐山县	0.55	其他	次适宜	571.40	陕西省岐山县,全县为松材线虫的次适宜分布区,主要林分为:针叶林、阔叶林,其中1.7%的区域为次适宜针叶林区,主要分布在该县的西北部地区,风险等级中度,为重点防控区域
陕西省	岐山县	0.55	阔叶林	次适宜	291.17	
陕西省	岐山县	0.55	针叶林	次适宜	15.16	
陕西省	商南县	0.70	针叶林	适宜	181.18	陕西省商南县,全县为松材线虫的适宜分布区,主要林分为:针叶林、阔叶林、针阔混交林,其中6.5%的区域为适宜针叶林区,主要分布在该县的西北部和西南部地区,风险等级较高,为重点防控区域
陕西省	商南县	0.70	其他	适宜	679.92	
陕西省	商南县	0.70	阔叶林	适宜	1467.87	
陕西省	商南县	0.70	针阔混交林	适宜	54.97	
陕西省	商州县	0.55	其他	次适宜	918.61	陕西省商州县,全县为松材线虫的次适宜分布区,主要林分为:针叶林、阔叶林、针阔混交林、灌木林,其中12.6%的区域为次适宜针叶林区,全县各地区均有分布,风险等级中度,为重点防控区域
陕西省	商州县	0.55	灌木林	次适宜	8.37	
陕西省	商州县	0.55	针阔混交林	次适宜	16.53	
陕西省	商州县	0.55	针叶林	次适宜	336.93	
陕西省	商州县	0.55	阔叶林	次适宜	1396.06	
陕西省	山阳县	0.55	阔叶林	次适宜	492.31	陕西省山阳县,该县北部地区为松材线虫的次适宜分布区,南部为适宜分布区,
陕西省	山阳县	0.55	其他	次适宜	344.29	

省份	县(市、区)	适生值	森林类型	风险等级	面积/km²	风险评价
陕西省	山阳县	0.55	针阔混交林	次适宜	4.25	主要林分为：针叶林、阔叶林、针阔混交林、灌木林，其中1.2%的区域为次适宜针叶林区，主要分布在该县的北部地区，风险等级中度，为重点防控区域；2.6%的区域为适宜针叶林区，主要分布在该县的南部地区，风险等级较高，为重点防控区域
陕西省	山阳县	0.55	针叶林	次适宜	41.08	
陕西省	山阳县	0.70	灌木林	适宜	39.96	
陕西省	山阳县	0.70	针叶林	适宜	102.29	
陕西省	山阳县	0.70	其他	适宜	993.72	
陕西省	山阳县	0.70	阔叶林	适宜	1458.07	
陕西省	山阳县	0.70	针阔混交林	适宜	24.20	
陕西省	三原县	0.55	其他	次适宜	561.71	陕西省三原县，全县为松材线虫的次适宜分布区，主要林分为：阔叶林，该县虽然为中度险区，但因针叶林分布极少，所以不是重点防控区域，但应注意新造人工林的树种选择
陕西省	三原县	0.55	阔叶林	次适宜	6.81	
陕西省	神木县	0.13	其他	极不适宜	4988.49	陕西省神木县，全县为松材线虫的极不适宜分布区，主要林分为：阔叶林，风险等级低，不是重点防控区域
陕西省	神木县	0.13	沙漠	极不适宜	2121.18	
陕西省	神木县	0.13	阔叶林	极不适宜	172.37	
陕西省	神木县	0.13	灌木林	极不适宜	16.40	
陕西省	石泉县	0.70	阔叶林	适宜	1060.18	陕西省石泉县，全县为松材线虫的适宜分布区，主要林分为：针叶林、阔叶林，其中1.2%的区域为适宜针叶林区，主要分布在该县的北部地区，风险等级较高，为重点防控区域
陕西省	石泉县	0.70	其他	适宜	465.07	
陕西省	石泉县	0.70	针叶林	适宜	17.77	
陕西省	绥德县	0.13	其他	极不适宜	1457.65	陕西省绥德县，全县为松材线虫的极不适宜分布区，主要林分为：阔叶林，风险等级低，不是重点防控区域
陕西省	绥德县	0.13	阔叶林	极不适宜	269.21	
陕西省	太白县	0.55	针阔混交林	次适宜	124.32	陕西省太白县，全县为松材线虫的次适宜分布区，主要林分为：针叶林、阔叶林、针阔混交林，其中43.4%的区域为次适宜针叶林区，全县各地区均有分布，风险等级中度，为重点防控区域
陕西省	太白县	0.55	针叶林	次适宜	1124.88	
陕西省	太白县	0.55	阔叶林	次适宜	1173.38	
陕西省	太白县	0.55	其他	次适宜	166.69	
陕西省	铜川市	0.40	其他	不适宜	528.51	陕西省同川市，全市为松材线虫的不适宜分布区，主要林分为：针叶林、阔叶林，风险等级低，不是重点防控区域
陕西省	铜川市	0.40	阔叶林	不适宜	266.75	
陕西省	铜川市	0.40	针叶林	不适宜	25.36	
陕西省	潼关县	0.40	其他	不适宜	4.57	陕西省潼关县，全县大部分地区为松材线虫的次适宜分布区，西北部极小部分地区为不适宜分布区，主要林分为：针叶林、阔叶林，其中5.3%的区域为次适宜针叶林区，主要分布在该县的南部地区，风险等级中度，为重点防控区域
陕西省	潼关县	0.55	其他	次适宜	267.16	
陕西省	潼关县	0.55	阔叶林	次适宜	180.70	
陕西省	潼关县	0.55	针叶林	次适宜	25.31	
陕西省	渭南市	0.40	其他	不适宜	298.56	陕西省渭南市，全市大部分地区为松材线虫的次适宜分布区，北部为不适宜分布区，主要林分为：针叶林、阔叶林，其中0.7%的区域为次适宜针叶林区，主要分布在该市的西南部地区，风险等级中度，为重点防控区域
陕西省	渭南市	0.55	其他	次适宜	896.36	
陕西省	渭南市	0.55	针叶林	次适宜	8.77	
陕西省	渭南市	0.55	阔叶林	次适宜	87.19	
陕西省	吴堡县	0.13	其他	极不适宜	330.50	陕西省吴堡县，全县为松材线虫的极不

省份	县(市、区)	适生值	森林类型	风险等级	面积/km²	风险评价
陕西省	吴堡县	0.13	阔叶林	极不适宜	109.91	适宜分布区,主要林分为:阔叶林,风险等级低,不是重点防控区域
陕西省	武功县	0.55	其他	次适宜	376.71	陕西省武功县,全县为松材线虫的次适宜分布区,主要林分为:其他林分,该县虽然为中度风险区,但因针叶林分布极少,所以不是重点防控区域,但应注意新造人工林的树种选择
陕西省	武功县	0.55	水体	次适宜	90.16	
陕西省	吴旗县	0.13	其他	极不适宜	3783.49	陕西省吴旗县,全县为松材线虫的极不适宜分布区,主要林分为:阔叶林,风险等级低,不是重点防控区域
陕西省	吴旗县	0.13	阔叶林	极不适宜	265.68	
陕西省	西安市	0.55	其他	次适宜	758.33	陕西省西安市,全市为松材线虫的次适宜分布区,主要林分为:其他林分,该市虽然为中度风险区,但因针叶林分布极少,所以不是重点防控区域,但应注意新造人工林的树种选择
陕西省	西安市	0.55	阔叶林	次适宜	19.03	
陕西省	咸阳市	0.55	其他	次适宜	461.88	陕西省咸阳市,全市为松材线虫的次适宜分布区,主要林分为:其他,该市虽然为中度风险区,但因针叶林分布极少,所以不是重点防控区域,但应注意新造人工林的树种选择
陕西省	咸阳市	0.55	阔叶林	次适宜	3.66	
陕西省	咸阳市	0.55	水体	次适宜	46.05	
陕西省	兴平市	0.55	其他	次适宜	329.72	陕西省兴平市,全市为松材线虫的次适宜分布区,主要林分为:其他林分,该市虽然为中度风险区,但因针叶林分布极少,所以不是重点防控区域,但应注意新造人工林的树种选择
陕西省	兴平市	0.55	水体	次适宜	140.88	
陕西省	西乡县	0.70	其他	适宜	769.65	陕西省西乡县,全县为松材线虫的适宜分布区,主要林分为:针叶林、阔叶林,其中 12.5%的区域为适宜针叶林区,主要分布在该县的西南部和东南部地区,风险等级较高,为重点防控区域
陕西省	西乡县	0.70	针叶林	适宜	374.22	
陕西省	西乡县	0.70	阔叶林	适宜	1823.29	
陕西省	旬阳县	0.70	灌木林	适宜	7.85	陕西省旬阳县,全县为松材线虫的适宜分布区,主要林分为:针叶林、阔叶林、针阔混交林、灌木林,其中 14.8%的区域为适宜针叶林区,全县各地区均有分布,风险等级较高,为重点防控区域
陕西省	旬阳县	0.70	针阔混交林	适宜	91.87	
陕西省	旬阳县	0.70	针叶林	适宜	513.21	
陕西省	旬阳县	0.70	阔叶林	适宜	1456.89	
陕西省	旬阳县	0.70	其他	适宜	1345.55	
陕西省	旬邑县	0.40	其他	不适宜	1062.12	陕西省旬邑县,全县为松材线虫的不适宜分布区,主要林分为:针叶林、阔叶林、灌木林,风险等级低,不是重点防控区域
陕西省	旬邑县	0.40	灌木林	不适宜	34.37	
陕西省	旬邑县	0.40	阔叶林	不适宜	575.64	
陕西省	旬邑县	0.40	针叶林	不适宜	126.79	
陕西省	延安市	0.13	阔叶林	极不适宜	1110.30	陕西省延安市,全市大部分地区为松材线虫的极不适宜分布区,东南部为不适宜分布区,主要林分为:针叶林、阔叶林、针阔混交林,风险等级低,不是重点防控区域
陕西省	延安市	0.13	针叶林	极不适宜	116.81	
陕西省	延安市	0.13	针阔混交林	极不适宜	40.43	
陕西省	延安市	0.13	其他	极不适宜	1805.21	
陕西省	延安市	0.40	针叶林	不适宜	3.81	
陕西省	延安市	0.40	针阔混交林	不适宜	19.53	

省份	县(市、区)	适生值	森林类型	风险等级	面积/km²	风险评价
陕西省	延安市	0.40	阔叶林	不适宜	225.22	
陕西省	延安市	0.40	其他	不适宜	170.89	
陕西省	延长县	0.13	其他	极不适宜	697.88	
陕西省	延长县	0.13	针叶林	极不适宜	5.75	陕西省延长县,该县西部地区为松材线
陕西省	延长县	0.13	阔叶林	极不适宜	129.52	虫的极不适宜分布区,东部为不适宜分
陕西省	延长县	0.40	其他	不适宜	1122.96	布区,主要林分为:针叶林、阔叶林,
陕西省	延长县	0.40	阔叶林	不适宜	383.91	风险等级低,不是重点防控区域
陕西省	延川县	0.13	其他	极不适宜	1344.93	陕西省延川县,全县大部分地区为松材
陕西省	延川县	0.13	阔叶林	极不适宜	111.50	线虫的极不适宜分布区,东部为不适宜
陕西省	延川县	0.40	其他	不适宜	573.38	分布区,主要林分为:阔叶林,风险等
陕西省	延川县	0.40	阔叶林	不适宜	37.17	级低,不是重点防控区域
陕西省	洋县	0.55	灌木林	次适宜	19.33	陕西省洋县,该县北部地区为松材线虫
陕西省	洋县	0.55	其他	次适宜	322.98	的次适宜分布区,南部为适宜分布区,
陕西省	洋县	0.55	针叶林	次适宜	389.28	主要林分为:针叶林、阔叶林、灌木林,
陕西省	洋县	0.55	阔叶林	次适宜	1031.49	其中 12.8%的区域为次适宜针叶林区,
陕西省	洋县	0.70	灌木林	适宜	19.96	主要分布在该县的北部地区,风险等级
陕西省	洋县	0.70	阔叶林	适宜	630.22	中度,为重点防控区域
陕西省	洋县	0.70	其他	适宜	626.77	
陕西省	耀县	0.55	其他	次适宜	200.68	陕西省耀县,全县大部分地区为松材线
陕西省	耀县	0.40	其他	不适宜	583.52	虫的不适宜分布区,南部为次适宜分布
陕西省	耀县	0.40	针叶林	不适宜	59.05	区,主要林分为:针叶林、阔叶林,该
陕西省	耀县	0.40	阔叶林	不适宜	736.88	县次适宜分布区虽然为中度风险区,但
陕西省	耀县	0.55	阔叶林	次适宜	64.97	因针叶林分布极少,所以不是重点防控
						区域,但应注意新造人工林的树种选择
陕西省	宜川县	0.13	阔叶林	极不适宜	9.51	
陕西省	宜川县	0.13	针阔混交林	极不适宜	9.55	陕西省宜川县,全县大部分地区为松材
陕西省	宜川县	0.40	针阔混交林	不适宜	62.09	线虫的不适宜分布区,西部极小部分地
陕西省	宜川县	0.40	灌木林	不适宜	111.38	区为极不适宜分布区,主要林分为:针
陕西省	宜川县	0.40	其他	不适宜	1266.82	叶林、阔叶林、针阔混交林、灌木林,
陕西省	宜川县	0.40	阔叶林	不适宜	1565.42	风险等级低,不是重点防控区域
陕西省	宜川县	0.40	针叶林	不适宜	26.33	
陕西省	宜君县	0.40	阔叶林	不适宜	1042.31	陕西省宜君县,全县为松材线虫的不适
陕西省	宜君县	0.40	针叶林	不适宜	74.22	宜分布区,主要林分为:针叶林、阔叶
陕西省	宜君县	0.40	其他	不适宜	229.82	林,风险等级低,不是重点防控区域
陕西省	永寿县	0.40	其他	不适宜	214.07	陕西省永寿县,该县北部地区为松材线
陕西省	永寿县	0.40	阔叶林	不适宜	142.98	虫的不适宜分布区,南部为次适宜分布
陕西省	永寿县	0.40	针叶林	不适宜	2.17	区,主要林分为:针叶林、阔叶林,其
陕西省	永寿县	0.55	其他	次适宜	394.45	中 1.2%的区域为次适宜针叶林区,主要
陕西省	永寿县	0.55	阔叶林	次适宜	88.31	分布在该县的西部地区,风险等级中度,
陕西省	永寿县	0.55	针叶林	次适宜	10.16	为重点防控区域

省份	县(市、区)	适生值	森林类型	风险等级	面积/km²	风险评价
陕西省	榆林市	0.13	水体	极不适宜	11.68	
陕西省	榆林市	0.13	其他	极不适宜	1244.17	陕西省榆林市，全市为松材线虫的极不
陕西省	榆林市	0.13	沙漠	极不适宜	5597.30	适宜分布区，主要林分为：针叶林、阔
陕西省	榆林市	0.13	灌木林	极不适宜	180.18	叶林、灌木林，风险等级低，不是重点
陕西省	榆林市	0.13	阔叶林	极不适宜	41.98	防控区域
陕西省	榆林市	0.13	针叶林	极不适宜	88.39	
陕西省	镇安县	0.70	针叶林	适宜	233.61	陕西省镇安县，全县为松材线虫的适宜
陕西省	镇安县	0.70	灌木林	适宜	10.97	分布区，主要林分为：针叶林、阔叶林，
陕西省	镇安县	0.70	其他	适宜	808.38	其中6.3%的区域为适宜针叶林区，主要
陕西省	镇安县	0.70	阔叶林	适宜	2480.08	分布在该县的东部地区，风险等级较高，为重点防控区域
陕西省	镇巴县	0.70	其他	适宜	1278.53	陕西省镇巴县，全县为松材线虫的适宜
陕西省	镇巴县	0.70	针叶林	适宜	585.96	分布区，主要林分为：针叶林、阔叶林，
陕西省	镇巴县	0.70	阔叶林	适宜	1463.06	其中17.1%的区域为适宜针叶林区，主
陕西省	镇巴县	0.70	针阔混交林	适宜	8.24	要分布在该县的中部地区，风险等级较高，为重点防控区域
陕西省	镇坪县	0.70	其他	适宜	223.54	陕西省镇坪县，全县为松材线虫的适宜
陕西省	镇坪县	0.70	针叶林	适宜	59.73	分布区，主要林分为：针叶林、阔叶林、
陕西省	镇坪县	0.70	阔叶林	适宜	1168.02	针阔混交林，其中4.4%的区域为适宜针
陕西省	镇坪县	0.70	针阔混交林	适宜	50.76	叶林区，全县各地区均有分布，风险等级较高，为重点防控区域
陕西省	志丹县	0.13	其他	极不适宜	2808.68	陕西省志丹县，全县为松材线虫的极不
陕西省	志丹县	0.13	灌木林	极不适宜	185.59	适宜分布区，主要林分为：针叶林、阔
陕西省	志丹县	0.13	针叶林	极不适宜	7.79	叶林、灌木林，风险等级低，不是重点
陕西省	志丹县	0.13	阔叶林	极不适宜	624.54	防控区域
陕西省	志丹县	0.13	针阔混交林	极不适宜	15.31	
陕西省	紫阳县	0.70	阔叶林	适宜	1434.09	陕西省紫阳县，全县为松材线虫的适宜
陕西省	紫阳县	0.70	其他	适宜	423.53	分布区，主要林分为：针叶林、阔叶林、
陕西省	紫阳县	0.70	针叶林	适宜	306.76	针阔混交林，其中13.6%的区域为适宜
陕西省	紫阳县	0.70	针阔混交林	适宜	11.79	针叶林区，主要分布在该县的东部地区，风险等级较高，为重点防控区域
陕西省	周至县	0.55	针阔混交林	次适宜	56.36	陕西省周至县，全县大部分地区为松材
陕西省	周至县	0.55	针叶林	次适宜	408.35	线虫的次适宜分布区，东南部为适宜分
陕西省	周至县	0.55	水体	次适宜	20.70	布区，主要林分为：针叶林、阔叶林、
陕西省	周至县	0.55	其他	次适宜	1017.58	针阔混交林，其中13.6%的区域为次适
陕西省	周至县	0.70	阔叶林	适宜	24.52	宜针叶林区，主要分布在该县的西部地
陕西省	周至县	0.55	阔叶林	次适宜	1482.80	区，风险等级中度，为重点防控区域
陕西省	子长县	0.13	其他	极不适宜	2148.90	陕西省子长县，全县为松材线虫的极不
陕西省	子长县	0.13	阔叶林	极不适宜	114.24	适宜分布区，主要林分为：阔叶林，风险等级低，不是重点防控区域
陕西省	子洲县	0.13	其他	极不适宜	1966.10	陕西省子洲县，全县为松材线虫的极不
陕西省	子洲县	0.13	阔叶林	极不适宜	258.30	适宜分布区，主要林分为：阔叶林，风险等级低，不是重点防控区域
陕西省	柞水县	0.55	针阔混交林	次适宜	10.86	陕西省柞水县，该县西南部为松材线虫
陕西省	柞水县	0.70	针阔混交林	适宜	39.29	的适宜分布区，东北部为次适宜分布区，

省份	县(市、区)	适生值	森林类型	风险等级	面积/km²	风险评价
陕西省	柞水县	0.55	灌木林	次适宜	5.94	主要林分为：针叶林、阔叶林、针阔混
陕西省	柞水县	0.70	灌木林	适宜	226.70	交林、灌木林，其中0.1%的区域为适宜
陕西省	柞水县	0.55	针叶林	次适宜	76.33	针叶林区，主要分布在该县的西南部地
陕西省	柞水县	0.70	针叶林	适宜	3.31	区，风险等级较高，为重点防控区域；
陕西省	柞水县	0.70	其他	适宜	572.57	3.1%的区域为次适宜针叶林区，主要分
陕西省	柞水县	0.55	阔叶林	次适宜	191.75	布在该县的东北部地区，风险等级中度，
陕西省	柞水县	0.70	阔叶林	适宜	953.19	为重点防控区域
陕西省	柞水县	0.55	其他	次适宜	391.50	
上海市	崇明县	0.70	针叶林	适宜	13.25	上海市崇明县，全县大部分地区为松材
上海市	崇明县	0.70	阔叶林	适宜	10.54	线虫的适宜分布区，仅西北部少数地区
上海市	崇明县	0.70	其他	适宜	975.14	为最适宜分布区名主要林分为：阔叶林、
上海市	崇明县	0.85	其他	最适宜	0.26	竹林。该县虽然为较高风险区，但因针叶林分布极少，所以不是重点防控区域，但应注意新造人工林的树种选择
上海市	奉贤县	0.70	其他	适宜	759.16	上海市奉贤县，全县大部分地区为松材
上海市	奉贤县	0.70	竹林	适宜	3.70	线虫的适宜分布区，仅东南部少数地区
上海市	奉贤县	0.70	阔叶林	适宜	12.43	为最适宜分布区名主要林分为：阔叶林、
上海市	奉贤县	0.85	其他	最适宜	8.11	竹林。该县虽然为较高风险区，但因针叶林分布极少，所以不是重点防控区域，但应注意新造人工林的树种选择
上海市	金山县	0.70	阔叶林	适宜	2.68	上海市金山县，全县为松材线虫的适宜
上海市	金山县	0.70	其他	适宜	595.05	分布区，主要林分为：阔叶林、竹林。该县虽然为较高风险区，但因没有针叶
上海市	金山县	0.70	竹林	适宜	6.07	林区，所以不是重点防控区域，但应注意新造人工林的树种选择
上海市	南汇县	0.70	其他	适宜	805.45	上海市南汇县，全县为松材线虫的适宜分布区，主要林分为：其他，该县虽然为较高风险区，但因没有针叶林区，所以不是重点防控区域，但应注意新造人工林的树种选择
上海市	青浦县	0.70	水体	适宜	69.25	上海市青浦县，全县为松材线虫的适宜
上海市	青浦县	0.70	其他	适宜	384.27	分布区，主要林分为：针叶林、阔叶林。
上海市	青浦县	0.70	针叶林	适宜	1.32	该县虽然为较高风险区，但因针叶林分布极少，所以不是重点防控区域，但应
上海市	青浦县	0.70	阔叶林	适宜	5.68	注意新造人工林的树种选择
上海市	上海	0.70	其他	适宜	1662.56	上海市上海市，全市为松材线虫的适宜分布区，主要林分为：阔叶林，该市虽然为较高风险区，但因针叶林分布极少，
上海市	上海	0.70	阔叶林	适宜	77.70	所以不是重点防控区域，但应注意新造人工林的树种选择
上海市	松江县	0.70	针阔混交林	适宜	7.72	上海市松江县，全县为松材线虫的适宜
上海市	松江县	0.70	其他	适宜	566.63	分布区，主要林分为：针叶林、阔叶林、
上海市	松江县	0.70	阔叶林	适宜	12.85	竹林，该县虽然为较高风险区，但因针
上海市	松江县	0.70	针叶林	适宜	2.70	叶林分布极少，所以不是重点防控区域，
上海市	松江县	0.70	竹林	适宜	14.37	但应注意新造人工林的树种选择
四川省	阿坝县	0.13	灌木林	极不适宜	2686.73	四川省阿坝县，全县为松材线虫的极不

省份	县(市、区)	适生值	森林类型	风险等级	面积/km²	风险评价
四川省	阿坝县	0.13	针叶林	极不适宜	506.47	适宜分布区，主要林分为：针叶林、灌木林，风险等级低，不是重点防控区域
四川省	阿坝县	0.13	其他	极不适宜	7438.52	
四川省	安县	0.55	阔叶林	次适宜	223.18	四川省安县，全县大部分地区为松材线虫的适宜分布区，西北部地区为次适宜分布区，主要林分为：针叶林、阔叶林、针阔混交林，其中0.2%的区域为次适宜针叶林区，主要分布在该县的西北部地区，风险等级中度，为重点防控区域；8.0%的区域为适宜针叶林区，主要分布在该县的东北地区，风险等级较高，为重点防控区域
四川省	安县	0.55	针叶林	次适宜	3.01	
四川省	安县	0.55	针阔混交林	次适宜	65.12	
四川省	安县	0.55	其他	次适宜	87.55	
四川省	安县	0.70	其他	适宜	547.68	
四川省	安县	0.70	阔叶林	适宜	132.24	
四川省	安县	0.70	针叶林	适宜	102.32	
四川省	安县	0.70	针阔混交林	适宜	111.40	
四川省	安岳县	0.70	其他	适宜	2504.01	四川省安岳县，全县为松材线虫的适宜分布区，主要林分为：其他，该县虽然为较高风险区，但因针叶林分布极少，所以不是重点防控区域，但应注意新造人工林的树种选择
四川省	安岳县	0.70	竹林	适宜	4.39	
四川省	安岳县	0.70	针叶林	适宜	78.80	
四川省	安岳县	0.70	阔叶林	适宜	4.90	
四川省	白玉县	0.13	针叶林	极不适宜	2268.91	四川省白玉县，全县为松材线虫的极不适宜分布区，主要林分为：针叶林、阔叶林、针阔混交林、灌木林、竹林，风险等级低，不是重点防控区域
四川省	白玉县	0.13	灌木林	极不适宜	2790.20	
四川省	白玉县	0.13	阔叶林	极不适宜	20.24	
四川省	白玉县	0.13	竹林	极不适宜	3.94	
四川省	白玉县	0.13	针阔混交林	极不适宜	13.41	
四川省	白玉县	0.13	其他	极不适宜	5860.25	
四川省	宝兴县	0.40	针阔混交林	不适宜	6.85	四川省宝兴县，全县大部分地区为松材线虫的不适宜分布区，东部为次适宜分布区，主要林分为：针叶林、阔叶林、针阔混交林，其中3.8%的区域为次适宜针叶林区，主要分布在该县的东部地区，风险等级中度，为重点防控区域
四川省	宝兴县	0.40	阔叶林	不适宜	598.86	
四川省	宝兴县	0.55	阔叶林	次适宜	201.63	
四川省	宝兴县	0.40	针叶林	不适宜	492.87	
四川省	宝兴县	0.55	针叶林	次适宜	123.31	
四川省	宝兴县	0.40	其他	不适宜	1578.43	
四川省	宝兴县	0.55	其他	次适宜	201.72	
四川省	巴塘县	0.13	针叶林	极不适宜	403.88	四川省巴塘县，全县为松材线虫的极不适宜分布区，主要林分为：针叶林、阔叶林、针阔混交林、灌木林，风险等级低，不是重点防控区域
四川省	巴塘县	0.13	其他	极不适宜	3745.71	
四川省	巴塘县	0.13	灌木林	极不适宜	4501.50	
四川省	巴塘县	0.13	阔叶林	极不适宜	111.58	
四川省	巴塘县	0.13	针阔混交林	极不适宜	26.91	
四川省	巴中市	0.70	针阔混交林	适宜	1.02	四川省巴中市，全市为松材线虫的适宜分布区，主要林分为：针叶林、针阔混交林，其中14.5%的区域为适宜针叶林区，主要分布在该市的东北部地区，风险等级较高，为重点防控区域
四川省	巴中市	0.70	其他	适宜	2290.55	
四川省	巴中市	0.70	针叶林	适宜	389.54	
四川省	北川县	0.40	其他	不适宜	68.53	四川省北川县，全县大部分地区为松材线虫的次适宜分布区，西部部分地区为不适宜分布区，东部部分地区为适宜分布区，主要林分为：针叶林、阔叶林、
四川省	北川县	0.40	针阔混交林	不适宜	11.03	
四川省	北川县	0.40	针叶林	不适宜	70.88	
四川省	北川县	0.55	其他	次适宜	438.93	

省份	县(市、区)	适生值	森林类型	风险等级	面积/km²	风险评价
四川省	北川县	0.55	针叶林	次适宜	644.52	针阔混交林,其中 26.4%的区域为次适宜针叶林区,主要分布在该县的中部地区,风险等级中度,为重点防控区域;2.7%的区域为适宜针叶林区,主要分布在该县的东部少数地区,风险等级较高,为重点防控区域
四川省	北川县	0.55	阔叶林	次适宜	693.72	
四川省	北川县	0.55	针阔混交林	次适宜	56.96	
四川省	北川县	0.70	其他	适宜	227.48	
四川省	北川县	0.70	阔叶林	适宜	159.57	
四川省	北川县	0.70	针叶林	适宜	65.07	
四川省	北川县	0.70	针阔混交林	适宜	0.60	
四川省	郫县	0.70	其他	适宜	372.11	四川省郫县,全县为松材线虫的适宜分布区,主要林分为:其他,该县虽然为较高风险区,但因针叶林分布极少,所以不是重点防控区域,但应注意新造人工林的树种选择
四川省	布拖县	0.40	阔叶林	不适宜	295.34	四川省布拖县,全县为松材线虫的不适宜分布区,主要林分为:针叶林、阔叶林、针阔混交林,风险等级低,不是重点防控区域
四川省	布拖县	0.40	针阔混交林	不适宜	41.86	
四川省	布拖县	0.40	针叶林	不适宜	226.87	
四川省	布拖县	0.40	其他	不适宜	1101.89	
四川省	长宁县	0.70	竹林	适宜	274.61	四川省长宁县,全县为松材线虫的适宜分布区,主要林分为:阔叶林、竹林,该县虽然为较高风险区,但因针叶林分布极少,所以不是重点防控区域,但应注意新造人工林的树种选择
四川省	长宁县	0.70	阔叶林	适宜	175.75	
四川省	长宁县	0.70	其他	适宜	393.70	
四川省	苍溪县	0.70	针叶林	适宜	379.10	四川省苍溪县,全县为松材线虫的适宜分布区,主要林分为:针叶林、阔叶林、针阔混交林,其中 17.2%的区域为适宜针叶林区,主要分布在该县的北部地区,风险等级较高,为重点防控区域
四川省	苍溪县	0.70	阔叶林	适宜	49.33	
四川省	苍溪县	0.70	其他	适宜	1737.37	
四川省	苍溪县	0.70	针阔混交林	适宜	43.68	
四川省	成都市	0.70	其他	适宜	937.82	四川省成都市,全市为松材线虫的适宜分布区,主要林分为:针叶林、阔叶林、竹林,其中1.4%的区域为适宜针叶林区,主要分布在该市的南部地区,风险等级较高,为重点防控区域
四川省	成都市	0.70	竹林	适宜	50.48	
四川省	成都市	0.70	阔叶林	适宜	206.98	
四川省	成都市	0.70	针叶林	适宜	16.97	
四川省	崇州市	0.70	阔叶林	适宜	0.35	四川省崇州市,全市西部地区为松材线虫的次适宜分布区,东部为适宜分布区,主要林分为:针叶林、阔叶林,其中12.9%的区域为次适宜针叶林区,主要分布在该市的西部地区,风险等级中度,为重点防控区域
四川省	崇州市	0.55	阔叶林	次适宜	282.01	
四川省	崇州市	0.55	针叶林	次适宜	129.47	
四川省	崇州市	0.55	其他	次适宜	88.56	
四川省	崇州市	0.70	其他	适宜	500.10	
四川省	丹巴县	0.13	灌木林	极不适宜	1534.70	四川省丹巴县,全县为松材线虫的极不适宜分布区,主要林分为:针叶林、阔叶林、灌木林,风险等级低,不是重点防控区域
四川省	丹巴县	0.13	针叶林	极不适宜	1500.52	
四川省	丹巴县	0.13	其他	极不适宜	1644.36	
四川省	丹巴县	0.13	阔叶林	极不适宜	128.34	
四川省	丹棱县	0.55	竹林	次适宜	96.11	四川省丹棱县,全县大部分地区为松材线虫的次适宜分布区,东部少数地区为适宜分布区,主要林分为:阔叶林、竹
四川省	丹棱县	0.55	阔叶林	次适宜	71.83	
四川省	丹棱县	0.55	其他	次适宜	297.16	

省份	县(市、区)	适生值	森林类型	风险等级	面积/km²	风险评价
四川省	丹棱县	0.70	其他	适宜	0.98	林,该县虽然为中度、较高风险区,但因针叶林分布极少,所以不是重点防控区域,但应注意新造人工林的树种选择
四川省	稻城县	0.13	阔叶林	极不适宜	22.02	四川省稻城县,全县为松材线虫的极不适宜分布区,主要林分为:针叶林、阔叶林、针阔混交林、灌木林,风险等级低,不是重点防控区域
四川省	稻城县	0.13	灌木林	极不适宜	2599.87	
四川省	稻城县	0.13	针叶林	极不适宜	722.60	
四川省	稻城县	0.13	其他	极不适宜	3240.77	
四川省	稻城县	0.13	针阔混交林	极不适宜	67.89	
四川省	道孚县	0.13	灌木林	极不适宜	1736.03	四川省道孚县,全县为松材线虫的极不适宜分布区,主要林分为:针叶林、阔叶林、针阔混交林、灌木林,风险等级低,不是重点防控区域
四川省	道孚县	0.13	针阔混交林	极不适宜	34.36	
四川省	道孚县	0.13	针叶林	极不适宜	1457.21	
四川省	道孚县	0.13	阔叶林	极不适宜	36.75	
四川省	道孚县	0.13	其他	极不适宜	3825.27	
四川省	达县	0.70	其他	适宜	1844.71	四川省达县,全县为松材线虫的适宜分布区,主要林分为:针叶林、阔叶林、竹林,其中24.4%的区域为适宜针叶林区,主要分布在该县的北部、东南部地区,风险等级较高,为重点防控区域
四川省	达县	0.70	针叶林	适宜	688.10	
四川省	达县	0.70	阔叶林	适宜	52.21	
四川省	达县	0.70	竹林	适宜	257.21	
四川省	达州市	0.70	其他	适宜	251.69	四川省达州市,全市为松材线虫的适宜分布区,主要林分为:针叶林、阔叶林、竹林,其中12.2%的区域为适宜针叶林区,主要分布在该市的北部地区,风险等级较高,为重点防控区域
四川省	达州市	0.70	针叶林	适宜	48.30	
四川省	达州市	0.70	竹林	适宜	71.71	
四川省	达州市	0.70	阔叶林	适宜	23.25	
四川省	大邑县	0.70	阔叶林	适宜	20.91	四川省大邑县,全县中部、西部为松材线虫的次适宜分布区,东部为适宜分布区,主要林分为:针叶林、阔叶林、竹林,其中7.7%的区域为次适宜针叶林区,主要分布在该县的西北部地区,风险等级中度,为重点防控区域
四川省	大邑县	0.55	阔叶林	次适宜	729.28	
四川省	大邑县	0.55	针叶林	次适宜	105.71	
四川省	大邑县	0.55	其他	次适宜	166.75	
四川省	大邑县	0.70	其他	适宜	337.78	
四川省	大邑县	0.70	竹林	适宜	12.43	
四川省	大竹县	0.70	其他	适宜	1335.45	四川省大竹县,全县为松材线虫的适宜分布区,主要林分为:针叶林、阔叶林、竹林,其中19.7%的区域为适宜针叶林区,主要分布在该县的西部、北部地区,风险等级较高,为重点防控区域
四川省	大竹县	0.70	针叶林	适宜	399.49	
四川省	大竹县	0.70	竹林	适宜	249.19	
四川省	大竹县	0.70	阔叶林	适宜	89.49	
四川省	德昌县	0.40	针叶林	不适宜	218.08	四川省德昌县,全县大部分地区为松材线虫的次适宜分布区,东北部地区为不适宜分布区,主要林分为:针叶林、阔叶林、针阔混交林,其中37.3%的区域为次适宜针叶林区,全县除东北地区外的其他地区均有分布,风险等级中度,为重点防控区域
四川省	德昌县	0.55	针叶林	次适宜	809.75	
四川省	德昌县	0.40	针阔混交林	不适宜	68.00	
四川省	德昌县	0.55	针阔混交林	次适宜	322.38	
四川省	德昌县	0.40	阔叶林	不适宜	143.58	
四川省	德昌县	0.55	阔叶林	次适宜	316.34	
四川省	德昌县	0.55	其他	次适宜	198.05	
四川省	德昌县	0.40	其他	不适宜	97.21	
四川省	德格县	0.13	阔叶林	极不适宜	5.14	四川省德格县,全县为松材线虫的极不

省份	县(市、区)	适生值	森林类型	风险等级	面积/km²	风险评价
四川省	德格县	0.13	针叶林	极不适宜	589.21	适宜分布区，主要林分为：针叶林、阔叶林、灌木林，风险等级低，不是重点防控区域
四川省	德格县	0.13	灌木林	极不适宜	6602.89	
四川省	德格县	0.13	其他	极不适宜	3958.39	
四川省	得荣县	0.13	针叶林	极不适宜	227.09	四川省得荣县，全县为松材线虫的极不适宜分布区，主要林分为：针叶林、灌木林，风险等级低，不是重点防控区域
四川省	得荣县	0.13	灌木林	极不适宜	988.13	
四川省	得荣县	0.13	其他	极不适宜	589.29	
四川省	德阳市	0.70	其他	适宜	1173.86	四川省德阳市，全市为松材线虫的适宜分布区，主要林分为：阔叶林、竹林，该市虽然为较高风险区，但因针叶林分布极少，所以不是重点防控区域，但应注意新造人工林的树种选择
四川省	德阳市	0.70	竹林	适宜	35.89	
四川省	德阳市	0.70	阔叶林	适宜	9.72	
四川省	都江堰市	0.55	其他	次适宜	386.49	四川省都江堰市，全市大部分地区为松材线虫的次适宜分布区，东南部地区为适宜分布区，主要林分为：针叶林、阔叶林、针阔混交林、竹林，其中14.3%的区域为次适宜针叶林区，主要分布在该市的北部地区，风险等级中度，为重点防控区域
四川省	都江堰市	0.70	其他	适宜	109.41	
四川省	都江堰市	0.55	阔叶林	次适宜	308.98	
四川省	都江堰市	0.55	针叶林	次适宜	137.36	
四川省	都江堰市	0.55	竹林	次适宜	11.25	
四川省	都江堰市	0.55	针阔混交林	次适宜	7.70	
四川省	峨边彝族自治县	0.40	竹林	不适宜	60.88	四川省峨边彝族自治县，全县西部、南部为松材线虫的不适宜分布区，东部、北部为次适宜分布区，主要林分为：针叶林、阔叶林、针阔混交林、竹林，该县次适宜区虽然为中度风险区，但因针叶林分布极少，所以不是重点防控区域，但应注意新造人工林的树种选择
四川省	峨边彝族自治县	0.40	针叶林	不适宜	260.19	
四川省	峨边彝族自治县	0.40	其他	不适宜	421.81	
四川省	峨边彝族自治县	0.40	针阔混交林	不适宜	5.49	
四川省	峨边彝族自治县	0.40	阔叶林	不适宜	536.24	
四川省	峨边彝族自治县	0.55	阔叶林	次适宜	795.16	
四川省	峨边彝族自治县	0.55	竹林	次适宜	171.08	
四川省	峨边彝族自治县	0.55	其他	次适宜	263.39	
四川省	峨眉山市	0.55	其他	次适宜	435.64	四川省峨眉山市，全市为松材线虫的次适宜分布区，主要林分为：针叶林、阔叶林、针阔混交林、竹林，其中0.9%的区域为次适宜针叶林区，主要分布在该市的中部地区，风险等级中度，为重点防控区域
四川省	峨眉山市	0.55	竹林	次适宜	95.97	
四川省	峨眉山市	0.55	阔叶林	次适宜	636.03	
四川省	峨眉山市	0.55	针阔混交林	次适宜	75.26	
四川省	峨眉山市	0.55	针叶林	次适宜	11.13	
四川省	蓬溪县	0.70	其他	适宜	1771.33	四川省蓬溪县，全县为松材线虫的适宜分布区，主要林分为：针叶林，该县虽然风险等级为较高风险，但因树种单一，缺少阔叶林和针阔混交林，所以该县的针叶林区都为重点防控区域
四川省	蓬溪县	0.70	针叶林	适宜	133.59	
四川省	富顺县	0.70	其他	适宜	1628.08	四川省富顺县，全县为松材线虫的适宜分布区，主要林分为：针叶林、阔叶林、
四川省	富顺县	0.70	针叶林	适宜	6.55	

省份	县(市、区)	适生值	森林类型	风险等级	面积/km²	风险评价
四川省	富顺县	0.70	阔叶林	适宜	4.43	竹林,其中0.4%的区域为适宜针叶林区,
四川省	富顺县	0.70	竹林	适宜	127.15	主要分布在该县的西部少数地区,风险 等级较高,为重点防控区域
四川省	甘洛县	0.40	竹林	不适宜	13.30	四川省甘洛县,全县为松材线虫的不适
四川省	甘洛县	0.40	针叶林	不适宜	597.12	宜分布区,主要林分为:针叶林、阔叶
四川省	甘洛县	0.40	阔叶林	不适宜	528.31	林、针阔混交林、竹林,风险等级低,
四川省	甘洛县	0.40	针阔混交林	不适宜	110.27	不是重点防控区域
四川省	甘洛县	0.40	其他	不适宜	938.20	
四川省	甘孜县	0.13	针叶林	极不适宜	70.72	四川省甘孜县,全县为松材线虫的极不
四川省	甘孜县	0.13	阔叶林	极不适宜	44.03	适宜分布区,主要林分为:针叶林、阔
四川省	甘孜县	0.13	其他	极不适宜	5387.44	叶林、灌木林,风险等级低,不是重点
四川省	甘孜县	0.13	灌木林	极不适宜	1574.87	防控区域
四川省	高县	0.55	针叶林	次适宜	130.05	四川省高县,全县大部分地区为松材线
四川省	高县	0.70	针叶林	适宜	352.97	虫的适宜分布区,南部部分地区地区为
四川省	高县	0.55	阔叶林	次适宜	31.64	次适宜分布区,主要林分为:针叶林、 阔叶林,其中9.4%的区域为次适宜针叶
四川省	高县	0.70	阔叶林	适宜	46.89	林区,主要分布在该县的南部地区,风 险等级中度,为重点防控区域;25.7%的
四川省	高县	0.55	其他	次适宜	176.67	区域为适宜针叶林区,主要分布在该县
四川省	高县	0.70	其他	适宜	649.89	的中部地区,风险等级较高,为重点防 控区域
四川省	珙县	0.55	阔叶林	次适宜	113.13	四川省珙县,全县大部分地区为松材线
四川省	珙县	0.70	阔叶林	适宜	426.14	虫的适宜分布区,西南部地区为次适宜
四川省	珙县	0.55	针叶林	次适宜	216.04	分布区,主要林分为:针叶林、阔叶林、 针阔混交林、竹林,其中16.7%的区域
四川省	珙县	0.70	针叶林	适宜	138.63	为次适宜针叶林区,主要分布在该县的
四川省	珙县	0.55	其他	次适宜	106.73	西南部地区,风险等级中度,为重点防
四川省	珙县	0.70	其他	适宜	108.04	控区域;12.1%的区域为适宜针叶林区,
四川省	珙县	0.70	针阔混交林	适宜	12.26	主要分布在该县的西北地区,风险等级
四川省	珙县	0.55	针阔混交林	次适宜	12.49	较高,为重点防控区域
四川省	珙县	0.70	竹林	适宜	49.15	
四川省	井研县	0.70	其他	适宜	903.09	四川省井研县,全县为松材线虫的适宜 分布区,主要林分为:其他林分,该县 虽然为较高风险区,但因针叶林分布极 少,所以不是重点防控区域,但应注意 新造人工林的树种选择
四川省	广安县	0.70	其他	适宜	1509.13	四川省广安市,全市为松材线虫的适宜 分布区,主要林分为:针叶林、竹林,
四川省	广安县	0.70	针叶林	适宜	162.27	其中9.6%的区域为适宜针叶林区,主要 分布在该市的东部地区,风险等级较高,
四川省	广安县	0.70	竹林	适宜	16.57	为重点防控区域
四川省	广汉市	0.70	其他	适宜	430.29	四川省广汉市,全市为松材线虫的适宜 分布区,主要林分为:阔叶林,该市虽 然为较高风险区,但因针叶林分布极少,
四川省	广汉市	0.70	阔叶林	适宜	6.12	所以不是重点防控区域,但应注意新造 人工林的树种选择

省份	县(市、区)	适生值	森林类型	风险等级	面积/km²	风险评价
四川省	广元市	0.70	针阔混交林	适宜	60.02	四川省广元市,全市为松材线虫的适宜
四川省	广元市	0.70	针叶林	适宜	572.40	分布区,主要林分为:针叶林、阔叶林、
四川省	广元市	0.70	其他	适宜	4134.11	针阔混交林,其中11.2%的区域为适宜
四川省	广元市	0.70	阔叶林	适宜	319.09	针叶林区,全市各地区均有分布,风险等级较高,为重点防控区域
四川省	古蔺县	0.70	阔叶林	适宜	578.58	四川省古蔺县,全县大部分地区为松材
四川省	古蔺县	0.55	阔叶林	次适宜	110.27	线虫的适宜分布区,南部地区为次适宜
四川省	古蔺县	0.55	针叶林	次适宜	815.40	分布区,主要林分为:针叶林、阔叶林,
四川省	古蔺县	0.70	针叶林	适宜	1025.86	其中22.5%的区域为次适宜针叶林区,主要分布在该县的南部地区,风险等级
四川省	古蔺县	0.55	其他	次适宜	188.24	中度,为重点防控区域;27.6%的区域为
四川省	古蔺县	0.70	其他	适宜	1004.65	适宜针叶林区,主要分布在该县的中部、西部、东部地区,风险等级较高,为重
四川省	古蔺县	0.70	针阔混交林	适宜	6.16	点防控区域
四川省	汉源县	0.40	针叶林	不适宜	143.91	
四川省	汉源县	0.40	其他	不适宜	1397.22	四川省汉源县,全县大部分地区为松材
四川省	汉源县	0.40	阔叶林	不适宜	424.26	线虫的不适宜分布区,东部少数地区为
四川省	汉源县	0.40	竹林	不适宜	29.36	次适宜分布区,主要林分为:针叶林、阔叶林、竹林,其中0.2%的区域为次
四川省	汉源县	0.55	针叶林	次适宜	3.42	适宜针叶林区,主要分布在该县的东北
四川省	汉源县	0.55	阔叶林	次适宜	2.71	部少数地区,风险等级中度,为重点防
四川省	汉源县	0.55	其他	次适宜	24.33	控区域
四川省	汉源县	0.55	竹林	次适宜	6.99	
四川省	黑水县	0.13	针叶林	极不适宜	1553.48	
四川省	黑水县	0.13	其他	极不适宜	752.91	
四川省	黑水县	0.13	针阔混交林	极不适宜	71.20	四川省黑水县,全县大部分地区为松材
四川省	黑水县	0.13	灌木林	极不适宜	684.28	线虫的极不适宜分布区,东南部为不适
四川省	黑水县	0.13	阔叶林	极不适宜	563.84	宜分布区,主要林分为:针叶林、阔叶林、针阔混交林、灌木林,风险等级低,
四川省	黑水县	0.40	灌木林	不适宜	339.39	不是重点防控区域
四川省	黑水县	0.40	针叶林	不适宜	130.52	
四川省	黑水县	0.40	其他	不适宜	103.19	
四川省	黑水县	0.40	阔叶林	不适宜	110.17	
四川省	合江县	0.55	阔叶林	次适宜	102.74	四川省合江县,全县大部分地区为松材
四川省	合江县	0.70	阔叶林	适宜	701.34	线虫的适宜分布区,东南部部分地区为
四川省	合江县	0.70	其他	适宜	1209.41	次适宜分布区,主要林分为:阔叶林、
四川省	合江县	0.70	竹林	适宜	59.76	竹林,该县虽然为中度、较高风险区,
四川省	合江县	0.55	其他	次适宜	21.87	但因针叶林分布极少,所以不是重点防
四川省	合江县	0.70	针叶林	适宜	3.34	控区域,但应注意新造人工林的树种选
四川省	合江县	0.70	针阔混交林	适宜	2.48	择
四川省	洪雅县	0.55	针阔混交林	次适宜	133.59	四川省洪雅县,全县为松材线虫的次适
四川省	洪雅县	0.55	竹林	次适宜	523.13	宜分布区,主要林分为:针叶林、阔叶
四川省	洪雅县	0.55	阔叶林	次适宜	603.68	林、针阔混交林、竹林,其中6.2%的区
四川省	洪雅县	0.55	其他	次适宜	761.36	域为次适宜针叶林区,主要分布在该县的中部地区,风险等级中度,为重点防
四川省	洪雅县	0.55	针叶林	次适宜	132.76	控区域

省份	县(市、区)	适生值	森林类型	风险等级	面积/km²	风险评价
四川省	红原县	0.13	灌木林	极不适宜	755.49	四川省红原县，全县为松材线虫的极不适宜分布区，主要林分为：针叶林、阔叶林、针阔混交林、灌木林，风险等级低，不是重点防控区域
四川省	红原县	0.13	针叶林	极不适宜	531.25	
四川省	红原县	0.13	其他	极不适宜	6721.93	
四川省	红原县	0.13	针阔混交林	极不适宜	22.66	
四川省	红原县	0.13	阔叶林	极不适宜	0.72	
四川省	华蓥市	0.70	其他	适宜	207.88	四川省华蓥市，全市为松材线虫的适宜分布区，主要林分为：针叶林、竹林，其中45.3%的区域为适宜针叶林区，主要分布在该市的东部地区，风险等级较高，为重点防控区域
四川省	华蓥市	0.70	针叶林	适宜	194.40	
四川省	华蓥市	0.70	竹林	适宜	31.04	
四川省	会东县	0.40	针叶林	不适宜	114.40	四川省会东县，全县大部分地区为松材线虫的次适宜分布区，东北部部分地区为松材线虫的不适宜分布区，主要林分为：针叶林、阔叶林、灌木林，其中67.9%的区域为次适宜针叶林区，全县各地区均有分布，风险等级中度，为重点防控区域
四川省	会东县	0.40	其他	不适宜	38.24	
四川省	会东县	0.55	其他	次适宜	866.03	
四川省	会东县	0.55	灌木林	次适宜	6.05	
四川省	会东县	0.55	阔叶林	次适宜	40.73	
四川省	会东县	0.55	针叶林	次适宜	1952.29	
四川省	夹江县	0.55	针阔混交林	次适宜	14.93	四川省夹江县，全县大部分地区为松材线虫的次适宜分布区，东北部部分地区为适宜分布区，主要林分为：阔叶林、针阔混交林、竹林，该县虽然为中度、较高风险，但因针叶林分布极少，所以不是重点防控区域，但应注意新造人工林的树种选择
四川省	夹江县	0.55	其他	次适宜	384.08	
四川省	夹江县	0.55	竹林	次适宜	36.67	
四川省	夹江县	0.55	阔叶林	次适宜	231.36	
四川省	夹江县	0.70	其他	适宜	31.36	
四川省	夹江县	0.70	阔叶林	适宜	9.26	
四川省	江安县	0.70	其他	适宜	359.63	四川省江安县，全县为松材线虫的适宜分布区，主要林分为：竹林，该县虽然为较高风险区，但因针叶林分布极少，所以不是重点防控区域，但应注意新造人工林的树种选择
四川省	江安县	0.70	竹林	适宜	276.40	
四川省	剑阁县	0.70	阔叶林	适宜	24.77	四川省剑阁县，全县为松材线虫的适宜分布区，主要林分为：针叶林、阔叶林、针阔混交林，其中12.0%的区域为适宜针叶林区，主要分布在该县的中部、西部地区，风险等级较高，为重点防控区域
四川省	剑阁县	0.70	针阔混交林	适宜	415.81	
四川省	剑阁县	0.70	针叶林	适宜	336.31	
四川省	剑阁县	0.70	其他	适宜	2025.98	
四川省	江油市	0.70	阔叶林	适宜	343.05	四川省江油市，全市为松材线虫的适宜分布区，主要林分为：针叶林、阔叶林、针阔混交林，其中19.9%的区域为适宜针叶林区，全市各地区均有分布，风险等级较高，为重点防控区域
四川省	江油市	0.70	针叶林	适宜	525.69	
四川省	江油市	0.70	针阔混交林	适宜	83.26	
四川省	江油市	0.70	其他	适宜	1691.20	
四川省	犍为县	0.55	其他	次适宜	394.84	四川省犍为县，全县西部为松材线虫的次适宜分布区，东部为适宜分布区，主要林分为：阔叶林、针阔混交林、竹林，该县虽然为中度、较高风险区，但因针叶林分布少，所以不是重点防控区域，
四川省	犍为县	0.55	阔叶林	次适宜	19.02	
四川省	犍为县	0.55	竹林	次适宜	0.36	
四川省	犍为县	0.70	其他	适宜	486.91	
四川省	犍为县	0.70	针阔混交林	适宜	2.19	

省份	县(市、区)	适生值	森林类型	风险等级	面积/km²	风险评价
四川省	犍为县	0.70	阔叶林	适宜	43.58	但应注意新造人工林的树种选择
四川省	犍为县	0.70	竹林	适宜	30.53	
四川省	简阳市	0.70	其他	适宜	2063.49	四川省简阳市,全市为松材线虫的适宜分布区,主要林分为:针叶林、阔叶林,其中4.0%的区域为适宜针叶林区,主要分布在该市的西部地区,风险等级较高,为重点防控区域
四川省	简阳市	0.70	针叶林	适宜	89.06	
四川省	简阳市	0.70	阔叶林	适宜	77.36	
四川省	金川县	0.13	其他	极不适宜	1534.72	四川省金川县,全县为松材线虫的极不适宜分布区,主要林分为:针叶林、阔叶林、灌木林,风险等级低,不是重点防控区域
四川省	金川县	0.13	针叶林	极不适宜	630.97	
四川省	金川县	0.13	灌木林	极不适宜	2311.69	
四川省	金川县	0.13	阔叶林	极不适宜	354.03	
四川省	金堂县	0.70	其他	适宜	1088.36	四川省金堂县,全县为松材线虫的适宜分布区,主要林分为:阔叶林、竹林,该县虽然为较高风险区,但因针叶林分布极少,所以不是重点防控区域,但应注意新造人工林的树种选择
四川省	金堂县	0.70	竹林	适宜	25.14	
四川省	金堂县	0.70	阔叶林	适宜	52.12	
四川省	金阳县	0.40	阔叶林	不适宜	354.62	四川省金阳县,全县为松材线虫的不适宜分布区,主要林分为:针叶林、阔叶林、针阔混交林,风险等级低,不是重点防控区域
四川省	金阳县	0.40	其他	不适宜	1056.29	
四川省	金阳县	0.40	针阔混交林	不适宜	8.29	
四川省	金阳县	0.40	针叶林	不适宜	2.03	
四川省	九龙县	0.13	灌木林	极不适宜	2805.84	四川省九龙县,全县大部分地区为松材线虫的极不适宜分布区,东部和南部部分地区为不适宜分布区,主要林分为:针叶林、阔叶林、灌木林,风险等级低,不是重点防控区域
四川省	九龙县	0.13	针叶林	极不适宜	227.12	
四川省	九龙县	0.13	其他	极不适宜	1501.18	
四川省	九龙县	0.13	阔叶林	极不适宜	6.68	
四川省	九龙县	0.40	阔叶林	不适宜	79.02	
四川省	九龙县	0.40	其他	不适宜	442.29	
四川省	九龙县	0.40	针叶林	不适宜	389.04	
四川省	九龙县	0.40	灌木林	不适宜	1054.81	
四川省	筠连县	0.55	针阔混交林	次适宜	8.90	四川省筠连县,全县为松材线虫的次适宜分布区,主要林分为:针叶林、阔叶林、针阔混交林,其中78.4%的区域为次适宜针叶林区,全县各地区均有分布,风险等级中度,为重点防控区域
四川省	筠连县	0.55	其他	次适宜	291.88	
四川省	筠连县	0.55	针叶林	次适宜	969.99	
四川省	筠连县	0.55	阔叶林	次适宜	48.41	
四川省	开江县	0.70	竹林	适宜	7.70	四川省开江县,全县为松材线虫的适宜分布区,主要林分为:针叶林、竹林,其中36.2%的区域为适宜针叶林区,主要分布在该县的中部地区,风险等级较高,为重点防控区域
四川省	开江县	0.70	针叶林	适宜	303.14	
四川省	开江县	0.70	其他	适宜	589.61	
四川省	开江县	0.70	阔叶林	适宜	0.11	
四川省	康定县	0.13	其他	极不适宜	7495.84	四川省康定县,全县大部分地区为松材线虫的极不适宜分布区,东北部部分地区为不适宜分布区,主要林分为:针叶林、阔叶林、针阔混交林、灌木林,风险等级低,不是重点防控区域
四川省	康定县	0.13	针阔混交林	极不适宜	201.85	
四川省	康定县	0.13	针叶林	极不适宜	2343.54	
四川省	康定县	0.13	阔叶林	极不适宜	68.25	
四川省	康定县	0.13	灌木林	极不适宜	241.26	
四川省	康定县	0.40	灌木林	不适宜	1.66	

省份	县(市、区)	适生值	森林类型	风险等级	面积/km²	风险评价
四川省	康定县	0.40	针叶林	不适宜	480.37	
四川省	康定县	0.40	针阔混交林	不适宜	7.82	
四川省	康定县	0.40	其他	不适宜	526.47	
四川省	康定县	0.40	阔叶林	不适宜	1.11	
四川省	阆中市	0.70	其他	适宜	1681.33	四川省阆中市,全市为松材线虫的适宜分布区,主要林分为:针叶林,该市虽风险等级为较高风险区,但因树种单一,缺少阔叶林和针阔混交林,所以该市的针叶林区都为重点防控区域
四川省	阆中市	0.70	针叶林	适宜	38.55	
四川省	阆中市	0.70	水体	适宜	31.47	
四川省	雷波县	0.40	其他	不适宜	1089.24	四川省雷波县,全县大部分地区为松材线虫的不适宜分布区,东北部为次适宜分布区,主要林分为:针叶林、阔叶林、针阔混交林,其中1.8%的区域为次适宜针叶林区,主要分布在该县的东北部地区,风险等级中度,为重点防控区域
四川省	雷波县	0.55	其他	次适宜	169.25	
四川省	雷波县	0.40	阔叶林	不适宜	895.78	
四川省	雷波县	0.55	阔叶林	次适宜	188.95	
四川省	雷波县	0.40	针阔混交林	不适宜	43.49	
四川省	雷波县	0.40	针叶林	不适宜	92.28	
四川省	雷波县	0.55	针叶林	次适宜	41.58	
四川省	乐山市	0.55	阔叶林	次适宜	610.14	四川省乐山市,全市大部分地区为松材线虫的次适宜分布区,东北部地区为适宜分布区,主要林分为:针叶林、阔叶林、针阔混交林,其中0.3%的区域为次适宜针叶林区,主要分布在该市的西部少数地区,风险等级中度,为重点防控区域;0.06%的区域为适宜针叶林区,主要分布在该市的北部少数地区,风险等级较高,为重点防控区域
四川省	乐山市	0.55	针阔混交林	次适宜	1.72	
四川省	乐山市	0.70	针叶林	适宜	1.28	
四川省	乐山市	0.55	针叶林	次适宜	5.14	
四川省	乐山市	0.55	水体	次适宜	43.39	
四川省	乐山市	0.55	其他	次适宜	1029.42	
四川省	乐山市	0.70	其他	适宜	270.35	
四川省	乐山市	0.70	阔叶林	适宜	41.60	
四川省	乐至县	0.70	其他	适宜	1271.70	四川省乐至县,全县为松材线虫的适宜分布区,主要林分为:针叶林,该县虽风险等级为较高风险区,但因树种单一,缺少阔叶林和针阔混交林,所以该市的针叶林区都为重点防控区域
四川省	乐至县	0.70	针叶林	适宜	6.76	
四川省	邻水县	0.70	针叶林	适宜	663.24	四川省邻水县为2007年全国调查疫点,全县为松材线虫的适宜分布区,主要林分为:针叶林、阔叶林、竹林,其中35.9%的区域为适宜针叶林区,全县各地区均有分布,风险等级较高,为重点防控区域
四川省	邻水县	0.70	竹林	适宜	78.56	
四川省	邻水县	0.70	其他	适宜	1098.40	
四川省	邻水县	0.70	阔叶林	适宜	11.59	
四川省	邻水县	0.70	水体	适宜	29.41	
四川省	理塘县	0.13	针阔混交林	极不适宜	20.89	四川省理塘县,全县为松材线虫的极不适宜分布区,主要林分为:针叶林、阔叶林、针阔混交林、灌木林,风险等级低,不是重点防控区域
四川省	理塘县	0.13	阔叶林	极不适宜	127.25	
四川省	理塘县	0.13	灌木林	极不适宜	4003.25	
四川省	理塘县	0.13	针叶林	极不适宜	1155.95	
四川省	理塘县	0.13	其他	极不适宜	9241.04	
四川省	理县	0.13	其他	极不适宜	215.04	四川省理县,全县大部分地区为松材线虫的不适宜分布区,西北部地区为极不适宜分布区,东部部分地区为次适宜分
四川省	理县	0.13	阔叶林	极不适宜	12.27	
四川省	理县	0.13	针阔混交林	极不适宜	203.31	

省份	县(市、区)	适生值	森林类型	风险等级	面积/km²	风险评价
四川省	理县	0.13	针叶林	极不适宜	155.50	布区，主要林分为：针叶林、阔叶林、针阔混交林、灌木林，其中1.8%的区域为次适宜针叶林区，主要分布在该县的东部地区，风险等级中度，为重点防控区域
四川省	理县	0.13	灌木林	极不适宜	31.64	
四川省	理县	0.40	阔叶林	不适宜	159.58	
四川省	理县	0.55	针叶林	次适宜	72.25	
四川省	理县	0.40	针叶林	不适宜	1049.83	
四川省	理县	0.40	其他	不适宜	914.56	
四川省	理县	0.55	其他	次适宜	26.99	
四川省	理县	0.40	针阔混交林	不适宜	587.51	
四川省	理县	0.55	针阔混交林	次适宜	28.42	
四川省	理县	0.40	灌木林	不适宜	529.94	
四川省	理县	0.55	灌木林	次适宜	11.69	
四川省	隆昌县	0.70	其他	适宜	782.07	四川省隆昌县，全县为松材线虫的适宜分布区，主要林分为：针叶林、阔叶林、竹林，其中1.1%的区域为适宜针叶林区，主要分布在该县的中部地区，风险等级较高，为重点防控区域
四川省	隆昌县	0.70	阔叶林	适宜	29.74	
四川省	隆昌县	0.70	针叶林	适宜	9.55	
四川省	隆昌县	0.70	竹林	适宜	73.73	
四川省	泸定县	0.13	其他	极不适宜	522.62	四川省泸定县，全县西部为松材线虫的极不适宜分布区，东部为不适宜分布区，主要林分为：针叶林、阔叶林、针阔混交林，风险等级低，不是重点防控区域
四川省	泸定县	0.13	阔叶林	极不适宜	13.83	
四川省	泸定县	0.13	针叶林	极不适宜	754.82	
四川省	泸定县	0.13	针阔混交林	极不适宜	54.22	
四川省	泸定县	0.40	针阔混交林	不适宜	23.86	
四川省	泸定县	0.40	针叶林	不适宜	298.20	
四川省	泸定县	0.40	其他	不适宜	297.75	
四川省	泸定县	0.40	阔叶林	不适宜	327.70	
四川省	炉霍县	0.13	灌木林	极不适宜	737.69	四川省炉霍县，全县为松材线虫的极不适宜分布区，主要林分为：针叶林、阔叶林、针阔混交林、灌木林，风险等级低，不是重点防控区域
四川省	炉霍县	0.13	针阔混交林	极不适宜	7.78	
四川省	炉霍县	0.13	阔叶林	极不适宜	21.48	
四川省	炉霍县	0.13	其他	极不适宜	2658.72	
四川省	炉霍县	0.13	针叶林	极不适宜	1154.79	
四川省	芦山县	0.55	其他	次适宜	567.23	四川省芦山县，全县为松材线虫的次适宜分布区，主要林分为：针叶林、阔叶林、竹林，其中14.9%的区域为次适宜针叶林区，主要分布在该县的北部地区，风险等级中度，为重点防控区域
四川省	芦山县	0.55	阔叶林	次适宜	335.91	
四川省	芦山县	0.55	针叶林	次适宜	173.74	
四川省	芦山县	0.55	竹林	次适宜	87.74	
四川省	泸县	0.70	其他	适宜	1981.60	四川省泸县，全县为松材线虫的适宜分布区，主要林分为：阔叶林、竹林，该县虽然为较高风险区，但因针叶林分布极少，所以不是重点防控区域，但应注意新造人工林的树种选择
四川省	泸县	0.70	阔叶林	适宜	31.15	
四川省	泸县	0.70	竹林	适宜	74.76	
四川省	泸州市	0.70	其他	适宜	219.21	四川省泸州市，全市为松材线虫的适宜分布区，主要林分为：其他，该市虽然为较高风险区，但因针叶林分布极少，所以不是重点防控区域，但应注意新造人工林的树种选择

省份	县(市、区)	适生值	森林类型	风险等级	面积/km²	风险评价
四川省	马边彝族自治县	0.40	其他	不适宜	142.87	
四川省	马边彝族自治县	0.40	阔叶林	不适宜	357.89	
四川省	马边彝族自治县	0.40	针阔混交林	不适宜	28.58	四川省马边彝族自治县,全县大部分地区为松材线虫的次适宜分布区,西南部
四川省	马边彝族自治县	0.40	竹林	不适宜	25.67	地区为不适宜分布区,主要林分为:阔叶林、针阔混交林、竹林,该县次适宜
四川省	马边彝族自治县	0.55	阔叶林	次适宜	723.50	分布区虽然为中度风险区,但因针叶林分布极少,所以不是重点防控区域,但
四川省	马边彝族自治县	0.55	竹林	次适宜	23.79	应注意新造人工林的树种选择
四川省	马边彝族自治县	0.55	针阔混交林	次适宜	6.64	
四川省	马边彝族自治县	0.55	其他	次适宜	569.95	
四川省	马尔康县	0.13	灌木林	极不适宜	2121.34	四川省马尔康县,全县为松材线虫的极
四川省	马尔康县	0.13	阔叶林	极不适宜	232.59	不适宜分布区,主要林分为:针叶林、
四川省	马尔康县	0.13	其他	极不适宜	1850.63	阔叶林、针阔混交林、灌木林,风险等
四川省	马尔康县	0.13	针叶林	极不适宜	2586.05	级低,不是重点防控区域
四川省	马尔康县	0.13	针阔混交林	极不适宜	148.01	
四川省	茂县	0.13	针叶林	极不适宜	9.90	
四川省	茂县	0.40	针叶林	不适宜	861.56	
四川省	茂县	0.40	针阔混交林	不适宜	38.74	
四川省	茂县	0.13	其他	极不适宜	18.55	四川省茂县,全县西部、北部为松材线
四川省	茂县	0.40	其他	不适宜	490.66	虫的不适宜分布区,东部、南部为次适
四川省	茂县	0.40	灌木林	不适宜	547.58	宜分布区,西部少数地区为极不适宜分
四川省	茂县	0.13	阔叶林	极不适宜	0.53	布区,主要林分为:针叶林、阔叶林、
四川省	茂县	0.40	阔叶林	不适宜	317.17	针阔混交林、灌木林,其中5.5%的区域
四川省	茂县	0.40	灌木林	不适宜	34.29	为次适宜针叶林区,主要分布在该县的
四川省	茂县	0.40	针阔混交林	不适宜	34.29	东部、南部地区,风险等级中度,为重
四川省	茂县	0.55	针叶林	次适宜	224.73	点防控区域
四川省	茂县	0.55	灌木林	次适宜	315.96	
四川省	茂县	0.55	针阔混交林	次适宜	29.39	
四川省	茂县	0.55	阔叶林	次适宜	705.10	
四川省	茂县	0.55	其他	次适宜	464.53	
四川省	美姑县	0.40	其他	不适宜	1701.51	四川省美姑县,全县为松材线虫的不适
四川省	美姑县	0.40	阔叶林	不适宜	413.69	宜分布区,主要林分为:针叶林、阔叶
四川省	美姑县	0.40	竹林	不适宜	69.05	林、针阔混交林、竹林,风险等级低,
四川省	美姑县	0.40	针阔混交林	不适宜	105.05	不是重点防控区域
四川省	美姑县	0.40	针叶林	不适宜	353.45	
四川省	眉山县	0.55	其他	次适宜	22.93	四川省眉山县,全县大部分地区为松材
四川省	眉山县	0.55	竹林	次适宜	8.89	线虫的适宜分布区,西部部分地区为次
四川省	眉山县	0.70	其他	适宜	1140.03	适宜分布区,主要林分为:针叶林、阔
四川省	眉山县	0.70	阔叶林	适宜	45.50	叶林、竹林,其中0.9%的区域为适宜针

省份	县(市、区)	适生值	森林类型	风险等级	面积/km²	风险评价
四川省	眉山县	0.70	针叶林	适宜	11.88	叶林区,主要分布在该县的北部地区,
四川省	眉山县	0.70	竹林	适宜	23.03	风险等级较高,为重点防控区域
四川省	冕宁县	0.40	针叶林	不适宜	1713.53	
四川省	冕宁县	0.40	针阔混交林	不适宜	264.24	四川省冕宁县,全县为松材线虫的不适
四川省	冕宁县	0.40	灌木林	不适宜	1059.18	宜分布区,主要林分为:针叶林、阔叶林、针阔混交林、灌木林,风险等级低,
四川省	冕宁县	0.40	阔叶林	不适宜	495.84	不是重点防控区域
四川省	冕宁县	0.40	其他	不适宜	1017.09	
四川省	绵阳市	0.70	针叶林	适宜	34.66	四川省绵阳市,全市为松材线虫的适宜分布区,主要林分为:针叶林、阔叶林,
四川省	绵阳市	0.70	阔叶林	适宜	95.10	其中2.0%的区域为适宜针叶林区,主要分布在该市的北部、东部地区,风险等
四川省	绵阳市	0.70	其他	适宜	1633.18	级较高,为重点防控区域
四川省	绵竹县	0.55	其他	次适宜	178.17	四川省绵竹县,全县北部为松材线虫的次适宜分布区,南部为适宜分布区,主
四川省	绵竹县	0.55	阔叶林	次适宜	221.83	要林分为:针叶林、阔叶林,其中2.3%的区域为次适宜针叶林区,主要分布在
四川省	绵竹县	0.55	针叶林	次适宜	23.12	该县的北部地区,风险等级中度,为重
四川省	绵竹县	0.70	其他	适宜	597.86	点防控区域
四川省	名山县	0.55	其他	次适宜	466.41	四川省名山县,全县为松材线虫的次适宜分布区,主要林分为:阔叶林、竹林,
四川省	名山县	0.55	竹林	次适宜	67.54	该县虽然为中度风险区,但因针叶林分布极少,所以不是重点防控区域,但应
四川省	名山县	0.55	阔叶林	次适宜	58.61	注意新造人工林的树种选择
四川省	米易县	0.55	其他	次适宜	310.08	四川省米易县,全县大部分地区为松材线虫的次适宜分布区,南部少数地区为
四川省	米易县	0.55	针叶林	次适宜	1734.95	适宜分布区,主要林分为:针叶林、阔叶林、针阔混交林,其中75.7%的区域
四川省	米易县	0.55	灌木林	次适宜	6.82	为次适宜针叶林区,全县各地区均有分布,风险等级中度,为重点防控区域;
四川省	米易县	0.55	针阔混交林	次适宜	58.85	0.03%的区域为适宜针叶林区,主要分布
四川省	米易县	0.70	针叶林	适宜	0.60	在该县的南部少数地区,风险等级较高,
四川省	米易县	0.70	阔叶林	次适宜	181.20	为重点防控区域
四川省	沐川县	0.55	针阔混交林	次适宜	39.57	四川省沐川县,全县大部分地区为松材线虫的次适宜分布区,东部部分地区为
四川省	沐川县	0.55	阔叶林	次适宜	270.52	适宜分布区,主要林分为:阔叶林、针阔混交林、竹林,该县虽然为中度、较
四川省	沐川县	0.55	竹林	次适宜	402.10	高风险区,但因针叶林分布极少,所以
四川省	沐川县	0.55	其他	次适宜	829.48	不是重点防控区域,但应注意新造人工
四川省	沐川县	0.70	其他	适宜	4.10	林的树种选择
四川省	沐川县	0.70	竹林	适宜	12.67	
四川省	木里藏族自治县	0.40	其他	不适宜	267.99	
四川省	木里藏族自治县	0.13	其他	极不适宜	1679.12	四川省木里藏族自治县,全县大部分地区为松材线虫的极不适宜分布区,东南
四川省	木里藏族自治县	0.13	灌木林	极不适宜	2810.74	部地区为不适宜分布区,主要林分为:针叶林、阔叶林、针阔混交林、灌木林,
四川省	木里藏族自治县	0.40	灌木林	不适宜	249.85	风险等级低,不是重点防控区域
四川省	木里藏族自治县	0.13	针叶林	极不适宜	5631.50	

省份	县(市、区)	适生值	森林类型	风险等级	面积/km²	风险评价
四川省	木里藏族自治县	0.40	针叶林	不适宜	2564.62	
四川省	木里藏族自治县	0.13	阔叶林	极不适宜	13.60	
四川省	木里藏族自治县	0.13	针阔混交林	极不适宜	74.78	
四川省	南部县	0.70	其他	适宜	2105.10	四川省南部县,全县为松材线虫的适宜分布区,主要林分为:其他,该县虽然为较高风险区,但因针叶林分布极少,所以不是重点防控区域,但应注意新造人工林的树种选择
四川省	南部县	0.70	水体	适宜	21.77	
四川省	南充市	0.70	其他	适宜	2623.33	四川省南充市,全市为松材线虫的适宜分布区,主要林分为:针叶林,该市虽风险等级为较高风险,但因树种单一,缺少阔叶林和针阔混交林,所以该市的针叶林区都为重点防控区域
四川省	南充市	0.70	针叶林	适宜	84.55	
四川省	南江县	0.70	针阔混交林	适宜	187.25	四川省南江县,全县为松材线虫的适宜分布区,主要林分为:针叶林、阔叶林、针阔混交林,其中53.7%的区域为适宜针叶林区,全县各地均有分布,风险等级较高,为重点防控区域
四川省	南江县	0.70	阔叶林	适宜	577.35	
四川省	南江县	0.70	其他	适宜	688.81	
四川省	南江县	0.70	针叶林	适宜	1681.63	
四川省	南坪县	0.40	针叶林	不适宜	627.34	
四川省	南坪县	0.13	针叶林	极不适宜	1558.21	
四川省	南坪县	0.40	阔叶林	不适宜	50.17	
四川省	南坪县	0.13	阔叶林	极不适宜	77.78	四川省南坪县(九寨沟县),全县大部分地区为松材线虫的极不适宜分布区,东南部地区为不适宜分布区,主要林分为:针叶林、阔叶林、针阔混交林、灌木林,风险等级低,不是重点防控区域
四川省	南坪县	0.40	灌木林	不适宜	710.74	
四川省	南坪县	0.13	灌木林	极不适宜	779.93	
四川省	南坪县	0.13	针阔混交林	极不适宜	36.21	
四川省	南坪县	0.40	针阔混交林	不适宜	0.38	
四川省	南坪县	0.13	其他	极不适宜	1055.58	
四川省	南坪县	0.40	其他	不适宜	419.49	
四川省	南溪县	0.70	其他	适宜	646.28	四川省南溪县,全县为松材线虫的适宜分布区,主要林分为:竹林,该县虽然为较高风险区,但因针叶林分布极少,所以不是重点防控区域,但应注意新造人工林的树种选择
四川省	南溪县	0.70	竹林	适宜	86.53	
四川省	纳溪县	0.70	竹林	适宜	496.88	四川省纳溪县,全县为松材线虫的适宜分布区,主要林分为:阔叶林、竹林,该县虽然为较高风险区,但因针叶林分布极少,所以不是重点防控区域,但应注意新造人工林的树种选择
四川省	纳溪县	0.70	阔叶林	适宜	283.04	
四川省	纳溪县	0.70	其他	适宜	588.51	
四川省	内江市	0.70	其他	适宜	1695.02	四川省内江市,全市为松材线虫的适宜分布区,主要林分为:其他林分,该市虽然为较高风险区,但因针叶林分布极少,所以不是重点防控区域,但应注意新造人工林的树种选择
四川省	内江市	0.70	阔叶林	适宜	38.62	

省份	县(市、区)	适生值	森林类型	风险等级	面积/km²	风险评价
四川省	宁南县	0.40	针叶林	不适宜	328.50	
四川省	宁南县	0.55	针叶林	次适宜	387.36	四川省宁南县,全县西部为松材线虫的
四川省	宁南县	0.55	阔叶林	次适宜	254.49	不适宜分布区,东部为次适宜分布区,
四川省	宁南县	0.40	阔叶林	不适宜	115.13	主要林分为:针叶林、阔叶林、针阔混
四川省	宁南县	0.40	针阔混交林	不适宜	49.17	交林,其中24.8%的区域为次适宜针叶
四川省	宁南县	0.55	针阔混交林	次适宜	12.16	林区,主要分布在该县的东部地区,风
四川省	宁南县	0.55	其他	次适宜	163.96	险等级中度,为重点防控区域
四川省	宁南县	0.40	其他	不适宜	332.48	
四川省	攀枝花市	0.70	灌木林	适宜	7.57	四川省攀枝花市,全市大部分地区为松
四川省	攀枝花市	0.55	针叶林	次适宜	47.23	材线虫的适宜分布区,北部部分地区为
四川省	攀枝花市	0.70	针叶林	适宜	1259.48	次适宜分布区,主要林分为:针叶林、灌木林,其中2.1%的区域为次适宜针叶
四川省	攀枝花市	0.55	其他	次适宜	17.70	林区,主要分布在该市的北部部分地区,
四川省	攀枝花市	0.70	其他	适宜	864.09	风险等级中度,为重点防控区域;60.6%
四川省	攀枝花市	0.70	阔叶林	适宜	0.18	的区域为适宜针叶林区,全市各地区均有分布,风险等级较高,为重点防控区域
四川省	蓬安县	0.70	其他	适宜	1156.19	四川省蓬安县,全县为松材线虫的适宜分布区,主要林分为:针叶林,该县虽风险等级为较高风险,但因树种单一,
四川省	蓬安县	0.70	针叶林	适宜	101.73	缺少阔叶林和针阔混交林,所以该县的针叶林区都为重点防控区域
四川省	彭山县	0.70	阔叶林	适宜	10.27	四川省彭山县,全县为松材线虫的适宜
四川省	彭山县	0.70	其他	适宜	479.85	分布区,主要林分为:针叶林、阔叶林、
四川省	彭山县	0.70	针叶林	适宜	6.12	竹林,其中1.2%的区域为适宜针叶林区,主要分布在该县的西部地区,风险等级
四川省	彭山县	0.70	竹林	适宜	32.23	较高,为重点防控区域
四川省	彭州市	0.70	其他	适宜	713.20	
四川省	彭州市	0.55	其他	次适宜	119.10	四川省彭州市,全市西部、北部为松材
四川省	彭州市	0.55	针叶林	次适宜	162.52	线虫的次适宜分布区,东部、南部为适宜分布区,主要林分为:针叶林、阔叶
四川省	彭州市	0.70	针叶林	适宜	44.31	林、针阔混交林、竹林,其中12.0%的
四川省	彭州市	0.55	针阔混交林	次适宜	18.02	区域为次适宜针叶林区,主要分布在该
四川省	彭州市	0.70	阔叶林	适宜	35.88	市的北部地区,风险等级中度,为重点
四川省	彭州市	0.55	阔叶林	次适宜	103.79	防控区域;3.3%的区域为适宜针叶林区,
四川省	彭州市	0.55	竹林	次适宜	46.36	主要分布在该市的中部地区,风险等级
四川省	彭州市	0.70	竹林	适宜	12.96	较高,为重点防控区域
四川省	平昌县	0.70	针阔混交林	适宜	34.23	四川省平昌县,全县为松材线虫的适宜
四川省	平昌县	0.70	阔叶林	适宜	28.98	分布区,主要林分为:针叶林、阔叶林、
四川省	平昌县	0.70	其他	适宜	1208.81	针阔混交林,其中40.0%的区域为适宜针叶林区,主要分布在该县的东部地区,
四川省	平昌县	0.70	针叶林	适宜	848.93	风险等级较高,为重点防控区域
四川省	屏山县	0.70	针叶林	适宜	73.30	四川省屏山县,全县大部分地区为松材
四川省	屏山县	0.55	针叶林	次适宜	131.85	线虫的次适宜分布区,东部部分地区为
四川省	屏山县	0.55	竹林	次适宜	88.32	适宜分布区,主要林分为:针叶林、阔

省份	县(市、区)	适生值	森林类型	风险等级	面积/km²	风险评价
四川省	屏山县	0.55	针阔混交林	次适宜	17.92	叶林、针阔混交林、竹林,其中 10.4%
四川省	屏山县	0.55	阔叶林	次适宜	378.43	的区域为次适宜针叶林区,主要分布在
四川省	屏山县	0.55	其他	次适宜	528.32	该县的东部地区,风险等级中度,为重
四川省	屏山县	0.70	其他	适宜	129.50	点防控区域;6.0%的区域为适宜针叶林
四川省	屏山县	0.70	阔叶林	适宜	25.85	区,主要分布在该县的东部地区,风险 等级较高,为重点防控区域
四川省	平武县	0.40	其他	不适宜	690.85	
四川省	平武县	0.70	其他	适宜	579.34	
四川省	平武县	0.55	其他	次适宜	1380.82	四川省平武县,全县大部分地区为松材
四川省	平武县	0.40	针阔混交林	不适宜	233.12	线虫的次适宜分布区,西部、北部为不
四川省	平武县	0.55	针阔混交林	次适宜	149.18	适宜分布区,东南部为适宜分布区,主
四川省	平武县	0.70	针阔混交林	适宜	29.68	要林分为:针叶林、阔叶林、针阔混交 林、灌木林,其中 5.1%的区域为次适宜
四川省	平武县	0.55	针叶林	次适宜	304.46	针叶林,主要分布在该县的中部地区,
四川省	平武县	0.40	针叶林	不适宜	305.79	风险等级中度,为重点防控区域;1.1%
四川省	平武县	0.70	针叶林	适宜	63.44	的区域为适宜针叶林区,主要分布在该
四川省	平武县	0.40	灌木林	不适宜	18.60	县的东南部地区,风险等级较高,为重
四川省	平武县	0.40	阔叶林	不适宜	382.97	点防控区域
四川省	平武县	0.55	阔叶林	次适宜	1619.97	
四川省	平武县	0.70	阔叶林	适宜	121.09	
四川省	普格县	0.55	阔叶林	次适宜	3.40	四川省普格县,全县大部分地区为松材
四川省	普格县	0.40	阔叶林	不适宜	180.50	线虫的不适宜分布区,南部部分地区为
四川省	普格县	0.55	针叶林	次适宜	70.44	次适宜分布区,主要林分为:针叶林、
四川省	普格县	0.40	针叶林	不适宜	487.60	阔叶林、针阔混交林,其中 3.7%的区
四川省	普格县	0.40	其他	不适宜	1066.54	域为次适宜针叶林区,主要分布在该县
四川省	普格县	0.55	其他	次适宜	6.83	的南部地区,风险等级中度,为重点防
四川省	普格县	0.40	针阔混交林	不适宜	73.86	控区域
四川省	蒲江县	0.55	其他	次适宜	170.92	四川省蒲江县,全县西部为松材线虫的
四川省	蒲江县	0.55	竹林	次适宜	93.74	次适宜分布区,东部为适宜分布区,主
四川省	蒲江县	0.55	阔叶林	次适宜	47.56	要林分为:阔叶林、竹林,该县虽然为
四川省	蒲江县	0.70	其他	适宜	108.58	中度、较高风险区,但因针叶林分布极
四川省	蒲江县	0.70	阔叶林	适宜	34.28	少,所以不是重点防控区域,但应注意
四川省	蒲江县	0.70	竹林	适宜	9.05	新造人工林的树种选择
四川省	青川县	0.55	其他	次适宜	146.07	四川省青川县,全县大部分地区为松材
四川省	青川县	0.55	针叶林	次适宜	71.76	线虫的适宜分布区,西北部地区为次适
四川省	青川县	0.55	阔叶林	次适宜	203.27	宜分布区,主要林分为:针叶林、阔叶
四川省	青川县	0.70	针叶林	适宜	119.71	林、针阔混交林,其中 2.4%的区域为次
四川省	青川县	0.70	阔叶林	适宜	409.71	适宜针叶林区,主要分布在该县的西北
四川省	青川县	0.70	针阔混交林	适宜	1.50	地区,风险等级中度,为重点防控区域; 5.4%的区域为适宜针叶林区,主要分布
四川省	青川县	0.70	其他	适宜	1254.21	在该县的南部、东北部地区,风险等级 较高,为重点防控区域
四川省	青神县	0.55	其他	次适宜	9.79	四川省青神县,全县大部分地区为松材
四川省	青神县	0.70	其他	适宜	420.17	线虫的适宜分布区,西南部部分地区为

省份	县(市、区)	适生值	森林类型	风险等级	面积/km²	风险评价
四川省	青神县	0.70	阔叶林	适宜	10.83	次适宜分布区，主要林分为：针叶林、阔叶林，其中 20.8%的区域为适宜针叶林区，主要分布在该县的南部、东北部地区，风险等级较高，为重点防控区域
四川省	青神县	0.70	针叶林	适宜	115.47	
四川省	邛崃县	0.55	其他	次适宜	669.01	四川省邛崃县，全县中部、西部为松材线虫的次适宜分布区，东部为适宜分布区，主要林分为：针叶林、阔叶林、竹林，其中9.9%的区域为次适宜针叶林区，主要分布在该县的中部地区，风险等级中度，为重点防控区域
四川省	邛崃县	0.55	阔叶林	次适宜	221.12	
四川省	邛崃县	0.55	针叶林	次适宜	146.60	
四川省	邛崃县	0.55	竹林	次适宜	105.24	
四川省	邛崃县	0.70	其他	适宜	297.94	
四川省	邛崃县	0.70	阔叶林	适宜	46.10	
四川省	渠县	0.70	其他	适宜	1772.69	四川省渠县，全县为松材线虫的适宜分布区，主要林分为：针叶林、阔叶林、竹林，其中7.9%的区域为适宜针叶林区，主要分布在该县的东部地区，风险等级较高，为重点防控区域
四川省	渠县	0.70	竹林	适宜	13.64	
四川省	渠县	0.70	阔叶林	适宜	27.50	
四川省	渠县	0.70	针叶林	适宜	156.33	
四川省	壤塘县	0.13	针叶林	极不适宜	1311.03	四川省壤塘县，全县为松材线虫的极不适宜分布区，主要林分为：针叶林、灌木林，风险等级低，不是重点防控区域
四川省	壤塘县	0.13	灌木林	极不适宜	1461.97	
四川省	壤塘县	0.13	其他	极不适宜	3811.35	
四川省	仁寿县	0.70	其他	适宜	1926.33	四川省仁寿县，全县为松材线虫的适宜分布区，主要林分为：针叶林、阔叶林，其中 11.2%的区域为适宜针叶林区，主要分布在该县的北部地区，风险等级较高，为重点防控区域
四川省	仁寿县	0.70	阔叶林	适宜	99.96	
四川省	仁寿县	0.70	针叶林	适宜	254.29	
四川省	荥经县	0.40	针叶林	不适宜	141.78	四川省荥经县，全县西部为松材线虫的不适宜分布区，东部为次适宜分布区，主要林分为：针叶林、阔叶林、竹林，其中6.4%的区域为次适宜针叶林区，主要分布在该县的东南部地区，风险等级中度，为重点防控区域
四川省	荥经县	0.40	其他	不适宜	230.53	
四川省	荥经县	0.40	阔叶林	不适宜	587.07	
四川省	荥经县	0.55	其他	次适宜	159.78	
四川省	荥经县	0.55	竹林	次适宜	44.73	
四川省	荥经县	0.55	阔叶林	次适宜	451.52	
四川省	荥经县	0.55	针叶林	次适宜	110.79	
四川省	荣县	0.70	针阔混交林	适宜	63.90	四川省荣县，全县为松材线虫的适宜分布区，主要林分为：针叶林、阔叶林、针阔混交林、竹林，其中9.3%的区域为适宜针叶林区，主要分布在该县的西南部、北部地区，风险等级较高，为重点防控区域
四川省	荣县	0.70	其他	适宜	1583.50	
四川省	荣县	0.70	针叶林	适宜	170.14	
四川省	荣县	0.70	竹林	适宜	3.35	
四川省	荣县	0.70	阔叶林	适宜	17.22	
四川省	若尔盖县	0.13	灌木林	极不适宜	319.82	四川省若尔盖县，全县为松材线虫的极不适宜分布区，主要林分为：针叶林、灌木林，风险等级低，不是重点防控区域
四川省	若尔盖县	0.13	其他	极不适宜	8112.43	
四川省	若尔盖县	0.13	针叶林	极不适宜	2054.94	
四川省	三台县	0.70	其他	适宜	2584.35	四川省三台县，全县为松材线虫的适宜分布区，主要林分为：针叶林、阔叶林，其中6.3%的区域为适宜针叶林区，主要分布在该县的南部地区，风险等级较高，为重点防控区域
四川省	三台县	0.70	阔叶林	适宜	13.66	
四川省	三台县	0.70	针叶林	适宜	174.34	
四川省	色达县	0.13	针叶林	极不适宜	242.69	四川省色达县，全县为松材线虫的极不

省份	县（市、区）	适生值	森林类型	风险等级	面积/km²	风险评价
四川省	色达县	0.13	竹林	极不适宜	1.89	适宜分布区，主要林分为：针叶林、灌木林、竹林，风险等级低，不是重点防控区域
四川省	色达县	0.13	灌木林	极不适宜	1856.85	
四川省	色达县	0.13	其他	极不适宜	6376.99	
四川省	什邡县	0.55	竹林	次适宜	26.03	四川省什邡县，全县北部为松材线虫次适宜分布区，中部、南部地区为适宜分布区，主要林分为：针叶林、阔叶林、竹林，其中 12.0%的区域为次适宜针叶林区，主要分布在该县的北部地区，风险等级中度，为重点防控区域；1.0%的区域为适宜针叶林区，主要分布在该县的中部地区，风险等级较高，为重点防控区域
四川省	什邡县	0.55	阔叶林	次适宜	167.26	
四川省	什邡县	0.55	针叶林	次适宜	123.48	
四川省	什邡县	0.70	其他	适宜	464.39	
四川省	什邡县	0.70	针叶林	适宜	10.55	
四川省	什邡县	0.70	阔叶林	适宜	17.31	
四川省	什邡县	0.70	竹林	适宜	44.85	
四川省	什邡县	0.55	其他	次适宜	174.96	
四川省	射洪县	0.70	其他	适宜	1133.47	四川省射洪县，全县为松材线虫的适宜分布区，主要林分为：针叶林，该县虽风险等级为较高风险，但因树种单一，缺少阔叶林和针阔混交林，所以该县的针叶林区都为重点防控区域
四川省	射洪县	0.70	针叶林	适宜	202.88	
四川省	石棉县	0.13	其他	极不适宜	56.98	四川省石棉县，全县大部分地区为松材线虫的不适宜分布区，西北地区为极不适宜分布区，主要林分为：针叶林、阔叶林、针阔混交林、灌木林，风险等级低，不是重点防控区域
四川省	石棉县	0.40	其他	不适宜	906.74	
四川省	石棉县	0.13	阔叶林	极不适宜	11.90	
四川省	石棉县	0.40	阔叶林	不适宜	1078.60	
四川省	石棉县	0.13	针叶林	极不适宜	147.13	
四川省	石棉县	0.40	针叶林	不适宜	500.16	
四川省	石棉县	0.40	针阔混交林	不适宜	35.54	
四川省	石棉县	0.40	灌木林	不适宜	59.95	
四川省	石渠县	0.13	针叶林	极不适宜	290.66	四川省石渠县，全县为松材线虫的极不适宜分布区，主要林分为：针叶林、灌木林，风险等级低，不是重点防控区域
四川省	石渠县	0.13	灌木林	极不适宜	2643.47	
四川省	石渠县	0.13	其他	极不适宜	18547.54	
四川省	松潘县	0.55	针阔混交林	次适宜	25.14	四川省松潘县，全县大部分地区为松材线虫的极不适宜分布区，东部和南部部分地区为不适宜分布区，主要林分为：针叶林、阔叶林、针阔混交林、灌木林，风险等级低，不是重点防控区域
四川省	松潘县	0.40	针阔混交林	不适宜	306.51	
四川省	松潘县	0.13	针阔混交林	极不适宜	59.72	
四川省	松潘县	0.13	针叶林	极不适宜	1543.92	
四川省	松潘县	0.55	针叶林	次适宜	50.12	
四川省	松潘县	0.40	针叶林	不适宜	760.17	
四川省	松潘县	0.55	其他	次适宜	27.02	
四川省	松潘县	0.40	其他	不适宜	814.77	
四川省	松潘县	0.13	其他	极不适宜	2699.97	
四川省	松潘县	0.13	灌木林	极不适宜	1057.78	
四川省	松潘县	0.40	灌木林	不适宜	582.62	
四川省	松潘县	0.55	灌木林	次适宜	22.33	
四川省	松潘县	0.13	阔叶林	极不适宜	77.44	
四川省	松潘县	0.40	阔叶林	不适宜	137.61	
四川省	松潘县	0.55	阔叶林	次适宜	124.62	

省份	县(市、区)	适生值	森林类型	风险等级	面积/km²	风险评价
四川省	遂宁市	0.70	其他	适宜	1915.13	四川省遂宁市，全市为松材线虫的适宜分布区，主要林分为：针叶林，该市虽风险等级为较高风险，但因树种单一，缺少阔叶林和针阔混交林，所以该市的针叶林区都为重点防控区域
四川省	遂宁市	0.70	针叶林	适宜	10.28	
四川省	双流县	0.70	其他	适宜	825.42	四川省双流县，全县为松材线虫的适宜分布区，主要林分为：针叶林，该县虽风险等级为较高风险，但因树种单一，缺少阔叶林和针阔混交林，所以该市的针叶林区都为重点防控区域
四川省	双流县	0.70	针叶林	适宜	1.01	
四川省	天全县	0.40	其他	不适宜	858.35	四川省天全县，全县大部分地区为松材线虫的不适宜分布区，东部部分地区为次适宜分布区，主要林分为：针叶林、阔叶林、竹林，其中极少数区域为次适宜针叶林区，主要分布在该县的东部少数地区，风险等级中度，为重点防控区域
四川省	天全县	0.40	针叶林	不适宜	264.28	
四川省	天全县	0.40	竹林	不适宜	9.05	
四川省	天全县	0.40	阔叶林	不适宜	896.17	
四川省	天全县	0.55	针叶林	次适宜	0.16	
四川省	天全县	0.55	其他	次适宜	242.86	
四川省	天全县	0.55	阔叶林	次适宜	24.76	
四川省	天全县	0.55	竹林	次适宜	97.64	
四川省	通江县	0.70	针阔混交林	适宜	103.79	四川省通江县，全县为松材线虫的适宜分布区，主要林分为：针叶林、阔叶林、针阔混交林，其中41.3%的区域为适宜针叶林区，全县各地区均有分布，风险等级较高，为重点防控区域
四川省	通江县	0.70	其他	适宜	1972.17	
四川省	通江县	0.70	阔叶林	适宜	365.98	
四川省	通江县	0.70	针叶林	适宜	1701.13	
四川省	旺苍县	0.70	针阔混交林	适宜	249.51	四川省旺苍县，全县为松材线虫的适宜分布区，主要林分为：针叶林、阔叶林、针阔混交林，其中43.1%的区域为适宜针叶林区，全县各地区均有分布，风险等级较高，为重点防控区域
四川省	旺苍县	0.70	其他	适宜	1300.61	
四川省	旺苍县	0.70	阔叶林	适宜	319.31	
四川省	旺苍县	0.70	针叶林	适宜	1392.95	
四川省	万源县	0.70	竹林	适宜	31.52	四川省万源市，全市为松材线虫的适宜分布区，主要林分为：针叶林、阔叶林、针阔混交林、竹林，其中48.5%的区域为适宜针叶林区，全市各地区均有分布，风险等级较高，为重点防控区域
四川省	万源县	0.70	其他	适宜	1302.45	
四川省	万源县	0.70	阔叶林	适宜	593.65	
四川省	万源县	0.70	针叶林	适宜	1976.26	
四川省	万源县	0.70	针阔混交林	适宜	170.57	
四川省	威远县	0.70	其他	适宜	1135.08	四川省威远县，全县为松材线虫的适宜分布区，主要林分为：针叶林，该县虽风险等级为较高风险，但因树种单一，缺少阔叶林和针阔混交林，所以该县的针叶林区都为重点防控区域
四川省	威远县	0.70	针叶林	适宜	531.96	
四川省	汶川县	0.40	阔叶林	不适宜	37.62	四川省汶川县，全县大部分地区为松材线虫的次适宜分布区，西部和北部部分地区为不适宜分布区，主要林分为：针叶林、阔叶林、针阔混交林、灌木林，其中22.7%的区域为次适宜针叶林区，主要分布在该县的中部地区，风险等级中度，为重点防控区域
四川省	汶川县	0.40	其他	不适宜	518.40	
四川省	汶川县	0.40	灌木林	不适宜	5.72	
四川省	汶川县	0.40	针叶林	不适宜	251.73	
四川省	汶川县	0.40	针阔混交林	不适宜	77.18	
四川省	汶川县	0.55	其他	次适宜	843.13	

省份	县(市、区)	适生值	森林类型	风险等级	面积/km²	风险评价
四川省	汶川县	0.55	针叶林	次适宜	873.84	
四川省	汶川县	0.55	阔叶林	次适宜	984.67	
四川省	汶川县	0.55	针阔混交林	次适宜	250.96	
四川省	温江县	0.70	其他	适宜	389.66	四川省温江县(成都市温江区),全县为松材线虫的适宜分布区,主要林分为:其他林分,该县虽然为较高风险区,但因针叶林分布极少,所以不是重点防控区域,但应注意新造人工林的树种选择
四川省	武胜县	0.70	其他	适宜	1051.12	四川省武胜县,全县为松材线虫的适宜分布区,主要林分为:其他林分,该县虽然为较高风险区,但因针叶林分布极少,所以不是重点防控区域,但应注意新造人工林的树种选择
四川省	乡城县	0.13	灌木林	极不适宜	2734.14	四川省乡城县,全县为松材线虫的极不适宜分布区,主要林分为:针叶林、针阔混交林、灌木林,风险等级低,不是重点防控区域
四川省	乡城县	0.13	针叶林	极不适宜	535.61	
四川省	乡城县	0.13	针阔混交林	极不适宜	24.91	
四川省	乡城县	0.13	其他	极不适宜	1605.75	
四川省	小金县	0.13	针叶林	极不适宜	1010.40	
四川省	小金县	0.13	灌木林	极不适宜	855.54	
四川省	小金县	0.13	阔叶林	极不适宜	161.19	四川省小金县,全县西部、北部为松材线虫的极不适宜分布区,东部、南部为不适宜分布区,主要林分为:针叶林、阔叶林、针阔混交林、灌木林,风险等级低,不是重点防控区域
四川省	小金县	0.13	其他	极不适宜	564.85	
四川省	小金县	0.40	灌木林	不适宜	904.13	
四川省	小金县	0.40	阔叶林	不适宜	254.63	
四川省	小金县	0.40	针叶林	不适宜	224.79	
四川省	小金县	0.40	其他	不适宜	1392.30	
四川省	小金县	0.40	针阔混交林	不适宜	18.84	
四川省	西昌市	0.55	阔叶林	次适宜	8.39	
四川省	西昌市	0.40	阔叶林	不适宜	161.82	四川省西昌市,全市大部分地区为松材线虫的不适宜分布区,西南部部分地区为次适宜分布区,主要林分为:针叶林、阔叶林、针阔混交林,其中7.2%的区域为次适宜针叶林区,主要分布在该市的西南部地区,风险等级中度,为重点防控区域
四川省	西昌市	0.40	其他	不适宜	1064.09	
四川省	西昌市	0.55	其他	次适宜	111.87	
四川省	西昌市	0.55	针叶林	次适宜	202.40	
四川省	西昌市	0.40	针叶林	不适宜	1127.25	
四川省	西昌市	0.40	针阔混交林	不适宜	109.24	
四川省	西昌市	0.55	针阔混交林	次适宜	18.91	
四川省	西充县	0.70	其他	适宜	1093.05	四川省西充县,全县为松材线虫的适宜分布区,主要林分为:针叶林,该县虽风险等级为较高风险,但因树种单一,缺少阔叶林和针阔混交林,所以该县的针叶林区都为重点防控区域
四川省	西充县	0.70	针叶林	适宜	26.97	
四川省	喜德县	0.40	阔叶林	不适宜	146.88	四川省喜德县,全县为松材线虫的不适宜分布区,主要林分为:针叶林、阔叶林、针阔混交林,风险等级低,不是重点防控区域
四川省	喜德县	0.40	其他	不适宜	581.91	
四川省	喜德县	0.40	针叶林	不适宜	1198.64	
四川省	喜德县	0.40	针阔混交林	不适宜	137.78	

省份	县(市、区)	适生值	森林类型	风险等级	面积/km²	风险评价
四川省	新都县	0.70	其他	适宜	590.75	四川省新都县(成都市新都区),全县为松材线虫的适宜分布区,主要林分为:其他林分,该县虽然为较高风险区,但因针叶林分布极少,所以不是重点防控区域,但应注意新造人工林的树种选择
四川省	兴文县	0.70	针叶林	适宜	186.55	四川省兴文县,全县为松材线虫的适宜分布区,主要林分为:针叶林、阔叶林、竹林,其中14.3%的区域为适宜针叶林区,主要分布在该县的南部地区,风险等级较高,为重点防控区域
四川省	兴文县	0.70	阔叶林	适宜	485.29	
四川省	兴文县	0.70	其他	适宜	295.44	
四川省	兴文县	0.70	竹林	适宜	223.64	
四川省	新津县	0.70	其他	适宜	395.21	四川省新津县,全县为松材线虫的适宜分布区,主要林分为:针叶林、竹林,其中9.2%的区域为适宜针叶林区,主要分布在该县的西南部地区,风险等级较高,为重点防控区域
四川省	新津县	0.70	竹林	适宜	12.40	
四川省	新津县	0.70	针叶林	适宜	41.10	
四川省	新龙县	0.13	针叶林	极不适宜	410.97	四川省新龙县,全县为松材线虫的极不适宜分布区,主要林分为:针叶林、阔叶林、灌木林,风险等级低,不是重点防控区域
四川省	新龙县	0.13	灌木林	极不适宜	2385.04	
四川省	新龙县	0.13	阔叶林	极不适宜	1.64	
四川省	新龙县	0.13	其他	极不适宜	5756.72	
四川省	宣汉县	0.70	针阔混交林	适宜	123.50	四川省宣汉县,全县为松材线虫的适宜分布区,主要林分为:针叶林、阔叶林、针阔混交林、竹林,其中58.0%的区域为适宜针叶林区,全县各地区均有分布,风险等级较高,为重点防控区域
四川省	宣汉县	0.70	竹林	适宜	142.11	
四川省	宣汉县	0.70	其他	适宜	1258.93	
四川省	宣汉县	0.70	针叶林	适宜	2498.37	
四川省	宣汉县	0.70	阔叶林	适宜	288.10	
四川省	叙永县	0.55	针叶林	次适宜	296.44	四川省叙永县,全县中部、北部为松材线虫的适宜分布区,南部为次适宜分布区,主要林分为:针叶林、阔叶林、竹林,其中12.7%的区域为次适宜针叶林区,主要分布在该县的南部地区,风险等级中度,为重点防控区域;14.7%的区域为适宜针叶林区,主要分布在该县的中部地区,风险等级较高,为重点防控区域
四川省	叙永县	0.55	其他	次适宜	129.74	
四川省	叙永县	0.70	竹林	适宜	226.21	
四川省	叙永县	0.70	其他	适宜	458.82	
四川省	叙永县	0.70	针叶林	适宜	341.85	
四川省	叙永县	0.70	阔叶林	适宜	925.78	
四川省	叙永县	0.70	阔叶林	次适宜	53.86	
四川省	雅安市	0.55	其他	次适宜	320.79	四川省雅安市(雨城区为2007年全国调查新疫点),全市为松材线虫的次适宜分布区,主要林分为:针叶林、阔叶林、竹林,其中26.0%的区域为次适宜针叶林区,主要分布在该市的中部、南部地区,风险等级中度,为重点防控区域
四川省	雅安市	0.55	竹林	次适宜	152.43	
四川省	雅安市	0.55	阔叶林	次适宜	365.55	
四川省	雅江县	0.13	阔叶林	极不适宜	62.06	四川省雅江县,全县为松材线虫的极不适宜分布区,主要林分为:针叶林、阔叶林、针阔混交林、灌木林,风险等级低,不是重点防控区域
四川省	雅江县	0.13	灌木林	极不适宜	2324.54	
四川省	雅江县	0.13	针阔混交林	极不适宜	48.17	
四川省	雅江县	0.13	针叶林	极不适宜	2115.01	
四川省	雅江县	0.13	其他	极不适宜	2937.26	
四川省	盐边县	0.70	灌木林	适宜	50.70	四川省盐边县,全县大部分地区为松材

省份	县(市、区)	适生值	森林类型	风险等级	面积/km²	风险评价
四川省	盐边县	0.55	灌木林	次适宜	9.26	线虫的次适宜分布区,南部部分地区为适宜分布区,主要林分为:针叶林、阔叶林、针阔混交林、灌木林,其中87.4%的区域为次适宜针叶林区,全县各地区均有分布,风险等级中度,为重点防控区域;1.9%的区域为适宜针叶林区,主要分布在该县的南部地区,风险等级较高,为重点防控区域
四川省	盐边县	0.55	阔叶林	次适宜	52.29	
四川省	盐边县	0.55	其他	次适宜	181.32	
四川省	盐边县	0.70	其他	适宜	13.13	
四川省	盐边县	0.55	针阔混交林	次适宜	38.60	
四川省	盐边县	0.55	针叶林	次适宜	2594.88	
四川省	盐边县	0.70	针叶林	适宜	57.16	
四川省	盐亭县	0.70	其他	适宜	1735.60	四川省盐亭县,全县为松材线虫的适宜分布区,主要林分为:其他林分,该县虽然为较高风险区,但因针叶林分布极少,所以不是重点防控区域,但应注意新造人工林的树种选择
四川省	盐源县	0.55	阔叶林	次适宜	202.91	
四川省	盐源县	0.40	其他	不适宜	1598.27	
四川省	盐源县	0.55	其他	次适宜	554.80	四川省盐源县,全县大部分地区为松材线虫的不适宜分布区,西北部少数地区为极不适宜分布区,南部地区为次适宜分布区,主要林分为:针叶林、阔叶林、针阔混交林,其中15.7%的区域为次适宜针叶林区,主要分布在该县的南部地区,风险等级中度,为重点防控区域
四川省	盐源县	0.13	针叶林	极不适宜	30.23	
四川省	盐源县	0.40	针叶林	不适宜	4457.98	
四川省	盐源县	0.55	针叶林	次适宜	1305.62	
四川省	盐源县	0.40	针阔混交林	不适宜	94.25	
四川省	盐源县	0.55	针阔混交林	次适宜	132.52	
四川省	盐源县	0.13	其他	极不适宜	3.44	
四川省	盐源县	0.40	阔叶林	不适宜	42.08	
四川省	宜宾市	0.70	其他	适宜	946.34	四川省宜宾市,全市为松材线虫的适宜分布区,主要林分为:针叶林,该市虽风险等级为较高风险,但因树种单一,缺少阔叶林和针阔混交林,所以该市的针叶林区都为重点防控区域
四川省	宜宾市	0.70	针叶林	适宜	164.15	
四川省	宜宾县	0.55	针叶林	次适宜	226.48	四川省宜宾县,全县大部分地区为松材线虫的适宜分布区,西部部分地区和南部部分地区为次适宜分布区,主要林分为:针叶林、阔叶林、竹林,其中6.5%的区域为次适宜针叶林区,主要分布在该县的西部、南部地区,风险等级中度,为重点防控区域;19.7%的区域为适宜针叶林区,全县各地区均有分布,风险等级较高,为重点防控区域
四川省	宜宾县	0.55	其他	次适宜	250.85	
四川省	宜宾县	0.55	竹林	次适宜	26.46	
四川省	宜宾县	0.55	阔叶林	次适宜	80.10	
四川省	宜宾县	0.70	竹林	适宜	0.34	
四川省	宜宾县	0.70	阔叶林	适宜	111.98	
四川省	宜宾县	0.70	针叶林	适宜	690.23	
四川省	宜宾县	0.70	其他	适宜	2128.10	
四川省	仪陇县	0.70	其他	适宜	1497.10	四川省仪陇县,全县为松材线虫的适宜分布区,主要林分为:针叶林、阔叶林,其中3.5%的区域为适宜针叶林区,主要分布在该县的东部地区,风险等级较高,为重点防控区域
四川省	仪陇县	0.70	阔叶林	适宜	15.85	
四川省	仪陇县	0.70	针叶林	适宜	54.28	
四川省	营山县	0.70	其他	适宜	1051.78	四川省营山县,全县为松材线虫的适宜分布区,主要林分为:针叶林、阔叶林,其中15.1%的区域为适宜针叶林区,主
四川省	营山县	0.70	阔叶林	适宜	15.36	

省份	县(市、区)	适生值	森林类型	风险等级	面积/km²	风险评价
四川省	营山县	0.70	针叶林	适宜	189.82	要分布在该县的北部和南部边缘地区，风险等级较高，为重点防控区域
四川省	岳池县	0.70	其他	适宜	1373.36	四川省岳池县，全县为松材线虫的适宜分布区，主要林分为：针叶林、竹林，其中4.6%的区域为适宜针叶林区，主要分布在该县的西北部地区，风险等级较高，为重点防控区域
四川省	岳池县	0.70	针叶林	适宜	63.48	
四川省	岳池县	0.70	竹林	适宜	16.74	
四川省	越西县	0.40	针阔混交林	不适宜	105.47	四川省越西县，全县为松材线虫的不适宜分布区，主要林分为：针叶林、阔叶林、针阔混交林，风险等级低，不是重点防控区域
四川省	越西县	0.40	阔叶林	不适宜	262.76	
四川省	越西县	0.40	针叶林	不适宜	733.35	
四川省	越西县	0.40	其他	不适宜	1174.06	
四川省	昭觉县	0.40	其他	不适宜	1968.88	四川省昭觉县，全县为松材线虫的不适宜分布区，主要林分为：针叶林、阔叶林、针阔混交林，风险等级低，不是重点防控区域
四川省	昭觉县	0.40	针叶林	不适宜	433.52	
四川省	昭觉县	0.40	针阔混交林	不适宜	155.42	
四川省	昭觉县	0.40	阔叶林	不适宜	213.06	
四川省	梓潼县	0.70	其他	适宜	1066.54	四川省梓潼县，全县为松材线虫的适宜分布区，主要林分为：针叶林、阔叶林、针阔混交林，其中13.3%的区域为适宜针叶林区，主要分布在该县的东北部地区，风险等级较高，为重点防控区域
四川省	梓潼县	0.70	针叶林	适宜	195.79	
四川省	梓潼县	0.70	阔叶林	适宜	51.94	
四川省	梓潼县	0.70	针阔混交林	适宜	152.70	
四川省	中江县	0.70	其他	适宜	2095.69	四川省中江县，全县为松材线虫的适宜分布区，主要林分为：针叶林、阔叶林、竹林，其中2.5%的区域为适宜针叶林区，主要分布在该县的东南部和西北部地区，风险等级较高，为重点防控区域
四川省	中江县	0.70	竹林	适宜	122.96	
四川省	中江县	0.70	阔叶林	适宜	179.95	
四川省	中江县	0.70	针叶林	适宜	60.58	
四川省	自贡市	0.70	其他	适宜	621.74	四川省自贡市，全市为松材线虫的适宜分布区，主要林分为：针叶林、阔叶林，其中2.4%的区域为适宜针叶林区，主要分布在该市的西南部地区，风险等级较高，为重点防控区域
四川省	自贡市	0.70	针叶林	适宜	15.45	
四川省	自贡市	0.70	阔叶林	适宜	7.24	
四川省	资阳市	0.70	其他	适宜	1902.67	四川省资阳市，全市为松材线虫的适宜分布区，主要林分为：针叶林、阔叶林，其中0.2%的区域为适宜针叶林区，主要分布在该市的西部地区，风险等级较高，为重点防控区域
四川省	资阳市	0.70	阔叶林	适宜	6.93	
四川省	资阳市	0.70	针叶林	适宜	4.39	
四川省	资中县	0.70	其他	适宜	1786.14	四川省资中县，全县为松材线虫的适宜分布区，主要林分为：针叶林，该县虽风险等级为较高风险，但因树种单一，缺少阔叶林和针阔混交林，所以该县的针叶林区都为重点防控区域
四川省	资中县	0.70	针叶林	适宜	43.52	
四川省	会理县	0.55	针叶林	次适宜	2583.65	四川省会理县，全县大部分地区为松材线虫的次适宜分布区，西南部为适宜分布区，主要林分为：针叶林、阔叶林、针阔混交林、灌木林，其中56.7%的区域为次适宜针叶林区，主要分布在该县
四川省	会理县	0.55	阔叶林	次适宜	146.82	
四川省	会理县	0.55	其他	次适宜	428.03	
四川省	会理县	0.55	针阔混交林	次适宜	18.60	
四川省	会理县	0.55	灌木林	次适宜	16.38	

省份	县(市、区)	适生值	森林类型	风险等级	面积/km²	风险评价
四川省	会理县	0.70	针叶林	适宜	196.97	除西南部以外的大部分地区，风险等级
四川省	会理县	0.70	其他	适宜	4.79	中度，为重点防控区域；20.9%的区域为
四川省	会理县	0.70	阔叶林	适宜	13.68	适宜针叶林区，主要分布在该县的西南
四川省	会理县	0.70	灌木林	适宜	27.99	部地区，风险等级较高，为重点防控区域
天津市	宝坻县	0.55	其他	次适宜	500.50	天津市宝坻县，该县的北部为松材线虫的次适宜分布区，其余地区为松材线虫的适宜分布区，主要林分为：其他，因为没有针叶林区，所以不是重点防控区域，但是人工造林是注意林种选择
天津市	宝坻县	0.70	其他	适宜	1177.32	
天津市	静海县	0.70	其他	适宜	1497.12	天津市静海县，全县为松材线虫的适宜分布区，主要林分为：其他，因为没有针叶林区，所以不是重点防控区域，但是人工造林时注意林种选择
天津市	蓟县	0.55	阔叶林	次适宜	311.35	天津市蓟县，全县为松材线虫的次适宜分布区，主要林分为：针叶林、阔叶林、针阔混交林，但因为针叶林分布极少，所以不是重点防控区域，但是人工造林时注意林种选择
天津市	蓟县	0.55	针叶林	次适宜	3.87	
天津市	蓟县	0.55	灌木林	次适宜	27.67	
天津市	蓟县	0.55	针阔混交林	次适宜	22.64	
天津市	蓟县	0.55	水体	次适宜	69.98	
天津市	蓟县	0.55	其他	次适宜	1033.03	
天津市	宁河县	0.55	其他	次适宜	130.65	天津市宁河县，该县的东北部为松材线虫的次适宜分布区，其余地区为松材线虫的适宜分布区，主要林分为：其他，因为没有针叶林区，所以不是重点防控区域，但是人工造林是注意林种选择
天津市	宁河县	0.70	其他	适宜	171.24	
天津市	天津市	0.70	其他	适宜	7679.04	天津市天津市，全市为松材线虫的适宜分布区，主要林分为：阔叶林，因为没有针叶林区，所以不是重点防控区域，但是人工造林是注意林种选择
天津市	天津市	0.70	阔叶林	适宜	1643.68	
天津市	武清县	0.70	其他	适宜	41.25	天津市武清县，全县为松材线虫的适宜分布区，主要林分为：阔叶林，因为没有针叶林区，所以不是重点防控区域，但是人工造林是注意林种选择
天津市	武清县	0.70	阔叶林	适宜	42.94	
香港特别行政区	香港	0.85	其他	最适宜	1030.94	香港特别行政区为松材线虫的最适宜分布区，主要林分为：针阔混交林，该区虽然为高风险，但因针叶林分布极少，所以不是重点防控区域，但应注意新造人工林的树种选择
香港特别行政区	香港	0.85	针阔混交林	最适宜	8.31	
新疆维吾尔自治区	阿合奇县	0.13	其他	极不适宜	4770.67	新疆维吾尔自治区阿合奇县，该县南部地区为松材线虫的不适宜分布区，北部地区为松材线虫的极不适宜分布区，主要林分为：灌木林、阔叶林、针叶林，风险等级低，不是重点防控区域
新疆维吾尔自治区	阿合奇县	0.13	灌木林	极不适宜	227.33	
新疆维吾尔自治区	阿合奇县	0.40	其他	不适宜	4699.18	
新疆维吾尔自治区	阿合奇县	0.40	沙漠	不适宜	1568.78	

省份	县(市、区)	适生值	森林类型	风险等级	面积/km²	风险评价
新疆维吾尔自治区	阿合奇县	0.40	灌木林	不适宜	948.29	
新疆维吾尔自治区	阿合奇县	0.40	阔叶林	不适宜	26.32	
新疆维吾尔自治区	阿合奇县	0.40	针叶林	不适宜	157.03	
新疆维吾尔自治区	阿克苏市	0.40	沙漠	不适宜	6154.33	
新疆维吾尔自治区	阿克苏市	0.40	阔叶林	不适宜	6.28	
新疆维吾尔自治区	阿克苏市	0.40	灌木林	不适宜	548.95	新疆维吾尔自治区阿克苏市,该市大部分地区为松材线虫不适宜分布区,南部少部分地区为松材线虫次适宜分布区,主要林分为灌木林、阔叶林、针叶林,风险等级低,不是重点防控区域
新疆维吾尔自治区	阿克苏市	0.40	针叶林	不适宜	204.26	
新疆维吾尔自治区	阿克苏市	0.40	其他	不适宜	8652.22	
新疆维吾尔自治区	阿克苏市	0.40	水体	不适宜	96.77	
新疆维吾尔自治区	阿克苏市	0.55	沙漠	次适宜	3345.66	
新疆维吾尔自治区	阿克陶县	0.13	灌木林	极不适宜	15.45	
新疆维吾尔自治区	阿克陶县	0.13	其他	极不适宜	4281.97	
新疆维吾尔自治区	阿克陶县	0.13	沙漠	极不适宜	57.77	新疆维吾尔自治区阿克陶县,全县东南地区为松材线虫不适宜分布区,北部和西部地区为松材线虫极不适宜分布区,主要林分为针叶林、灌木林,风险等级低,不是重点防控区域
新疆维吾尔自治区	阿克陶县	0.13	针叶林	极不适宜	73.64	
新疆维吾尔自治区	阿克陶县	0.40	其他	不适宜	7385.95	
新疆维吾尔自治区	阿克陶县	0.40	沙漠	不适宜	692.45	
新疆维吾尔自治区	阿克陶县	0.40	针叶林	不适宜	301.00	
新疆维吾尔自治区	阿克陶县	0.40	灌木林	不适宜	610.47	
新疆维吾尔自治区	阿勒泰市	0.13	针叶林	极不适宜	746.56	
新疆维吾尔自治区	阿勒泰市	0.13	其他	极不适宜	6914.27	新疆维吾尔自治区阿勒泰市,全市为松材线虫的极不适宜分布区,主要林分为:针叶林、灌木林,风险等级低,不是重点防控区域
新疆维吾尔自治区	阿勒泰市	0.13	沙漠	极不适宜	4212.87	
新疆维吾尔自治区	阿勒泰市	0.13	灌木林	极不适宜	44.94	
新疆维吾尔自治区	阿勒泰市	0.13	水体	极不适宜	5.99	
新疆维吾尔自治区	阿图什市	0.13	其他	极不适宜	2268.17	新疆维吾尔自治区阿图什市,该市的东北、西北少部分地区为松材线虫的极不

省份	县(市、区)	适生值	森林类型	风险等级	面积/km²	风险评价
新疆维吾尔自治区	阿图什市	0.13	灌木林	极不适宜	109.57	适宜分布区，其余地区为松材线虫的不适宜分布区，主要林分为：针叶林、灌木林，风险等级低，不是重点防控区域
新疆维吾尔自治区	阿图什市	0.13	沙漠	极不适宜	224.18	
新疆维吾尔自治区	阿图什市	0.40	阔叶林	不适宜	80.68	
新疆维吾尔自治区	阿图什市	0.40	灌木林	不适宜	517.87	
新疆维吾尔自治区	阿图什市	0.40	其他	不适宜	8410.18	
新疆维吾尔自治区	阿图什市	0.40	针叶林	不适宜	41.80	
新疆维吾尔自治区	阿图什市	0.40	沙漠	不适宜	3569.55	
新疆维吾尔自治区	巴楚县	0.40	其他	不适宜	286.18	
新疆维吾尔自治区	巴楚县	0.40	沙漠	不适宜	845.15	
新疆维吾尔自治区	巴楚县	0.40	灌木林	不适宜	4.38	新疆维吾尔自治区巴楚县，该县大部分地区为松材线虫的次适宜分布区，西北少部分地区为松材线虫的不适宜分布区，主要林分为：针叶林、灌木林，风险等级中，但由于次适宜针叶林区分布极少，不是重点防控区域
新疆维吾尔自治区	巴楚县	0.55	沙漠	次适宜	10191.70	
新疆维吾尔自治区	巴楚县	0.55	其他	次适宜	9577.49	
新疆维吾尔自治区	巴楚县	0.55	灌木林	次适宜	1129.54	
新疆维吾尔自治区	巴楚县	0.55	针叶林	次适宜	523.34	
新疆维吾尔自治区	拜城县	0.13	针叶林	极不适宜	829.11	
新疆维吾尔自治区	拜城县	0.13	沙漠	极不适宜	1138.25	
新疆维吾尔自治区	拜城县	0.13	其他	极不适宜	7933.35	新疆维吾尔自治区拜城县，该县东部、南部为松材线虫的不适宜分布区，其余地区为松材线虫的极不适宜分布区，主要林分为：针叶林、灌木林，风险等级低，不是重点防控区域
新疆维吾尔自治区	拜城县	0.40	针叶林	不适宜	628.24	
新疆维吾尔自治区	拜城县	0.40	灌木林	不适宜	7.30	
新疆维吾尔自治区	拜城县	0.40	其他	不适宜	4542.98	
新疆维吾尔自治区	拜城县	0.40	沙漠	不适宜	1123.34	
新疆维吾尔自治区	巴里坤哈萨克自治县	0.13	针叶林	极不适宜	179.16	新疆维吾尔自治区巴里坤哈萨克自治县，该县西南部为松材线虫的不适宜分布区，其余地区为松材线虫的极不适宜分布区，主要林分为：针叶林，风险等级低，不是重点防控区域
新疆维吾尔自治区	巴里坤哈萨克自治县	0.13	沙漠	极不适宜	17047.80	
新疆维吾尔自治区	巴里坤哈萨克自治县	0.13	其他	极不适宜	17040.32	

省份	县(市、区)	适生值	森林类型	风险等级	面积/km²	风险评价
新疆维吾尔自治区	巴里坤哈萨克自治县	0.40	其他	不适宜	2386.56	
新疆维吾尔自治区	巴里坤哈萨克自治县	0.40	沙漠	不适宜	985.03	
新疆维吾尔自治区	博湖县	0.40	其他	不适宜	1505.51	新疆维吾尔自治区博湖县,全县为松材线虫的不适宜分布区,主要林分为:其他,风险等级低,不是重点防控区域
新疆维吾尔自治区	博湖县	0.40	水体	不适宜	991.16	
新疆维吾尔自治区	博湖县	0.40	沙漠	不适宜	1586.93	
新疆维吾尔自治区	博乐县	0.13	其他	极不适宜	1552.71	
新疆维吾尔自治区	博乐县	0.13	沙漠	极不适宜	57.11	
新疆维吾尔自治区	博乐县	0.13	针叶林	极不适宜	438.36	
新疆维吾尔自治区	博乐县	0.13	水体	极不适宜	440.29	新疆维吾尔自治区博乐县,全县西部为松材线虫的极不适宜分布区,东部为松材线虫的不适宜分布区,主要林分为:针叶林、灌木林,风险等级低,不是重点防控区域
新疆维吾尔自治区	博乐县	0.13	灌木林	极不适宜	9.99	
新疆维吾尔自治区	博乐县	0.40	针叶林	不适宜	503.38	
新疆维吾尔自治区	博乐县	0.40	水体	不适宜	95.63	
新疆维吾尔自治区	博乐县	0.40	沙漠	不适宜	803.35	
新疆维吾尔自治区	博乐县	0.40	灌木林	不适宜	77.93	
新疆维吾尔自治区	博乐县	0.40	其他	不适宜	3266.07	
新疆维吾尔自治区	布尔津县	0.13	针叶林	极不适宜	1267.76	
新疆维吾尔自治区	布尔津县	0.13	水体	极不适宜	52.42	新疆维吾尔自治区布尔津县,全县为松材线虫的极不适宜分布区,主要林分为:针叶林、灌木林,风险等级低,不是重点防控区域
新疆维吾尔自治区	布尔津县	0.13	灌木林	极不适宜	317.44	
新疆维吾尔自治区	布尔津县	0.13	其他	极不适宜	6037.78	
新疆维吾尔自治区	布尔津县	0.13	沙漠	极不适宜	2753.89	
新疆维吾尔自治区	策勒县	0.40	其他	不适宜	7692.99	新疆维吾尔自治区策勒县,该县大部分地区为松材线虫的次适宜分布区,南部少部分地区为松材线虫的不适宜分布区,主要林分为:针叶林、灌木林,风险等级中,但由于针叶林区分布极少,不是重点防控区域
新疆维吾尔自治区	策勒县	0.55	其他	次适宜	4500.72	
新疆维吾尔自治区	策勒县	0.55	沙漠	次适宜	17284.15	
新疆维吾尔自治区	策勒县	0.55	灌木林	次适宜	9.48	

省份	县(市、区)	适生值	森林类型	风险等级	面积/km²	风险评价
新疆维吾尔自治区	策勒县	0.55	针叶林	次适宜	6.16	
新疆维吾尔自治区	察布查尔锡伯自治县	0.13	其他	极不适宜	4090.43	新疆维吾尔自治区察布查尔锡伯自治县，全县为松材线虫的极不适宜分布区，主要林分为：针叶林、灌木林，风险等级低，不是重点防控区域
新疆维吾尔自治区	察布查尔锡伯自治县	0.13	灌木林	极不适宜	215.04	
新疆维吾尔自治区	察布查尔锡伯自治县	0.13	针叶林	极不适宜	331.76	
新疆维吾尔自治区	昌吉市	0.40	沙漠	不适宜	1799.21	新疆维吾尔自治区昌吉市，全市为松材线虫的不适宜分布区，主要林分为：针叶林、灌木林，风险等级低，不是重点防控区域
新疆维吾尔自治区	昌吉市	0.40	其他	不适宜	5971.73	
新疆维吾尔自治区	昌吉市	0.40	针叶林	不适宜	386.01	
新疆维吾尔自治区	昌吉市	0.40	灌木林	不适宜	96.88	
新疆维吾尔自治区	昌吉市	0.40	阔叶林	不适宜	8.25	
新疆维吾尔自治区	额敏县	0.13	沙漠	极不适宜	8.58	新疆维吾尔自治区额敏县，该县北部为松材线虫的极不适宜分布区，南部为松材线虫的不适宜分布区，主要林分为：灌木林，风险等级低，不是重点防控区域
新疆维吾尔自治区	额敏县	0.13	其他	极不适宜	4468.29	
新疆维吾尔自治区	额敏县	0.13	灌木林	极不适宜	441.57	
新疆维吾尔自治区	额敏县	0.40	沙漠	不适宜	1220.63	
新疆维吾尔自治区	额敏县	0.40	其他	不适宜	2925.86	
新疆维吾尔自治区	额敏县	0.40	灌木林	不适宜	9.12	
新疆维吾尔自治区	福海县	0.13	针叶林	极不适宜	553.44	新疆维吾尔自治区福海县，全县大部分地区为松材线虫的极不适宜分布区，西南少部分地区为松材线虫的不适宜分布区，主要林分为：针叶林、灌木林，风险等级低，不是重点防控区域
新疆维吾尔自治区	福海县	0.13	其他	极不适宜	2271.80	
新疆维吾尔自治区	福海县	0.13	沙漠	极不适宜	23426.95	
新疆维吾尔自治区	福海县	0.13	灌木林	极不适宜	447.80	
新疆维吾尔自治区	福海县	0.13	水体	极不适宜	950.53	
新疆维吾尔自治区	福海县	0.40	沙漠	不适宜	4496.31	
新疆维吾尔自治区	福海县	0.40	灌木林	不适宜	1389.92	
新疆维吾尔自治区	阜康市	0.13	沙漠	极不适宜	226.77	新疆维吾尔自治区阜康市，全市大部分地区为松材线虫的不适宜分布区，东北部为极不适宜分布区，主要林分为：针叶林、灌木林，风险等级低，不是重点
新疆维吾尔自治区	阜康市	0.40	其他	不适宜	3844.62	

省份	县(市、区)	适生值	森林类型	风险等级	面积/km²	风险评价
新疆维吾尔自治区	阜康市	0.40	针叶林	不适宜	438.63	防控区域
新疆维吾尔自治区	阜康市	0.40	灌木林	不适宜	189.56	
新疆维吾尔自治区	阜康市	0.40	沙漠	不适宜	4751.11	
新疆维吾尔自治区	富蕴县	0.13	灌木林	极不适宜	334.74	
新疆维吾尔自治区	富蕴县	0.13	其他	极不适宜	8311.84	新疆维吾尔自治区富蕴县，全县为松材线虫的极不适宜分布区，主要林分为：针叶林、灌木林，风险等级低，不是重点防控区域
新疆维吾尔自治区	富蕴县	0.13	沙漠	极不适宜	20843.85	
新疆维吾尔自治区	富蕴县	0.13	针叶林	极不适宜	2061.78	
新疆维吾尔自治区	巩留县	0.13	灌木林	极不适宜	80.16	
新疆维吾尔自治区	巩留县	0.13	针叶林	极不适宜	1137.86	新疆维吾尔自治区巩留县，全县大部分地区为松材线虫的极不适宜分布区，南部少数地区为不适宜分布区，主要林分为：针叶林、灌木林，风险等级低，不是重点防控区域
新疆维吾尔自治区	巩留县	0.13	其他	极不适宜	2987.60	
新疆维吾尔自治区	巩留县	0.40	其他	不适宜	134.46	
新疆维吾尔自治区	巩留县	0.40	针叶林	不适宜	20.10	
新疆维吾尔自治区	哈巴河县	0.13	其他	极不适宜	5820.79	
新疆维吾尔自治区	哈巴河县	0.13	针叶林	极不适宜	524.70	新疆维吾尔自治区哈巴河县，全县为松材线虫的极不适宜分布区，主要林分为：针叶林、灌木林，风险等级低，不是重点防控区域
新疆维吾尔自治区	哈巴河县	0.13	水体	极不适宜	0.47	
新疆维吾尔自治区	哈巴河县	0.13	灌木林	极不适宜	253.23	
新疆维吾尔自治区	哈巴河县	0.13	沙漠	极不适宜	1513.84	
新疆维吾尔自治区	哈密市	0.13	其他	极不适宜	22898.39	
新疆维吾尔自治区	哈密市	0.13	沙漠	极不适宜	9048.87	
新疆维吾尔自治区	哈密市	0.13	针叶林	极不适宜	229.14	新疆维吾尔自治区哈密市，该市东部为松材线虫的极不适宜分布区，西部为松材线虫的不适宜分布区，主要林分为：针叶林、灌木林，风险等级低，不是重点防控区域
新疆维吾尔自治区	哈密市	0.13	灌木林	极不适宜	7.41	
新疆维吾尔自治区	哈密市	0.40	其他	不适宜	3577.18	
新疆维吾尔自治区	哈密市	0.40	沙漠	不适宜	42875.08	
新疆维吾尔自治区	和布克赛尔蒙古自治县	0.13	沙漠	极不适宜	11231.98	新疆维吾尔自治区和布克赛尔蒙古自治县，全县北部为松材线虫的极不适宜分

省份	县(市、区)	适生值	森林类型	风险等级	面积/km²	风险评价
新疆维吾尔自治区	和布克赛尔蒙古自治县	0.13	针叶林	极不适宜	4.43	布区，南部为不适宜分布区，主要林分为：针叶林、灌木林，风险等级低，不是重点防控区域
新疆维吾尔自治区	和布克赛尔蒙古自治县	0.13	其他	极不适宜	3032.86	
新疆维吾尔自治区	和布克赛尔蒙古自治县	0.13	灌木林	极不适宜	7.36	
新疆维吾尔自治区	和布克赛尔蒙古自治县	0.40	沙漠	不适宜	11006.07	
新疆维吾尔自治区	和布克赛尔蒙古自治县	0.40	其他	不适宜	1375.99	
新疆维吾尔自治区	和布克赛尔蒙古自治县	0.40	灌木林	不适宜	1691.12	
新疆维吾尔自治区	和静县	0.13	其他	极不适宜	6946.81	
新疆维吾尔自治区	和静县	0.13	针叶林	极不适宜	108.69	
新疆维吾尔自治区	和静县	0.13	水体	极不适宜	77.97	新疆维吾尔自治区和静县，该县的大部分地区为松材线虫的不适宜分布区，西北少部分地区为松材线虫的极不适宜分布区，主要林分为：针叶林、灌木林，风险等级低，不是重点防控区域
新疆维吾尔自治区	和静县	0.40	其他	不适宜	29316.67	
新疆维吾尔自治区	和静县	0.40	水体	不适宜	15.98	
新疆维吾尔自治区	和静县	0.40	针叶林	不适宜	40.14	
新疆维吾尔自治区	和静县	0.40	沙漠	不适宜	912.40	
新疆维吾尔自治区	和静县	0.40	灌木林	不适宜	44.72	
新疆维吾尔自治区	和硕县	0.40	其他	不适宜	4587.45	
新疆维吾尔自治区	和硕县	0.40	水体	不适宜	23.03	新疆维吾尔自治区和硕县，该县大部分地区为松材线虫的不适宜分布区，东南极少部分地区为松材线虫的次适宜分布区，主要林分为：针叶林、灌木林，但因为没有次适宜针叶林区分布，不是重点防控区域
新疆维吾尔自治区	和硕县	0.40	沙漠	不适宜	7957.04	
新疆维吾尔自治区	和硕县	0.40	灌木林	不适宜	21.87	
新疆维吾尔自治区	和硕县	0.40	针叶林	不适宜	41.08	
新疆维吾尔自治区	和硕县	0.55	沙漠	次适宜	239.11	
新疆维吾尔自治区	和田市	0.55	其他	次适宜	176.32	新疆维吾尔自治区和田市，全市为松材线虫的次适宜分布区，主要林分为：针叶林，但是因为次适宜针叶林区分布极少，不是重点防控区域
新疆维吾尔自治区	和田市	0.55	沙漠	次适宜	3.32	
新疆维吾尔自治区	和田市	0.55	针叶林	次适宜	9.73	
新疆维吾尔自治区	和田县	0.13	其他	极不适宜	992.84	新疆维吾尔自治区和田县，该县东北部为松材线虫的次适宜分布区，西南极少

省份	县(市、区)	适生值	森林类型	风险等级	面积/km²	风险评价
新疆维吾尔自治区	和田县	0.40	其他	不适宜	28353.01	部分地区为松材线虫的极不适宜分布区，其余地区为松材线虫的不适宜分布区，主要林分为：针叶林、灌木林，但由于次适宜针叶林区分布极少，所以不是重点防控区域
新疆维吾尔自治区	和田县	0.40	水体	不适宜	220.74	
新疆维吾尔自治区	和田县	0.55	其他	次适宜	11673.42	
新疆维吾尔自治区	和田县	0.55	水体	次适宜	67.81	
新疆维吾尔自治区	和田县	0.55	针叶林	次适宜	159.53	
新疆维吾尔自治区	和田县	0.55	沙漠	次适宜	1164.53	
新疆维吾尔自治区	和田县	0.55	灌木林	次适宜	30.95	
新疆维吾尔自治区	霍城县	0.13	其他	极不适宜	3697.07	新疆维吾尔自治区霍城县，全县为松材线虫的极不适宜分布区，主要林分为：针叶林、灌木林，风险等级低，不是重点防控区域
新疆维吾尔自治区	霍城县	0.13	针叶林	极不适宜	872.94	
新疆维吾尔自治区	霍城县	0.13	灌木林	极不适宜	836.09	
新疆维吾尔自治区	霍城县	0.13	阔叶林	极不适宜	8.93	
新疆维吾尔自治区	呼图壁县	0.40	沙漠	不适宜	1680.42	新疆维吾尔自治区呼图壁县，全县为松材线虫的不适宜分布区，主要林分为：针叶林、灌木林，风险等级低，不是重点防控区域
新疆维吾尔自治区	呼图壁县	0.40	针叶林	不适宜	635.30	
新疆维吾尔自治区	呼图壁县	0.40	灌木林	不适宜	1002.78	
新疆维吾尔自治区	呼图壁县	0.40	水体	不适宜	24.42	
新疆维吾尔自治区	呼图壁县	0.40	其他	不适宜	5677.15	
新疆维吾尔自治区	伽师县	0.40	阔叶林	不适宜	6.17	新疆维吾尔自治区伽师县，该县的东南部为松材线虫的次适宜分布区，其余地区为松材线虫的不适宜分布区，主要林分为：针叶林、灌木林，但由于没有次适宜针叶林区，不是重点防控区域，但注意人工造林的林种选择
新疆维吾尔自治区	伽师县	0.40	沙漠	不适宜	403.28	
新疆维吾尔自治区	伽师县	0.40	其他	不适宜	2801.47	
新疆维吾尔自治区	伽师县	0.40	水体	不适宜	23.03	
新疆维吾尔自治区	伽师县	0.40	灌木林	不适宜	279.50	
新疆维吾尔自治区	伽师县	0.40	针叶林	不适宜	45.87	
新疆维吾尔自治区	伽师县	0.55	其他	次适宜	718.87	
新疆维吾尔自治区	伽师县	0.55	灌木林	次适宜	681.57	

省份	县(市、区)	适生值	森林类型	风险等级	面积/km²	风险评价
新疆维吾尔自治区	伽师县	0.55	沙漠	次适宜	1494.79	
新疆维吾尔自治区	吉木乃县	0.13	沙漠	极不适宜	3572.74	
新疆维吾尔自治区	吉木乃县	0.13	其他	极不适宜	3619.01	新疆维吾尔自治区吉木乃县，全县为松材线虫的极不适宜分布区，主要林分为：针叶林、灌木林，风险等级低，不是重点防控区域
新疆维吾尔自治区	吉木乃县	0.13	灌木林	极不适宜	106.87	
新疆维吾尔自治区	吉木乃县	0.13	针叶林	极不适宜	11.09	
新疆维吾尔自治区	吉木萨尔县	0.13	灌木林	极不适宜	1461.65	
新疆维吾尔自治区	吉木萨尔县	0.13	沙漠	极不适宜	487.39	新疆维吾尔自治区吉木萨尔县，该县北部部分地区为松材线虫的极不适宜分布区，其余地区为松材线虫的不适宜分布区，主要林分为：针叶林、灌木林，风险等级低，不是重点防控区域
新疆维吾尔自治区	吉木萨尔县	0.40	灌木林	不适宜	116.14	
新疆维吾尔自治区	吉木萨尔县	0.40	沙漠	不适宜	1347.85	
新疆维吾尔自治区	吉木萨尔县	0.40	针叶林	不适宜	297.47	
新疆维吾尔自治区	吉木萨尔县	0.40	其他	不适宜	3683.23	
新疆维吾尔自治区	精河县	0.13	其他	极不适宜	33.74	
新疆维吾尔自治区	精河县	0.13	针叶林	极不适宜	18.46	
新疆维吾尔自治区	精河县	0.13	灌木林	极不适宜	1.61	
新疆维吾尔自治区	精河县	0.40	针叶林	不适宜	227.16	新疆维吾尔自治区精河县，全县大部分地区为松材线虫的不适宜分布区，西部少数地区为极不适宜分布区，主要林分为：针叶林、阔叶林、灌木林，风险等级低，不是重点防控区域
新疆维吾尔自治区	精河县	0.40	水体	不适宜	923.83	
新疆维吾尔自治区	精河县	0.40	沙漠	不适宜	3094.50	
新疆维吾尔自治区	精河县	0.40	灌木林	不适宜	651.63	
新疆维吾尔自治区	精河县	0.40	其他	不适宜	6331.50	
新疆维吾尔自治区	精河县	0.40	阔叶林	不适宜	52.37	
新疆维吾尔自治区	克拉玛依市	0.40	沙漠	不适宜	3427.41	
新疆维吾尔自治区	克拉玛依市	0.40	其他	不适宜	3853.43	新疆维吾尔自治区克拉玛依市，全市为松材线虫的不适宜分布区，主要林分为：针叶林、灌木林，风险等级低，不是重点防控区域
新疆维吾尔自治区	克拉玛依市	0.40	灌木林	不适宜	778.30	
新疆维吾尔自治区	克拉玛依市	0.40	水体	不适宜	62.08	

省份	县(市、区)	适生值	森林类型	风险等级	面积/km^2	风险评价
新疆维吾尔自治区	克拉玛依市	0.40	针叶林	不适宜	58.16	
新疆维吾尔自治区	柯坪县	0.40	沙漠	不适宜	3580.72	
新疆维吾尔自治区	柯坪县	0.40	针叶林	不适宜	155.78	
新疆维吾尔自治区	柯坪县	0.40	其他	不适宜	2651.79	新疆维吾尔自治区柯坪县，该县的南部少部分地区为松材线虫的次适宜分布区，其余地区为松材线虫的不适宜分布区，主要林分为：针叶林、灌木林，但是因为次适宜针叶林区分布极少，不是重点防控区域
新疆维吾尔自治区	柯坪县	0.40	灌木林	不适宜	544.13	
新疆维吾尔自治区	柯坪县	0.55	其他	次适宜	803.39	
新疆维吾尔自治区	柯坪县	0.55	沙漠	次适宜	756.16	
新疆维吾尔自治区	柯坪县	0.55	灌木林	次适宜	421.74	
新疆维吾尔自治区	柯坪县	0.55	针叶林	次适宜	9.21	
新疆维吾尔自治区	喀什市	0.40	针阔混交林	不适宜	151.75	新疆维吾尔自治区喀什市，全市为松材线虫的不适宜分布区，主要林分为：针叶林、针阔混交林，风险等级低，不是重点防控区域
新疆维吾尔自治区	喀什市	0.40	针叶林	不适宜	9.25	
新疆维吾尔自治区	喀什市	0.40	其他	不适宜	765.12	
新疆维吾尔自治区	库车县	0.40	针叶林	不适宜	911.51	
新疆维吾尔自治区	库车县	0.40	其他	不适宜	8426.97	新疆维吾尔自治区库车县，全县大部分地区为松材线虫的不适宜分布区，东南极少部分地区为松材线虫的次适宜分布区，主要林分为：针叶林、灌木林，但是因为没有次适宜针叶林区的分布，不是重点防控区域
新疆维吾尔自治区	库车县	0.40	沙漠	不适宜	2509.00	
新疆维吾尔自治区	库车县	0.40	灌木林	不适宜	3112.42	
新疆维吾尔自治区	库车县	0.55	沙漠	次适宜	5.80	
新疆维吾尔自治区	库尔勒市	0.40	其他	不适宜	2461.43	新疆维吾尔自治区库尔勒市，全市为松材线虫的不适宜分布区，主要林分为：针叶林，风险等级低，不是重点防控区域
新疆维吾尔自治区	库尔勒市	0.40	沙漠	不适宜	4008.66	
新疆维吾尔自治区	库尔勒市	0.40	针叶林	不适宜	22.35	
新疆维吾尔自治区	奎屯市	0.40	其他	不适宜	626.39	新疆维吾尔自治区奎屯市，全市为松材线虫的不适宜分布区，主要林分为：灌木林，风险等级低，不是重点防控区域
新疆维吾尔自治区	奎屯市	0.40	灌木林	不适宜	320.21	
新疆维吾尔自治区	轮台县	0.40	其他	不适宜	8018.43	新疆维吾尔自治区轮台县，全县为松材线虫的不适宜分布区，主要林分为：针叶林、灌木林，风险等级低，不是重点防控区域
新疆维吾尔自治区	轮台县	0.40	灌木林	不适宜	145.54	

省份	县（市、区）	适生值	森林类型	风险等级	面积/km²	风险评价
新疆维吾尔自治区	轮台县	0.40	沙漠	不适宜	4911.95	
新疆维吾尔自治区	轮台县	0.40	针叶林	不适宜	152.88	
新疆维吾尔自治区	洛浦县	0.55	其他	次适宜	1615.49	
新疆维吾尔自治区	洛浦县	0.55	水体	次适宜	320.97	
新疆维吾尔自治区	洛浦县	0.55	沙漠	次适宜	10931.78	新疆维吾尔自治区洛浦县，全县为松材线虫的次适宜分布区，主要林分为：针叶林、灌木林，其中3.8%为次适宜针叶林区，风险等级中，为重点防控区域
新疆维吾尔自治区	洛浦县	0.55	灌木林	次适宜	332.59	
新疆维吾尔自治区	洛浦县	0.55	针叶林	次适宜	534.53	
新疆维吾尔自治区	洛浦县	0.55	阔叶林	次适宜	7.38	
新疆维吾尔自治区	麦盖提县	0.55	其他	次适宜	4681.58	
新疆维吾尔自治区	麦盖提县	0.55	水体	次适宜	18.47	新疆维吾尔自治区麦盖提县，全县为松材线虫的次适宜分布区，主要林分为：针叶林、灌木林，其中2.7%为次适宜针叶林区，风险等级中，为重点防控区域
新疆维吾尔自治区	麦盖提县	0.55	沙漠	次适宜	5093.98	
新疆维吾尔自治区	麦盖提县	0.55	针叶林	次适宜	279.29	
新疆维吾尔自治区	麦盖提县	0.55	灌木林	次适宜	44.94	
新疆维吾尔自治区	玛纳斯县	0.40	其他	不适宜	6098.44	
新疆维吾尔自治区	玛纳斯县	0.40	灌木林	不适宜	1579.59	
新疆维吾尔自治区	玛纳斯县	0.40	沙漠	不适宜	2457.24	新疆维吾尔自治区玛纳斯县，全县为松材线虫的不适宜分布区，主要林分为：针叶林、阔叶林、灌木林，风险等级低，不是重点防控区域
新疆维吾尔自治区	玛纳斯县	0.40	针叶林	不适宜	310.25	
新疆维吾尔自治区	玛纳斯县	0.40	阔叶林	不适宜	11.27	
新疆维吾尔自治区	玛纳斯县	0.40	水体	不适宜	161.85	
新疆维吾尔自治区	民丰县	0.40	其他	不适宜	24374.97	
新疆维吾尔自治区	民丰县	0.40	针叶林	不适宜	37.88	新疆维吾尔自治区民丰县，该县北部为松材线虫的次适宜分布区，南部为松材线虫的不适宜分布区，主要林分为：针叶林、灌木林，但是因为次适宜针叶林区分布极少，所以不是重点防控区域
新疆维吾尔自治区	民丰县	0.40	沙漠	不适宜	3425.86	
新疆维吾尔自治区	民丰县	0.55	其他	次适宜	38.84	
新疆维吾尔自治区	民丰县	0.55	沙漠	次适宜	27257.03	

省份	县(市、区)	适生值	森林类型	风险等级	面积/km²	风险评价
新疆维吾尔自治区	民丰县	0.55	针叶林	次适宜	167.99	
新疆维吾尔自治区	民丰县	0.55	灌木林	次适宜	202.91	
新疆维吾尔自治区	米泉县	0.40	沙漠	不适宜	1114.32	新疆维吾尔自治区米泉县，全县为松材线虫的不适宜分布区，主要林分为：针叶林、灌木林，风险等级低，不是重点防控区域
新疆维吾尔自治区	米泉县	0.40	其他	不适宜	1357.52	
新疆维吾尔自治区	米泉县	0.40	灌木林	不适宜	9.32	
新疆维吾尔自治区	米泉县	0.40	针叶林	不适宜	97.54	
新疆维吾尔自治区	墨玉县	0.55	灌木林	次适宜	2182.12	新疆维吾尔自治区墨玉县，全县为松材线虫的次适宜分布区，主要林分为：针叶林、灌木林，其中1.3%为次适宜针叶林区，风险等级中，为重点防控区域
新疆维吾尔自治区	墨玉县	0.55	其他	次适宜	6467.42	
新疆维吾尔自治区	墨玉县	0.55	沙漠	次适宜	16236.05	
新疆维吾尔自治区	墨玉县	0.55	水体	次适宜	238.09	
新疆维吾尔自治区	墨玉县	0.55	阔叶林	次适宜	10.56	
新疆维吾尔自治区	墨玉县	0.55	针叶林	次适宜	334.37	
新疆维吾尔自治区	木垒哈萨克自治县	0.13	沙漠	极不适宜	5442.96	新疆维吾尔自治区木垒哈萨克自治县，全县北部为松材线虫的极不适宜分布区，南部为不适宜分布区，主要林分为：针叶林，风险等级低，不是重点防控区域
新疆维吾尔自治区	木垒哈萨克自治县	0.13	其他	极不适宜	606.42	
新疆维吾尔自治区	木垒哈萨克自治县	0.40	沙漠	不适宜	1781.41	
新疆维吾尔自治区	木垒哈萨克自治县	0.40	其他	不适宜	5958.98	
新疆维吾尔自治区	木垒哈萨克自治县	0.40	针叶林	不适宜	394.34	
新疆维吾尔自治区	皮山县	0.40	其他	不适宜	9984.39	新疆维吾尔自治区皮山县，该县北部为松材线虫的次适宜分布区，南部为松材线虫的不适宜分布区主要林分为：针叶林、灌木林，但是因为次适宜针叶林区分布极少，所以不是重点防控区域
新疆维吾尔自治区	皮山县	0.40	灌木林	不适宜	44.48	
新疆维吾尔自治区	皮山县	0.55	其他	次适宜	15095.82	
新疆维吾尔自治区	皮山县	0.55	沙漠	次适宜	14644.86	
新疆维吾尔自治区	皮山县	0.55	灌木林	次适宜	115.02	
新疆维吾尔自治区	皮山县	0.55	针叶林	次适宜	91.51	
新疆维吾尔自治区	且末县	0.13	其他	极不适宜	44.38	新疆维吾尔自治区且末县，全县大部分地区为松材线虫的不适宜分布区，北部

省份	县(市、区)	适生值	森林类型	风险等级	面积/km²	风险评价
新疆维吾尔自治区	且末县	0.40	其他	不适宜	40215.01	地区为次适宜分布区，东南部少数地区为极不适宜分布区，主要林分为：针叶林、灌木林，该县次适宜区虽然为中度风险区，但因针叶林分布极少，所以不是重点防控区域，但应注意新造人工林的树种选择
新疆维吾尔自治区	且末县	0.40	灌木林	不适宜	298.83	
新疆维吾尔自治区	且末县	0.40	针叶林	不适宜	62.45	
新疆维吾尔自治区	且末县	0.40	沙漠	不适宜	48939.63	
新疆维吾尔自治区	且末县	0.55	沙漠	次适宜	46663.52	
新疆维吾尔自治区	青河县	0.13	其他	极不适宜	7841.45	新疆维吾尔自治区青河县，全县为松材线虫的极不适宜分布区，主要林分为：针叶林、灌木林，风险等级低，不是重点防控区域
新疆维吾尔自治区	青河县	0.13	沙漠	极不适宜	6963.15	
新疆维吾尔自治区	青河县	0.13	针叶林	极不适宜	152.59	
新疆维吾尔自治区	青河县	0.13	灌木林	极不适宜	136.28	
新疆维吾尔自治区	鄯善县	0.40	其他	不适宜	2518.32	新疆维吾尔自治区鄯善县，该县西部少部分地区为松材线虫的次适宜分布区，其余地区为松材线虫的不适宜分布区，但是因为没有次适宜针叶林区，所以不是重点防控区域
新疆维吾尔自治区	鄯善县	0.40	沙漠	不适宜	30103.86	
新疆维吾尔自治区	鄯善县	0.40	针叶林	不适宜	15.68	
新疆维吾尔自治区	鄯善县	0.55	沙漠	次适宜	5118.20	
新疆维吾尔自治区	奇台县	0.13	其他	极不适宜	1117.43	新疆维吾尔自治区奇台县，该县北部为松材线虫的极不适宜分布区，南部为松材线虫的不适宜分布区，主要林分为：针叶林、灌木林，风险等级低，不是重点防控区域
新疆维吾尔自治区	奇台县	0.13	灌木林	极不适宜	3770.91	
新疆维吾尔自治区	奇台县	0.13	沙漠	极不适宜	7318.43	
新疆维吾尔自治区	奇台县	0.40	其他	不适宜	4586.47	
新疆维吾尔自治区	奇台县	0.40	针叶林	不适宜	197.41	
新疆维吾尔自治区	奇台县	0.40	灌木林	不适宜	265.17	
新疆维吾尔自治区	奇台县	0.40	沙漠	不适宜	47.64	
新疆维吾尔自治区	若羌县	0.13	其他	极不适宜	39127.66	新疆维吾尔自治区若羌县，该县西北部少部分地区为松材线虫的次适宜分布区，东部、东南部为松材线虫的极不适宜分布区，其余地区为松材线虫的不适宜分布区，主要林分为：灌木林，但是因为没有次适宜针叶林区的分布，所以不是重点防控区域
新疆维吾尔自治区	若羌县	0.13	沙漠	极不适宜	41666.63	
新疆维吾尔自治区	若羌县	0.13	水体	极不适宜	286.36	
新疆维吾尔自治区	若羌县	0.40	其他	不适宜	26431.43	

省份	县(市、区)	适生值	森林类型	风险等级	面积/km²	风险评价
新疆维吾尔自治区	若羌县	0.40	灌木林	不适宜	100.30	
新疆维吾尔自治区	若羌县	0.40	沙漠	不适宜	65116.76	
新疆维吾尔自治区	若羌县	0.40	水体	不适宜	366.11	
新疆维吾尔自治区	若羌县	0.55	灌木林	次适宜	212.89	
新疆维吾尔自治区	若羌县	0.55	沙漠	次适宜	28229.46	
新疆维吾尔自治区	莎车县	0.40	灌木林	不适宜	13.34	
新疆维吾尔自治区	莎车县	0.40	其他	不适宜	2454.73	
新疆维吾尔自治区	莎车县	0.40	针阔混交林	不适宜	14.79	
新疆维吾尔自治区	莎车县	0.40	沙漠	不适宜	941.41	新疆维吾尔自治区莎车县,全县西部为松材线虫的不适宜分布区,东部为次适宜分布区,主要林分为:针叶林、阔叶林、针阔混交林、灌木林,其中8.8%的区域为次适宜针叶林区,主要分布在该县的东部地区,风险等级中度,为重点防控区域
新疆维吾尔自治区	莎车县	0.40	针叶林	不适宜	39.52	
新疆维吾尔自治区	莎车县	0.55	其他	次适宜	2081.43	
新疆维吾尔自治区	莎车县	0.55	沙漠	次适宜	1488.33	
新疆维吾尔自治区	莎车县	0.55	灌木林	次适宜	22.72	
新疆维吾尔自治区	莎车县	0.55	针叶林	次适宜	690.07	
新疆维吾尔自治区	莎车县	0.55	阔叶林	次适宜	6.98	
新疆维吾尔自治区	莎车县	0.55	针阔混交林	次适宜	80.18	
新疆维吾尔自治区	沙湾县	0.40	其他	不适宜	9121.05	
新疆维吾尔自治区	沙湾县	0.40	灌木林	不适宜	1247.81	新疆维吾尔自治区沙湾县,全县为松材线虫的不适宜分布区,主要林分为:针叶林、灌木林,风险等级低,不是重点防控区域
新疆维吾尔自治区	沙湾县	0.40	沙漠	不适宜	1711.40	
新疆维吾尔自治区	沙湾县	0.40	针叶林	不适宜	111.56	
新疆维吾尔自治区	沙雅县	0.40	灌木林	不适宜	2603.41	新疆维吾尔自治区沙雅县,该县东南部、西南部少部分地区为松材线虫的次适宜分布区,其余地区为松材线虫的不适宜分布区,主要林分为:灌木林,但是因为没有次适宜针叶林区的分布,所以不是重点防控区域
新疆维吾尔自治区	沙雅县	0.40	其他	不适宜	4804.87	
新疆维吾尔自治区	沙雅县	0.40	针叶林	不适宜	919.07	
新疆维吾尔自治区	沙雅县	0.40	沙漠	不适宜	17602.84	

省份	县(市、区)	适生值	森林类型	风险等级	面积/km²	风险评价
新疆维吾尔自治区	沙雅县	0.40	水体	不适宜	191.08	
新疆维吾尔自治区	沙雅县	0.40	阔叶林	不适宜	37.39	
新疆维吾尔自治区	沙雅县	0.55	沙漠	次适宜	6263.65	
新疆维吾尔自治区	沙雅县	0.55	灌木林	次适宜	76.91	
新疆维吾尔自治区	石河子市	0.40	其他	不适宜	392.33	
新疆维吾尔自治区	石河子市	0.40	水体	不适宜	24.06	新疆维吾尔自治区石河子市,全市为松材线虫的不适宜分布区,主要林分为:针叶林、灌木林,风险等级低,不是重点防控区域
新疆维吾尔自治区	石河子市	0.40	针叶林	不适宜	24.64	
新疆维吾尔自治区	石河子市	0.40	灌木林	不适宜	149.39	
新疆维吾尔自治区	疏附县	0.13	其他	极不适宜	113.44	
新疆维吾尔自治区	疏附县	0.13	沙漠	极不适宜	482.40	
新疆维吾尔自治区	疏附县	0.13	针叶林	极不适宜	7.60	
新疆维吾尔自治区	疏附县	0.40	沙漠	不适宜	915.43	新疆维吾尔自治区疏附县,全县大部分地区为松材线虫的不适宜分布区,西北部为极不适宜分布区,主要林分为:针叶林、阔叶林、针阔混交林,风险等级低,不是重点防控区域
新疆维吾尔自治区	疏附县	0.40	针阔混交林	不适宜	16.29	
新疆维吾尔自治区	疏附县	0.40	其他	不适宜	480.11	
新疆维吾尔自治区	疏附县	0.40	阔叶林	不适宜	4.58	
新疆维吾尔自治区	疏附县	0.40	针叶林	不适宜	446.18	
新疆维吾尔自治区	疏勒县	0.40	沙漠	不适宜	80.77	
新疆维吾尔自治区	疏勒县	0.40	灌木林	不适宜	70.19	
新疆维吾尔自治区	疏勒县	0.40	其他	不适宜	1686.62	新疆维吾尔自治区疏勒县,全县大部分地区为松材线虫的不适宜分布区,东南部部分地区为次适宜分布区,主要林分为:针叶林、针阔混交林、灌木林,该县的次适宜分布区虽然为中度风险区,但因针叶林分布极少,所以不是重点防控区域,但应注意新造人工林的树种选择
新疆维吾尔自治区	疏勒县	0.40	针阔混交林	不适宜	74.99	
新疆维吾尔自治区	疏勒县	0.40	针叶林	不适宜	245.78	
新疆维吾尔自治区	疏勒县	0.55	沙漠	次适宜	119.29	
新疆维吾尔自治区	疏勒县	0.55	其他	次适宜	89.62	
新疆维吾尔自治区	塔城市	0.13	其他	极不适宜	611.90	新疆维吾尔自治区塔城市,全市西部为松材线虫的不适宜分布区,东部为极不

省份	县(市、区)	适生值	森林类型	风险等级	面积/km²	风险评价
新疆维吾尔自治区	塔城市	0.13	灌木林	极不适宜	682.84	适宜分布区,主要林分为:针叶林、灌木林,风险等级低,不是重点防控区域
新疆维吾尔自治区	塔城市	0.13	针叶林	极不适宜	58.60	
新疆维吾尔自治区	塔城市	0.40	其他	不适宜	2087.71	
新疆维吾尔自治区	塔城市	0.40	针叶林	不适宜	340.05	
新疆维吾尔自治区	塔城市	0.40	灌木林	不适宜	539.04	
新疆维吾尔自治区	塔什库尔干塔吉克自治县	0.13	其他	极不适宜	13056.09	
新疆维吾尔自治区	塔什库尔干塔吉克自治县	0.13	灌木林	极不适宜	170.63	新疆维吾尔自治区塔什库尔干塔吉克自治县,该县东部为松材线虫的不适宜分布区,其余地区为松材线虫的极不适宜分布区,主要林分为:针叶林、灌木林,风险等级低,不是重点防控区域
新疆维吾尔自治区	塔什库尔干塔吉克自治县	0.40	其他	不适宜	5744.50	
新疆维吾尔自治区	塔什库尔干塔吉克自治县	0.40	灌木林	不适宜	231.51	
新疆维吾尔自治区	塔什库尔干塔吉克自治县	0.40	针叶林	不适宜	8.46	
新疆维吾尔自治区	特克斯县	0.13	灌木林	极不适宜	221.40	
新疆维吾尔自治区	特克斯县	0.13	针叶林	极不适宜	1698.24	新疆维吾尔自治区特克斯县,全县大部分地区为松材线虫的极不适宜分布区,东南极少部分地区为松材线虫的不适宜分布区,主要林分为:针叶林、灌木林,风险等级低,不是重点防控区域
新疆维吾尔自治区	特克斯县	0.13	其他	极不适宜	5865.20	
新疆维吾尔自治区	特克斯县	0.40	其他	不适宜	116.33	
新疆维吾尔自治区	吐鲁番市	0.40	其他	不适宜	2742.71	
新疆维吾尔自治区	吐鲁番市	0.40	沙漠	不适宜	2415.36	新疆维吾尔自治区吐鲁番市,该市北部少部分地区为松材线虫的不适宜分布区,其余地区为松材线虫的次适宜分布区,主要林分为:其他,但是因为没有次适宜针叶林区分布,所以不是重点防控区域
新疆维吾尔自治区	吐鲁番市	0.55	其他	次适宜	2187.38	
新疆维吾尔自治区	吐鲁番市	0.55	沙漠	次适宜	9334.86	
新疆维吾尔自治区	吐鲁番市	0.55	水体	次适宜	5.30	
新疆维吾尔自治区	托克逊县	0.40	其他	不适宜	3420.88	
新疆维吾尔自治区	托克逊县	0.40	沙漠	不适宜	6934.94	新疆维吾尔自治区托克逊县,该县东南部为松材线虫的次适宜分布区,其余地区为松材线虫的不适宜分布区,主要林分为:灌木林,但是因为没有次适宜针叶林区分布,所以不是重点防控区域
新疆维吾尔自治区	托克逊县	0.40	灌木林	不适宜	44.68	
新疆维吾尔自治区	托克逊县	0.55	其他	次适宜	233.91	
新疆维吾尔自治区	托克逊县	0.55	沙漠	次适宜	4036.41	

省份	县(市、区)	适生值	森林类型	风险等级	面积/km²	风险评价
新疆维吾尔自治区	托克逊县	0.55	灌木林	次适宜	9.69	
新疆维吾尔自治区	托里县	0.40	沙漠	不适宜	3313.30	新疆维吾尔自治区托里县，全县为松材线虫的不适宜分布区，主要林分为：灌木林，风险等级低，不是重点防控区域
新疆维吾尔自治区	托里县	0.40	灌木林	不适宜	366.51	
新疆维吾尔自治区	托里县	0.40	其他	不适宜	15737.08	
新疆维吾尔自治区	尉犁县	0.40	其他	不适宜	382.54	
新疆维吾尔自治区	尉犁县	0.40	沙漠	不适宜	12122.30	
新疆维吾尔自治区	尉犁县	0.40	针叶林	不适宜	106.50	新疆维吾尔自治区尉犁县，该县北部少部分地区为松材线虫的不适宜分布区，其余地区为松材线虫的次适宜分布区，主要林分为：针叶林、灌木林，但是因为没有次适宜针叶林区分布，所以不是重点防控区域
新疆维吾尔自治区	尉犁县	0.40	灌木林	不适宜	126.44	
新疆维吾尔自治区	尉犁县	0.55	沙漠	次适宜	47100.81	
新疆维吾尔自治区	尉犁县	0.55	针叶林	次适宜	11.17	
新疆维吾尔自治区	尉犁县	0.55	水体	次适宜	142.47	
新疆维吾尔自治区	尉犁县	0.55	灌木林	次适宜	176.52	
新疆维吾尔自治区	温泉县	0.13	其他	极不适宜	4513.35	
新疆维吾尔自治区	温泉县	0.13	灌木林	极不适宜	80.91	
新疆维吾尔自治区	温泉县	0.13	沙漠	极不适宜	942.85	新疆维吾尔自治区温泉县，该县东部极少部分地区为松材线虫的不适宜分布区，其余地区为松材线虫的极不适宜分布区，主要林分为：针叶林、灌木林，风险等级低，不是重点防控区域
新疆维吾尔自治区	温泉县	0.13	针叶林	极不适宜	507.68	
新疆维吾尔自治区	温泉县	0.13	水体	极不适宜	0.26	
新疆维吾尔自治区	温泉县	0.40	其他	不适宜	188.91	
新疆维吾尔自治区	温泉县	0.40	针叶林	不适宜	90.06	
新疆维吾尔自治区	温泉县	0.40	沙漠	不适宜	14.83	
新疆维吾尔自治区	温宿县	0.13	其他	极不适宜	6860.75	
新疆维吾尔自治区	温宿县	0.13	灌木林	极不适宜	75.04	新疆维吾尔自治区温宿县，该县北部为松材线虫的极不适宜分布区，南部为松材线虫的不适宜分布区，主要林分为：针叶林、灌木林，风险等级低，不是重点防控区域
新疆维吾尔自治区	温宿县	0.13	针叶林	极不适宜	75.14	
新疆维吾尔自治区	温宿县	0.13	沙漠	极不适宜	854.63	

省份	县(市、区)	适生值	森林类型	风险等级	面积/km²	风险评价
新疆维吾尔自治区	温宿县	0.40	水体	不适宜	5.42	
新疆维吾尔自治区	温宿县	0.40	沙漠	不适宜	1052.03	
新疆维吾尔自治区	温宿县	0.40	其他	不适宜	5094.97	
新疆维吾尔自治区	温宿县	0.40	针叶林	不适宜	440.29	
新疆维吾尔自治区	温宿县	0.40	阔叶林	不适宜	30.32	
新疆维吾尔自治区	温宿县	0.40	灌木林	不适宜	319.48	
新疆维吾尔自治区	乌鲁木齐市	0.40	其他	不适宜	144.23	新疆维吾尔自治区乌鲁木齐市，全市为松材线虫的不适宜分布区，主要林分为：其他，风险等级低，不是重点防控区域
新疆维吾尔自治区	乌鲁木齐县	0.40	其他	不适宜	8752.51	新疆维吾尔自治区乌鲁木齐县，全县为松材线虫的不适宜分布区，主要林分为：针叶林，风险等级低，不是重点防控区域
新疆维吾尔自治区	乌鲁木齐县	0.40	针叶林	不适宜	349.92	
新疆维吾尔自治区	乌恰县	0.13	其他	极不适宜	4321.52	
新疆维吾尔自治区	乌恰县	0.13	沙漠	极不适宜	859.17	新疆维吾尔自治区乌恰县，全县为松材线虫的极不适宜分布区，主要林分为：针叶林、灌木林，风险等级低，不是重点防控区域
新疆维吾尔自治区	乌恰县	0.13	针叶林	极不适宜	1.08	
新疆维吾尔自治区	乌恰县	0.13	灌木林	极不适宜	314.32	
新疆维吾尔自治区	乌什县	0.13	其他	极不适宜	2161.70	
新疆维吾尔自治区	乌什县	0.13	沙漠	极不适宜	662.01	
新疆维吾尔自治区	乌什县	0.13	灌木林	极不适宜	321.44	
新疆维吾尔自治区	乌什县	0.40	水体	不适宜	695.88	新疆维吾尔自治区乌什县，该县北部少部分地区为松材线虫的极不适宜分布区，其余地区为松材线虫的不适宜分布区，主要林分为：针叶林、灌木林，风险等级低，不是重点防控区域
新疆维吾尔自治区	乌什县	0.40	其他	不适宜	2810.02	
新疆维吾尔自治区	乌什县	0.40	灌木林	不适宜	38.51	
新疆维吾尔自治区	乌什县	0.40	沙漠	不适宜	1873.38	
新疆维吾尔自治区	乌什县	0.40	针叶林	不适宜	182.64	
新疆维吾尔自治区	乌什县	0.40	阔叶林	不适宜	19.70	
新疆维吾尔自治区	乌苏县	0.40	其他	不适宜	10678.60	新疆维吾尔自治区乌苏县，全县为松材线虫的不适宜分布区，主要林分为：针

省份	县(市、区)	适生值	森林类型	风险等级	面积/km²	风险评价
新疆维吾尔自治区	乌苏县	0.40	水体	不适宜	27.72	叶林、阔叶林、灌木林，风险等级低，不是重点防控区域
新疆维吾尔自治区	乌苏县	0.40	阔叶林	不适宜	13.31	
新疆维吾尔自治区	乌苏县	0.40	沙漠	不适宜	783.67	
新疆维吾尔自治区	乌苏县	0.40	针叶林	不适宜	389.22	
新疆维吾尔自治区	乌苏县	0.40	灌木林	不适宜	3237.84	
新疆维吾尔自治区	新和县	0.40	针叶林	不适宜	272.54	
新疆维吾尔自治区	新和县	0.40	沙漠	不适宜	751.51	新疆维吾尔自治区新和县，全县为松材线虫的不适宜分布区，主要林分为：针叶林、灌木林，风险等级低，不是重点防控区域
新疆维吾尔自治区	新和县	0.40	其他	不适宜	3361.98	
新疆维吾尔自治区	新和县	0.40	灌木林	不适宜	630.06	
新疆维吾尔自治区	新源县	0.13	其他	极不适宜	3372.40	
新疆维吾尔自治区	新源县	0.13	针叶林	极不适宜	483.51	新疆维吾尔自治区新源县，该县东部、西南部极少部分地区为松材线虫的极不适宜分布区，其余地区为松材线虫的不适宜分布区，主要林分为：针叶林，风险等级低，不是重点防控区域
新疆维吾尔自治区	新源县	0.40	其他	不适宜	3355.12	
新疆维吾尔自治区	新源县	0.40	针叶林	不适宜	71.51	
新疆维吾尔自治区	焉耆回族自治县	0.40	其他	不适宜	1492.41	新疆维吾尔自治区焉耆回族自治县，全县为松材线虫的不适宜分布区，主要林分为：其他，风险等级低，不是重点防控区域
新疆维吾尔自治区	焉耆回族自治县	0.40	沙漠	不适宜	0.21	
新疆维吾尔自治区	叶城县	0.40	其他	不适宜	17592.28	
新疆维吾尔自治区	叶城县	0.40	沙漠	不适宜	409.24	
新疆维吾尔自治区	叶城县	0.40	针叶林	不适宜	475.39	
新疆维吾尔自治区	叶城县	0.40	灌木林	不适宜	3424.50	新疆维吾尔自治区叶城县，该县东北部为松材线虫的次适宜分布区，其余地区为松材线虫的不适宜分布区，主要林分为：针叶林、阔叶林、灌木林，其中4.0%为次适宜针叶林区，风险等级中，为重点防控区域
新疆维吾尔自治区	叶城县	0.55	其他	次适宜	2182.77	
新疆维吾尔自治区	叶城县	0.55	沙漠	次适宜	4756.34	
新疆维吾尔自治区	叶城县	0.55	灌木林	次适宜	17.92	
新疆维吾尔自治区	叶城县	0.55	针叶林	次适宜	297.64	
新疆维吾尔自治区	叶城县	0.55	阔叶林	次适宜	5.78	

省份	县(市、区)	适生值	森林类型	风险等级	面积/km²	风险评价
新疆维吾尔自治区	英吉沙县	0.40	其他	不适宜	1398.12	新疆维吾尔自治区英吉沙县,该县东部极少地区为松材线虫的次适宜分布区,其余地区为松材线虫的不适宜分布区,但因为没有次适宜针叶林区分布,所以不是重点防控区域
新疆维吾尔自治区	英吉沙县	0.40	沙漠	不适宜	2160.53	
新疆维吾尔自治区	英吉沙县	0.40	针叶林	不适宜	104.30	
新疆维吾尔自治区	英吉沙县	0.55	沙漠	次适宜	109.30	
新疆维吾尔自治区	尼勒克县	0.13	其他	极不适宜	274.11	新疆维吾尔自治区尼勒克县,该县大部分区为松材线虫的不适宜分布区,西南部极少部分地区为松材线虫的不适宜分布区,主要林分为:针叶林、灌木林,风险等级低,不是重点防控区域
新疆维吾尔自治区	尼勒克县	0.13	灌木林	极不适宜	3.25	
新疆维吾尔自治区	尼勒克县	0.13	针叶林	极不适宜	7.28	
新疆维吾尔自治区	尼勒克县	0.40	其他	不适宜	8598.71	
新疆维吾尔自治区	尼勒克县	0.40	针叶林	不适宜	903.76	
新疆维吾尔自治区	尼勒克县	0.40	灌木林	不适宜	173.40	
新疆维吾尔自治区	伊宁市	0.13	其他	极不适宜	150.29	新疆维吾尔自治区伊宁市,该市为松材线虫的不适宜分布区,主要林分为针叶林,风险等级低,不是重点防控区域
新疆维吾尔自治区	伊宁市	0.13	针叶林	极不适宜	2.23	
新疆维吾尔自治区	伊宁县	0.13	其他	极不适宜	3797.77	新疆维吾尔自治区伊宁县,该县东北部极少部分地区为松材线虫的不适宜分布区,其余地区为松材线虫的极不适宜分布区,主要林分为:针叶林、灌木林,风险等级低,不是重点防控区域
新疆维吾尔自治区	伊宁县	0.13	阔叶林	极不适宜	13.01	
新疆维吾尔自治区	伊宁县	0.13	针叶林	极不适宜	436.30	
新疆维吾尔自治区	伊宁县	0.13	灌木林	极不适宜	147.14	
新疆维吾尔自治区	伊宁县	0.40	其他	不适宜	390.95	
新疆维吾尔自治区	伊宁县	0.40	针叶林	不适宜	42.20	
新疆维吾尔自治区	伊宁县	0.40	灌木林	不适宜	3.02	
新疆维吾尔自治区	伊吾县	0.13	针叶林	极不适宜	15.75	新疆维吾尔自治区伊吾县,该县西南部为松材线虫的极不适宜分布区,其余地区为松材线虫的不适宜分布区,主要林分为:针叶林,风险等级低,不是重点防控区域
新疆维吾尔自治区	伊吾县	0.13	沙漠	极不适宜	2531.74	
新疆维吾尔自治区	伊吾县	0.13	其他	极不适宜	4408.58	
新疆维吾尔自治区	伊吾县	0.40	其他	不适宜	2790.79	
新疆维吾尔自治区	伊吾县	0.40	沙漠	不适宜	9912.29	

省份	县(市、区)	适生值	森林类型	风险等级	面积/km²	风险评价
新疆维吾尔自治区	岳普湖县	0.40	沙漠	不适宜	20.97	
新疆维吾尔自治区	岳普湖县	0.40	其他	不适宜	820.95	新疆维吾尔自治区岳普湖县，全县西部为松材线虫的不适宜分布区，东部为次适宜分布区，主要林分为：针阔混交林、灌木林，该县的次适宜分布区虽然为中度风险区，但因针叶林分布极少，所以不是重点防控区域，但应注意新造人工林的树种选择
新疆维吾尔自治区	岳普湖县	0.40	针阔混交林	不适宜	5.01	
新疆维吾尔自治区	岳普湖县	0.55	沙漠	次适宜	1590.17	
新疆维吾尔自治区	岳普湖县	0.55	其他	次适宜	352.89	
新疆维吾尔自治区	岳普湖县	0.55	灌木林	次适宜	82.60	
新疆维吾尔自治区	裕民县	0.40	沙漠	不适宜	30.05	
新疆维吾尔自治区	裕民县	0.40	灌木林	不适宜	789.88	新疆维吾尔自治区裕民县，全县为松材线虫的不适宜分布区，主要林分为：灌木林，风险等级低，不是重点防控区域
新疆维吾尔自治区	裕民县	0.40	其他	不适宜	5663.54	
新疆维吾尔自治区	于田县	0.40	其他	不适宜	11740.38	
新疆维吾尔自治区	于田县	0.55	沙漠	次适宜	23159.24	新疆维吾尔自治区于田县，该县南部少部分地区为松材线虫的不适宜分布区，其余地区为松材线虫的次适宜分布区，主要林分为：针叶林、灌木林，其中1.4%为次适宜针叶林区，风险等级中，是重点防控区域
新疆维吾尔自治区	于田县	0.55	其他	次适宜	5036.77	
新疆维吾尔自治区	于田县	0.55	灌木林	次适宜	1293.51	
新疆维吾尔自治区	于田县	0.55	针叶林	次适宜	425.71	
新疆维吾尔自治区	泽普县	0.40	其他	不适宜	0.79	
新疆维吾尔自治区	泽普县	0.40	沙漠	不适宜	84.19	
新疆维吾尔自治区	泽普县	0.40	针阔混交林	不适宜	54.95	新疆维吾尔自治区泽普县，全县大部分地区为松材线虫的次适宜分布区，西部部分地区为不适宜分布区，主要林分为：针叶林、针阔混交林，其中11.2%的区域为次适宜针叶林区，主要分布在该县的东部地区，风险等级中度，为重点防控区域
新疆维吾尔自治区	泽普县	0.55	其他	次适宜	551.92	
新疆维吾尔自治区	泽普县	0.55	沙漠	次适宜	152.74	
新疆维吾尔自治区	泽普县	0.55	针阔混交林	次适宜	97.50	
新疆维吾尔自治区	泽普县	0.55	针叶林	次适宜	118.45	
新疆维吾尔自治区	昭苏县	0.13	其他	极不适宜	9777.40	
新疆维吾尔自治区	昭苏县	0.13	灌木林	极不适宜	5.81	新疆维吾尔自治区昭苏县，全县为松材线虫的极不适宜分布区，主要林分为：针叶林、灌木林，风险等级低，不是重点防控区域
新疆维吾尔自治区	昭苏县	0.13	针叶林	极不适宜	1250.54	

省份	县(市、区)	适生值	森林类型	风险等级	面积/km²	风险评价
云南省	安宁市	0.55	针阔混交林	次适宜	18.49	云南省安宁市,全市为松材线虫的次适宜分布区,主要林分为:针叶林、阔叶林、针阔混交林,其中20.8%的区域为次适宜针叶林区,主要分布在该市的北部地区,风险等级中度,为重点防控区域
云南省	安宁市	0.55	其他	次适宜	852.00	
云南省	安宁市	0.55	水体	次适宜	2.54	
云南省	安宁市	0.55	针叶林	次适宜	267.86	
云南省	安宁市	0.55	阔叶林	次适宜	143.77	
云南省	安宁市	0.70	其他	适宜	1.28	
云南省	保山市	0.55	其他	次适宜	2759.13	云南省保山市,全市为松材线虫的次适宜分布区,主要林分为:针叶林、阔叶林,其中20.3%的区域为次适宜针叶林区,主要分布在该市的中部、南部地区,风险等级中度,为重点防控区域
云南省	保山市	0.55	阔叶林	次适宜	1183.37	
云南省	保山市	0.55	针叶林	次适宜	1004.58	
云南省	宾川县	0.55	针阔混交林	次适宜	12.26	云南省宾川县,全县大部分地区为松材线虫的次适宜分布区,东部部分地区为适宜分布区,主要林分为:针叶林、阔叶林、针阔混交林、灌木林、竹林,其中21.1%的区域为次适宜针叶林区,主要分布在该县的西部、南部地区,风险等级中度,为重点防控区域
云南省	宾川县	0.55	阔叶林	次适宜	108.44	
云南省	宾川县	0.55	其他	次适宜	1264.34	
云南省	宾川县	0.55	灌木林	次适宜	274.62	
云南省	宾川县	0.55	针叶林	次适宜	514.35	
云南省	宾川县	0.70	其他	适宜	255.09	
云南省	宾川县	0.70	竹林	适宜	5.11	
云南省	宾川县	0.70	针阔混交林	适宜	3.34	
云南省	昌宁县	0.55	阔叶林	次适宜	847.60	云南省昌宁县,全县北部为松材线虫的次适宜分布区,南部为适宜分布区,主要林分为:针叶林、阔叶林、针阔混交林、灌木林,其中22.3%的区域为次适宜针叶林区,主要分布在该县的北部地区,风险等级中度,为重点防控区域;11.9%的区域为适宜针叶林区,主要分布在该县的南部地区,风险等级较高,为重点防控区域
云南省	昌宁县	0.55	针阔混交林	次适宜	14.97	
云南省	昌宁县	0.55	针叶林	次适宜	902.75	
云南省	昌宁县	0.55	灌木林	次适宜	31.25	
云南省	昌宁县	0.55	其他	次适宜	789.27	
云南省	昌宁县	0.70	针叶林	适宜	481.20	
云南省	昌宁县	0.70	其他	适宜	603.14	
云南省	昌宁县	0.70	阔叶林	适宜	377.47	
云南省	沧源佤族自治县	0.70	阔叶林	适宜	1800.20	云南省沧源佤族自治县,全县为松材线虫的适宜分布区,主要林分为:针叶林、阔叶林、针阔混交林、竹林,其中0.3%的区域为适宜针叶林区,主要分布在该县的东部少数地区,风险等级较高,为重点防控区域
云南省	沧源佤族自治县	0.70	其他	适宜	491.98	
云南省	沧源佤族自治县	0.70	竹林	适宜	11.86	
云南省	沧源佤族自治县	0.70	针叶林	适宜	58.13	
云南省	沧源佤族自治县	0.70	针阔混交林	适宜	19.12	
云南省	呈贡县	0.55	其他	次适宜	343.33	云南省呈贡县,全县为松材线虫的次适宜分布区,主要林分为:针叶林、阔叶林、竹林,其中14.4%的区域为次适宜针叶林区,主要分布在该县的东部地区,风险等级中度,为重点防控区域
云南省	呈贡县	0.55	阔叶林	次适宜	4.69	
云南省	呈贡县	0.55	竹林	次适宜	30.12	
云南省	呈贡县	0.55	针叶林	次适宜	63.79	
云南省	澄江县	0.55	竹林	次适宜	129.85	云南省澄江县,全县为松材线虫的次适宜分布区,主要林分为:针叶林、阔叶
云南省	澄江县	0.55	针阔混交林	次适宜	0.41	

省份	县(市、区)	适生值	森林类型	风险等级	面积/km²	风险评价
云南省	澄江县	0.55	水体	次适宜	132.24	林、针阔混交林、竹林，其中 10.7%的
云南省	澄江县	0.55	阔叶林	次适宜	13.58	区域为次适宜针叶林区，主要分布在该
云南省	澄江县	0.55	其他	次适宜	363.38	县的周边地区，风险等级中度，为重点
云南省	澄江县	0.55	针叶林	次适宜	76.90	防控区域
云南省	嵩明县	0.55	针阔混交林	次适宜	30.51	云南省崇明县，全县为松材线虫的次适
云南省	嵩明县	0.55	其他	次适宜	731.59	宜分布区，主要林分为：针叶林、阔叶
云南省	嵩明县	0.55	竹林	次适宜	24.86	林、针阔混交林、竹林，其中 34.9%的
云南省	嵩明县	0.55	阔叶林	次适宜	90.06	区域为次适宜针叶林区，全县各地区均
云南省	嵩明县	0.55	针叶林	次适宜	470.70	有分布，风险等级中度，为重点防控区域
云南省	楚雄市	0.70	针阔混交林	适宜	417.24	云南省楚雄市，全市为松材线虫的适宜
云南省	楚雄市	0.70	针叶林	适宜	1763.17	分布区，主要林分为：针叶林、阔叶林、
云南省	楚雄市	0.70	阔叶林	适宜	373.10	针阔混交林、竹林，其中 42.1%的区域
云南省	楚雄市	0.70	其他	适宜	1620.95	为适宜针叶林区，全市各地区均有分布，
云南省	楚雄市	0.70	竹林	适宜	8.98	风险等级较高，为重点防控区域
云南省	大关县	0.40	针叶林	不适宜	72.92	
云南省	大关县	0.40	其他	不适宜	679.13	云南省大关县，全县大部分地区为松材
云南省	大关县	0.40	针阔混交林	不适宜	5.99	线虫的不适宜分布区，东北部为次适宜
云南省	大关县	0.40	竹林	不适宜	34.39	分布区，主要林分为：针叶林、阔叶林、
云南省	大关县	0.40	阔叶林	不适宜	391.37	针阔混交林、竹林，该县次适宜区虽然
云南省	大关县	0.55	竹林	次适宜	26.40	为中度风险区，但因针叶林分布极少，
云南省	大关县	0.55	阔叶林	次适宜	249.39	所以不是重点防控区域，但应注意新造
云南省	大关县	0.55	其他	次适宜	126.12	人工林的树种选择
云南省	大理市	0.55	水体	次适宜	215.92	云南省大理市，全市为松材线虫的次适
云南省	大理市	0.55	针叶林	次适宜	536.44	宜分布区，主要林分为：针叶林、阔叶
云南省	大理市	0.55	阔叶林	次适宜	73.24	林、灌木林，其中 35.0%的区域为次适
云南省	大理市	0.55	灌木林	次适宜	205.15	宜针叶林区，全市各地区均有分布，风
云南省	大理市	0.55	其他	次适宜	501.60	险等级中度，为重点防控区域
云南省	大姚县	0.55	其他	次适宜	0.72	
云南省	大姚县	0.70	灌木林	适宜	60.99	云南省大姚县，全县绝大部分地区为松
云南省	大姚县	0.70	针阔混交林	适宜	148.09	材线虫的适宜分布区，西北部极少数地
云南省	大姚县	0.70	针叶林	适宜	1468.47	区为次适宜针叶林区，主要林分为：针
云南省	大姚县	0.70	阔叶林	适宜	172.26	叶林、阔叶林、针阔混交林、灌木林、
云南省	大姚县	0.70	竹林	适宜	120.10	竹林，其中 37.6%的区域为适宜针叶林
云南省	大姚县	0.70	其他	适宜	1937.33	区，主要分布在该县的中部和南部地区，风险等级较高，为重点防控区域
云南省	德钦县	0.13	其他	极不适宜	3338.72	
云南省	德钦县	0.13	灌木林	极不适宜	1030.03	云南省德钦县，全县大部分地区为松材
云南省	德钦县	0.13	阔叶林	极不适宜	81.75	线虫的极不适宜分布区，西南部地区为
云南省	德钦县	0.13	针叶林	极不适宜	1558.02	不适宜分布区，主要林分为：针叶林、
云南省	德钦县	0.13	针阔混交林	极不适宜	123.28	阔叶林、针阔混交林、灌木林，风险等
云南省	德钦县	0.40	其他	不适宜	404.15	级低，不是重点防控区域
云南省	德钦县	0.40	针叶林	不适宜	301.15	

省份	县(市、区)	适生值	森林类型	风险等级	面积/km²	风险评价
云南省	德钦县	0.40	灌木林	不适宜	672.22	
云南省	德钦县	0.40	针阔混交林	不适宜	26.90	
云南省	东川市	0.40	其他	不适宜	4.02	云南省东川市，全市绝大部分地区为松材线虫的次适宜分布区，东北部极少数地区为不适宜分布区，主要林分为：针叶林、阔叶林、针阔混交林、灌木林，其中14.8%的区域为次适宜针叶林区，主要分布在该市的南部地区，风险等级中度，为重点防控区域
云南省	东川市	0.55	灌木林	次适宜	101.09	
云南省	东川市	0.55	针阔混交林	次适宜	64.17	
云南省	东川市	0.55	其他	次适宜	1495.15	
云南省	东川市	0.55	阔叶林	次适宜	106.40	
云南省	东川市	0.55	针叶林	次适宜	308.04	
云南省	峨山彝族自治县	0.70	阔叶林	适宜	248.36	云南省峨山彝族自治县，全县为松材线虫的适宜分布区，主要林分为：针叶林、阔叶林、竹林，其中59.6%的区域为适宜针叶林区，全县各地区均有分布，风险等级较高，为重点防控区域
云南省	峨山彝族自治县	0.70	竹林	适宜	64.63	
云南省	峨山彝族自治县	0.70	针叶林	适宜	1115.28	
云南省	峨山彝族自治县	0.70	其他	适宜	442.98	
云南省	洱源县	0.55	阔叶林	次适宜	167.93	云南省洱源县，全县为松材线虫的次适宜分布区，主要林分为：针叶林、阔叶林、灌木林，其中36.3%的区域为次适宜针叶林区，主要分布在该县的中部、西部地区，风险等级中度，为重点防控区域
云南省	洱源县	0.55	水体	次适宜	37.61	
云南省	洱源县	0.55	灌木林	次适宜	370.45	
云南省	洱源县	0.55	其他	次适宜	1180.38	
云南省	洱源县	0.55	针叶林	次适宜	999.97	
云南省	凤庆县	0.55	阔叶林	次适宜	309.65	云南省凤庆县，全县北部为松材线虫的次适宜分布区，南部为适宜分布区，主要林分为：针叶林、阔叶林、灌木林、竹林，其中16.7%的区域为次适宜针叶林区，主要分布在该县的北部地区，风险等级中度，为重点防控区域；13.6%的区域为适宜针叶林区，主要分布在该县的西南部地区，风险等级较高，为重点防控区域
云南省	凤庆县	0.55	针叶林	次适宜	517.16	
云南省	凤庆县	0.55	竹林	次适宜	4.23	
云南省	凤庆县	0.55	其他	次适宜	286.41	
云南省	凤庆县	0.55	灌木林	次适宜	487.41	
云南省	凤庆县	0.70	针叶林	适宜	422.74	
云南省	凤庆县	0.70	阔叶林	适宜	349.94	
云南省	凤庆县	0.70	其他	适宜	305.23	
云南省	凤庆县	0.70	灌木林	适宜	421.08	
云南省	福贡县	0.40	针叶林	不适宜	761.71	云南省福贡县，全县大部分地区为松材线虫的不适宜分布区，南部部分地区为次适宜分布区，主要林分为：针叶林、阔叶林、针阔混交林、灌木林、竹林，其中2.8%的区域为次适宜针叶林区，主要分布在该县的东南部地区，风险等级中度，为重点防控区域
云南省	福贡县	0.40	竹林	不适宜	8.51	
云南省	福贡县	0.40	灌木林	不适宜	39.39	
云南省	福贡县	0.40	阔叶林	不适宜	475.86	
云南省	福贡县	0.40	针阔混交林	不适宜	450.72	
云南省	福贡县	0.40	其他	不适宜	707.91	
云南省	福贡县	0.55	针阔混交林	次适宜	27.65	
云南省	福贡县	0.55	阔叶林	次适宜	145.63	
云南省	福贡县	0.55	针叶林	次适宜	87.37	
云南省	福贡县	0.55	灌木林	次适宜	26.62	
云南省	福贡县	0.55	其他	次适宜	366.50	

省份	县(市、区)	适生值	森林类型	风险等级	面积/km²	风险评价
云南省	富民县	0.55	针叶林	次适宜	585.62	云南省富民县，全县为松材线虫的次适
云南省	富民县	0.55	灌木林	次适宜	17.00	宜分布区，主要林分为：针叶林、阔叶
云南省	富民县	0.55	其他	次适宜	234.98	林、针阔混交林、灌木林，其中58.6%
云南省	富民县	0.55	阔叶林	次适宜	133.51	的区域为次适宜针叶林区，全县各地区
云南省	富民县	0.55	针阔混交林	次适宜	27.60	均有分布，风险等级中度，为重点防控区域
云南省	富宁县	0.70	其他	适宜	3469.59	云南省富宁县，全县为松材线虫的适宜
云南省	富宁县	0.70	竹林	适宜	101.86	分布区，主要林分为：针叶林、阔叶林、
云南省	富宁县	0.70	针阔混交林	适宜	24.16	针阔混交林、竹林，其中5.6%的区域为
云南省	富宁县	0.70	针叶林	适宜	269.09	适宜针叶林区，主要分布在该县的中部
云南省	富宁县	0.70	阔叶林	适宜	1350.06	地区，风险等级较高，为重点防控区域
云南省	富源县	0.55	竹林	次适宜	10.35	云南省富源县，全县为松材线虫的次适
云南省	富源县	0.55	其他	次适宜	2067.32	宜分布区，主要林分为：针叶林、阔叶
云南省	富源县	0.55	阔叶林	次适宜	176.23	林、针阔混交林，其中26.1%的区域为
云南省	富源县	0.55	针阔混交林	次适宜	71.45	次适宜针叶林区，主要分布在该县的西
云南省	富源县	0.55	针叶林	次适宜	912.09	部、北部地区，风险等级中度，为重点防控区域
云南省	个旧市	0.55	其他	次适宜	8.06	云南省个旧市，全市大部分地区为松材
云南省	个旧市	0.55	灌木林	次适宜	0.29	线虫的适宜分布区，东北部少数地区为
云南省	个旧市	0.70	阔叶林	适宜	489.12	次适宜分布区，主要林分为：针叶林、
云南省	个旧市	0.70	针叶林	适宜	239.71	阔叶林、灌木林、竹林，其中15.4%的
云南省	个旧市	0.70	竹林	适宜	38.62	区域为适宜针叶林区，主要分布在该市
云南省	个旧市	0.70	其他	适宜	499.16	的中部地区，风险等级较高，为重点防
云南省	个旧市	0.70	灌木林	适宜	285.29	控区域
云南省	耿马傣族佤族自治县	0.70	竹林	适宜	142.36	
云南省	耿马傣族佤族自治县	0.70	阔叶林	适宜	2339.85	云南省耿马傣族佤族自治县，全县为松材线虫的适宜分布区，主要林分为：针
云南省	耿马傣族佤族自治县	0.70	灌木林	适宜	461.08	叶林、阔叶林、灌木林、竹林，其中1.8% 的区域为适宜针叶林区，主要分布在该
云南省	耿马傣族佤族自治县	0.70	其他	适宜	845.46	县的东北部地区，风险等级较高，为重
云南省	耿马傣族佤族自治县	0.70	针叶林	适宜	67.80	点防控区域
云南省	贡山独龙族怒族自治县	0.40	灌木林	不适宜	11.11	
云南省	贡山独龙族怒族自治县	0.40	阔叶林	不适宜	1036.45	云南省贡山独龙族怒族自治县，全县大部分地区为松材线虫的不适宜分布区，
云南省	贡山独龙族怒族自治县	0.40	其他	不适宜	1761.45	北部少数地区为极不适宜分布区，主要林分为：针叶林、阔叶林、针阔混交林、
云南省	贡山独龙族怒族自治县	0.40	针阔混交林	不适宜	1115.14	灌木林，风险等级低，不是重点防控区域
云南省	贡山独龙族怒族自治县	0.40	针叶林	不适宜	342.30	
云南省	广南县	0.55	竹林	次适宜	58.37	云南省广南县，全县大部分地区为松材
云南省	广南县	0.55	其他	次适宜	693.83	线虫的适宜分布区，西北地区次适宜分

省份	县(市、区)	适生值	森林类型	风险等级	面积/km²	风险评价
云南省	广南县	0.55	阔叶林	次适宜	130.89	布区，主要林分为：针叶林、阔叶林、针阔混交林、竹林，其中6.8%的区域为次适宜针叶林区，主要分布在该县的西北地区，风险等级中度，为重点防控区域；15.8%的区域为适宜针叶林区，主要分布在该县的中部、西南部地区，风险等级较高，为重点防控区域
云南省	广南县	0.55	针阔混交林	次适宜	56.80	
云南省	广南县	0.55	针叶林	次适宜	518.34	
云南省	广南县	0.70	针阔混交林	适宜	97.95	
云南省	广南县	0.70	其他	适宜	3835.61	
云南省	广南县	0.70	竹林	适宜	472.44	
云南省	广南县	0.70	针叶林	适宜	1207.35	
云南省	广南县	0.70	阔叶林	适宜	712.06	
云南省	河口瑶族自治县	0.55	阔叶林	次适宜	93.99	
云南省	河口瑶族自治县	0.55	其他	次适宜	7.12	云南省河口瑶族自治县，全县大部分地区为松材线虫的适宜分布区，西北部部分地区为次适宜分布区，主要林分为：阔叶林、灌木林、竹林，该县虽然为中度、较高风险区，但因针叶林分布极少，所以不是重点防控区域，但应注意新造人工林的树种选择
云南省	河口瑶族自治县	0.70	灌木林	适宜	4.25	
云南省	河口瑶族自治县	0.70	阔叶林	适宜	560.33	
云南省	河口瑶族自治县	0.70	其他	适宜	381.58	
云南省	河口瑶族自治县	0.70	竹林	适宜	47.02	
云南省	鹤庆县	0.40	针叶林	不适宜	1.53	云南省鹤庆县，全县大部分地区为松材线虫的次适宜分布区，西北部少数地区为不适宜分布区，主要林分为：针叶林、阔叶林、灌木林，其中32.2%的区域为次适宜针叶林区，主要分布在该县的中部、北部地区，风险等级中度，为重点防控区域
云南省	鹤庆县	0.55	其他	次适宜	1160.85	
云南省	鹤庆县	0.55	阔叶林	次适宜	125.56	
云南省	鹤庆县	0.55	针叶林	次适宜	752.67	
云南省	鹤庆县	0.55	灌木林	次适宜	293.89	
云南省	红河县	0.70	针叶林	适宜	44.83	云南省红河县，全县为松材线虫的适宜分布区，主要林分为：针叶林、阔叶林、竹林，其中2.2%的区域为适宜针叶林区，主要分布在该县的北部地区，风险等级较高，为重点防控区域
云南省	红河县	0.70	竹林	适宜	42.68	
云南省	红河县	0.70	阔叶林	适宜	819.31	
云南省	红河县	0.70	其他	适宜	1147.05	
云南省	华宁县	0.55	水体	次适宜	17.03	云南省华宁县，全县为松材线虫的次适宜分布区，主要林分为：针叶林、竹林，其中36.5%的区域为次适宜针叶林区，全县各地区均有分布，风险等级中度，为重点防控区域
云南省	华宁县	0.55	竹林	次适宜	481.30	
云南省	华宁县	0.55	针叶林	次适宜	501.77	
云南省	华宁县	0.55	其他	次适宜	373.36	
云南省	华坪县	0.55	其他	次适宜	1219.93	云南省华坪县，全县中部、北部为松材线虫的次适宜分布区，南部为适宜分布区，主要林分为：针叶林、竹林，其中11.3%的区域为次适宜针叶林区，主要分布在该县的东北部地区，风险等级中度，为重点防控区域；0.3%的区域为适宜针叶林区，主要分布在该县的南部地区，风险等级较高，为重点防控区域
云南省	华坪县	0.55	针叶林	次适宜	274.23	
云南省	华坪县	0.70	其他	适宜	642.98	
云南省	华坪县	0.70	针叶林	适宜	5.42	
云南省	华坪县	0.70	竹林	适宜	16.89	

省份	县(市、区)	适生值	森林类型	风险等级	面积/km²	风险评价
云南省	华坪县	0.70	阔叶林	适宜	3.17	
云南省	会泽县	0.40	阔叶林	不适宜	4.08	云南省会泽县,全县大部分地区为松材线虫的不适宜分布区,西南部、南部地区为次适宜分布区,主要林分为:针叶林、阔叶林、针阔混交林、竹林,其中11.8%的区域为次适宜针叶林区,主要分布在该县的西南部、南部地区,风险等级中度,为重点防控区域
云南省	会泽县	0.40	针叶林	不适宜	1419.10	
云南省	会泽县	0.40	其他	不适宜	2597.45	
云南省	会泽县	0.55	阔叶林	次适宜	15.46	
云南省	会泽县	0.55	针阔混交林	次适宜	115.61	
云南省	会泽县	0.55	针叶林	次适宜	651.74	
云南省	会泽县	0.55	其他	次适宜	856.78	
云南省	会泽县	0.55	竹林	次适宜	22.78	
云南省	剑川县	0.40	灌木林	不适宜	5.95	云南省剑川县,全县大部分地区为松材线虫的次适宜分布区,北部地区为不适宜分布区,主要林分为:针叶林、灌木林,其中44.3%的区域为次适宜针叶林区,主要分布在该县的中部、南部地区,风险等级中度,为重点防控区域
云南省	剑川县	0.40	针叶林	不适宜	60.12	
云南省	剑川县	0.40	其他	不适宜	290.22	
云南省	剑川县	0.55	灌木林	次适宜	6.87	
云南省	剑川县	0.55	针叶林	次适宜	873.38	
云南省	剑川县	0.55	其他	次适宜	736.63	
云南省	江城哈尼族彝族自治县	0.70	阔叶林	适宜	2498.97	云南省江城哈尼族彝族自治县,全县为松材线虫的适宜分布区,主要林分为:阔叶林、竹林,该县虽然为较高风险区,但因针叶林分布极少,所以不是重点防控区域,但应注意新造人工林的树种选择
云南省	江城哈尼族彝族自治县	0.70	其他	适宜	476.55	
云南省	江城哈尼族彝族自治县	0.70	竹林	适宜	41.09	
云南省	江川县	0.55	竹林	次适宜	10.25	云南省江川县,全县为松材线虫的次适宜分布区,主要林分为:针叶林、阔叶林、竹林,其中43.9%的区域为次适宜针叶林区,全县各地区均有分布,风险等级中度,为重点防控区域
云南省	江川县	0.55	水体	次适宜	66.00	
云南省	江川县	0.55	针叶林	次适宜	329.88	
云南省	江川县	0.55	阔叶林	次适宜	19.54	
云南省	江川县	0.55	其他	次适宜	325.42	
云南省	砚山县	0.55	阔叶林	次适宜	19.06	云南省砚山县,全县大部分地区为松材线虫的次适宜分布区,东南部为适宜分布区,主要林分为:针叶林、阔叶林、针阔混交林、竹林,其中18.9%的区域为次适宜针叶林区,主要分布在该县的中部地区,风险等级中度,为重点防控区域;12.5%的区域为适宜针叶林区,主要分布在该县的东南部地区,风险等级较高,为重点防控区域
云南省	砚山县	0.55	其他	次适宜	2173.92	
云南省	砚山县	0.55	针叶林	次适宜	701.22	
云南省	砚山县	0.70	竹林	适宜	11.22	
云南省	砚山县	0.70	针阔混交林	适宜	61.29	
云南省	砚山县	0.70	针叶林	适宜	462.25	
云南省	砚山县	0.70	其他	适宜	272.00	
云南省	建水县	0.55	针叶林	次适宜	304.21	云南省建水县,全县大部分地区为松材线虫的适宜分布区,东北部为次适宜分布区,主要林分为:针叶林、阔叶林、针阔混交林、灌木林、竹林,其中8.3%的区域为次适宜针叶林区,主要分布在该县的东北部地区,风险等级中度,为重点防控区域;20.3%的区域为适宜针叶林区,主要分布在该县的西北部、南部地区,风险等级较高,为重点防控区域
云南省	建水县	0.55	竹林	次适宜	2.91	
云南省	建水县	0.55	其他	次适宜	388.92	
云南省	建水县	0.55	阔叶林	次适宜	38.42	
云南省	建水县	0.70	灌木林	适宜	4.31	
云南省	建水县	0.70	针阔混交林	适宜	15.81	
云南省	建水县	0.70	针叶林	适宜	738.74	
云南省	建水县	0.70	其他	适宜	1831.96	

省份	县(市、区)	适生值	森林类型	风险等级	面积/km²	风险评价
云南省	建水县	0.70	阔叶林	适宜	322.29	
云南省	景东彝族自治县	0.70	竹林	适宜	10.69	
云南省	景东彝族自治县	0.70	其他	适宜	1572.43	云南省景东彝族自治县,全县为松材线虫的适宜分布区,主要林分为:针叶林、阔叶林、针阔混交林、灌木林、竹林,其中37.5%的区域为适宜针叶林区,主要分布在该县的北部、东南部地区,风险等级较高,为重点防控区域
云南省	景东彝族自治县	0.70	阔叶林	适宜	1007.41	
云南省	景东彝族自治县	0.70	针叶林	适宜	1560.80	
云南省	景东彝族自治县	0.70	灌木林	适宜	7.82	
云南省	景东彝族自治县	0.70	针阔混交林	适宜	0.00	
云南省	景谷傣族彝族自治县	0.70	竹林	适宜	14.00	
云南省	景谷傣族彝族自治县	0.70	针叶林	适宜	3313.32	云南省景谷傣族彝族自治县,全县为松材线虫的适宜分布区,主要林分为:针叶林、阔叶林、针阔混交林、灌木林、竹林,其中43.7%的区域为适宜针叶林区,主要分布在该县的西部、南部、北部地区,风险等级较高,为重点防控区域
云南省	景谷傣族彝族自治县	0.70	阔叶林	适宜	1071.82	
云南省	景谷傣族彝族自治县	0.70	其他	适宜	2999.40	
云南省	景谷傣族彝族自治县	0.70	灌木林	适宜	32.07	
云南省	景谷傣族彝族自治县	0.70	针阔混交林	适宜	145.94	
云南省	景洪市	0.70	针阔混交林	适宜	95.56	云南省景洪市,全市为松材线虫的适宜分布区,主要林分为:阔叶林、针阔混交林、竹林,该市虽然为较高风险区,但因针叶林分布极少,所以不是重点防控区域,但应注意新造人工林的树种选择
云南省	景洪市	0.70	竹林	适宜	1375.52	
云南省	景洪市	0.70	阔叶林	适宜	4039.67	
云南省	景洪市	0.70	其他	适宜	1246.45	
云南省	晋宁县	0.55	竹林	次适宜	8.32	云南省晋宁县,全县大部分地区为松材线虫的次适宜分布区,西部部分地区为适宜分布区,主要林分为:针叶林、阔叶林、针阔混交林、竹林,其中17.5%的区域为次适宜针叶林区,主要分布在该县的东部地区,风险等级中度,为重点防控区域
云南省	晋宁县	0.55	水体	次适宜	13.13	
云南省	晋宁县	0.55	阔叶林	次适宜	2.19	
云南省	晋宁县	0.55	针阔混交林	次适宜	83.17	
云南省	晋宁县	0.55	其他	次适宜	862.35	
云南省	晋宁县	0.55	针叶林	次适宜	234.33	
云南省	晋宁县	0.70	其他	适宜	136.71	
云南省	金平苗族瑶族傣族自治县	0.70	针叶林	适宜	1.66	云南省金平苗族瑶族傣族自治县,全县为松材线虫的适宜分布区,主要林分为:针叶林、阔叶林、灌木林、竹林,其中0.05%的区域为适宜针叶林区,主要分布在该县的北部周边少数地区,风险等级较高,为重点防控区域
云南省	金平苗族瑶族傣族自治县	0.70	阔叶林	适宜	2279.40	
云南省	金平苗族瑶族傣族自治县	0.70	竹林	适宜	66.26	
云南省	金平苗族瑶族傣族自治县	0.70	灌木林	适宜	409.80	
云南省	金平苗族瑶族傣族自治县	0.70	其他	适宜	738.10	

省份	县(市、区)	适生值	森林类型	风险等级	面积/km²	风险评价
云南省	开远市	0.55	灌木林	次适宜	35.44	云南省开远市，全市大部分地区为松材线虫的次适宜分布区，西南部地区为适宜分布区，主要林分为：针叶林、阔叶林、灌木林、竹林，其中 17.0%的区域为次适宜针叶林区，主要分布在该市的北部地区，风险等级中度，为重点防控区域；1.8%的区域为适宜针叶林区，主要分布在该市的西南部地区，风险等级较高，为重点防控区域
云南省	开远市	0.55	竹林	次适宜	527.40	
云南省	开远市	0.55	针叶林	次适宜	336.46	
云南省	开远市	0.55	阔叶林	次适宜	23.25	
云南省	开远市	0.70	其他	适宜	981.09	
云南省	开远市	0.70	灌木林	适宜	42.87	
云南省	开远市	0.70	针叶林	适宜	35.07	
云南省	昆明市	0.55	灌木林	次适宜	0.45	云南省昆明市，全市为松材线虫的次适宜分布区，主要林分为：针叶林、阔叶林、针阔混交林、灌木林、竹林，其中 24.9%的区域为次适宜针叶林区，主要分布在该市的北部地区，风险等级中度，为重点防控区域
云南省	昆明市	0.55	阔叶林	次适宜	171.32	
云南省	昆明市	0.55	其他	次适宜	893.43	
云南省	昆明市	0.55	竹林	次适宜	71.44	
云南省	昆明市	0.55	水体	次适宜	279.84	
云南省	昆明市	0.55	针叶林	次适宜	503.32	
云南省	昆明市	0.55	针阔混交林	次适宜	101.27	
云南省	澜沧拉祜族自治县	0.70	阔叶林	适宜	4616.55	云南省澜沧拉祜族自治县，全县为松材线虫的适宜分布区，主要林分为：针叶林、阔叶林、针阔混交林、竹林，其中 5.9%的区域为适宜针叶林区，全县各地区均有分布，风险等级较高，为重点防控区域
云南省	澜沧拉祜族自治县	0.70	竹林	适宜	200.50	
云南省	澜沧拉祜族自治县	0.70	针叶林	适宜	496.11	
云南省	澜沧拉祜族自治县	0.70	针阔混交林	适宜	357.62	
云南省	澜沧拉祜族自治县	0.70	其他	适宜	2803.84	
云南省	兰坪白族普米族自治县	0.40	灌木林	不适宜	14.27	云南省兰坪白族普米族自治县，全县北部为松材线虫的不适宜分布区，南部为次适宜分布区，主要林分为：针叶林、阔叶林、针阔混交林、灌木林，其中 14.4%的区域为次适宜针叶林区，主要分布在该县的南部地区，风险等级中度，为重点防控区域
云南省	兰坪白族普米族自治县	0.40	针阔混交林	不适宜	18.79	
云南省	兰坪白族普米族自治县	0.40	其他	不适宜	1609.39	
云南省	兰坪白族普米族自治县	0.40	针叶林	不适宜	844.46	
云南省	兰坪白族普米族自治县	0.55	灌木林	次适宜	36.35	
云南省	兰坪白族普米族自治县	0.55	阔叶林	次适宜	52.63	
云南省	兰坪白族普米族自治县	0.55	其他	次适宜	1211.25	
云南省	兰坪白族普米族自治县	0.55	针叶林	次适宜	636.73	
云南省	梁河县	0.55	阔叶林	次适宜	173.44	云南省梁河县，全县大部分地区为松材线虫的适宜分布区，北部部分地区为次适宜分布区，主要林分为：针叶林、阔叶林、竹林，其中 0.8%的区域为次适宜
云南省	梁河县	0.55	针叶林	次适宜	9.32	
云南省	梁河县	0.55	其他	次适宜	102.49	

省份	县（市、区）	适生值	森林类型	风险等级	面积/km²	风险评价
云南省	梁河县	0.70	阔叶林	适宜	338.86	针叶林区，主要分布在该县的东北部地区，风险等级中度，为重点防控区域；18.9%的区域为适宜针叶林区，主要分布在该县的南部地区，风险等级较高，为重点防控区域
云南省	梁河县	0.70	竹林	适宜	23.72	
云南省	梁河县	0.70	针叶林	适宜	213.87	
云南省	梁河县	0.70	其他	适宜	269.09	
云南省	丽江纳西族自治县	0.13	针叶林	极不适宜	108.70	
云南省	丽江纳西族自治县	0.13	其他	极不适宜	96.75	云南省丽江纳西族自治县，全县大部分地区为松材线虫的不适宜分布区，东北部少数地区为极不适宜分布区，东南部少数地区为次适宜分布区，主要林分为：针叶林、阔叶林、灌木林，其中1.7%的区域为次适宜针叶林区，主要分布在该县的东南部地区，风险等级中度，为重点防控区域
云南省	丽江纳西族自治县	0.40	阔叶林	不适宜	225.34	
云南省	丽江纳西族自治县	0.40	针叶林	不适宜	3589.81	
云南省	丽江纳西族自治县	0.40	灌木林	不适宜	148.09	
云南省	丽江纳西族自治县	0.55	针叶林	次适宜	127.39	
云南省	丽江纳西族自治县	0.55	其他	次适宜	3176.90	
云南省	临沧县	0.70	灌木林	适宜	182.06	云南省临沧县，全县为松材线虫的适宜分布区，主要林分为：针叶林、阔叶林、灌木林，其中37.1%的区域为适宜针叶林区，全县各地区均有分布，风险等级较高，为重点防控区域
云南省	临沧县	0.70	阔叶林	适宜	682.77	
云南省	临沧县	0.70	其他	适宜	760.12	
云南省	临沧县	0.70	针叶林	适宜	959.40	
云南省	陇川县	0.70	其他	适宜	658.51	云南省陇川县，全县为松材线虫的适宜分布区，主要林分为：针叶林、阔叶林、竹林，其中3.5%的区域为适宜针叶林区，主要分布在该县的中部地区，风险等级较高，为重点防控区域
云南省	陇川县	0.70	竹林	适宜	18.12	
云南省	陇川县	0.70	针叶林	适宜	63.77	
云南省	陇川县	0.70	阔叶林	适宜	1102.97	
云南省	龙陵县	0.55	其他	次适宜	72.17	云南省龙陵县，全县大部分地区为松材线虫的适宜分布区，北部部分地区为次适宜分布区，主要林分为：针叶林、阔叶林，其中1.1%的区域为次适宜针叶林区，主要分布在该县的北部少数地区，风险等级中度，为重点防控区域；20.7%的区域为适宜针叶林区，主要分布在该县的西北部、中部、东南部地区，风险等级较高，为重点防控区域
云南省	龙陵县	0.55	阔叶林	次适宜	86.95	
云南省	龙陵县	0.55	针叶林	次适宜	28.34	
云南省	龙陵县	0.70	阔叶林	适宜	1019.40	
云南省	龙陵县	0.70	其他	适宜	901.55	
云南省	龙陵县	0.70	针叶林	适宜	549.46	
云南省	绿春县	0.70	其他	适宜	469.68	云南省绿春县，全县为松材线虫的适宜分布区，主要林分为：阔叶林、竹林，该县虽然为较高风险区，但因针叶林分布极少，所以不是重点防控区域，但应注意新造人工林的树种选择
云南省	绿春县	0.70	阔叶林	适宜	2524.97	
云南省	绿春县	0.70	竹林	适宜	9.81	
云南省	鲁甸市	0.40	针叶林	不适宜	804.83	云南省鲁甸市，全市为松材线虫的不适宜分布区，主要林分为：针叶林，风险等级低，不是重点防控区域
云南省	鲁甸市	0.40	其他	不适宜	732.37	

省份	县(市、区)	适生值	森林类型	风险等级	面积/km²	风险评价
云南省	禄丰县	0.55	灌木林	次适宜	256.16	
云南省	禄丰县	0.55	针叶林	次适宜	266.32	云南省禄丰县，全县中部、西部为松材
云南省	禄丰县	0.55	竹林	次适宜	0.17	线虫的适宜分布区，东部为次适宜分布
云南省	禄丰县	0.55	其他	次适宜	403.00	区，主要林分为：针叶林、阔叶林、针
云南省	禄丰县	0.55	阔叶林	次适宜	33.13	阔混交林、灌木林、竹林，其中7.1%的
云南省	禄丰县	0.55	针阔混交林	次适宜	4.10	区域为次适宜针叶林区，主要分布在该
云南省	禄丰县	0.70	阔叶林	适宜	7.17	县的东部地区，风险等级中度，为重点
云南省	禄丰县	0.70	竹林	适宜	128.83	防控区域；13.7%的区域为适宜针叶林
云南省	禄丰县	0.70	针叶林	适宜	511.40	区，主要分布在该县的中部、西南部、
云南省	禄丰县	0.70	针阔混交林	适宜	29.98	西北部地区，风险等级较高，为重点防
云南省	禄丰县	0.70	其他	适宜	2090.39	控区域
云南省	陆良县	0.55	针阔混交林	次适宜	0.45	云南省陆良县，全县为松材线虫的次适
云南省	陆良县	0.55	其他	次适宜	1663.28	宜分布区，主要林分为：针叶林、阔叶
云南省	陆良县	0.55	针叶林	次适宜	419.04	林、针阔混交林，其中19.9%的区域为
云南省	陆良县	0.55	阔叶林	次适宜	18.63	次适宜针叶林区，全县各地区均有分布，风险等级中度，为重点防控区域
云南省	路南彝族自治县	0.55	针阔混交林	次适宜	4.38	云南省石林彝族自治县(路南彝族自治
云南省	路南彝族自治县	0.55	阔叶林	次适宜	45.01	县)，全县为松材线虫的次适宜分布区，主要林分为：针叶林、阔叶林、针阔混
云南省	路南彝族自治县	0.55	针叶林	次适宜	624.53	交林，其中35.7%的区域为次适宜针叶
云南省	路南彝族自治县	0.55	其他	次适宜	1074.82	林区，全县各地区均有分布，风险等级中度，为重点防控区域
云南省	罗平县	0.55	针叶林	次适宜	185.03	云南省罗平县，全县为松材线虫的次适
云南省	罗平县	0.55	阔叶林	次适宜	151.19	宜分布区，主要林分为：针叶林、阔叶林，其中5.6%的区域为次适宜针叶林区，
云南省	罗平县	0.55	其他	次适宜	2308.46	全县各地区均有分布，风险等级中度，为重点防控区域
云南省	禄劝彝族苗族自治县	0.55	其他	次适宜	891.84	
云南省	禄劝彝族苗族自治县	0.55	针阔混交林	次适宜	126.02	云南省禄劝彝族苗族自治县，全县大部
云南省	禄劝彝族苗族自治县	0.55	针叶林	次适宜	1760.40	分地区为松材线虫的次适宜分布区，西部少数地区为适宜分布区，主要林分为：
云南省	禄劝彝族苗族自治县	0.55	竹林	次适宜	7.96	针叶林、阔叶林、针阔混交林、灌木林、
云南省	禄劝彝族苗族自治县	0.55	阔叶林	次适宜	664.48	竹林，其中42.7%的区域为次适宜针叶林区，全县各地区均有分布，风险等级
云南省	禄劝彝族苗族自治县	0.55	灌木林	次适宜	630.64	中度，为重点防控区域；0.03%的区域为
云南省	禄劝彝族苗族自治县	0.70	其他	适宜	36.62	适宜针叶林区，主要分布在该县的西部少数地区，风险等级较高，为重点防控
云南省	禄劝彝族苗族自治县	0.70	针叶林	适宜	1.14	区域
云南省	泸水县	0.55	针阔混交林	次适宜	51.47	云南省泸水县，全县为松材线虫的次适

省份	县(市、区)	适生值	森林类型	风险等级	面积/km²	风险评价
云南省	泸水县	0.55	其他	次适宜	944.78	宜分布区,主要林分为:针叶林、阔叶林、针阔混交林、灌木林,其中25.0%的区域为次适宜针叶林区,主要分布在该县的东部地区,风险等级中度,为重点防控区域
云南省	泸水县	0.55	阔叶林	次适宜	1062.43	
云南省	泸水县	0.55	针叶林	次适宜	763.32	
云南省	泸水县	0.55	灌木林	次适宜	231.31	
云南省	泸西县	0.55	针阔混交林	次适宜	0.60	云南省泸西县,全县为松材线虫的次适宜分布区,主要林分为:针叶林、阔叶林、针阔混交林、竹林,其中26.0%的区域为次适宜针叶林区,主要分布在该县的东部地区,风险等级中度,为重点防控区域
云南省	泸西县	0.55	其他	次适宜	889.27	
云南省	泸西县	0.55	竹林	次适宜	3.49	
云南省	泸西县	0.55	阔叶林	次适宜	280.41	
云南省	泸西县	0.55	针叶林	次适宜	412.08	
云南省	潞西市	0.70	阔叶林	适宜	1221.40	云南省潞西市,全市为松材线虫的适宜分布区,主要林分为:针叶林、阔叶林、针阔混交林、竹林,其中12.7%的区域为适宜针叶林区,主要分布在该市的中部、北部地区,风险等级较高,为重点防控区域
云南省	潞西市	0.70	针阔混交林	适宜	20.80	
云南省	潞西市	0.70	针叶林	适宜	351.79	
云南省	潞西市	0.70	竹林	适宜	115.91	
云南省	潞西市	0.70	其他	适宜	1069.15	
云南省	马关县	0.55	其他	次适宜	6.29	云南省马关县,全县大部分地区为松材线虫的适宜分布区,西北部少数地区为次适宜分布区,主要林分为:针叶林、阔叶林、针阔混交林、竹林,其中10.0%的区域为适宜针叶林区,主要分布在该县的东部地区,风险等级较高,为重点防控区域
云南省	马关县	0.55	阔叶林	次适宜	0.13	
云南省	马关县	0.70	针阔混交林	适宜	4.68	
云南省	马关县	0.70	针叶林	适宜	268.05	
云南省	马关县	0.70	阔叶林	适宜	540.91	
云南省	马关县	0.70	竹林	适宜	49.71	
云南省	马关县	0.70	其他	适宜	1822.15	
云南省	麻栗坡县	0.70	针叶林	适宜	239.35	云南省麻栗坡县,全县为松材线虫的适宜分布区,主要林分为:针叶林、阔叶林、针阔混交林,其中12.3%的区域为适宜针叶林区,主要分布在该县的西南部、东北部地区,风险等级较高,为重点防控区域
云南省	麻栗坡县	0.70	其他	适宜	1391.54	
云南省	麻栗坡县	0.70	针阔混交林	适宜	101.02	
云南省	麻栗坡县	0.70	阔叶林	适宜	208.17	
云南省	马龙县	0.55	竹林	次适宜	7.51	云南省马龙县,全县为松材线虫的次适宜分布区,主要林分为:针叶林、阔叶林、针阔混交林、竹林,其中30.6%的区域为次适宜针叶林区,全县各地区均有分布,风险等级中度,为重点防控区域
云南省	马龙县	0.55	针阔混交林	次适宜	218.66	
云南省	马龙县	0.55	针叶林	次适宜	518.65	
云南省	马龙县	0.55	其他	次适宜	886.75	
云南省	马龙县	0.55	阔叶林	次适宜	61.45	
云南省	勐海县	0.70	其他	适宜	1193.35	云南省勐海县,全县为松材线虫的适宜分布区,主要林分为:针叶林、阔叶林、针阔混交林、竹林,其中1.6%的区域为适宜针叶林区,主要分布在该县的南部地区,风险等级较高,为重点防控区域
云南省	勐海县	0.70	竹林	适宜	185.29	
云南省	勐海县	0.70	针阔混交林	适宜	737.06	
云南省	勐海县	0.70	阔叶林	适宜	3026.87	
云南省	勐海县	0.70	针叶林	适宜	82.84	
云南省	勐腊县	0.70	其他	适宜	687.90	云南省勐腊县,全县为松材线虫的适宜分布区,主要林分为:阔叶林、竹林,该县虽然为较高风险区,但因针叶林分布极少,所以不是重点防控区域,但应注意新造人工林的树种选择
云南省	勐腊县	0.70	竹林	适宜	823.57	
云南省	勐腊县	0.70	阔叶林	适宜	5027.40	

省份	县(市、区)	适生值	森林类型	风险等级	面积/km²	风险评价
云南省	孟连傣族拉祜族佤族自治县	0.70	阔叶林	适宜	1268.23	
云南省	孟连傣族拉祜族佤族自治县	0.70	其他	适宜	564.69	云南省孟连傣族拉祜族佤族自治县,全县为松材线虫的适宜分布区,主要林分为:针叶林、阔叶林、针阔混交林、竹林,其中0.3%的区域为适宜针叶林区,主要分布在该县的东北部地区,风险等级较高,为重点防控区域
云南省	孟连傣族拉祜族佤族自治县	0.70	针叶林	适宜	5.97	
云南省	孟连傣族拉祜族佤族自治县	0.70	针阔混交林	适宜	10.23	
云南省	孟连傣族拉祜族佤族自治县	0.70	竹林	适宜	139.75	
云南省	蒙自县	0.55	竹林	次适宜	9.89	云南省蒙自县,全县大部分地区为松材线虫的次适宜分布区,西南部地区为适宜分布区,主要林分为:针叶林、阔叶林、灌木林、竹林,其中11.5%的区域为次适宜针叶林区,主要分布在该县的中部、东北部地区,风险等级中度,为重点防控区域;4.6%的区域为适宜针叶林区,主要分布在该县的西南部地区,风险等级较高,为重点防控区域
云南省	蒙自县	0.55	阔叶林	次适宜	204.71	
云南省	蒙自县	0.55	针叶林	次适宜	251.53	
云南省	蒙自县	0.55	其他	次适宜	1191.80	
云南省	蒙自县	0.70	竹林	适宜	29.18	
云南省	蒙自县	0.70	灌木林	适宜	56.31	
云南省	蒙自县	0.70	阔叶林	适宜	152.20	
云南省	蒙自县	0.70	针叶林	适宜	99.76	
云南省	蒙自县	0.70	其他	适宜	185.17	
云南省	弥渡县	0.55	针叶林	次适宜	556.48	云南省弥渡县,全县大部分地区为松材线虫的次适宜分布区,东南部地区为适宜分布区,主要林分为:针叶林、阔叶林、针阔混交林、灌木林、竹林,其中35.4%的区域为次适宜针叶林区,主要分布在该县的中部、北部地区,风险等级中度,为重点防控区域;19.6%的区域为适宜针叶林区,主要分布在该县的东南部地区,风险等级较高,为重点防控区域
云南省	弥渡县	0.55	灌木林	次适宜	0.84	
云南省	弥渡县	0.55	阔叶林	次适宜	19.42	
云南省	弥渡县	0.55	其他	次适宜	463.25	
云南省	弥渡县	0.70	竹林	适宜	19.66	
云南省	弥渡县	0.70	针叶林	适宜	308.43	
云南省	弥渡县	0.70	阔叶林	适宜	53.92	
云南省	弥渡县	0.70	其他	适宜	118.14	
云南省	弥渡县	0.70	针阔混交林	适宜	30.47	
云南省	弥勒县	0.55	针阔混交林	次适宜	27.54	云南省弥勒县,全县为松材线虫的次适宜分布区,主要林分为:针叶林、阔叶林、针阔混交林、竹林,其中41.0%的区域为次适宜针叶林区,全县各地区均有分布,风险等级中度,为重点防控区域
云南省	弥勒县	0.55	针叶林	次适宜	1638.93	
云南省	弥勒县	0.55	阔叶林	次适宜	194.35	
云南省	弥勒县	0.55	其他	次适宜	2126.12	
云南省	弥勒县	0.55	竹林	次适宜	12.22	
云南省	墨江哈尼族自治县	0.70	其他	适宜	2091.62	云南省墨江哈尼族自治县,全县为松材线虫的适宜分布区,主要林分为:针叶林、阔叶林、针阔混交林、竹林,其中20.7%的区域为适宜针叶林区,主要分布在该县的中部、北部地区,风险等级较高,为重点防控区域
云南省	墨江哈尼族自治县	0.70	针阔混交林	适宜	184.11	
云南省	墨江哈尼族自治县	0.70	针叶林	适宜	1109.11	
云南省	墨江哈尼族自治县	0.70	阔叶林	适宜	1876.79	
云南省	墨江哈尼族自治县	0.70	竹林	适宜	99.59	

省份	县(市、区)	适生值	森林类型	风险等级	面积/km²	风险评价
云南省	牟定县	0.70	阔叶林	适宜	17.86	云南省牟定县，全县为松材线虫的适宜
云南省	牟定县	0.70	其他	适宜	632.06	分布区，主要林分为：针叶林、阔叶林、
云南省	牟定县	0.70	针叶林	适宜	847.77	针阔混交林，其中56.3%的区域为适宜
云南省	牟定县	0.70	针阔混交林	适宜	8.12	针叶林区，主要分布在该县的西部、中部、东北部地区，风险等级较高，为重点防控区域
云南省	南华县	0.70	阔叶林	适宜	220.99	云南省南华县，全县为松材线虫的适宜
云南省	南华县	0.70	竹林	适宜	43.31	分布区，主要林分为：针叶林、阔叶林、
云南省	南华县	0.70	针阔混交林	适宜	161.07	针阔混交林、竹林，其中53.7%的区域
云南省	南华县	0.70	针叶林	适宜	1180.53	为适宜针叶林区，全县各地区均有分布，
云南省	南华县	0.70	其他	适宜	590.89	风险等级较高，为重点防控区域
云南省	南涧彝族自治县	0.55	针叶林	次适宜	771.89	
云南省	南涧彝族自治县	0.55	阔叶林	次适宜	205.20	
云南省	南涧彝族自治县	0.55	灌木林	次适宜	223.27	云南省南涧彝族自治县，全县大部分地区为松材线虫的次适宜分布区，东南部地区为适宜分布区，主要林分为：针叶
云南省	南涧彝族自治县	0.55	其他	次适宜	375.51	林、阔叶林、灌木林，其中40.1%的区域为次适宜针叶林区，全县各地区均有
云南省	南涧彝族自治县	0.70	灌木林	适宜	51.85	分布，风险等级中度，为重点防控区域；
云南省	南涧彝族自治县	0.70	其他	适宜	11.89	11.9%的区域为适宜针叶林区，主要分布
云南省	南涧彝族自治县	0.70	针叶林	适宜	229.03	在该县的东南部地区，风险等级较高，为重点防控区域
云南省	南涧彝族自治县	0.70	阔叶林	适宜	55.99	
云南省	维西傈僳族自治县	0.13	灌木林	极不适宜	68.02	
云南省	维西傈僳族自治县	0.13	阔叶林	极不适宜	2.55	
云南省	维西傈僳族自治县	0.13	针阔混交林	极不适宜	91.52	
云南省	维西傈僳族自治县	0.13	针叶林	极不适宜	7.32	
云南省	维西傈僳族自治县	0.13	其他	极不适宜	27.92	云南省维西傈僳族自治县，全县大部分地区为松材线虫的不适宜分布区，东部部分地区为极不适宜分布区，主要林分
云南省	维西傈僳族自治县	0.40	阔叶林	不适宜	218.90	为：针叶林、阔叶林、针阔混交林、灌木林，风险等级低，不是重点防控区域
云南省	维西傈僳族自治县	0.40	灌木林	不适宜	1047.92	
云南省	维西傈僳族自治县	0.40	针阔混交林	不适宜	658.28	
云南省	维西傈僳族自治县	0.40	其他	不适宜	1263.93	
云南省	维西傈僳族自治县	0.40	针叶林	不适宜	1041.47	

省份	县(市、区)	适生值	森林类型	风险等级	面积/km²	风险评价
云南省	宁蒗彝族自治县	0.13	针叶林	极不适宜	261.59	
云南省	宁蒗彝族自治县	0.13	其他	极不适宜	141.29	
云南省	宁蒗彝族自治县	0.40	其他	不适宜	1044.98	云南省宁蒗彝族自治县,全县大部分地区为松材线虫的不适宜分布区,北部少数地区为极不适宜分布区,南部为次适宜分布区,主要林分为:针叶林、阔叶林、灌木林,其中9.9%的区域为次适宜针叶林区,主要分布在该县的南部地区,风险等级中度,为重点防控区域
云南省	宁蒗彝族自治县	0.40	阔叶林	不适宜	18.33	
云南省	宁蒗彝族自治县	0.40	灌木林	不适宜	95.06	
云南省	宁蒗彝族自治县	0.40	针叶林	不适宜	2316.15	
云南省	宁蒗彝族自治县	0.55	灌木林	次适宜	17.75	
云南省	宁蒗彝族自治县	0.55	其他	次适宜	1275.27	
云南省	宁蒗彝族自治县	0.55	针叶林	次适宜	597.14	
云南省	屏边苗族自治县	0.55	阔叶林	次适宜	799.23	云南省屏边苗族自治县,全县大部分地区为松材线虫的次适宜分布区,西部部分地区和南部部分地区为适宜分布区,主要林分为:针叶林、阔叶林、竹林,其中4.4%的区域为次适宜针叶林区,主要分布在该县的西部地区,风险等级中度,为重点防控区域;0.3%的区域为适宜针叶林区,主要分布在该县的西部少数地区,风险等级较高,为重点防控区域
云南省	屏边苗族自治县	0.55	针叶林	次适宜	87.79	
云南省	屏边苗族自治县	0.55	其他	次适宜	668.56	
云南省	屏边苗族自治县	0.70	针叶林	适宜	6.01	
云南省	屏边苗族自治县	0.70	竹林	适宜	15.91	
云南省	屏边苗族自治县	0.70	其他	适宜	215.91	
云南省	屏边苗族自治县	0.70	阔叶林	适宜	194.11	
云南省	普洱哈尼族彝族自治县	0.70	针叶林	适宜	990.90	云南省普洱哈尼族彝族自治县,全县为松材线虫的适宜分布区,主要林分为:针叶林、阔叶林、针阔混交林、竹林,其中26.4%的区域为适宜针叶林区,全县各地区均有分布,风险等级较高,为重点防控区域
云南省	普洱哈尼族彝族自治县	0.70	阔叶林	适宜	1827.50	
云南省	普洱哈尼族彝族自治县	0.70	竹林	适宜	23.19	
云南省	普洱哈尼族彝族自治县	0.70	针阔混交林	适宜	186.22	
云南省	普洱哈尼族彝族自治县	0.70	其他	适宜	726.03	
云南省	巧家县	0.40	其他	不适宜	2549.55	云南省巧家县,全县大部分地区为松材线虫的不适宜分布区,南部少数地区为次适宜分布区,主要林分为:针叶林、阔叶林,该县次适宜区虽然为中度风险区,但因针叶林分布极少,所以不是重
云南省	巧家县	0.40	阔叶林	不适宜	15.56	
云南省	巧家县	0.40	针叶林	不适宜	1032.00	
云南省	巧家县	0.55	其他	次适宜	23.28	

省份	县(市、区)	适生值	森林类型	风险等级	面积/km²	风险评价
云南省	巧家县	0.40	针叶林	次适宜	0.14	点防控区域，但应注意新造人工林的树种选择
云南省	丘北县	0.55	竹林	次适宜	13.28	云南省丘北县，全县为松材线虫的次适宜分布区，主要林分为：针叶林、阔叶林、针阔混交林、竹林，其中34.3%的区域为次适宜针叶林区，全县各地区均有分布，风险等级中度，为重点防控区域
云南省	丘北县	0.55	针阔混交林	次适宜	8.03	
云南省	丘北县	0.55	其他	次适宜	2889.05	
云南省	丘北县	0.55	阔叶林	次适宜	255.17	
云南省	丘北县	0.55	针叶林	次适宜	1651.07	
云南省	曲靖市	0.55	竹林	次适宜	21.91	云南省曲靖市，全市为松材线虫的次适宜分布区，主要林分为：针叶林、阔叶林、针阔混交林、竹林，其中40.8%的区域为次适宜针叶林区，全市各地区均有分布，风险等级中度，为重点防控区域
云南省	曲靖市	0.55	针阔混交林	次适宜	21.12	
云南省	曲靖市	0.55	其他	次适宜	2408.95	
云南省	曲靖市	0.55	阔叶林	次适宜	88.36	
云南省	曲靖市	0.55	针叶林	次适宜	1752.87	
云南省	瑞丽市	0.70	阔叶林	适宜	435.10	云南省瑞丽市为2007年全国调查疫点，全市为松材线虫的适宜分布区，主要林分为：针叶林、阔叶林、竹林，其中4.0%的区域为适宜针叶林区，主要分布在该市的北部地区，风险等级较高，为重点防控区域
云南省	瑞丽市	0.70	其他	适宜	375.66	
云南省	瑞丽市	0.70	针叶林	适宜	36.25	
云南省	瑞丽市	0.70	竹林	适宜	61.80	
云南省	施甸县	0.55	阔叶林	次适宜	0.90	云南省施甸县，全县北部为松材线虫的次适宜分布区，中部、南部为适宜分布区，主要林分为：针叶林、阔叶林，其中19.8%的区域为次适宜针叶林区，主要分布在该县的北部地区，风险等级中度，为重点防控区域；26.1%的区域为适宜针叶林区，主要分布在该县的中部、南部地区，风险等级较高，为重点防控区域
云南省	施甸县	0.55	其他	次适宜	411.58	
云南省	施甸县	0.55	针叶林	次适宜	449.30	
云南省	施甸县	0.70	针叶林	适宜	592.07	
云南省	施甸县	0.70	其他	适宜	754.06	
云南省	施甸县	0.70	阔叶林	适宜	60.11	
云南省	石屏县	0.70	竹林	适宜	10.31	云南省石屏县，全县为松材线虫的适宜分布区，主要林分为：针叶林、阔叶林、竹林，其中52.0%的区域为适宜针叶林区，全县各地区均有分布，风险等级较高，为重点防控区域
云南省	石屏县	0.70	针叶林	适宜	1594.39	
云南省	石屏县	0.70	其他	适宜	1146.53	
云南省	石屏县	0.70	阔叶林	适宜	316.22	
云南省	师宗县	0.55	针阔混交林	次适宜	149.86	云南省师宗县，全县为松材线虫的次适宜分布区，主要林分为：针叶林、阔叶林、针阔混交林，其中29.4%的区域为次适宜针叶林区，全县各地区均有分布，风险等级中度，为重点防控区域
云南省	师宗县	0.55	针叶林	次适宜	906.76	
云南省	师宗县	0.55	阔叶林	次适宜	315.01	
云南省	师宗县	0.55	其他	次适宜	1716.72	
云南省	双柏县	0.70	其他	适宜	613.80	云南省双柏县，全县为松材线虫的适宜分布区，主要林分为：针叶林、阔叶林、针阔混交林、竹林，其中50.6%的区域为适宜针叶林区，全县各地区均有分布，风险等级较高，为重点防控区域
云南省	双柏县	0.70	针阔混交林	适宜	417.68	
云南省	双柏县	0.70	阔叶林	适宜	536.37	
云南省	双柏县	0.70	竹林	适宜	659.85	
云南省	双柏县	0.70	针叶林	适宜	2284.92	

省份	县(市、区)	适生值	森林类型	风险等级	面积/km²	风险评价
云南省	双江拉祜族佤族布朗族傣族自治县	0.70	灌木林	适宜	0.19	
云南省	双江拉祜族佤族布朗族傣族自治县	0.70	针叶林	适宜	517.71	云南省双江拉祜族佤族布朗族傣族自治县，全县为松材线虫的适宜分布区，主
云南省	双江拉祜族佤族布朗族傣族自治县	0.70	阔叶林	适宜	751.50	要林分为：针叶林、阔叶林、针阔混交林、灌木林，其中 21.7%的区域为适宜针叶林区，主要分布在该县的中部、西
云南省	双江拉祜族佤族布朗族傣族自治县	0.70	针阔混交林	适宜	22.58	部、北部地区，风险等级较高，为重点防控区域
云南省	双江拉祜族佤族布朗族傣族自治县	0.70	其他	适宜	1089.68	
云南省	水富县	0.55	阔叶林	次适宜	220.68	云南省水富县，全县大部分地区为松材
云南省	水富县	0.55	其他	次适宜	56.98	线虫的次适宜分布区，东北部部分地区
云南省	水富县	0.70	阔叶林	适宜	59.49	为适宜分布区，主要林分为：阔叶林，该县虽然为中度、较高风险区，但因针
云南省	水富县	0.55	针叶林	次适宜	35.66	叶林分布极少，所以不是重点防控区域，
云南省	水富县	0.70	针叶林	适宜	14.38	但应注意新造人工林的树种选择
云南省	水富县	0.70	其他	适宜	18.42	
云南省	绥江县	0.55	阔叶林	次适宜	610.01	云南省绥江县，全县大部分地区为松材
云南省	绥江县	0.55	针叶林	次适宜	0.08	线虫的次适宜分布区，东部少数地区为适宜分布区，主要林分为：针叶林、阔
云南省	绥江县	0.55	其他	次适宜	324.12	叶林、针阔混交林，其中极少数的区域为次适宜针叶林区，主要分布在该县的
云南省	绥江县	0.55	针阔混交林	次适宜	24.51	中部地区，风险等级中度，为重点防控
云南省	绥江县	0.70	阔叶林	适宜	1.18	区域
云南省	普洱市	0.70	针叶林	适宜	1272.98	云南省普洱市，全市为松材线虫的适宜
云南省	普洱市	0.70	其他	适宜	1005.34	分布区，主要林分为：针叶林、阔叶林、针阔混交林、竹林，其中 32.9%的区域
云南省	普洱市	0.70	阔叶林	适宜	1339.33	为适宜针叶林区，主要分布在该市的中
云南省	普洱市	0.70	竹林	适宜	74.86	部、西部、北部地区，风险等级较高，为重点防控区域
云南省	普洱市	0.70	针阔混交林	适宜	180.74	
云南省	腾冲县	0.55	阔叶林	次适宜	2983.24	云南省腾冲县，全县大部分地区为松材
云南省	腾冲县	0.55	竹林	次适宜	2.89	线虫的次适宜分布区，南部部分地区为适宜分布区，主要林分为：针叶林、阔
云南省	腾冲县	0.55	针叶林	次适宜	337.01	叶林、针阔混交林、竹林，其中 5.9%的
云南省	腾冲县	0.55	针阔混交林	次适宜	4.26	区域为次适宜针叶林区，主要分布在该
云南省	腾冲县	0.55	其他	次适宜	2035.33	县的北部地区，风险等级中度，为重点防控区域；1.1%的区域为适宜针叶林区，
云南省	腾冲县	0.70	阔叶林	适宜	210.21	主要分布在该县的南部部分地区，风险
云南省	腾冲县	0.70	针叶林	适宜	60.66	等级较高，为重点防控区域
云南省	腾冲县	0.70	其他	适宜	98.13	
云南省	通海县	0.55	竹林	次适宜	0.09	云南省通海县，全县东部、北部为松材线
云南省	通海县	0.55	针叶林	次适宜	181.77	虫的次适宜分布区，西部、南部为适宜分

省份	县(市、区)	适生值	森林类型	风险等级	面积/km²	风险评价
云南省	通海县	0.55	其他	次适宜	218.75	布区，主要林分为：针叶林、竹林，其中
云南省	通海县	0.55	水体	次适宜	47.62	23.1%的区域为次适宜针叶林区，主要分布
云南省	通海县	0.70	针叶林	适宜	299.22	在该县的东部、北部地区，风险等级中度，
云南省	通海县	0.70	其他	适宜	39.73	为重点防控区域；38.0%的区域为适宜针叶林区，主要分布在该县的西部、南部地区，风险等级较高，为重点防控区域
云南省	畹町市	0.70	其他	适宜	80.60	云南省畹町市为2007年全国调查疫点，全市为松材线虫的适宜分布区，主要林分为：
云南省	畹町市	0.70	阔叶林	适宜	40.59	阔叶林，该市虽然为较高风险区，但因针叶林分布极少，所以不是重点防控区域，但应注意新造人工林的树种选择
云南省	巍山彝族回族自治县	0.55	竹林	次适宜	6.59	
云南省	巍山彝族回族自治县	0.55	针阔混交林	次适宜	19.53	云南省巍山彝族回族自治县，全县为松材线虫的次适宜分布区，主要林分为：
云南省	巍山彝族回族自治县	0.55	针叶林	次适宜	810.23	针叶林、阔叶林、针阔混交林、灌木林、
云南省	巍山彝族回族自治县	0.55	阔叶林	次适宜	71.26	竹林，其中36.5%的区域为次适宜针叶林区，主要分布在该县的西南部地区，
云南省	巍山彝族回族自治县	0.55	灌木林	次适宜	14.61	风险等级中度，为重点防控区域
云南省	巍山彝族回族自治县	0.55	其他	次适宜	1296.80	
云南省	威信县	0.55	阔叶林	次适宜	279.26	云南省威信县，全县大部分地区为松材线虫的次适宜分布区，北部部分地区为
云南省	威信县	0.55	其他	次适宜	754.27	适宜分布区，主要林分为：针叶林、阔叶林、竹林，其中13.7%的区域为次适
云南省	威信县	0.55	竹林	次适宜	1.02	宜针叶林区，主要分布在该县的中部、
云南省	威信县	0.55	针叶林	次适宜	226.10	东部地区，风险等级中度，为重点防控
云南省	威信县	0.70	其他	适宜	63.90	区域；4.2%的区域为适宜针叶林区，主
云南省	威信县	0.70	阔叶林	适宜	14.56	要分布在该县的北部地区，风险等级较
云南省	威信县	0.70	针叶林	适宜	56.42	高，为重点防控区域
云南省	文山县	0.55	针阔混交林	次适宜	9.91	云南省文山县，全县大部分地区为松材
云南省	文山县	0.55	其他	次适宜	1851.50	线虫的次适宜分布区，东南部为适宜分
云南省	文山县	0.55	阔叶林	次适宜	274.18	布区，主要林分为：针叶林、阔叶林、
云南省	文山县	0.55	针叶林	次适宜	484.52	针阔混交林、竹林，其中15.8%的区域
云南省	文山县	0.70	其他	适宜	372.61	为次适宜针叶林区，主要分布在该县的中部地区，风险等级中度，为重点防控
云南省	文山县	0.70	竹林	适宜	5.78	区域；2.1%的区域为适宜针叶林区，主
云南省	文山县	0.70	针叶林	适宜	63.08	要分布在该县的东南部地区，风险等级
云南省	文山县	0.70	阔叶林	适宜	3.93	较高，为重点防控区域
云南省	武定县	0.55	灌木林	次适宜	2.88	云南省武定县，全县大部分地区为松材
云南省	武定县	0.55	针叶林	次适宜	219.93	线虫的适宜分布区，东北部部分地区和
云南省	武定县	0.55	其他	次适宜	243.13	东南部地区为次适宜分布区，主要林分
云南省	武定县	0.55	阔叶林	次适宜	57.66	为：针叶林、阔叶林、针阔混交林、灌
云南省	武定县	0.55	针阔混交林	次适宜	35.84	木林、竹林，其中6.9%的区域为次适宜
云南省	武定县	0.70	针阔混交林	适宜	735.04	针叶林区，主要分布在该县的东南部地区，风险等级中度，为重点防控区域；

省份	县(市、区)	适生值	森林类型	风险等级	面积/km²	风险评价
云南省	武定县	0.70	竹林	适宜	149.19	11.1%的区域为适宜针叶林区，主要分布在该县的西部、北部地区，风险等级较高，为重点防控区域
云南省	武定县	0.70	阔叶林	适宜	12.76	
云南省	武定县	0.70	其他	适宜	1373.97	
云南省	武定县	0.70	针叶林	适宜	352.33	
云南省	西畴县	0.70	其他	适宜	1146.87	云南省西畴县，全县为松材线虫的适宜分布区，主要林分为：针叶林、阔叶林、竹林，其中21.1%的区域为适宜针叶林区，主要分布在中部、北部地区，风险等级较高，为重点防控区域
云南省	西畴县	0.70	竹林	适宜	20.00	
云南省	西畴县	0.70	针叶林	适宜	344.71	
云南省	西畴县	0.70	阔叶林	适宜	125.46	
云南省	西盟佤族自治县	0.70	针叶林	适宜	24.01	云南省西盟佤族自治县，全县为松材线虫的适宜分布区，主要林分为：针叶林、阔叶林、针阔混交林，其中1.5%的区域为适宜针叶林区，主要分布在该县的西北少数地区，风险等级较高，为重点防控区域
云南省	西盟佤族自治县	0.70	阔叶林	适宜	959.04	
云南省	西盟佤族自治县	0.70	针阔混交林	适宜	5.23	
云南省	西盟佤族自治县	0.70	其他	适宜	576.82	
云南省	新平彝族傣族自治县	0.70	其他	适宜	873.77	云南省新平彝族傣族自治县，全县为松材线虫的适宜分布区，主要林分为：针叶林、阔叶林、针阔混交林、灌木林、竹林，其中35.9%的区域为适宜针叶林区，主要分布在该县的东北部地区，风险等级较高，为重点防控区域
云南省	新平彝族傣族自治县	0.70	灌木林	适宜	17.47	
云南省	新平彝族傣族自治县	0.70	针阔混交林	适宜	10.46	
云南省	新平彝族傣族自治县	0.70	竹林	适宜	320.11	
云南省	新平彝族傣族自治县	0.70	阔叶林	适宜	1429.49	
云南省	新平彝族傣族自治县	0.70	针叶林	适宜	1487.10	
云南省	宣威市	0.40	针阔混交林	不适宜	33.16	云南省宣威市，全市大部分地区为松材线虫的不适宜分布区，南部地区为次适宜分布区，主要林分为：针叶林、阔叶林、针阔混交林，其中14.5%的区域为次适宜针叶林区，主要分布在该市的南部地区，风险等级中度，为重点防控区域
云南省	宣威市	0.40	阔叶林	不适宜	30.16	
云南省	宣威市	0.40	针叶林	不适宜	1815.29	
云南省	宣威市	0.40	其他	不适宜	2174.07	
云南省	宣威市	0.55	针阔混交林	次适宜	14.35	
云南省	宣威市	0.55	阔叶林	次适宜	36.53	
云南省	宣威市	0.55	针叶林	次适宜	889.54	
云南省	宣威市	0.55	其他	次适宜	1094.77	
云南省	寻甸回族彝族自治县	0.55	竹林	次适宜	14.12	云南省寻甸回族彝族自治县，区县为松材线虫的次适宜分布区，主要林分为：针叶林、阔叶林、针阔混交林、竹林，其中29.2%的区域为次适宜针叶林区，全县各地区均有分布，风险等级中度，为重点防控区域
云南省	寻甸回族彝族自治县	0.55	针阔混交林	次适宜	628.41	
云南省	寻甸回族彝族自治县	0.55	针叶林	次适宜	1111.39	
云南省	寻甸回族彝族自治县	0.55	阔叶林	次适宜	366.01	

省份	县(市、区)	适生值	森林类型	风险等级	面积/km²	风险评价
云南省	寻甸回族彝族自治县	0.55	其他	次适宜	1684.77	
云南省	漾濞彝族自治县	0.55	针阔混交林	次适宜	10.00	云南省漾濞彝族自治县，全县为松材线虫的次适宜分布区，主要林分为：针叶林、阔叶林、针阔混交林、灌木林，其中30.4%的区域为次适宜针叶林区，主要分布在该县的北部地区，风险等级中度，为重点防控区域
云南省	漾濞彝族自治县	0.55	阔叶林	次适宜	117.52	
云南省	漾濞彝族自治县	0.55	灌木林	次适宜	38.93	
云南省	漾濞彝族自治县	0.55	针叶林	次适宜	550.73	
云南省	漾濞彝族自治县	0.55	其他	次适宜	1092.24	
云南省	祥云县	0.55	阔叶林	次适宜	1.73	云南省祥云县，全县西部为松材线虫的次适宜分布区，东部为适宜分布区，主要林分为：针叶林、阔叶林、针阔混交林、灌木林，其中28.5%的区域为次适宜针叶林区，主要分布在该县的西部地区，风险等级中度，为重点防控区域；22.7%的区域为适宜针叶林区，主要分布在该县的东部地区，风险等级较高，为重点防控区域
云南省	祥云县	0.55	针阔混交林	次适宜	0.08	
云南省	祥云县	0.55	灌木林	次适宜	40.98	
云南省	祥云县	0.55	针叶林	次适宜	733.76	
云南省	祥云县	0.55	其他	次适宜	738.78	
云南省	祥云县	0.70	针叶林	适宜	584.44	
云南省	祥云县	0.70	阔叶林	适宜	61.20	
云南省	祥云县	0.70	其他	适宜	412.26	
云南省	盐津县	0.40	其他	不适宜	1.76	云南省盐津县，全县大部分地区为松材线虫的次适宜分布区，西南部少数地区为不适宜分布区，主要林分为：针叶林、阔叶林、针阔混交林，其中3.0%的区域为次适宜针叶林区，主要分布在该县的西北、西南少数地区，风险等级中度，为重点防控区域
云南省	盐津县	0.40	阔叶林	不适宜	1.71	
云南省	盐津县	0.55	其他	次适宜	825.90	
云南省	盐津县	0.55	针阔混交林	次适宜	8.31	
云南省	盐津县	0.55	阔叶林	次适宜	904.78	
云南省	盐津县	0.55	针叶林	次适宜	121.72	
云南省	姚安县	0.70	针叶林	适宜	1031.77	云南省姚安县，全县为松材线虫的适宜分布区，主要林分为：针叶林、阔叶林、竹林，其中61.9%的区域为适宜针叶林区，全县各地区均有分布，风险等级较高，为重点防控区域
云南省	姚安县	0.70	竹林	适宜	0.54	
云南省	姚安县	0.70	其他	适宜	530.67	
云南省	姚安县	0.70	阔叶林	适宜	105.07	
云南省	彝良县	0.40	其他	不适宜	1962.30	云南省彝良县，全县大部分地区为松材线虫的不适宜分布区，东北部地区为次适宜分布区，主要林分为：针叶林、阔叶林、竹林，其中0.3%的区域为次适宜针叶林区，主要分布在该县的东北部地区，风险等级中度，为重点防控区域
云南省	彝良县	0.40	阔叶林	不适宜	124.69	
云南省	彝良县	0.40	针叶林	不适宜	94.55	
云南省	彝良县	0.55	其他	次适宜	786.30	
云南省	彝良县	0.55	竹林	次适宜	5.83	
云南省	彝良县	0.55	阔叶林	次适宜	155.91	
云南省	彝良县	0.55	针叶林	次适宜	9.42	
云南省	宜良县	0.55	针阔混交林	次适宜	46.74	云南省宜良县，全县为松材线虫的次适宜分布区，主要林分为：针叶林、阔叶林、针阔混交林、竹林，其中44.5%的区域为次适宜针叶林区，全县各地区均有分布，风险等级中度，为重点防控区域
云南省	宜良县	0.55	针叶林	次适宜	904.45	
云南省	宜良县	0.55	竹林	次适宜	6.62	
云南省	宜良县	0.55	阔叶林	次适宜	157.53	
云南省	宜良县	0.55	其他	次适宜	916.11	

省份	县(市、区)	适生值	森林类型	风险等级	面积/km²	风险评价
云南省	易门县	0.55	其他	次适宜	446.66	云南省易门县，全县大部分地区为松材线虫的适宜分布区，东部为次适宜分布区，主要林分为：针叶林、阔叶林、竹林，其中6.2%的区域为次适宜针叶林区，主要分布在该县的东部地区，风险等级中度，为重点防控区域；21.5%的区域为适宜针叶林区，主要分布在该县的南部地区，风险等级较高，为重点防控区域
云南省	易门县	0.55	针叶林	次适宜	103.10	
云南省	易门县	0.55	阔叶林	次适宜	50.67	
云南省	易门县	0.70	其他	适宜	700.09	
云南省	易门县	0.70	竹林	适宜	15.44	
云南省	易门县	0.70	针叶林	适宜	359.81	
云南省	盈江县	0.55	阔叶林	次适宜	1763.17	云南省盈江县，全县北部为松材线虫的次适宜分布区，南部为适宜分布区，主要林分为：阔叶林，该县虽然为中度、较高风险区，但因针叶林分布极少，所以不是重点防控区域，但应注意新造人工林的树种选择
云南省	盈江县	0.55	其他	次适宜	489.62	
云南省	盈江县	0.70	阔叶林	适宜	1489.94	
云南省	盈江县	0.70	其他	适宜	770.05	
云南省	永德县	0.70	灌木林	适宜	479.69	云南省永德县，全县为松材线虫的适宜分布区，主要林分为：针叶林、阔叶林、灌木林，其中29.6%的区域为适宜针叶林区，主要分布在该县的中部、北部地区，风险等级较高，为重点防控区域
云南省	永德县	0.70	针叶林	适宜	941.74	
云南省	永德县	0.70	阔叶林	适宜	1108.55	
云南省	永德县	0.70	其他	适宜	656.25	
云南省	永平县	0.55	针叶林	次适宜	1134.55	云南省永平县，全县为松材线虫的次适宜分布区，主要林分为：针叶林、阔叶林、针阔混交林，其中39.8%的区域为次适宜针叶林区，全县各地区均有分布，风险等级中度，为重点防控区域
云南省	永平县	0.55	阔叶林	次适宜	346.77	
云南省	永平县	0.55	其他	次适宜	1145.92	
云南省	永平县	0.55	针阔混交林	次适宜	222.09	
云南省	永仁县	0.70	阔叶林	适宜	46.37	云南省永仁县，全县为松材线虫的适宜分布区，主要林分为：针叶林、阔叶林、针阔混交林，其中26.3%的区域为适宜针叶林区，主要分布在该县的南部地区，风险等级较高，为重点防控区域
云南省	永仁县	0.70	针叶林	适宜	555.85	
云南省	永仁县	0.70	针阔混交林	适宜	11.14	
云南省	永仁县	0.70	其他	适宜	1364.42	
云南省	永善县	0.40	其他	不适宜	2184.59	云南省永善县，全县大部分地区为松材线虫的不适宜分布区，东北部地区为次适宜分布区，主要林分为：针叶林、阔叶林、竹林，其中0.2%的区域为次适宜针叶林区，主要分布在该县的东北部地区，风险等级中度，为重点防控区域
云南省	永善县	0.40	阔叶林	不适宜	317.60	
云南省	永善县	0.40	竹林	不适宜	37.78	
云南省	永善县	0.40	针叶林	不适宜	134.28	
云南省	永善县	0.55	其他	次适宜	241.25	
云南省	永善县	0.55	针叶林	次适宜	4.95	
云南省	永善县	0.55	阔叶林	次适宜	104.07	
云南省	永胜县	0.40	针叶林	不适宜	191.65	云南省永胜县，全县大部分地区为松材线虫的次适宜分布区，北部部分地区为不适宜分布区，东南部为适宜分布区，主要林分为：针叶林、阔叶林、灌木林，其中20.9%的区域为次适宜针叶林区，主要分布在该县的西部、北部地区，风险等级中度，为重点防控区域；0.2%的区域为适宜针叶林区，主要分布在该县
云南省	永胜县	0.40	阔叶林	不适宜	17.55	
云南省	永胜县	0.40	其他	不适宜	79.56	
云南省	永胜县	0.55	水体	次适宜	80.13	
云南省	永胜县	0.55	其他	次适宜	2836.14	
云南省	永胜县	0.55	阔叶林	次适宜	31.07	
云南省	永胜县	0.55	灌木林	次适宜	473.24	

省份	县(市、区)	适生值	森林类型	风险等级	面积/km²	风险评价
云南省	永胜县	0.55	针叶林	次适宜	1082.81	的东南部地区,风险等级较高,为重点防控区域
云南省	永胜县	0.70	其他	适宜	349.70	
云南省	永胜县	0.70	针叶林	适宜	11.06	
云南省	永胜县	0.70	灌木林	适宜	25.72	
云南省	元江哈尼族彝族傣族自治县	0.70	阔叶林	适宜	1068.71	云南省元江哈尼族彝族傣族自治县,全县为松材线虫的适宜分布区,主要林分为:针叶林、阔叶林,其中13.4%的区域为适宜针叶林区,主要分布在该县的东部、北部地区,风险等级较高,为重点防控区域
云南省	元江哈尼族彝族傣族自治县	0.70	针叶林	适宜	364.93	
云南省	元江哈尼族彝族傣族自治县	0.70	其他	适宜	1291.92	
云南省	元谋县	0.70	其他	适宜	1557.54	云南省元谋县,全县为松材线虫的适宜分布区,主要林分为:针叶林、阔叶林、针阔混交林、竹林,其中9.1%的区域为适宜针叶林区,主要分布在该县的周边地区,风险等级较高,为重点防控区域
云南省	元谋县	0.70	竹林	适宜	3.98	
云南省	元谋县	0.70	针阔混交林	适宜	128.91	
云南省	元谋县	0.70	阔叶林	适宜	21.29	
云南省	元谋县	0.70	针叶林	适宜	187.06	
云南省	元阳县	0.70	针阔混交林	适宜	4.47	云南省元阳县,全县为松材线虫的适宜分布区,主要林分为:针叶林、阔叶林、针阔混交林、灌木林,其中3.9%的区域为适宜针叶林区,主要分布在该县的东南部地区,风险等级较高,为重点防控区域
云南省	元阳县	0.70	阔叶林	适宜	1190.68	
云南省	元阳县	0.70	其他	适宜	904.02	
云南省	元阳县	0.70	针叶林	适宜	85.01	
云南省	元阳县	0.70	灌木林	适宜	16.99	
云南省	云龙县	0.55	针阔混交林	次适宜	34.49	云南省云龙县,全县为松材线虫的次适宜分布区,主要林分为:针叶林、阔叶林、针阔混交林、灌木林,其中44.6%的区域为次适宜针叶林区,全县各地区均有分布,风险等级中度,为重点防控区域
云南省	云龙县	0.55	灌木林	次适宜	282.41	
云南省	云龙县	0.55	阔叶林	次适宜	456.06	
云南省	云龙县	0.55	其他	次适宜	1730.09	
云南省	云龙县	0.55	针叶林	次适宜	2018.21	
云南省	云县	0.55	阔叶林	次适宜	60.04	云南省云县,全县大部分地区为松材线虫的适宜分布区,北部部分地区为次适宜分布区,主要林分为:针叶林、阔叶林、针阔混交林、灌木林,其中0.02%的区域为次适宜针叶林区,主要分布在该县的北部少数地区,风险等级中度,为重点防控区域;16.8%的区域为适宜针叶林区,主要分布在该县的北部地区,风险等级较高,为重点防控区域
云南省	云县	0.55	针叶林	次适宜	0.59	
云南省	云县	0.55	其他	次适宜	8.26	
云南省	云县	0.70	其他	适宜	1400.51	
云南省	云县	0.70	针叶林	适宜	637.25	
云南省	云县	0.70	阔叶林	适宜	1519.39	
云南省	云县	0.70	灌木林	适宜	163.92	
云南省	云县	0.70	针阔混交林	适宜	11.37	
云南省	玉溪市	0.55	针叶林	次适宜	228.38	云南省玉溪市,全市大部分地区为松材线虫的次适宜分布区,西南部地区为适宜分布区,主要林分为:针叶林、阔叶林、竹林,其中26.3%的区域为次适宜针叶林区,主要分布在该市的东部、北部地区,风险等级中度,为重点防控区域;7.2%的区域为适宜针叶林区,主要分布在该市的西南部地区,风险等级较高,为重点防控区域
云南省	玉溪市	0.55	竹林	次适宜	7.43	
云南省	玉溪市	0.55	其他	次适宜	432.82	
云南省	玉溪市	0.70	其他	适宜	132.10	
云南省	玉溪市	0.70	针叶林	适宜	62.19	
云南省	玉溪市	0.70	阔叶林	适宜	4.91	
云南省	昭通市	0.40	其他	不适宜	1569.33	云南省昭通市,全市为松材线虫的不适

省份	县(市、区)	适生值	森林类型	风险等级	面积/km²	风险评价
云南省	昭通市	0.40	竹林	不适宜	8.36	宜分布区，主要林分为：针叶林、竹林，风险等级低，不是重点防控区域
云南省	昭通市	0.40	针叶林	不适宜	446.43	
云南省	昭通市	0.40	阔叶林	不适宜	1.21	
云南省	镇康县	0.70	针叶林	适宜	13.69	云南省镇康县，全县为松材线虫的适宜分布区，主要林分为：针叶林、阔叶林、灌木林、竹林，其中0.6%的区域为适宜针叶林区，主要分布在该县的东部、东北部少数地区，风险等级较高，为重点防控区域
云南省	镇康县	0.70	阔叶林	适宜	1426.13	
云南省	镇康县	0.70	灌木林	适宜	2.92	
云南省	镇康县	0.70	竹林	适宜	11.57	
云南省	镇康县	0.70	其他	适宜	903.00	
云南省	镇雄县	0.40	阔叶林	不适宜	51.02	云南省镇雄县，全县大部分地区为松材线虫的次适宜分布区，西部部分地区为不适宜分布区，主要林分为：针叶林、阔叶林、竹林，其中8.2%的区域为次适宜针叶林区，主要分布在该县的中部、北部地区，风险等级中度，为重点防控区域
云南省	镇雄县	0.40	其他	不适宜	294.20	
云南省	镇雄县	0.40	针叶林	不适宜	8.58	
云南省	镇雄县	0.55	其他	次适宜	2639.28	
云南省	镇雄县	0.55	竹林	次适宜	3.58	
云南省	镇雄县	0.55	针叶林	次适宜	325.20	
云南省	镇雄县	0.55	阔叶林	次适宜	400.52	
云南省	镇沅彝族哈尼族拉祜族自治县	0.70	灌木林	适宜	7.55	云南省镇沅彝族哈尼族拉祜族自治县，全县为松材线虫的适宜分布区，主要林分为：针叶林、阔叶林、针阔混交林、灌木林、竹林，其中36.6%的区域为适宜针叶林区，主要分布在该县的西部、南部、北部地区，风险等级较高，为重点防控区域
云南省	镇沅彝族哈尼族拉祜族自治县	0.70	竹林	适宜	4.02	
云南省	镇沅彝族哈尼族拉祜族自治县	0.70	针叶林	适宜	1433.20	
云南省	镇沅彝族哈尼族拉祜族自治县	0.70	针阔混交林	适宜	80.10	
云南省	镇沅彝族哈尼族拉祜族自治县	0.70	阔叶林	适宜	880.61	
云南省	镇沅彝族哈尼族拉祜族自治县	0.70	其他	适宜	1508.88	
云南省	中甸县	0.13	针叶林	极不适宜	2971.88	云南省中甸县(香格里拉县)，全县大部分地区为松材线虫的极不适宜分布区，南部地区为不适宜分布区，主要林分为：针叶林、阔叶林、针阔混交林、灌木林，风险等级低，不是重点防控区域
云南省	中甸县	0.13	针阔混交林	极不适宜	110.97	
云南省	中甸县	0.13	灌木林	极不适宜	50.95	
云南省	中甸县	0.13	阔叶林	极不适宜	53.98	
云南省	中甸县	0.13	其他	极不适宜	6002.88	
云南省	中甸县	0.40	阔叶林	不适宜	178.57	
云南省	中甸县	0.40	灌木林	不适宜	13.56	
云南省	中甸县	0.40	针阔混交林	不适宜	45.67	
云南省	中甸县	0.40	其他	不适宜	805.38	
云南省	中甸县	0.40	针叶林	不适宜	1118.20	

省份	县(市、区)	适生值	森林类型	风险等级	面积/km²	风险评价
浙江省	安吉县	0.70	其他	适宜	619.30	浙江省安吉县，全县为松材线虫的适宜分布区，主要林分为：针叶林、阔叶林、竹林，其中25.7%的区域为适宜针叶林区，全县各地区均有分布，风险等级较高，为重点防控区域
浙江省	安吉县	0.70	竹林	适宜	515.79	
浙江省	安吉县	0.70	针叶林	适宜	413.65	
浙江省	安吉县	0.70	阔叶林	适宜	61.71	
浙江省	苍南县	0.85	针叶林	最适宜	604.15	浙江省苍南县，全县为松材线虫的最适宜分布区，主要林分为：针叶林、阔叶林、竹林，其中48.4%的区域为最适宜针叶林区，主要分布在该县的西南部和中部地区，风险等级高，为重点防控区域
浙江省	苍南县	0.85	阔叶林	最适宜	108.21	
浙江省	苍南县	0.85	竹林	最适宜	0.04	
浙江省	苍南县	0.85	其他	最适宜	505.03	
浙江省	常山县	0.70	竹林	适宜	8.79	浙江省常山县，全县为松材线虫的适宜分布区，主要林分为：针叶林、阔叶林、竹林，其中22.2%的区域为适宜针叶林区，主要分布在该县的西北部、东南部和东北部地区，风险等级较高，为重点防控区域
浙江省	常山县	0.70	阔叶林	适宜	588.21	
浙江省	常山县	0.70	其他	适宜	235.14	
浙江省	常山县	0.70	针叶林	适宜	238.03	
浙江省	长兴县	0.70	其他	适宜	935.45	浙江省长兴县为2007年全国调查疫点，全县为松材线虫的适宜分布区，主要林分为：针叶林、阔叶林、竹林，其中13.2%的区域为适宜针叶林区，主要分布在该县的中部和南部地区，风险等级较高，为重点防控区域
浙江省	长兴县	0.70	阔叶林	适宜	77.98	
浙江省	长兴县	0.70	竹林	适宜	131.32	
浙江省	长兴县	0.70	针叶林	适宜	174.08	
浙江省	长兴县	0.70	水体	适宜	40.94	
浙江省	慈溪市	0.70	竹林	适宜	32.44	浙江省慈溪市为2007年全国调查疫点，全市大部分地区为松材线虫的适宜分布区，东北部为最适宜分布区，主要林分为：针叶林、阔叶林、竹林，其中2.0%的区域为适宜针叶林区，主要分布在该市的西南部地区，风险等级较高，为重点防控区域
浙江省	慈溪市	0.70	其他	适宜	486.54	
浙江省	慈溪市	0.70	针叶林	适宜	10.71	
浙江省	慈溪市	0.85	竹林	最适宜	0.20	
浙江省	慈溪市	0.85	其他	最适宜	96.57	
浙江省	慈溪市	0.85	阔叶林	最适宜	54.86	
浙江省	淳安县	0.70	水体	适宜	575.14	浙江省淳安县，全县为松材线虫的适宜分布区，主要林分为：针叶林、阔叶林、针阔混交林、竹林，其中47.3%的区域为适宜针叶林区，主要分布在该县的北部、南部和东南部地区，风险等级高，为重点防控区域
浙江省	淳安县	0.70	针叶林	适宜	1987.43	
浙江省	淳安县	0.70	针阔混交林	适宜	64.20	
浙江省	淳安县	0.70	其他	适宜	484.74	
浙江省	淳安县	0.70	阔叶林	适宜	1094.51	
浙江省	淳安县	0.70	竹林	适宜	74.08	
浙江省	岱山县	0.85	针叶林	最适宜	12.30	浙江省岱山县为2007年全国调查疫点，全县为松材线虫的最适宜分布区，主要林分为：针叶林，风险等级为高风险区，因树种单一，缺少阔叶林和针阔混交林，所以该县的针叶林区都为重点防控区域
浙江省	岱山县	0.85	其他	最适宜	175.86	
浙江省	德清县	0.70	竹林	适宜	357.35	浙江省德清县为2007年全国调查新疫点，全县为松材线虫的适宜分布区，主要林分为：针叶林、阔叶林、竹林，其中6.3%的区域为适宜针叶林区，主要分布在该县的南部和西北部地区，风险等级较高，为重点防控区域
浙江省	德清县	0.70	阔叶林	适宜	105.36	
浙江省	德清县	0.70	其他	适宜	453.51	
浙江省	德清县	0.70	针叶林	适宜	61.63	

省份	县(市、区)	适生值	森林类型	风险等级	面积/km²	风险评价
浙江省	洞头县	0.85	其他	最适宜	14.69	浙江省洞头县,全县为松材线虫的最适宜分布区,主要林分为:其他,该县虽然为高风险区,但因针叶林分布极少,所以不是重点防控区域,但应注意新造人工林的树种选择
浙江省	东阳市	0.70	其他	适宜	760.34	浙江省东阳市,全市为松材线虫的适宜分布区,主要林分为:针叶林、阔叶林,其中13.3%的区域为适宜针叶林区,主要分布在该市的中部和东南部地区,风险等级较高,为重点防控区域
浙江省	东阳市	0.70	针叶林	适宜	227.64	
浙江省	东阳市	0.70	阔叶林	适宜	726.39	
浙江省	奉化市	0.70	竹林	适宜	262.09	浙江省奉化市为2007年全国调查疫点,全市为松材线虫的适宜分布区,主要林分为:针叶林、阔叶林、竹林,其中21.7%的区域为适宜针叶林区,主要分布在该市的西部和中部地区,风险等级较高,为重点防控区域
浙江省	奉化市	0.70	其他	适宜	537.75	
浙江省	奉化市	0.70	针叶林	适宜	246.72	
浙江省	奉化市	0.70	阔叶林	适宜	91.94	
浙江省	富阳县	0.70	水体	适宜	28.69	浙江省富阳县,全县为松材线虫的适宜分布区,主要林分为:针叶林、阔叶林、竹林,其中56.7%的区域为适宜针叶林区,全县各地区均有分布,风险等级较高,为重点防控区域
浙江省	富阳县	0.70	竹林	适宜	147.01	
浙江省	富阳县	0.70	阔叶林	适宜	151.75	
浙江省	富阳县	0.70	其他	适宜	432.81	
浙江省	富阳县	0.70	针叶林	适宜	994.56	
浙江省	海宁市	0.70	其他	适宜	721.22	浙江省海宁市,全市为松材线虫的适宜分布区,主要林分为:其他,该市虽然为较高风险区,但因针叶林分布极少,所以不是重点防控区域,但应注意新造人工林的树种选择
浙江省	海宁市	0.70	阔叶林	适宜	0.01	
浙江省	海宁市	0.70	水体	适宜	30.20	
浙江省	海盐县	0.70	其他	适宜	511.52	浙江省海盐县,全县为松材线虫的适宜分布区,主要林分为:针叶林,风险等级为较高风险区,因树种单一,缺少阔叶林和针阔混交林,所以该县的针叶林区都为重点防控区域
浙江省	海盐县	0.70	针叶林	适宜	26.61	
浙江省	杭州市	0.70	阔叶林	适宜	4.62	浙江省杭州市(西湖区)为2007年全国调查疫点,全市为松材线虫的适宜分布区,主要林分为:针叶林、阔叶林,其中28.4%的区域为适宜针叶林区,主要分布在该市的中部和西南部地区,风险等级较高,为重点防控区域
浙江省	杭州市	0.70	其他	适宜	279.05	
浙江省	杭州市	0.70	水体	适宜	3.92	
浙江省	杭州市	0.70	针叶林	适宜	114.21	
浙江省	黄岩市	0.70	水体	适宜	25.45	浙江省黄岩市为2007年全国调查疫点,全市为松材线虫的适宜分布区,主要林分为:针叶林、阔叶林、竹林,其中27.2%的区域为适宜针叶林区,主要分布在该市的南部和中部地区,风险等级较高,为重点防控区域
浙江省	黄岩市	0.70	阔叶林	适宜	91.99	
浙江省	黄岩市	0.70	针叶林	适宜	343.99	
浙江省	黄岩市	0.70	其他	适宜	653.10	
浙江省	黄岩市	0.70	竹林	适宜	151.27	
浙江省	湖州市	0.70	其他	适宜	1164.97	浙江省湖州市吴兴区为2007年全国调查疫点,全市为松材线虫的适宜分布区,主要林分为:针叶林、阔叶林、竹林,其中6.2%的区域为适宜针叶林区,主要
浙江省	湖州市	0.70	阔叶林	适宜	155.47	
浙江省	湖州市	0.70	针叶林	适宜	97.24	
浙江省	湖州市	0.70	竹林	适宜	193.21	

省份	县(市、区)	适生值	森林类型	风险等级	面积/km²	风险评价
浙江省	湖州市	0.70	水体	适宜	9.51	分布在该市的西部地区,风险等级较高,为重点防控区域
浙江省	建德市	0.70	水体	适宜	0.11	浙江省建德市,全市为松材线虫的适宜分布区,主要林分为:针叶林、阔叶林、竹林,其中65.6%的区域为适宜针叶林区,全市各地区均有分布,风险等级较高,为重点防控区域
浙江省	建德市	0.70	针叶林	适宜	1329.82	
浙江省	建德市	0.70	竹林	适宜	108.00	
浙江省	建德市	0.70	其他	适宜	275.31	
浙江省	建德市	0.70	阔叶林	适宜	315.39	
浙江省	江山市	0.70	阔叶林	适宜	1028.46	浙江省江山市,全市为松材线虫的适宜分布区,主要林分为:针叶林、阔叶林、针阔混交林、竹林,其中15.1%的区域为适宜针叶林区,主要分布在该市的东部地区,风险等级较高,为重点防控区域
浙江省	江山市	0.70	针叶林	适宜	287.07	
浙江省	江山市	0.70	其他	适宜	610.64	
浙江省	江山市	0.70	竹林	适宜	138.49	
浙江省	江山市	0.70	针阔混交林	适宜	27.73	
浙江省	椒江市	0.70	针叶林	适宜	6.93	浙江省椒江市,全市为松材线虫的适宜分布区,主要林分为:针叶林、阔叶林,其中2.2%的区域为适宜针叶林区,主要分布在该市的西北部地区,风险等级较高,为重点防控区域
浙江省	椒江市	0.70	其他	适宜	264.61	
浙江省	椒江市	0.70	水体	适宜	33.23	
浙江省	椒江市	0.70	阔叶林	适宜	9.77	
浙江省	嘉善县	0.70	其他	适宜	551.25	浙江省嘉善县,全县为松材线虫的适宜分布区,主要林分为:其他,该县虽然为较高风险区,但因针叶林分布极少,所以不是重点防控区域,但应注意新造人工林的树种选择
浙江省	嘉善县	0.70	水体	适宜	0.00	
浙江省	嘉兴县	0.70	其他	适宜	727.21	浙江省嘉兴县为2007年全国调查疫点全县为松材线虫的适宜分布区,主要林分为:其他,该县虽然为较高风险区,但因针叶林分布极少,所以不是重点防控区域,但应注意新造人工林的树种选择
浙江省	嘉兴县	0.70	阔叶林	适宜	143.95	
浙江省	景宁畲族自治县	0.70	针叶林	适宜	30.23	浙江省景宁畲族自治县,全县大部分地区为松材线虫的最适宜分布区,北部为适宜分布区,主要林分为:针叶林、阔叶林、针阔混交林、竹林,其中17.9%的区域为最适宜针叶林区,主要分布在该县的南部地区,风险等级高,为重点防控区域;1.5%的区域为适宜分布区,主要分布在该县的北部地区,风险等级较高,为重点防控区域
浙江省	景宁畲族自治县	0.70	阔叶林	适宜	319.08	
浙江省	景宁畲族自治县	0.70	其他	适宜	64.35	
浙江省	景宁畲族自治县	0.70	针阔混交林	适宜	34.82	
浙江省	景宁畲族自治县	0.85	阔叶林	最适宜	105.74	
浙江省	景宁畲族自治县	0.85	针阔混交林	最适宜	562.87	
浙江省	景宁畲族自治县	0.85	针叶林	最适宜	357.04	
浙江省	景宁畲族自治县	0.85	竹林	最适宜	57.35	
浙江省	景宁畲族自治县	0.85	其他	最适宜	468.81	
浙江省	金华市	0.70	针叶林	适宜	512.39	浙江省金华市,全市为松材线虫的适宜分布区,主要林分为:针叶林、阔叶林、
浙江省	金华市	0.70	阔叶林	适宜	396.39	

省份	县(市、区)	适生值	森林类型	风险等级	面积/km²	风险评价
浙江省	金华市	0.70	针阔混交林	适宜	21.54	针阔混交林、竹林，其中 23.7%的区域
浙江省	金华市	0.70	竹林	适宜	276.53	为适宜针叶林区，主要分布在该市的南
浙江省	金华市	0.70	其他	适宜	958.35	部和东部地区，风险等级较高，为重点防控区域
浙江省	缙云县	0.70	针叶林	适宜	737.24	浙江省缙云县为 2007 年全国调查疫点，全县为松材线虫的适宜分布区，主要林
浙江省	缙云县	0.70	竹林	适宜	142.06	分为：针叶林、阔叶林、竹林，其中 53.0%
浙江省	缙云县	0.70	阔叶林	适宜	177.27	的区域为适宜针叶林区，全县各地区均
浙江省	缙云县	0.70	其他	适宜	335.55	有分布，风险等级较高，为重点防控区域
浙江省	开化县	0.70	针阔混交林	适宜	1.66	浙江省开化县，全县为松材线虫的适宜
浙江省	开化县	0.70	针叶林	适宜	1380.94	分布区，主要林分为：针叶林、阔叶林，
浙江省	开化县	0.70	阔叶林	适宜	527.71	其中 67.3%的区域为适宜针叶林区，全
浙江省	开化县	0.70	其他	适宜	147.93	县各地区均有分布，风险等级较高，为重点防控区域
浙江省	兰溪市	0.70	其他	适宜	744.07	浙江省兰溪市，全市为松材线虫的适宜
浙江省	兰溪市	0.70	竹林	适宜	36.02	分布区，主要林分为：针叶林、阔叶林、
浙江省	兰溪市	0.70	针叶林	适宜	139.19	竹林，其中 10.1%的区域为适宜针叶林
浙江省	兰溪市	0.70	阔叶林	适宜	458.60	区，主要分布在该市的西北部地区，风险等级较高，为重点防控区域
浙江省	乐清县	0.70	竹林	适宜	7.27	浙江省乐清县，全县大部分区域为松材
浙江省	乐清县	0.70	其他	适宜	666.12	线虫的适宜分布区，南部为最适宜分布
浙江省	乐清县	0.70	针叶林	适宜	693.61	区，主要林分为：针叶林、竹林，其中 50.6%的区域为适宜针叶林区，全县各地区均有分布，风险等级较高，为重点防
浙江省	乐清县	0.85	其他	最适宜	4.81	控区域
浙江省	临安县	0.70	针叶林	适宜	1906.83	浙江省临安县，全县为松材线虫的适宜
浙江省	临安县	0.70	竹林	适宜	65.11	分布区，主要林分为：针叶林、阔叶林、
浙江省	临安县	0.70	阔叶林	适宜	202.48	竹林，其中 65.8%的区域为适宜针叶林
浙江省	临安县	0.70	其他	适宜	722.13	区，全县各地区均有分布，风险等级较高，为重点防控区域
浙江省	临海市	0.70	阔叶林	适宜	37.35	浙江省临海市为 2007 年全国调查疫点，
浙江省	临海市	0.70	针叶林	适宜	890.52	全市为松材线虫的适宜分布区，主要林
浙江省	临海市	0.70	其他	适宜	844.17	分为：针叶林、阔叶林、竹林，其中 44.4%
浙江省	临海市	0.70	竹林	适宜	231.32	的区域为适宜针叶林区，主要分布在该市的东北部和西部地区，风险等级较高，为重点防控区域
浙江省	丽水市	0.70	阔叶林	适宜	460.85	浙江省丽水市为 2007 年全国调查疫点，
浙江省	丽水市	0.70	针叶林	适宜	737.34	全市为松材线虫的适宜分布区，主要林
浙江省	丽水市	0.70	其他	适宜	362.40	分为：针叶林、阔叶林、竹林，其中 46.0%
浙江省	丽水市	0.70	竹林	适宜	42.65	的区域为适宜针叶林区，主要分布在该市的北部和西部地区，风险等级较高，为重点防控区域
浙江省	龙泉市	0.70	竹林	适宜	130.90	浙江省龙泉市，全市大部分地区为松材
浙江省	龙泉市	0.70	针叶林	适宜	246.54	线虫的适宜分布区，东部和东北部为最
浙江省	龙泉市	0.70	针阔混交林	适宜	372.11	适宜分布区，主要林分为：针叶林、阔
浙江省	龙泉市	0.70	阔叶林	适宜	1070.11	叶林、针阔混交林、竹林，其中 8.2%的区域为适宜针叶林区，主要分布在该市

省份	县(市、区)	适生值	森林类型	风险等级	面积/km²	风险评价
浙江省	龙泉市	0.70	其他	适宜	324.46	的西南部和南部地区，风险等级较高，
浙江省	龙泉市	0.85	针叶林	最适宜	447.01	为重点防控区域；14.8%的区域为最适宜
浙江省	龙泉市	0.85	其他	最适宜	44.09	针叶林区，主要分布在该市的东部地区，
浙江省	龙泉市	0.85	竹林	最适宜	32.81	风险等级高，为重点防控区域
浙江省	龙泉市	0.85	针阔混交林	最适宜	178.13	
浙江省	龙泉市	0.85	阔叶林	最适宜	235.88	
浙江省	龙游县	0.70	阔叶林	适宜	55.62	浙江省龙游县，全县为松材线虫的适宜
浙江省	龙游县	0.70	竹林	适宜	230.29	分布区，主要林分为：针叶林、阔叶林、
浙江省	龙游县	0.70	针叶林	适宜	95.02	竹林，其中10.7%的区域为适宜针叶林
浙江省	龙游县	0.70	其他	适宜	505.76	区，主要分布在该县的北部地区，风险
						等级较高，为重点防控区域
浙江省	宁波市	0.70	竹林	适宜	9.17	浙江省宁波市北仑区、江北区、镇海区
浙江省	宁波市	0.70	针叶林	适宜	22.46	为2007年全国调查疫点，全市大部分地
浙江省	宁波市	0.70	阔叶林	适宜	169.13	区为松材线虫的适宜分布区，东北部为
浙江省	宁波市	0.70	其他	适宜	422.63	最适宜分布区，主要林分为：针叶林、
浙江省	宁波市	0.85	针叶林	最适宜	73.81	阔叶林、竹林，其中2.3%的区域为适宜
浙江省	宁波市	0.85	阔叶林	最适宜	152.81	针叶林区，主要分布在该市的中部地区，
浙江省	宁波市	0.85	其他	最适宜	126.81	风险等级较高，为重点防控区域；7.6%
						的区域为最适宜针叶林区，主要分
						布在该市的东北部地区，风险等级高，
						为重点防控区域
浙江省	宁海县	0.70	阔叶林	适宜	0.04	浙江省宁海县为2007年全国调查疫点，全
浙江省	宁海县	0.70	针叶林	适宜	1043.35	县为松材线虫的适宜分布区，主要林分为：
浙江省	宁海县	0.70	竹林	适宜	53.69	针叶林、阔叶林、竹林，其中58.2%的区
浙江省	宁海县	0.70	其他	适宜	697.05	域为适宜针叶林区，全县各地区均有分布，
						风险等级较高，为重点防控区域
浙江省	鄞县	0.70	针阔混交林	适宜	14.43	浙江省鄞县(鄞州区)为2007年全国调查
浙江省	鄞县	0.70	竹林	适宜	90.19	疫点，全县为松材线虫的适宜分布区，
浙江省	鄞县	0.70	阔叶林	适宜	378.31	主要林分为：针叶林、阔叶林、针阔混
浙江省	鄞县	0.70	针叶林	适宜	272.15	交林、竹林，其中19.6%的区域为适宜
浙江省	鄞县	0.70	其他	适宜	633.89	针叶林区，主要分布在该县的西部地区，
						风险等级较高，为重点防控区域
浙江省	磐安县	0.70	针叶林	适宜	156.32	浙江省磐安县，全县为松材线虫的适宜
浙江省	磐安县	0.70	阔叶林	适宜	333.89	分布区，主要林分为：针叶林、阔叶林、
浙江省	磐安县	0.70	竹林	适宜	55.34	竹林，其中13.6%的区域为适宜针叶林
浙江省	磐安县	0.70	其他	适宜	605.16	区，主要分布在该县的南部地区，风险
						等级较高，为重点防控区域
浙江省	平湖市	0.70	其他	适宜	579.68	浙江省平湖市，全市为松材线虫的适宜分布区，主要林分为：其他，该市虽然为较高风险区，但因针叶林分布极少，所以不是重点防控区域，但应注意新造人工林的树种选择
浙江省	平阳县	0.85	针叶林	最适宜	389.63	浙江省平阳县，全县为松材线虫的最适
浙江省	平阳县	0.85	阔叶林	最适宜	62.19	宜分布区，主要林分为：针叶林、阔叶
浙江省	平阳县	0.85	竹林	最适宜	12.52	林、竹林，其中46.8%的区域为最适宜
						针叶林区，主要分布在该县的东北部、

省份	县(市、区)	适生值	森林类型	风险等级	面积/km²	风险评价
浙江省	平阳县	0.85	其他	最适宜	455.17	北部和西部地区，风险等级高，为重点防控区域
浙江省	浦江县	0.70	阔叶林	适宜	428.40	浙江省浦江县，全县为松材线虫的适宜分布区，主要林分为：针叶林、阔叶林、竹林，其中 22.2%的区域为适宜针叶林区，主要分布在该县的东部地区，风险等级较高，为重点防控区域
浙江省	浦江县	0.70	其他	适宜	222.45	
浙江省	浦江县	0.70	针叶林	适宜	190.08	
浙江省	浦江县	0.70	竹林	适宜	15.25	
浙江省	青田县	0.70	阔叶林	适宜	1722.92	浙江省青田县，全县为松材线虫的适宜分布区，主要林分为：针叶林、阔叶林、针阔混交林、竹林，其中 6.6%的区域为适宜针叶林区，主要分布在该县的东北部和西南部地区，风险等级较高，为重点防控区域
浙江省	青田县	0.70	针叶林	适宜	158.90	
浙江省	青田县	0.70	竹林	适宜	28.39	
浙江省	青田县	0.70	针阔混交林	适宜	65.95	
浙江省	青田县	0.70	其他	适宜	431.21	
浙江省	庆元县	0.70	竹林	适宜	30.60	浙江省庆元县，全县大部分地区为松材线虫的适宜分布区，东北部为最适宜分布区，主要林分为：针叶林、阔叶林、针阔混交林、竹林，其中 43.9%的区域为适宜针叶林区，主要分布在该县除东北部地区以外的大部分地区，风险等级较高，为重点防控区域；13.2%的区域为最适宜针叶林区，主要分布在该县的东北部地区，风险等级高，为重点防控区域
浙江省	庆元县	0.70	针叶林	适宜	872.74	
浙江省	庆元县	0.70	针阔混交林	适宜	385.79	
浙江省	庆元县	0.70	阔叶林	适宜	79.92	
浙江省	庆元县	0.70	竹林	适宜	37.11	
浙江省	庆元县	0.70	其他	适宜	228.08	
浙江省	庆元县	0.85	针叶林	最适宜	255.60	
浙江省	庆元县	0.85	针阔混交林	最适宜	89.73	
浙江省	庆元县	0.85	其他	最适宜	37.60	
浙江省	庆元县	0.85	阔叶林	最适宜	60.35	
浙江省	衢县	0.70	其他	适宜	188.12	浙江省衢县，全县为松材线虫的适宜分布区，主要林分为：针叶林、阔叶林、竹林，其中 5.9%的区域为适宜针叶林区，主要分布在该县的南部地区，风险等级较高，为重点防控区域
浙江省	衢县	0.70	阔叶林	适宜	40.16	
浙江省	衢县	0.70	针叶林	适宜	14.36	
浙江省	衢县	0.70	竹林	适宜	0.95	
浙江省	衢州市	0.70	阔叶林	适宜	312.65	浙江省衢州市，全市为松材线虫的适宜分布区，主要林分为：针叶林、阔叶林、竹林，其中 27.2%的区域为适宜针叶林区，主要分布在该市的北部和南部地区，风险等级较高，为重点防控区域
浙江省	衢州市	0.70	其他	适宜	815.99	
浙江省	衢州市	0.70	针叶林	适宜	570.88	
浙江省	衢州市	0.70	竹林	适宜	400.06	
浙江省	瑞安市	0.70	其他	适宜	611.22	浙江省瑞安市，该市西北部为松材线虫的适宜分布区，东南部为最适宜分布，主要林分为：针叶林、阔叶林、竹林，其中 9.8%的区域为适宜针叶林区，主要分布在该市的北部和西部地区，风险等级较高，为重点防控区域；5.5%的区域为最适宜针叶林区，主要分布在该市的中部地区，风险等级高，为重点防控区域
浙江省	瑞安市	0.70	阔叶林	适宜	59.11	
浙江省	瑞安市	0.70	针叶林	适宜	145.26	
浙江省	瑞安市	0.70	竹林	适宜	1.29	
浙江省	瑞安市	0.85	其他	最适宜	536.38	
浙江省	瑞安市	0.85	阔叶林	最适宜	43.74	
浙江省	瑞安市	0.85	竹林	最适宜	4.88	
浙江省	瑞安市	0.85	针叶林	最适宜	81.11	
浙江省	三门县	0.70	针叶林	适宜	506.25	浙江省三门县，全县为松材线虫的适宜分布区，主要林分为：针叶林、阔叶林、竹林，其中 62.7%的区域为适宜针叶林
浙江省	三门县	0.70	阔叶林	适宜	12.61	
浙江省	三门县	0.70	其他	适宜	285.71	

省份	县(市、区)	适生值	森林类型	风险等级	面积/km²	风险评价
浙江省	三门县	0.70	竹林	适宜	2.24	区,全县各地区均有分布,风险等级较高,为重点防控区域
浙江省	上虞市	0.70	阔叶林	适宜	263.65	浙江省上虞市为2007年全国调查疫点,全市为松材线虫的适宜分布区,主要林分为:针叶林、阔叶林、竹林,其中18.9%的区域为适宜针叶林区,主要分布在该市的中部地区,风险等级较高,为重点防控区域
浙江省	上虞市	0.70	其他	适宜	566.04	
浙江省	上虞市	0.70	竹林	适宜	70.51	
浙江省	上虞市	0.70	针叶林	适宜	210.42	
浙江省	绍兴市	0.70	其他	适宜	72.61	浙江省绍兴市越城区为2007年全国调查疫点,全市为松材线虫的适宜分布区,主要为:针叶林、阔叶林,其中25.0%的区域为适宜针叶林区,主要分布在该市的西南部和东南部地区,风险等级较高,为重点防控区域
浙江省	绍兴市	0.70	针叶林	适宜	24.86	
浙江省	绍兴市	0.70	阔叶林	适宜	2.04	
浙江省	绍兴县	0.70	针叶林	适宜	280.88	浙江省绍兴县,全县为松材线虫的适宜分布区,主要林分为:针叶林、阔叶林,其中,18.6%的区域为适宜针叶林区,风险等级较高,为重点防控区域
浙江省	绍兴县	0.70	竹林	适宜	442.74	
浙江省	绍兴县	0.70	阔叶林	适宜	121.09	
浙江省	绍兴县	0.70	其他	适宜	511.67	
浙江省	嵊泗县	0.70	其他	适宜	28.48	浙江省嵊泗县为2007年全国调查疫点,全县为松材线虫的适宜分布区,主要林分为:其他,该县虽然为高风险区,但因针叶林分布极少,所以不是重点防控区域,但应注意新造人工林的树种选择
浙江省	嵊县	0.70	竹林	适宜	7.27	浙江省嵊县(嵊州市)为2007年全国调查新疫点,全县为松材线虫的适宜分布区,主要林分为:针叶林、阔叶林、竹林,其中7.5%的区域为适宜针叶林区,主要分布在该县的北部地区,风险等级较高,为重点防控区域
浙江省	嵊县	0.70	阔叶林	适宜	488.29	
浙江省	嵊县	0.70	针叶林	适宜	135.86	
浙江省	嵊县	0.70	竹林	适宜	139.46	
浙江省	嵊县	0.70	其他	适宜	1042.29	
浙江省	遂昌县	0.70	阔叶林	适宜	689.00	浙江省遂昌县,全县大部分地区为松材线虫的适宜分布区,东南部地区为最适宜分布区,主要林分为:针叶林、阔叶林、针阔混交林、竹林,其中40.1%的区域为适宜针叶林区,主要分布在该县的西部、东北部和北部地区,风险等级较高,为重点防控区域;5.5%的区域为最适宜分布区,主要分布在该县的东南部地区,风险等级高,为重点防控区域
浙江省	遂昌县	0.70	针叶林	适宜	1089.90	
浙江省	遂昌县	0.70	竹林	适宜	247.24	
浙江省	遂昌县	0.70	其他	适宜	385.18	
浙江省	遂昌县	0.70	针阔混交林	适宜	48.59	
浙江省	遂昌县	0.85	阔叶林	最适宜	9.98	
浙江省	遂昌县	0.85	针阔混交林	最适宜	10.69	
浙江省	遂昌县	0.85	针叶林	最适宜	148.47	
浙江省	遂昌县	0.85	竹林	最适宜	21.74	
浙江省	遂昌县	0.85	其他	最适宜	90.00	
浙江省	松阳县	0.70	其他	适宜	182.82	浙江省松阳县,全县大部分地区为松材线虫的适宜分布区,西南部地区为最适宜分布区,主要林分为:针叶林、阔叶林、针阔混交林、竹林,其中61.4%的区域为适宜针叶林区,全县各地区均有分布,风险等级较高,为重点防控区域;3.1%的区域为最适宜针叶林区,主要分
浙江省	松阳县	0.70	针阔混交林	适宜	78.61	
浙江省	松阳县	0.70	阔叶林	适宜	46.89	
浙江省	松阳县	0.70	针叶林	适宜	777.36	
浙江省	松阳县	0.70	竹林	适宜	83.88	
浙江省	松阳县	0.85	针叶林	最适宜	39.03	

省份	县(市、区)	适生值	森林类型	风险等级	面积/km²	风险评价
浙江省	松阳县	0.85	竹林	最适宜	37.29	布在该县的西南部地区，风险等级高，
浙江省	松阳县	0.85	针阔混交林	最适宜	19.29	为重点防控区域
浙江省	泰顺县	0.85	针叶林	最适宜	967.08	浙江省泰顺县，全县为松材线虫的最适
浙江省	泰顺县	0.85	针阔混交林	最适宜	226.57	宜分布区，主要林分为：针叶林、阔叶
浙江省	泰顺县	0.85	阔叶林	最适宜	387.36	林、针阔混交林、竹林，其中 48.0%的
浙江省	泰顺县	0.85	竹林	最适宜	55.70	区域为最适宜针叶林区，全县各地区均
浙江省	泰顺县	0.85	其他	最适宜	352.01	有分布，风险等级高，为重点防控区域
浙江省	天台县	0.70	阔叶林	适宜	540.40	浙江省天台县，全县为松材线虫的适宜
浙江省	天台县	0.70	针叶林	适宜	384.09	分布区，主要林分为：针叶林、阔叶林、
浙江省	天台县	0.70	竹林	适宜	145.37	竹林，其中 24.0%的区域为适宜针叶林
浙江省	天台县	0.70	其他	适宜	532.17	区，主要分布在该县的东部和南部地区，风险等级较高，为重点防控区域
浙江省	桐庐县	0.70	阔叶林	适宜	381.84	浙江省桐庐县，全县为松材线虫的适宜
浙江省	桐庐县	0.70	其他	适宜	477.35	分布区，主要林分为：针叶林、阔叶林，其中 52.3%的区域为适宜针叶林区，主
浙江省	桐庐县	0.70	针叶林	适宜	940.68	要分布在该县的西部和中部地区，风险等级较高，为重点防控区域
浙江省	桐乡市	0.70	其他	适宜	429.95	浙江省桐乡市，全市为松材线虫的适宜分布区，主要林分为：其他，该市虽然为较高风险区，但因针叶林分布极少，
浙江省	桐乡市	0.70	阔叶林	适宜	264.02	所以不是重点防控区域，但应注意新造人工林的树种选择
浙江省	文成县	0.70	阔叶林	适宜	276.49	浙江省文成县，全县大部分地区为松材线
浙江省	文成县	0.70	针叶林	适宜	86.95	虫的适宜分布区，西部、南部地区为最适
浙江省	文成县	0.70	其他	适宜	242.11	宜分布区，主要林分为：针叶林、阔叶林、
浙江省	文成县	0.70	针阔混交林	适宜	45.78	针阔混交林，其中 7.4%的区域为适宜针
浙江省	文成县	0.85	阔叶林	最适宜	7.11	叶林区，主要分布在该县的西部和东南部
浙江省	文成县	0.85	针阔混交林	最适宜	240.86	地区，风险等级较高，为重点防控区域；10.4%的区域为最适宜针叶林区，主要分
浙江省	文成县	0.85	针叶林	最适宜	121.17	布在该县的西南部和南部地区，风险等级
浙江省	文成县	0.85	其他	最适宜	146.53	高，为重点防控区域
浙江省	温岭市	0.70	针叶林	适宜	359.68	浙江省温岭市为 2007 年全国调查疫点，
浙江省	温岭市	0.70	其他	适宜	468.78	该市大部分地区为松材线虫的适宜分布
浙江省	温岭市	0.70	阔叶林	适宜	10.23	区，东部为最适宜分布区，其中 37.3%的区域为适宜针叶林区，主要分布在该
浙江省	温岭市	0.85	其他	最适宜	92.45	市的西部、南部和中部地区，风险等级较高，为重点防控区域；3.3%的区域为
浙江省	温岭市	0.85	针叶林	最适宜	32.19	最适宜针叶林区，主要分布在该市的东部地区，风险等级高，为重点防控区域
浙江省	温州市	0.70	阔叶林	适宜	143.86	浙江省温州市为 2007 年全国调查疫点，
浙江省	温州市	0.70	其他	适宜	300.30	全市大部分地区为松材线虫的适宜分布区，东南部为最适宜分布区，主要林分
浙江省	温州市	0.70	针叶林	适宜	248.57	为：针叶林、阔叶林，其中 30.2%的区域为适宜针叶林区，主要分布在该市的
浙江省	温州市	0.85	其他	最适宜	111.11	中部地区，风险等级较高，为重点防控区域；2.5%的区域为最适宜针叶林区，
浙江省	温州市	0.85	针叶林	最适宜	20.47	主要分布在该市的东南部地区，风险等级高，为重点防控区域

省份	县(市、区)	适生值	森林类型	风险等级	面积/km²	风险评价
浙江省	武义县	0.70	针叶林	适宜	853.89	浙江省武义县，全县为松材线虫的适宜
浙江省	武义县	0.70	针阔混交林	适宜	11.79	分布区，主要林分为：针叶林、阔叶林、
浙江省	武义县	0.70	其他	适宜	438.61	针阔混交林、竹林，其中 52.3%的区域
浙江省	武义县	0.70	竹林	适宜	237.86	为适宜针叶林区，全县各地区均有分布，
浙江省	武义县	0.70	阔叶林	适宜	91.25	风险等级较高，为重点防控区域
浙江省	象山县	0.70	其他	适宜	143.03	浙江省象山县为 2007 年全国调查疫点，
浙江省	象山县	0.70	针叶林	适宜	306.22	该县西部、北部和西南部地区为松材线
浙江省	象山县	0.85	针叶林	最适宜	281.54	虫的适宜分布区，东部为最适宜分布区，主要林分为：针叶林，风险等级为较高、高风险区，因树种单一，缺少阔叶林和针阔混交林，所以该县的针叶林区都为
浙江省	象山县	0.85	其他	最适宜	230.78	重点防控区域
浙江省	仙居县	0.70	针叶林	适宜	1277.56	浙江省仙居县，全县为松材线虫的适宜
浙江省	仙居县	0.70	竹林	适宜	28.27	分布区，主要林分为：针叶林、阔叶林、
浙江省	仙居县	0.70	阔叶林	适宜	25.99	竹林，其中 59.7%的区域为适宜针叶林
浙江省	仙居县	0.70	其他	适宜	806.95	区，全县各地区均有分布，风险等级较高，为说重点防控区域
浙江省	萧山市	0.70	阔叶林	适宜	14.39	浙江省萧山市，全市为松材线虫的适宜
浙江省	萧山市	0.70	水体	适宜	71.04	分布区，主要林分为：针叶林、阔叶林、
浙江省	萧山市	0.70	竹林	适宜	159.97	竹林，其中 11.2%的区域为适宜针叶林
浙江省	萧山市	0.70	针叶林	适宜	144.48	区，主要分布在该市的南部和中部地区，
浙江省	萧山市	0.70	其他	适宜	896.50	风险等级较高，为重点防控区域
浙江省	新昌县	0.70	阔叶林	适宜	326.70	浙江省新昌县为 2007 年全国调查疫点，
浙江省	新昌县	0.70	竹林	适宜	23.38	全县为松材线虫的适宜分布区，主要林
浙江省	新昌县	0.70	针叶林	适宜	22.68	分为：针叶林、阔叶林、竹林，其中 1.8%的区域为适宜针叶林区，主要分布在该县的北部地区，风险等级较高，为重点
浙江省	新昌县	0.70	其他	适宜	866.78	防控区域
浙江省	义乌市	0.70	其他	适宜	688.24	浙江省义乌市，全市为松材线虫的适宜
浙江省	义乌市	0.70	阔叶林	适宜	347.54	分布区，主要林分为：针叶林、阔叶林
浙江省	义乌市	0.70	针叶林	适宜	170.72	竹林，其中 13.9%的区域为适宜针叶林区，主要分布在该市的南部和东南部地
浙江省	义乌市	0.70	竹林	适宜	24.25	区，风险等级较高，为重点防控区域
浙江省	永嘉县	0.70	其他	适宜	1411.11	浙江省永嘉县，全县为松材线虫的适宜
浙江省	永嘉县	0.70	针阔混交林	适宜	23.52	分布区，主要林分为：针叶林、阔叶林
浙江省	永嘉县	0.70	阔叶林	适宜	69.49	针阔混交林、竹林，其中 42.0%的区域
浙江省	永嘉县	0.70	竹林	适宜	23.50	为适宜针叶林区，主要分布在该县的西部和中部地区，风险等级较高，为重点
浙江省	永嘉县	0.70	针叶林	适宜	1104.96	防控区域
浙江省	永康市	0.70	针叶林	适宜	326.86	浙江省永康市，全市为松材线虫的适宜分布区，主要林分为：针叶林、阔叶林、
浙江省	永康市	0.70	竹林	适宜	89.33	竹林，其中 32.3%的的区域为适宜针叶
浙江省	永康市	0.70	阔叶林	适宜	71.88	林区，主要分布在该市的西部、东南部
浙江省	永康市	0.70	其他	适宜	522.43	和东部地区，风险等级较高，为重点防控区域
浙江省	余杭县	0.70	水体	适宜	9.97	浙江省余杭县，全县为松材线虫的适宜

省份	县(市、区)	适生值	森林类型	风险等级	面积/km²	风险评价
浙江省	余杭县	0.70	针叶林	适宜	350.50	分布区，主要林分为：针叶林、阔叶林、竹林，其中24.6%的区域为适宜针叶林区，主要分布在该县的西南部地区，风险等级较高，为重点防控区域
浙江省	余杭县	0.70	阔叶林	适宜	22.16	
浙江省	余杭县	0.70	其他	适宜	882.24	
浙江省	余杭县	0.70	竹林	适宜	160.64	
浙江省	玉环县	0.70	阔叶林	适宜	10.14	浙江省玉环县，全县大部分地区为松材线虫的适宜分布区，东北部位最适宜分布区，主要林分为：针叶林、阔叶林，其中25.3%的区域为适宜针叶林区，主要分布在该县的北部地区，风险等级较高，为重点防控区域
浙江省	玉环县	0.70	针叶林	适宜	73.11	
浙江省	玉环县	0.70	其他	适宜	191.59	
浙江省	玉环县	0.85	其他	最适宜	14.45	
浙江省	云和县	0.70	针叶林	适宜	385.91	浙江省云和县，该县北部地区为松材线虫的适宜分布区，南部地区为最适宜分布区，主要林分为：针叶林、阔叶林、针阔混交林、竹林，其中42.1%的区域为适宜针叶林区，主要分布在该县的北部地区，风险等级较高，为重点防控区域；25.9%的区域为最适宜针叶林区，主要分布在该县的南部地区，风险等级高，为重点防控区域
浙江省	云和县	0.70	针阔混交林	适宜	39.06	
浙江省	云和县	0.70	其他	适宜	17.00	
浙江省	云和县	0.70	阔叶林	适宜	0.97	
浙江省	云和县	0.85	阔叶林	最适宜	6.50	
浙江省	云和县	0.85	针阔混交林	最适宜	200.32	
浙江省	云和县	0.85	针叶林	最适宜	237.38	
浙江省	云和县	0.85	竹林	最适宜	5.31	
浙江省	云和县	0.85	其他	最适宜	25.07	
浙江省	余姚市	0.70	竹林	适宜	215.78	浙江省余姚市为2007年全国调查疫点，全市为松材线虫的适宜分布区，主要林分为：针叶林、阔叶林、针阔混交林、竹林，其中23.9%的区域为适宜针叶林区，主要分布在该市的中部和南部地区，风险等级较高，为重点防控区域
浙江省	余姚市	0.70	阔叶林	适宜	297.12	
浙江省	余姚市	0.70	针阔混交林	适宜	16.59	
浙江省	余姚市	0.70	其他	适宜	653.02	
浙江省	余姚市	0.70	针叶林	适宜	371.40	
浙江省	舟山市	0.85	针叶林	最适宜	192.90	浙江省舟山市(定海区、普陀区为2007年全国调查疫点)，全市为松材线虫的最适宜分布区，主要林分为：针叶林，风险等级为高风险区，因树种单一，缺少阔叶林和针阔混交林，所以该市的针叶林区都为重点防控区域
浙江省	舟山市	0.85	其他	最适宜	486.86	
浙江省	诸暨市	0.70	阔叶林	适宜	408.06	浙江省诸暨市为2007年全国调查疫点，全市为松材线虫的适宜分布区，主要林分为：针叶林、阔叶林、竹林，其中29.8%的区域为适宜针叶林区，主要分布区在该市的西部和东南部地区，风险等级较高，为重点防控区域
浙江省	诸暨市	0.70	竹林	适宜	278.38	
浙江省	诸暨市	0.70	其他	适宜	806.65	
浙江省	诸暨市	0.70	针叶林	适宜	632.57	
重庆市	巴县	0.55	其他	次适宜	318.80	重庆市巴县，全县大部分地区为松材线虫的适宜分布区，东南部为次适宜分布区，主要林分为：针叶林、阔叶林，其中17.5%的区域为适宜针叶林区，主要分布在该县除东南部以外的大部分地区，风险等级较高，为重点防控区域；3.9%的区域为次适宜针叶林区，主要分布在该县的东南部地区，风险等级中度，为重点防控区域
重庆市	巴县	0.55	针叶林	次适宜	99.49	
重庆市	巴县	0.70	竹林	适宜	3.33	
重庆市	巴县	0.70	阔叶林	适宜	72.10	
重庆市	巴县	0.70	其他	适宜	1594.07	
重庆市	巴县	0.70	针叶林	适宜	441.96	

省份	县(市、区)	适生值	森林类型	风险等级	面积/km²	风险评价
重庆市	璧山县	0.70	针叶林	适宜	322.48	重庆市璧山县，全县为松材线虫的适宜分布区，主要林分为：针叶林、阔叶林，其中30.8%的区域为适宜针叶林区，主要分布在该县的西部和东部地区，风险等级较高，为重点防控区域
重庆市	璧山县	0.70	其他	适宜	685.72	
重庆市	璧山县	0.70	阔叶林	适宜	37.73	
重庆市	长寿县	0.70	针叶林	适宜	303.14	重庆市长寿县为2007年全国调查新疫点，全县为松材线虫的适宜分布区，主要林分为：针叶林、阔叶林，其中15.6%的区域为适宜针叶林区，主要分布在该县的西部和东南部地区，风险等级较高，为重点防控区域
重庆市	长寿县	0.70	水体	适宜	60.50	
重庆市	长寿县	0.70	阔叶林	适宜	75.87	
重庆市	长寿县	0.70	其他	适宜	1106.56	
重庆市	城口县	0.70	针叶林	适宜	210.45	重庆市城口县，全县为松材线虫的适宜分布区，主要林分为：针叶林、阔叶林，其中6.0%的区域为适宜针叶林区，主要分布在该县的西部地区，风险等级较高，为重点防控区域
重庆市	城口县	0.70	阔叶林	适宜	1598.96	
重庆市	城口县	0.70	其他	适宜	1310.96	
重庆市	重庆市	0.70	针叶林	适宜	198.78	重庆市沙坪坝区为2007年全国调查疫点，全市为松材线虫的适宜分布区，主要林分为：针叶林、阔叶林，其中22.1%的区域为适宜针叶林区，全市各地区均有分布，风险等级较高，为重点防控区域
重庆市	重庆市	0.70	阔叶林	适宜	4.98	
重庆市	重庆市	0.70	其他	适宜	697.09	
重庆市	大足县	0.70	阔叶林	适宜	63.34	重庆市大足县，全县为松材线虫的适宜分布区，主要林分为：针叶林、阔叶林、竹林，其中31.4%的区域为适宜针叶林区，主要分布在该县的北部和东部地区，风险等级较高，为重点防控区域
重庆市	大足县	0.70	其他	适宜	778.50	
重庆市	大足县	0.70	针叶林	适宜	450.75	
重庆市	大足县	0.70	竹林	适宜	141.65	
重庆市	垫江县	0.70	其他	适宜	1188.99	重庆市垫江县，全县为松材线虫的适宜分布区，主要林分为：针叶林、阔叶林，其中11.3%的区域为适宜针叶林区，主要分布在该县的西北、东北和东南部地区，风险等级较高，为重点防控区域
重庆市	垫江县	0.70	针叶林	适宜	227.97	
重庆市	垫江县	0.70	阔叶林	适宜	24.42	
重庆市	垫江县	0.70	水体	适宜	20.98	
重庆市	丰都县	0.70	针阔混交林	适宜	39.30	重庆市丰都县，全县为松材线虫的适宜分布区，主要林分为：针叶林、阔叶林、针阔混交林、竹林，其中29.8%的区域为适宜针叶林区，主要分布在该县的中部地区，风险等级较高，为重点防控区域
重庆市	丰都县	0.70	针叶林	适宜	819.38	
重庆市	丰都县	0.70	阔叶林	适宜	250.38	
重庆市	丰都县	0.70	竹林	适宜	8.62	
重庆市	丰都县	0.70	其他	适宜	1628.54	
重庆市	奉节县	0.70	针叶林	适宜	1942.33	重庆市奉节县，全县为松材线虫的适宜分布区，主要林分为：针叶林、阔叶林，其中45.5%的区域为适宜针叶林区，全县各地区均有分布，风险等级较高，为重点防控区域
重庆市	奉节县	0.70	阔叶林	适宜	90.52	
重庆市	奉节县	0.70	针阔混交林	适宜	6.80	
重庆市	奉节县	0.70	其他	适宜	2230.87	
重庆市	涪陵市	0.70	针叶林	适宜	870.25	重庆市涪陵市为2007年调查疫点，全市大部分地区为松材线虫适宜分布区，南部为次适宜分布区，主要林分为：针叶林、阔叶林、竹林，其中54.8%的区域
重庆市	涪陵市	0.55	其他	次适宜	2.22	
重庆市	涪陵市	0.70	其他	适宜	2045.52	

省份	县(市、区)	适生值	森林类型	风险等级	面积/km²	风险评价
重庆市	涪陵市	0.70	阔叶林	适宜	48.86	为适宜针叶林区，主要分布在该市的东部地区，风险等级较高，为重点防控区域
重庆市	涪陵市	0.70	竹林	适宜	33.02	
重庆市	合川市	0.70	针叶林	适宜	373.78	重庆市合川市，全市为松材线虫的适宜分布区，主要林分为：针叶林、阔叶林，其中 15.2%的区域为适宜针叶林区，主要分布在该市的东部地区，风险等级较高，为重点防控区域
重庆市	合川市	0.70	阔叶林	适宜	53.93	
重庆市	合川市	0.70	竹林	适宜	7.03	
重庆市	合川市	0.70	其他	适宜	2098.75	
重庆市	江北县	0.70	针叶林	适宜	321.37	重庆市江北县为2007年全国调查疫点，全县为松材线虫的适宜分布区，主要林分为：针叶林、阔叶林，其中20.8%的区域为适宜针叶林区，全县各地区均有分布，风险等级较高，为重点防控区域
重庆市	江北县	0.70	阔叶林	适宜	13.26	
重庆市	江北县	0.70	其他	适宜	1212.47	
重庆市	江津市	0.55	针叶林	次适宜	252.03	重庆市江津市，全市大部分地区为松材线虫的适宜分布区，南部为次适宜分布区，主要林分为：针叶林、阔叶林、竹林，其中10.9%的区域为适宜针叶林区，主要分布在该市除南部以外的大部分地区，风险等级较高，为重点防控区域；8.4%的区域为次适宜针叶林区，主要分布在该市的南部地区，风险等级中度，为重点防控区域
重庆市	江津市	0.55	阔叶林	次适宜	247.84	
重庆市	江津市	0.55	其他	次适宜	136.90	
重庆市	江津市	0.70	针叶林	适宜	323.66	
重庆市	江津市	0.70	阔叶林	适宜	848.29	
重庆市	江津市	0.70	竹林	适宜	1.87	
重庆市	江津市	0.70	其他	适宜	1483.95	
重庆市	开县	0.70	针叶林	适宜	1152.02	重庆市开县，全县为松材线虫的适宜分布区，主要林分为：针叶林、阔叶林，其中25.2%的区域为适宜针叶林区，主要分布在该县的西部地区，风险等级较高，为重点防控区域
重庆市	开县	0.70	阔叶林	适宜	253.02	
重庆市	开县	0.70	竹林	适宜	9.66	
重庆市	开县	0.70	其他	适宜	3050.84	
重庆市	梁平县	0.70	针叶林	适宜	311.96	重庆市梁平县，全县为松材线虫的适宜分布区，主要林分为：针叶林、阔叶林、针阔混交林、竹林，其中16.1%的区域为适宜针叶林区，主要分布在该县的中部、西南部和东南部地区，风险等级较高，为重点防控区域
重庆市	梁平县	0.70	阔叶林	适宜	54.43	
重庆市	梁平县	0.70	针阔混交林	适宜	49.71	
重庆市	梁平县	0.70	其他	适宜	1333.86	
重庆市	梁平县	0.70	竹林	适宜	139.96	
重庆市	南川县	0.55	针叶林	次适宜	1310.98	重庆市南川县，全县大部分地区为松材线虫的次适宜分布区，北部和东北部为适宜分布区，主要林分为：针叶林、阔叶林、针阔混交林、竹林，其中48.7%的区域为次适宜针叶林区，主要分布在该县除北部和东北部以外的大部分地区，风险等级中度，为重点防控区域；5.8%的区域为适宜针叶林区，主要分布在该县的北部和东北部地区，风险等级较高，为重点防控区域
重庆市	南川县	0.55	阔叶林	次适宜	194.92	
重庆市	南川县	0.55	竹林	次适宜	96.50	
重庆市	南川县	0.55	针阔混交林	次适宜	41.99	
重庆市	南川县	0.55	其他	次适宜	731.96	
重庆市	南川县	0.70	其他	适宜	201.16	
重庆市	南川县	0.70	针叶林	适宜	152.64	
重庆市	南川县	0.70	阔叶林	适宜	58.11	
重庆市	彭水苗族土家族自治县	0.70	针叶林	适宜	1408.39	重庆市彭水苗族土家族自治县，全县为松材线虫的适宜分布区，主要林分为：针叶林、阔叶林、针阔混交林，其中36.2%的区域为适宜针叶林区，主要分布在该县的南部地区，风险等级较高，为重点防控区域
重庆市	彭水苗族土家族自治县	0.70	其他	适宜	2451.44	
重庆市	彭水苗族土家族自治县	0.70	阔叶林	适宜	174.29	

省份	县(市、区)	适生值	森林类型	风险等级	面积/km²	风险评价
重庆市	彭水苗族土家族自治县	0.70	针阔混交林	适宜	0.69	
重庆市	黔江土家族苗族自治县	0.70	针叶林	适宜	267.32	重庆市黔江土家族苗族自治县，全县为松材线虫的适宜分布区，主要林分为：针叶林、阔叶林，其中10.8%的区域为适宜针叶林区，主要分布在该县的西部和东南部地区，风险等级较高，为重点防控区域
重庆市	黔江土家族苗族自治县	0.70	阔叶林	适宜	42.10	
重庆市	黔江土家族苗族自治县	0.70	其他	适宜	2161.11	
重庆市	酉阳土家族苗族自治县	0.70	针叶林	适宜	2299.39	重庆市酉阳土家族苗族自治县，全县为松材线虫的适宜分布区，主要林分为：针叶林、阔叶林，其中48.2%的区域为适宜针叶林区，全县各地区均有分布，风险等级较高，为重点防控区域
重庆市	酉阳土家族苗族自治县	0.70	阔叶林	适宜	437.43	
重庆市	酉阳土家族苗族自治县	0.70	其他	适宜	2249.14	
重庆市	荣昌县	0.70	其他	适宜	852.01	重庆市荣昌县，全县为松材线虫的适宜分布区，主要林分为：针叶林、阔叶林、竹林，其中2.2%的区域为适宜针叶林区，主要分布在该县的东南部地区，风险等级较高，为重点防控区域
重庆市	荣昌县	0.70	竹林	适宜	66.50	
重庆市	荣昌县	0.70	针叶林	适宜	20.18	
重庆市	荣昌县	0.70	阔叶林	适宜	24.62	
重庆市	石柱土家族自治县	0.70	针叶林	适宜	1807.27	重庆市石柱土家族自治县，全县为松材线虫的适宜分布区，主要林分为：针叶林、阔叶林、针阔混交林，其中59.1%的区域为适宜针叶林区，全县各地区均有分布，风险等级较高，为重点防控区域
重庆市	石柱土家族自治县	0.70	针阔混交林	适宜	38.81	
重庆市	石柱土家族自治县	0.70	阔叶林	适宜	38.61	
重庆市	石柱土家族自治县	0.70	其他	适宜	1151.92	
重庆市	铜梁县	0.70	其他	适宜	937.87	重庆市铜梁县，全县为松材线虫的适宜分布区，住户要林分为：针叶林、阔叶林、竹林，其中5.0%的区域为适宜针叶林区，主要分布在该县的东部和西南部地区，风险等级较高，为重点防控区域
重庆市	铜梁县	0.70	阔叶林	适宜	22.94	
重庆市	铜梁县	0.70	针叶林	适宜	213.73	
重庆市	铜梁县	0.70	竹林	适宜	0.83	
重庆市	潼南县	0.70	其他	适宜	1569.20	重庆市潼南县，全县为松材线虫的适宜分布区，主要林分为：针叶林、阔叶林、竹林，其中6.0%的区域为适宜针叶林区，主要分布在该县的南部地区，风险等级较高，为重点防控区域
重庆市	潼南县	0.70	针叶林	适宜	99.37	
重庆市	潼南县	0.70	竹林	适宜	21.04	
重庆市	潼南县	0.70	阔叶林	适宜	1.94	
重庆市	万县市	0.70	针叶林	适宜	928.39	重庆市万县市(万州市)，全市为松材线虫的适宜分布区，主要林分为：针叶林、阔叶林、针阔混交林、竹林，其中25.7%的区域为适宜针叶林区，主要分布在该市的东部地区，风险等级较高，为重点防控区域
重庆市	万县市	0.70	灌木林	适宜	4.61	
重庆市	万县市	0.70	阔叶林	适宜	36.37	
重庆市	万县市	0.70	竹林	适宜	3.20	
重庆市	万县市	0.70	针阔混交林	适宜	15.25	
重庆市	万县市	0.70	其他	适宜	2501.83	
重庆市	武隆县	0.55	其他	次适宜	6.34	重庆市武隆县，全县为松材线虫的适宜分布区，主要林分为：针叶林、阔叶林、针阔混交林、竹林，其中59.7%的区域
重庆市	武隆县	0.55	针叶林	次适宜	1.04	
重庆市	武隆县	0.70	针叶林	适宜	1565.18	

省份	县(市、区)	适生值	森林类型	风险等级	面积/km²	风险评价
重庆市	武隆县	0.70	针阔混交林	适宜	146.58	为适宜针叶林区,全县各地区均有分布,风险等级较高,为重点防控区域
重庆市	武隆县	0.70	其他	适宜	872.91	
重庆市	武隆县	0.70	阔叶林	适宜	101.64	
重庆市	武隆县	0.70	竹林	适宜	19.76	
重庆市	巫山县	0.70	针叶林	适宜	1061.51	重庆市巫山县,全县为松材线虫的适宜分布区,主要林分为:针叶林、阔叶林、针阔混交林,其中39.8%的区域为适宜针叶林区,全县各地区均有分布,风险等级较高,为重点防控区域
重庆市	巫山县	0.70	阔叶林	适宜	369.50	
重庆市	巫山县	0.70	其他	适宜	1196.46	
重庆市	巫山县	0.70	针阔混交林	适宜	63.95	
重庆市	巫溪县	0.70	针叶林	适宜	1044.47	重庆市巫溪县,全县为松材线虫的适宜分布区,主要林分为针叶林、阔叶林、针阔混交林,其中24.5%的区域为适宜针叶林区,主要分布在该县的西南部和东部地区,风险等级较高,为重点防控区域
重庆市	巫溪县	0.70	阔叶林	适宜	1031.93	
重庆市	巫溪县	0.70	其他	适宜	1965.70	
重庆市	巫溪县	0.70	针阔混交林	适宜	214.03	
重庆市	秀山土家族苗族自治县	0.70	针叶林	适宜	814.23	重庆市秀山土家族苗族自治县,全县为松材线虫的适宜分布区,主要林分为:针叶林、阔叶林、针阔混交林,其中31.4%的区域为适宜针叶林区,全县各地区均有分布,风险等级较高,为重点防控区域
重庆市	秀山土家族苗族自治县	0.70	阔叶林	适宜	418.49	
重庆市	秀山土家族苗族自治县	0.70	针阔混交林	适宜	10.78	
重庆市	秀山土家族苗族自治县	0.70	其他	适宜	1351.66	
重庆市	永川市	0.70	针叶林	适宜	345.30	重庆市永川市,全市为松材线虫的适宜分布区,主要林分为:针叶林、阔叶林,其中21.6%的区域为适宜针叶林区,主要分布在该市的东部、中部和西南部地区,风险等级较高,为重点防控区域
重庆市	永川市	0.70	竹林	适宜	41.60	
重庆市	永川市	0.70	阔叶林	适宜	59.33	
重庆市	永川市	0.70	其他	适宜	1199.97	
重庆市	云阳县	0.70	针叶林	适宜	848.41	重庆市云阳县为2007年全国调查新疫点,全县为松材线虫的适宜分布区,主要林分为:针叶林、阔叶林,其中24.9%的区域为适宜针叶林区,主要分布在该县的南部和中部地区,风险等级较高,为重点防控区域
重庆市	云阳县	0.70	阔叶林	适宜	125.73	
重庆市	云阳县	0.70	其他	适宜	2307.84	
重庆市	忠县	0.70	针叶林	适宜	609.88	重庆市忠县为2007年全国调查疫点,全县为松材线虫的适宜分布区,主要林分为:针叶林、阔叶林、针阔混交林、竹林,其中27.1%的区域为适宜针叶林区,全县各地区均有分布,风险等级较高,为重点防控区域
重庆市	忠县	0.70	阔叶林	适宜	190.91	
重庆市	忠县	0.70	针阔混交林	适宜	25.90	
重庆市	忠县	0.70	竹林	适宜	11.25	
重庆市	忠县	0.70	其他	适宜	1413.74	
重庆市	綦江县	0.55	针叶林	次适宜	702.51	重庆市綦江县,全县大部分地区为松材线虫的次适宜分布区,西北部为适宜分布区,主要林分为:针叶林、阔叶林、竹林,其中30.7%的区域为次适宜针叶林区,主要分布在该县除西北部以外的大部分地区,风险等级中度,为重点防控区域;0.4%的区域为适宜针叶林区,主要分布在该县的西北部地区,风险等级较高,为重点防控区域
重庆市	綦江县	0.55	竹林	次适宜	0.20	
重庆市	綦江县	0.55	阔叶林	次适宜	45.10	
重庆市	綦江县	0.55	其他	次适宜	1485.72	
重庆市	綦江县	0.70	竹林	适宜	3.30	
重庆市	綦江县	0.70	针叶林	适宜	8.97	
重庆市	綦江县	0.70	阔叶林	适宜	0.14	
重庆市	綦江县	0.70	其他	适宜	42.61	

第四章　中国松材线虫病控制分等级对策

第一节　最适宜地区(>0.85)

最适宜地区是从线虫种群、传播媒介发生、寄主的种类、分布及其感病性以及与病害生物生态学相适宜的气候条件各个角度，都是最适宜松材线虫病定殖、扩散和蔓延的区域，也包含了目前绝大多数松材线虫病的实际发生区。这类地区是松材线虫病防治和预防检疫最重要的地区。对于已发生区域，遵照国家林业局印发的《松材线虫病防治技术方案(修订版)》[林造发(2010)35 号]，严格执行病害的除疫工作；对于未发生区域，遵照《中华人民共和国国家标准——松材线虫病检疫技术规程(GB/T23476—2009)》，严格针对松材线虫和媒介昆虫执行病害的检疫监测和检测工作，杜绝疫区各式松木制品的进入。

松材线虫病远距离的扩散与贸易往来密切相关。如何在经济贸易全球化的时代，保护我国森林生态不受外来入侵种的危害，是当前森林检疫面临的重要课题。从 1998 年 8 月至今，中国许多重要对外港口从美国和日本输入货物的木质包装材料中上百次地截获松材线虫，说明松材线虫极容易被人为传播。加强和提高国家对松材线虫的检疫技术是目前松材线虫病控制的当务之急。我国进境木包装松材线虫检疫，所采用的技术一般还是沿用植物线虫学的常规技术。对此，周弘、沈培垠在取样、制样、分离培养、镜检鉴定等操作过程提出了一些改进建议，并在实际工作中取得了比常规技术方法好的效果。根据感染了松材线虫的病材产生代谢酸，使木材的酸度增加，其 pH 下降的现象，建立了利用溴酚蓝在应施检疫木上的颜色反应进行快速检疫的方法。鉴于松材线虫的分子生物学特征的研究进展，南京林业大学最新研制了松材线虫的分子鉴定技术及其配套装置，建立了快速准确、简便易行、经济实用的检疫检验技术。实现松材线虫的检疫还遇到的另外一个问题是检测对象的专一性。由于被认为是本土生物种类的拟松材线虫无论从生物形态学特征、生态位特征、化学通讯机制、免疫反应以及遗传背景等方面都存在非常大的相似性，而拟松材线虫在我国的分布相当广泛，在目前调查研究的疫区和非疫区松林生态系统几乎均有发现，这为松材线虫的特异性检疫提出了难题。依据二者间的细微差异以及侵染寄主过程中功能基因组不同响应模式，开发特异性检疫技术，是目前和今后有待进一步加强的研究重点。

进口货物木质包装材料和疫点病材是人为传播松材线虫的载体。这些材料流向复杂，可被运输到货物到达的任何地方，同时，木质包装材料常在货物运送的目的地被拆卸后随意丢弃。一旦木质包装材料来自松材线虫疫区，则加大了松材线虫传入的风险。对此我国林业部门规定，松材线虫病检疫范围包括来自国内外疫情发生区的松属、雪松属、冷杉属、云杉属和落叶松属等植物的苗木、接穗、插条、盆景等生长繁殖材料；来自国内外疫情发生区的上述植物的木材、枝桠、根桩、木片以及它们的制品等；带有松材线虫及其传播媒介昆虫活体的货物、包装材料、铺垫材料及运输工具。各发生区由当地政府发布命令，明确规定禁止任何单位和个人擅自将松材线虫病发生区的松苗、松木、松材调出疫情发生区。发生区要对松属苗木繁育基地、贮木场和木材加工厂开展产地疫情调查，详细登记带疫情况，并下发除害处理通知书责令限期对疫情进行除害处理。同时根据产地检疫结果，对要求调运的松属苗木和繁殖材料、松木及其制品数量进行全面核实，严禁带疫苗木、木材及其加工产品进入市场流通。调运疫区的松材线虫寄主植物、繁殖材料、木材及其制品必实行检疫要求书制度，要事先征求调入地森检部门的意见，并按照调入地的检疫要求书内容，进行严格的现场检疫检验，确认未携带松材线虫病方可签发植物检疫证书，并及时通知调入地森检部门。实施检疫检查的抽样比例，苗木按一批货物总件数的5%进行抽样，木材按总件数的10%进行抽样。森林植物检疫检查站(或木材检查站)要配备专职检疫人员，对过往的松材线虫病寄主植物及其产品实施严格的检疫检查，严禁未通过检疫的松苗、疫木及其制品调运。各地森检部门对来自发生区或来源不明的寄主植物及其产品要进行复检，发现带疫就地销毁；确认无松材线虫的繁殖材料要经过1年以上隔离试种，确认没携带松材线虫方可分散种植；对松木及其制品包装材料要实施跟踪调查，严防疫情传入。要定期对本地区用材单位进行检疫检查，杜绝非法购买和使用疫情发生区松材及其制品的行动。

一、以病原为出发点的控制策略和技术

松材线虫是松材线虫病发生的主导因子，清除病原、减低侵染来源和数量以及抑制松材线虫活性，对降低疫情和治理疫病能起到积极的关建性作用。对新老疫区(点)清理病死树和进行病木除害处理是必要的。

(一) 清理病死树

每年春天病害感染发生前，对老疫点的重病区感病松树进行一次性全面的皆伐，彻底清除感染发病对象。对较轻区域采用全面清理病死树的措施，减少病原，防止病害临近扩散蔓延，逐步全面清理中心发生区的病死树，压缩受害面积，控制灾害的发生程度。对新发生疫点和孤立疫点实施皆伐；并通过采用"流胶法"早期诊断1km范围内的松林，对具有出现流胶异常的树应及时拔除。

实施清理病死树时，伐桩高度应低于5cm，并做到除治迹地的卫生清洁，不残留直径大于1cm松枝，以防残留侵染源。处置死树和活树时，应分别进行除害处理。

发现和治疗潜伏侵染的松树是防治病害中非常重要的一环。但对这方面的认识和了解以及防治措施有待进一步深入地研究。

(二) 病木除害处理

砍伐后病死树应就地将直径1cm以上的枝条、树干和伐根砍成段，分装熏蒸袋用20g/m^{3}磷化铝密封熏蒸处理，搁置原地至传媒天牛羽化期结束。滞留林间的病枝材，亦可采用此法。对清理下山的病枝、根桩等可集中后，在指定地点及时烧毁。伐下的病材在集中指定地点采用药物熏蒸、加热、变性、切片等方法处理。药物熏蒸要求选择平坦地，集中堆放，堆垛覆盖熏蒸帐幕，帐幕边角沿堆垛周围深埋压土。药物用硫酰氟、溴甲烷或磷化铝，用量药标准分别为50g/m^3、20℃、24~48h 或 20g/m^3、20℃、72h 以上。熏蒸处理结果要求木材中松墨天牛和松材线虫死亡率达到 100%，否则再重复进行处理。加热处理要求病材在 60℃以上的温度中持续 2~3h，直至将病原和天牛杀死为止。研究表明在 "m" 形火道炕房处理松材线虫病木，炕温不低于 50℃时处理 2h 以上，可以干净彻底地杀死病木内的松材线虫和松墨天牛幼虫，两者的死亡率均可达 100%。其他的研究表明，不同规格的松材线虫罹病材经 65~75℃、15h 热烘或 9Mpa、157~168℃、10min液压或两种方法联合处理对松材线虫和松墨天牛都有较好的杀虫效果，其中 2.8cm 以下板材和 10 cm×10 cm 以下料材经 3 种方法处理后，杀虫效果均达 100%。病材变性处理包括胶合板、纤维板、刨花板的制作以及制浆、烧炭等。切片处理为将病材切成厚度小于 1cm 的碎片，也能有效地消灭松墨天牛和(或)松材线虫，达到除害的要求。

病死树的伐根应套上塑料薄膜覆土，或用磷化铝(1~2 粒)进行熏蒸处理，或用虫线清等杀线剂进行喷淋处理，也可采取连根刨除，再进行前述方法除害。

(三) 治疗病树

寻找高效内吸性杀线剂及其经济、简便的使用技术，也是目前寻找治理松材线虫的有效途径之一。最近的研究表明有很多的生物源物质对松材线虫表现出非常强的生物活性，如含有仲胺型氮原子的苦豆碱和含叔胺型氮原子的脱氢苦豆碱具有强烈的杀线活性，而且后者杀虫效果比前者更强。将 2%阿维菌素乳油按木材体积为 400~600mL/m^3(60~90mL/株)的剂量，注入树干防治黑松 P. thunbergii 和马尾松上的松材线虫，持效期可达 2 年，并且大剂量用药(210mL/株)对黑松生长无影响，药剂注入树体内对环境无污染。Alen 等(2000)从热带雨林的 21 科 63 种植物中提取和分析了抑制松材线虫的物质，结果来自于 Bischofia javanica、Knema hookeriana 和 Areca catechu 这 3 种植物的提取物，在非常低的有效浓度下[0.7mg/cotton ball(mg/bl.)]表现出强烈的活性。并从 Knema hookeriana 中分离提纯到了对松材线虫更具强烈作用的有效成分。结构分析表明化合物属于 3-undecylphenol(1)和 3-(8Z-tridecenyl)-phenol(2)。日本最近还在研究发展水溶性虫线光，干部注射治疗松材线虫病时，20g/m^{3}的剂量下，有效地防止了松材线虫感染对 4 年生日本黑松造成的萎蔫。

二、以寄主为出发点的控制策略和技术

营造和构建由多重免疫和抗性树种组成的混交林可以将现有感病树种的风险进行稀释。如在松林适当种植梧桐、台湾相思、苦楝及细叶桉等提高松树抗性，对皆伐林地改种其他树种，使松材线虫的危害局部化和个体化，直至与所在森林环境建立起协调的适应性。

合理科学的营林措施能改善松树对松材线虫病的抵御能力，应当加强林业管理。利

用寄主松树的抗性控制松材线虫病，无疑是最终抑制和控制松材线虫病必需利用的基本策略和技术。植物抗性可以分为被动抗性和主动抗性两类。被动抗性靠植物预存或先天生成的因子起作用；主动抗性有非亲和抗性、侵染诱发的抗病性和诱导抗性。非亲和抗性发生在寄主植物抗病品种与病原物不亲和小种(菌株、菌系)之间，由抗病基因对无毒基因互作决定；侵染诱发的抗病性表现在受病原物侵染时，植物能迅速和高强度地调动防卫反应，防卫反应的速度和程度足以抵御病原物的进一步发展；诱导抗性则是因为受病原物侵染后，植物防卫机制应答不及时或较弱，不足以抵御病原物的侵染。而当预先施加人为的刺激后，植物再遇相同激发子时就能获得不同程度的抵抗力。这几种抗性在松树与松材线虫的互作方面都有体现。但在感病树种和个体上，树木的诱导抗性是一值得利用的特性。由于生物的任何可遗传的性状，都是由长期进化固定下来的，并在现阶段由具有遗传稳定性的基因控制的，而基因遗传运作方式的固定化的最初原因是外源刺激。在植物与病原物的关系中，这种刺激主要来自病原物。因此，植物在与微生物长期的协同进化过程中，能够保留可以决定对付所有病原物侵染的非寄主抗性、先天抗性和诱导抗性的遗传信息。所以，诱导抗性是树木生存进化的一个重要途径，是树木和有害生物(昆虫和病原菌)协同进化的产物。而且，目前已知诱导抗性的发生，在植物和病害种类上都广泛存在并大多数为系统性的，加之，诱导抗性在植物世代间是可以传递或遗传的。因此，利用松树的各种抗性，尤其是诱导抗性，是一值得探索利用的控制松材线虫病的途径。

通过现代生物技术和遗传育种方法培育抗松材线虫和松墨天牛的品种也是松材线虫可持续可控制的有效手段，需要加强这方面的研究。"十一五"期间，南京林业大学对从日本引进的抗性赤松进行了组培扩繁，筛选出了6个抗性较强的无性系，田间最高移栽成活率为97.55%；江苏省林业科学研究院对抗松材线虫病和松墨天牛的松树家系进行了选择培育与利用，筛选出5个马尾松种源抗松材线虫病和松墨天牛营养取食，造林130hm^2，树龄8年生，平均树高近4m；抗性复检表明种源抗性的稳定性，形成示范林和规模效益；安徽省林业科学研究院利用人工接种的高自然选择压力开发了松材线虫病抗性材料，对高抗优良马尾松家系进行无性繁殖，通过嫩枝嫁接、嫩枝扦插和硬枝扦插，培育马尾松优良抗性家系苗木，创建繁育园。这些工作都显示出良好的应用前景。

三、以媒介昆虫为出发点的控制策略和技术

传播媒介松墨天牛的防治是松材线虫病控制的中心环节，无论是老疫区范围的扩大，还是人为远距离的扩散，都是由松墨天牛进行初次侵染的。因此，对松墨天牛进行监测、控制和治理是病害防治的重中之重。

目前松墨天牛的主要防治措施和技术有：检疫、监测、清理和熏蒸病死木、飞机喷药、引诱剂、饵木诱杀、将病死木切片、锯板烘干、水浸、土埋、热水加温、林分更新改造、营造抗病树种以及生物防治，这些措施的良好实施对病害能起到有效的防治作用。

(一) 疫情监测

以松墨天牛为对象的疫情监测技术，主要是通过诱捕器进行。在林间设置松墨天牛

引诱剂，能早期发现和检测松材线虫病。研究表明疫区林间引诱松墨天牛时，在没有松材线虫病的健康林地，分离不到松材线虫，而松材线虫病发生区引诱到的天牛 65%都携带有松材线虫。具体方法是在松墨天牛羽化期(5~8 月)，每个固定监测点设置一个诱捕器，放置点应设在山顶、林道旁等空气流通处。诱捕器下端应离地面 1.5m 左右。集虫器用锌铁皮塑料等加工，防止天牛成虫爬出逃逸。先在诱捕器诱芯内放入清洁棉花，再加入调配好的引诱剂 200mL，以后每隔 20 日往诱芯添加 140mL。每隔 1~2 日(羽化后期可 5~7 日)检查诱捕天牛情况，收集诱捕的天牛进行分离、镜检，检查是否携带松材线虫，一旦发现天牛携带松材线虫，秋季采用"打孔流胶法"在诱捕点周围 1km² 范围内进行早期诊断，抽取病树样品进行分离鉴定，确定疫情发生地点，分析疫情扩散蔓延情况。

(二) 松墨天牛的防治

1. 化学防治

在松墨天牛成虫补充营养期，进行化学防治。采用 12%倍硫磷 150 倍液+4%聚乙烯醇 10 倍液+2.5%溴氰菊酯 2000 倍液林间喷雾，其防治效果十分显著，死树减退率可达 100%，取食疤痕减退率为 96.4%，有效期达 20d 左右，且成本较低。打孔注射方法，采用甲胺磷 1:3(体积比)，9mL/株处理效果较好。9711 型聚乙烯醇可作为倍硫磷的助剂使用，它能使倍硫磷残效期延长至 28d。

在发生区分别于松墨天牛羽化初期、盛期进行防治。采用地面树干、冠部喷洒或飞机喷洒绿色威雷(触破式微胶囊剂)，50~80mL/亩(300~400 倍液)，或其他内吸性好、下导性强的杀虫剂。触破式微胶囊在天牛成虫踩触时立即破裂，释放出的高效原药通过天牛节间膜进入天牛体内，进而杀死天牛。航空喷洒触破式微胶囊剂的研究结果表明，触破式微胶囊剂对松墨天牛击倒快(6h 内死亡率 100%)，持效期长达 1 个多月，喷雾后第 20 天松墨天牛的校正死亡率仍高达 80%以上。每公顷喷洒 900mL 内含菊酯的触破式微胶囊悬浮液能使松材线虫病林地的松树枯死率比对照林地平均下降 38.8%，在松墨天牛成虫补充营养期间，采用 18%灭幼脲 3 号微胶囊分别与 20%的安高杀 1 号微胶囊(拟除虫菊酯类)、安高杀 3 号微胶囊(除虫菊酯和有机磷复配)、安高杀 2 号微胶囊(有机磷类)、安高杀 4 号微胶囊(杂环类)等农药微胶囊混合剂，在松林喷雾防治松墨天牛成虫是有效的。单纯使用灭幼脲 3 号微胶囊防治松墨天牛成虫无论是药效、持效都比不上混合使用的效果，并以灭幼脲 3 号微胶囊加安高杀 4 号微胶囊(杂环类)防治效果最佳。

对有特殊意义的名松古树和需保护的松树，于松墨天牛羽化初期，在树干基部打孔注入虫线光 A(Enamectin 苯甲酸盐液剂)400mL/m³(估计立木材积)，或注入虫线清 1:1 乳剂 400mL/m³，进行保护。

2. 诱杀

松墨天牛的成虫喜在新鲜伐倒木上产卵，通过此习性设置饵木诱杀松墨天牛效果也明显。用新鲜马尾松做诱木的研究表明，松墨天牛成虫产卵部位主要集中在饵木距基部

2~5m 处，平均每平方分米诱木能诱集松墨天牛幼虫 0.58 条，最高 0.76 条，最低 0.44 条。诱木防治时，在除治区的山顶、山脊、林道旁或空气流通处，选择衰弱或较小的松树作为诱木，引诱传媒天牛集中在诱木上产卵，每 10 亩设置 1 株(松墨天牛密度大原林分可适当增设诱木数量)，于松墨天牛羽化初期(5 月上旬)，在诱木基部离地面 30~40cm 处的 3 个方向侧面，用刀砍 3~4 刀(小树可少些)，刀口深入木质部 1~2cm，刀口与树干大致成 30°角，用注射器把引诱剂注入刀口内。诱木引诱剂使用浓度为 1:3(1 份引诱剂原液用 3 倍清水稀释)，施药量(mL)大致与诱木树干基部直径(cm)树相当。也可设置集虫器，内盛清水或 3%杀螟松乳剂。于每年秋季将诱木伐除并进行除害处理，杀死其中所诱天牛，减少天牛种群密度。M99-1 引诱剂连续 2 年的系统研究表明，在松墨天牛成虫期，每个诱捕器可诱捕 151.5 头天牛成虫，平均降低下代卵量 1204.4 粒。

3. 生物防治

生物防治是环境协调性和可持续控制有害生物的调控措施，是害虫综合治理的中心环节之一。目前已知松墨天牛的生物控制因素主要有寄生性天敌，如管氏肿腿蜂(*Scleroderma guani*)、花绒坚甲(*Dastarcus longulus*)、黑色枝跗瘿蜂(*Ibalia leucospoides*)、姬蜂(Icheumonoidae)及金龟子小蜂。其中管氏肿腿蜂在林间防治试验中表现出较好的效果，研究表明，管氏肿腿蜂在林间当代扩散半径达 50m 左右，寄生率平均为 31.2%，3个月后蜂群在林间扩散半径达 150m 左右，寄生率提高到 25.0%~46.1%。当年林间实际防治效果达 74.30%~87.44%，下一年的持续防治效果达 85.16%~95.68%。花绒坚甲是墨天牛属(*Monochamus*)蛹期的天敌，有时能引起较高的幼虫死亡率。捕食性天敌有日本大谷盗(*Temnochila japonica*)、蚁态郭公虫(*Thanasimus leivisi*)、朽木坚甲(*Allecula fuliginosa*)、赤背齿爪步甲(*Dolichus hallousis*)、小步甲(Carabidae)、长阎魔虫(*Cylister lineicolle*)、叩头虫(Elateridae)、蚂蚁、蜘蛛、蛇蛉和螳螂等；捕食性鸟类主要是啄木鸟类。啄木鸟对松林中的天牛种群密度的控制作用是不能低估的。

病原微生物中，已报道能寄生松墨天牛的主要有球孢白僵菌(*Beauveria bassiana*)、布化白僵菌(*B. brongniartii*)、卵孢白僵菌(*B. tenella*)、金龟子绿僵菌(*Metarhizium anisopliae*)、粉质拟青霉菌(*Paecilomyces farinus*)、黄曲霉(*Aspergillus flavus*)、轮枝霉菌(*Verticillium* spp.)和枝顶孢霉(*Acremorium* sp.)，黏质沙雷氏杆菌(*Serratia marcescens*)和夜蛾斯氏线虫(*Steinernema feltiae*)，其中球孢白僵菌是目前防治松天牛较有效的病原真菌。日本 Nobuchi 正在研制一种小蠹虫自动感染白僵菌的释放装置，装置内带有培养白僵菌无纺布的塑料管通道，小蠹成虫从装置中出来就被自动感染白僵菌，其林间效果正在试验中。另外，日本将麦麸皮或粉末作球孢白僵菌培养基的丸粒(7mm × 20mm)，通过打孔植入松墨天牛的蛀道，于夏季施丸的野外试验，结果对天牛幼虫的杀死率在70%~80%。该方法因树干施丸受到限制而影响效果。日本还采用无纺织物带增加树皮表面的白僵菌数量的方法来增加防治效果。他们将白僵菌菌丝体接在混吸入琼脂培养基的无纺织物带(5mm × 45mm)上，置于 25℃环境振荡培养 3 周，分生孢子形成后，将这种无纺织物带扎在有松墨天牛的病死木段或枯立木上，可取得 70%~90%的天牛幼虫致死效果。另外田间试验表明，在春天应用白僵菌和粉质霉氏杆菌联合防治松墨天牛幼虫，可取得较高(90%)的致死效果。据报道松墨天牛的病原真菌中，以球孢白僵菌和布氏白僵菌为多，分别占 37.80%和 32.92%，金龟子绿僵菌和枝顶孢霉的出现频率较低，分别占 15.85%和 9.12%，布氏白僵菌和球孢白僵菌的室外应用试验，天牛幼虫的死亡率分别为 51.10%和 61.12%。细菌、昆虫病原线虫对松墨天牛也有较高的控制作用和应用前景。目前生物防治中最有效的因子可能是寄生线虫，据报道从法国引进的天牛寄生线虫——夜蛾斯氏线虫($S. feltiae$)能使病死木中松墨天牛的死亡率达到 80%。

另外一个值得实验研究的生物防治途径是通过肿腿蜂携带白僵菌的方法感染天牛幼虫，降低林间天牛数量，达到控制和减少病死树的目的。

第二节　适宜地区(0.7~0.85)

适宜地区占到我国南方 5 亿亩松林面积的大多数，也包括了部分松材线虫病发生区。对该类地区松材线虫病的控制对策原则上应该从严执行，参照最适宜地区松材线虫病的控制对策，加强已有疫区的除害和控制病害的蔓延，严格执行各项检疫措施，控制新疫点的产生。同时加大对媒介昆虫的监控和防治，尤其媒介昆虫分布区范围内的适宜地区，十分突出。

第三节　次适宜地区(0.55~0.7)

次适宜地区从病原线虫、媒介天牛和寄主植被等方面都基本适宜松材线虫病的发生，但在排除人为反复携带传播病害至该地区的情形下，病害基本不会自然扩散至该区域。目前该区域也没有松材线虫病发生的记录。因此针对该类地区，松材线虫病的控制策略应完全针对控制疫害的传入途径，实施检疫措施。

第四节　不适宜地区(0.4~0.55)和极不适宜地区(<0.4)

由于缺少病害复合系统中的一项或几项病害形成因子，或者一项或几项气候生态因子完全不适宜病害的生物因子生存，而不具备病害发生的条件。当前状况下可以不予病害的预防和治理工作。

第五节　中国松材线虫病防控的总体评估和展望

过去的 100 多年，地球表面温度上升了 0.6℃，未来 50 年将上升 1.3℃，松材线虫病害系统响应这种变化，加之病害系统中生物的适应性变异和进化，松材线虫病分布格局的延展将是必然趋势。正如在当前形势下，我国松材线虫病分布的北缘，松材线虫种群在响应全球气候变暖的同时适应低温气候特征，形成了疫区向较冷的地区扩张的现实，给病害的研究提出新的命题。

松材线虫病的控制，总的指导思想应该是将灾害控制在生态和社会及经济的允许水平之下。在不同的区域尺度上建立立体层次的防控体系，包括全球尺度上建立预警和防卫机制；国土尺度上构建含物种进化及其对气候变化响应的预警体系；区域尺度上构建安全景观生态格局；森林生态系统尺度上构建生成抵御灾害功能的混交群落；监测灾害动态，树木个体尺度上持续抗性育种和抗性监测与评价，适地适树利用抗性松树种类，集成各种环境协调技术，控制病原及其媒介昆虫的种群密度。

在松材线虫病控制的安全景观规划与构建技术中，强调"源"（松材线虫发病点）和"汇"（松材线虫潜在发病点）之间的关联，做到控制"源"：增加发病斑块的异质程度，利用寄主、环境及整个生态系统之间复杂的网络结构，辅以人为干扰，控制其数量在最小生存种群以下，使病害难以加剧或暴发成灾；阻断"汇"：建立隔离区，降低辐射道范围，阻断源汇关联，清除战略点，使病害处于彼此片断化的斑块之间，减少复合种群之间个体交流和基因交流，避免援救效应。

参 考 文 献

陈晨. 2007. 梨火疫病菌在中国的潜在分布及入侵风险分析. 中国农业科学, 40(5): 940–947.

程俊峰. 2005. 外来有害生物西花蓟马在中国的适生性风险分析. 华中农业大学硕士学位论文.

冯士明. 2000. 松材线虫在云南发生的可能性及预防对策. 植物检疫, 14(5): 289–290.

冯益明. 2004. 空间统计学及其在森林图形与图像处理中应用的研究. 中国林业科学研究院博士论文.

冯益明, 雷相东, 陆元昌. 2004. 应用空间统计学译遥感影像信息"缺失"区. 遥感学报, 8(4): 317–322.

郭琼霞, 黄可辉, 陈艳, 等. 2003. 鳞球茎茎线虫风险分析. 武夷科学, 19: 190–196.

侯景儒, 尹镇南, 李维明, 等. 1998. 实用地质统计学(空间信息统计学). 北京:地质出版社.

胡白石. 2000. 梨火疫病菌的风险分析及检侧技术研究. 南京农业大学博士学位论文.

胡长效, 苏新林, 张艳秋. 2003. 我国松墨天牛研究进展. 河北林果研究, 18(3): 293–299.

黄北英, 潘洪涛, 刘芙. 2005. 松针褐斑病菌和松针红斑病菌的风险分析. 防护林科技, 3: 72–74, 82.

黄海勇, 黄吉勇. 2005. 松材线虫等5种有害生物在贵州省的风险分析. 中国森林病虫, 6: 14–17.

黄俊雄, 徐宗学, 刘兆飞, 等. 2008. 统计降尺度法分析太湖流域未来气候变化情景. 资源科学, 30(12): 1811–1817.

黄可辉, 郭琼霞. 2003. 水稻茎线虫风险分析. 福建稻麦科技, 21(4): 12–14.

黄可辉, 郭琼霞, 翁瑞泉. 2004. 马铃薯腐烂线虫的风险研究. 武夷科学, 20: 122–126.

黄可辉, 郭琼霞, 刘景苗. 2006. 三裂叶豚草的风险分析. 福建农林大学学报(自然科学版), 35(4): 412–415.

季良. 1994. 检疫性有害生物危险性评价. 植物检疫, (2): 100–105.

蒋星华, 童爱珍, 池友军. 2008. 金华市美国白蛾风险分析. 植物保护, 2: 89–90, 99.

蒋星华. 2009. 浙江省松突圆蚧入侵风险分析. 浙江林业科技, 29(1): 71–73.

金吴. 1993. 从适生性分析松材线虫对云南松树树种的威胁. 云南林业科技, (2): 58–60.

鞠瑞亭. 2003. 入侵害虫蔗扁蛾的生物学及其在中国的风险性分析. 扬州大学硕士学位论文.

赖世龙, 侯浩, 姜伟. 2005. 松树脂溃疡病的风险分析. 沈阳农业大学学报, 36(4): 500–502.

李莉. 2004. 松材线虫病入侵陕西的风险分析. 陕西林业科技, 4: 53–59.

李建庆, 杨忠岐, 梅增霞, 等. 2009. 云斑天牛的风险分析及其防控对策. 林业科学研究, 22(1): 148–153.

李建中, 彭德良. 2008. 潜在外来入侵香蕉穿孔线虫在我国的适生性风险分析. 中国植物病理学会 2008 年学术年会论文集, 447–451.

李建中, 彭德良, 刘淑艳. 2008. 潜在外来入侵甜菜孢囊线虫在中国的适生性风险分析. 植物保护, 34(5): 90–94.

李建中, 彭德良. 2009. 马铃薯孢囊线虫在我国的适生性风险分析与控制预案. 中国植物病理学会 2009 年学术年会论文集, 401.

李宁, 郭琼霞, 黄可辉, 等. 2009. 黑雀麦在中国的风险分析. 江西农业学报, 21(1): 79–82.

梁忆冰, 蒋青, 王乃杨, 等. 1994. 有害生物危险性分析概述. 植物保护, (3): 31–36.

刘炳钻, 魏远竹. 2009. 香蕉枯萎病在中国的风险分析及适生区预测. 亚热带农业研究, 5(3): 167–172.

刘红霞, 温俊宝, 骆有庆, 等. 2001. 森林有害生物风险分析研究进展. 北京林业大学学报, 23(6): 46–51.

刘海军. 2003. 北京地区林木外来重大有害生物分险分析. 北京林业大学硕士毕业论文.

刘海军, 温俊宝, 骆有庆. 2003. 有害生物风险分析研究进展评述. 中国森林病虫, 3: 24–28.

刘建锋. 2006. 松树脂溃疡病菌的风险分析及应对策略. 广东林业科技, 22(3): 96–99.

刘奇志, 边勇, 种焱, 等. 2007. 美国检疫线虫及潜在检疫线虫风险分析. 植物检疫, 21(1): 61–63.

罗金燕. 2007. 水稻细菌性谷枯病菌的风险分析、鉴定检测及其拮抗细菌的研究. 浙江大学博士学位论文.

吕传海, 濮厚平, 韩兵. 2000. 松墨天牛生物学特性研究. 安徽农业大学学报, 27(3): 243–246.

吕全, 王卫东, 梁军, 等. 2005. 松材线虫在我国的潜在适生性评价. 林业科学研究, 18(4): 460–464.

马平, 蒋小龙, 李正跃, 等. 2009. 谷斑皮蠹在云南的入侵风险分析. 安徽农业科学, 37(5): 2058–2059, 2112.

潘宏阳, 叶建仁, 吴小芹. 2009. 中国松材线虫病空间分布格局. 生态学报, 29(8): 4325–4331.

潘红伟. 2009. 松材线虫(*Bursaphelenchus xylophilus*)在我国的潜在分布区研究. 中国林业科学研究院博士学位论文.

PRA 课题研究组. 1997. 我国开展有害生物风险性分析(PRA)研究概述. 中国进出境动植检, (2): 14–16.

阮祥胜. 1996. 松材线虫在台湾发生及防治. 植物检疫, 10(2): 86–87.

沈文君, 沈佐锐, 李志红. 2004. 外来有害生物风险评估技术. 农村生态环境, 20(1): 69–72.

宋玉双. 1989. 松材线虫在我国适生性分析及检疫对策初探. 森林病虫通讯, (4): 38–41.

孙玉剑, 崔永三. 2008. 松材线虫病可防可控. 农药市场信息, 3: 40.

孙永春. 1982. 南京中山陵发现松材线虫. 江苏林业科技, 4: 47.

屠新虹, 裴海潮, 黄维正, 等. 2003. 松材线虫病危害河南松林潜在风险分析. 河南林业科技, 23(1): 37–38, 43.

王明旭, 陈良昌, 宋玉双. 2001. 松材线虫对湖南林业和生态环境影响的风险性分析. 中国森林病虫, 2: 42–45.

王念武, 张晓燕, 林授锴, 等. 2009. 进境中国台湾十字花科蔬菜有害生物风险分析. 植物检疫, 23(1): 21–22.

王峰, 喻盛甫, 冯士明, 等. 2002. 松材线虫传入云南的风险评估. 云南农业大学学报, 17(4): 421–422.

金显忠, 王峻, 林朝森, 等. 1999. 进境植物检疫有害生物图文信息检索系统. 植物检疫, 13(1): 56–58.

王卫东. 2004. 中国松材线虫病风险分析. 中国林业科学研究院硕士学位论文.

王心同, 赵宇翔, 郭文辉, 等. 2008. 我国自然风景区松材线虫病入侵形势与预防对策. 中国森林病虫, 27(2): 39–41.

王艳平, 武三安, 张润志. 2009. 入侵害虫扶桑绵粉蚧在中国的风险分析. 昆虫知识, 46(1): 101–106.

魏初奖. 1997. 松材线虫病在福建省的潜在危险性分析及检疫对策. 福建林业科技, 24(1): 54–57.

武来成, 程明, 徐建德, 等. 2007. 栗山天牛的风险分析和风险管理. 陕西林业科技, (4): 112–115.

谢立群, 巨云为, 赵博光. 2007. 松材线虫传播机理的研究进展. 安徽农业科学, 35(19): 5798–5800, 5867.

严东辉, 吕全, 张星耀. 2003. 松材线虫病//张星耀, 骆有庆主编. 中国森林重大生物灾害. 北京:中国林业出版社: 12–15.

杨宝君, 潘宏阳, 汤坚, 等. 2003a. 松材线虫病. 北京: 中国林业出版社.

杨宝君, 汪来发, 赵文霞, 等. 2003b. 松材线虫病的潜伏侵染及松墨天牛传播新途径. 林业科学研究, 15(3): 251–255.

杨再福. 2005. 枯萎松树及松木包装板材的线虫鉴定与风险分析. 福建农林大学硕士学位论文.

殷玉生, 徐金祥, 安榆林, 等. 2002. 云杉树蜂(*Sirex noctilio* Fabricius)的风险分析. 检验检疫科学, 12(3): 40–42.

袁嘉祖. 1986. 模糊数学在农业气象中的应用进展. 农业气象, 3: 60–63.

岳朝阳, 田呈明, 张新平, 等. 2009. 枣实蝇入侵我国的风险分析. 防护林科技, 6:32–34.

张辉, 徐学荣, 周卫川, 等. 2009. 外来生物菜豆荚斑驳病毒在中国的风险分析. 福建农林大学学报(自然科学版), 38(1): 25–29.

张会儒, 朴春根, 曾大鹏. 1999. 林木病虫害文献检索系统. 植物检疫, 13(1): 54–57.

张罗漫, 陈飞, 胡琳. 1992. 综合评价中各指标加权系数确定方法的探讨. 中国卫生统计, 9(3): 21–25.

张祥林. 2006. 苜蓿黄萎病的进境风险分析. 中国植物病理学会 2006 年学术年会论文集, 388–392(内部文件).

张心团, 赵和平, 樊美珍, 等. 2004. 松墨天牛生物学特性的研究进展(综述). 安徽农业大学学报, 31(2): 156–157.

张星耀. 1999. 森林病理学研究的生态数学方法. 北京: 中国林业出版社.

张星耀, 骆有庆. 2003. 中国森林重大生物灾害. 北京: 中国林业出版社.

赵焕臣. 1986. 层次分析法——一种简易的新决策方法. 北京: 科学出版社.

朱锦茹, 柴希民, 何志华. 2001. 温度和光照对松褐天牛生长的影响. 浙江林业科技, 21(4): 26–29.

Andersen M C, Adams H, Hope B, et al. 2004. Risk assessment for invasive species. Risk Analysis, 24 (4): 787–793.

Anonymous E C. 2000. Pinewood nematode survey protocol 2000. European Commission, Directorate- General Health and Consumer Proection, Directorate E-Public, animal and plant health. Unit E1. Legislation relating to crop products and animal nutrition. SANCO E/1 D(OO): 7 http://www.skogoglandskap.no/filearchive/2007_bioforsk_ pwn_ rapport__ 6_.pdf [2011-7-19].

Atkinson P M, Curran P J, Webster R. 1990. Sampling remotely sensed imagery for storage, retrieval, and reconstruction. The Professional Geographer, 37: 345–353.

Bergdahl D R. 1988. Impact of pinewood nematode in North America: present and future. Journal of Nematology, 20(2): 260–265.

Burgess T M, Webster R. 1980. Optimal interpolation and isarithmic mapping of soil properties I: the semivariogram and punctual kriging. Journal of Soil Science, 31: 315–331.

Cliff A D, Ord J K. 1973. Spatial autocorrelation. London: Point Press, 103–130.

Evans P G H. 1997. Whales, dolphins and porpoises // Barnes J H, robson C F, Kaznwska S S, et al. Coasts and Seas of the United Kingdom. Region 15&16 North-west Scotland: The Western Isles and West Scotland. Joint Nature Conservation Committee, Peterborough: 162–166.

FAO. 1996. International Standards for Phytosanitary Measures. Part 1: import regulations: guidelines for pest risk analysis (Draft Standard). Secretariate of the International Plant Protection Convention, Food and Agriculture Organization of the United Nations. Rome, Italy.

Goyer R A, Wagner M R, Schowaher T D. 1998. Current and proposed technologies for bark beetle management. Journal of Forestry, 96(12): 29–33.

Halik S, Bergdahi D R. 1990. Development of *Bursaphelenchus xylophilus* population in wood chips with different moisture contents. Journal of Nematology, 22(1): 113–118.

IPPC. 1997.Guidelines on pest risk analysis, pest risk assessment scheme. Bulletin OEPP/ EPPO Bulletin, 27: 281–305.

Issaks E H, Srivastava R M. 1989. An Introduction to Applied Geostatistics. New York: Oxford University Press.

Mandleberg L. 2004. A comparison of the predictive abilities of four approaches for modelling the distribution of cetaceans. University of Aberdeen, Aberdeen, U.K.

Mamiya Y. 1988. History of pine wilt disease in Japan. Journal of Nematology, 20(2): 219–226.

Mamiya Y, Enda N. 1972. Transmission of *Bursaphelenchus lignicolus* (Nematoda: Aphelenchoididae) by *Monochamus alternatus* (Coleoptera: Cerambycidae). Nematologica, 18: 159–162.

Mamiya Y. 2004. Pine wilt disease in Japan // Mota M, Vieira P. The pine wood nematode, Bursaphelenchus xylophilus. Proceedings of an international Workshop, University of Évora, Portugal, August 20–22, 2001. Nematology Monographs and Perspectives. Vol. I. Leiden, The Netherlands, Brill Academic Publishers: 9–20.

Mamiya Y. 1985. Initial pathological changes and disease development in pine trees induced by the pine wood nematodes, *Bursaphelenchus xylophilus*. Annals of the Phytopathological Society of Japan, 51(5): 546–555.

Mamiya Y. 1983. Pathology of the pine wilt disease caused by *Bursaphelenchus xylophilus*. Ann Rev Phytopathol, 21: 201–220.

Mota M M, Braasch H, Bravo M A, et al. 1999. First report of *Bursaphelenchus xylophilus* in Portugal and in Europe. Nematology, 1: 727–734.

Necibi S, Linit M J. 1995. The role of wood moisture content and *Monochamus carolinensis* life stages on pinewood nematode development. International Symposium on Pine Wilt Disease Caused by Pine Wood Nematode, Beijing: 103–107.

Peterson A T, Papes M, Kluza D A. 2003. Predicting the potential invasive distributions of four alien plant species in North America. Weed Science, 51: 863–868.

Pollock C M, Mavor R, Weir C R, et al. 2000. The distribution of seabirds and marine mammals in the Atlantic Frontier, north and west of Scotland. Seabirds and Cetaceans Branch, Joint Nature Conservation Committee, Aberdeen, Scotland: 1–92.

Robbins K. 1982. Distribution of the pine wood nematode in the United States// Appleby J E and Malek R B.Proceedings of the National Pine Wilt Disease Workshop, Rosemount, I L, April 1982. Illinois Natural History Survey, Champaign, I L: 3–6.

Rutherford T A, Webster J M. 1987. Distribution of pine wilt disease with respect to temperature in North America, Japan, and Europe. Canada Journal of Forestry Research, 17: 1050–1059.

Shrimpton J H, Parsons E C M. 2000. Cetacean conservation in the Hebrides. Hebridean Whale and Dolphin Trust, Isle of Mull,Scotland,UK:1–99.

Stohlgren T J, Schnase J L. 2006. Risk analysis for biological hazards: what we need to know about invasive species. Risk Analysis, 26 (1):1–11

Webster R. 1985. Quantitative spatial analysis of soil in field. Advance in Soil Science, 3:1–70.

Welk E, Schubert K, Hoffman M H. 2002. Present and potential distribution of invasive garlic mustard (*Alliaria petiolata*) in North America. Diversity Distribution, 8:21–233.